AF611571

TRAITÉ
DES
MALADIES DE L'OREILLE

567. — PARIS, IMPRIMERIE A. LAHURE
9, Rue de Fleurus, 9

TRAITÉ

DES

MALADIES DE L'OREILLE

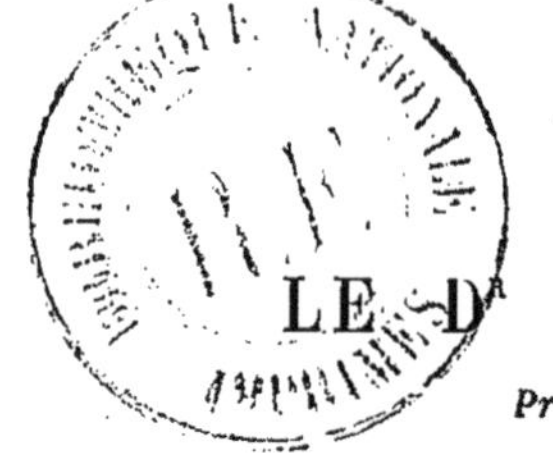

PAR

LE Dr V. URBANTSCHITSCH

Privat-docent à l'Université de Vienne

TRADUIT ET ANNOTÉ PAR

LE Dr R. CALMETTES

AVEC 75 FIGURES DANS LE TEXTE ET 8 PLANCHES HORS TEXTE

PARIS

G. MASSON, ÉDITEUR

LIBRAIRE DE L'ACADÉMIE DE MÉDECINE

BOULEVARD SAINT-GERMAIN, EN FACE L'ÉCOLE DE MÉDECINE

MDCCCLXXXI

AVERTISSEMENT

DU TRADUCTEUR

En 1873, M. le professeur Duplay, dans son *Traité de pathologie externe*, s'exprimait ainsi sur l'état de l'otologie : « Un immense pro-« grès a été accompli dans ces quinze ou vingt dernières années, et, « il faut bien l'avouer, les travaux qui ont le plus contribué à relever « scientifiquement et moralement l'otologie nous sont venus de l'An-« gleterre et de l'Allemagne ; Wilde, Toynbee, Trœltsch, Politzer, « Schwartze, Gruber, Moos, Voltolini, doivent être cités au premier « rang, car c'est grâce à leurs recherches anatomiques, physiologiques « et pathologiques que l'étude des maladies de l'oreille est définiti-« vement entrée dans une phase scientifique, et tend chaque jour à « accroître ses progrès. L'impulsion donnée dans ces dernières années « à cette branche de l'art, l'importance qu'on y attache sont telles « qu'il se publie depuis quelques années en Allemagne deux[1] recueils « périodiques spécialement affectés à ce sujet. Déjà les plus impor-« tants des travaux étrangers commencent à être connus en France, « et j'ai fait tous mes efforts pour les vulgariser parmi nous dans « l'espoir d'éveiller l'intérêt et de provoquer des recherches. Il est « temps en effet de voir cesser cette sorte d'indifférence que l'on « professait autrefois pour les études otologiques, et les maladies

[1] Aujourd'hui trois, depuis le dédoublement des *Archives d'ophthalmologie et d'otologie* de Knapp et Moos.

« de l'oreille doivent être aujourd'hui, de la part d'un chirurgien « instruit, l'objet d'une attention aussi sérieuse que les maladies de « tout autre organe. »

Cette note sert d'introduction au chapitre consacré aux maladies de l'oreille, résumé très remarquable qui constitue le seul traité classique que nous possédions. Malgré les progrès incessants réalisés dans cette branche de la médecine, malgré le chaleureux appel de M. Duplay, aucun ouvrage nouveau n'est venu prendre place à côté du sien depuis huit ans. Nous avons pensé qu'il y avait là une lacune à combler et, voulant mettre entre les mains des étudiants et des médecins un livre donnant l'état exact des connaissances modernes en otologie, nous avons entrepris la traduction du traité de notre maître et ami le docteur Urbantschitsch, qui vient de paraître. Ce traité, que Knapp a déclaré le plus complet qui ait paru jusqu'ici, résume tous les travaux concernant de près ou de loin l'anatomie, la physiologie et la pathologie de l'organe de l'ouïe. L'étendue des matières obligeait à une grande concision; c'est un compendium auquel nous n'avons ajouté aucun développement pour ne pas l'allonger inutilement sans arriver à lui donner l'allure de leçons cliniques. Nous y avons seulement joint quelques remarques nécessaires à l'intelligence du texte, et des notes concernant des travaux tout récents ou des observations personnelles. Les notes sans indications particulières appartiennent à l'auteur.

Espérons que le succès du traité d'Urbantschitsch sera aussi grand en France qu'à l'étranger et qu'il contribuera à développer chez nous le goût des études otologiques qui sont encore, il faut bien le dire, presque aussi négligées en 1881 qu'en 1873.

R. Calmettes

Mai 1881.

TABLE DES MATIÈRES

PRÉLIMINAIRES.

I. — Exploration de l'organe de l'ouïe.

II. — Thérapeutique générale.

DIVISION DE L'ORGANE DE L'OUIE

CHAPITRE Ier. — PAVILLON DE L'OREILLE.

A. — Anatomie et physiologie.

B. — Pathologie.

Chapitre II. — CONDUIT AUDITIF EXTERNE.

A. — Anatomie et physiologie.

B. — Pathologie.

CHAPITRE III. — MEMBRANE TYMPANIQUE.

A. — Anatomie et physiologie.

B. — Pathologie.

CHAPITRE IV. — TROMPE D'EUSTACHE.

A. — Anatomie et physiologie.

B. — **Pathologie.**

Annexe au Chapitre IV. — NEZ ET PHARYNX NASAL.

A. — **Anatomie et physiologie.**

B. — **Pathologie.**

Chapitre V. — CAISSE DU TYMPAN.

A. — **Anatomie et physiologie.**

B. — Pathologie.

CHAPITRE VI. — PORTION MASTOÏDIENNE.

A. — **Anatomie et physiologie.**

B. — **Pathologie.**

CHAPITRE VII. — OREILLE INTERNE (LABYRINTHE ET NERF AUDITIF)

A. — **Anatomie et physiologie.**

B. — **Pathologie du labyrinthe, du nerf et des centres acoustiques.**

ANNEXE.

FIN DE LA TABLE DES MATIÈRES.

TRAITÉ

DES

MALADIES DE L'OREILLE

PRÉLIMINAIRES

I. — EXPLORATION DE L'ORGANE DE L'OUIE

A. — Exploration de l'oreille externe et de la membrane du tympan.

On pratique cette exploration à l'aide de la lumière directe ou de la lumière réfléchie. Dans le premier cas, on place l'oreille en face de la source lumineuse, dans le second, au contraire, du côté opposé, et l'éclairage se fait à l'aide d'un **miroir réflecteur.** C'est cette méthode qu'on emploie presque exclusivement aujourd'hui; pour le malade comme pour le médecin, elle présente en effet de grands avantages sur la première. Imaginée par Hoffmann, elle tomba bientôt dans l'oubli, et c'est à de Trœltsch que revient le mérite d'en avoir vulgarisé l'emploi. Le réflecteur de Trœltsch est un miroir concave de 8 centimètres de diamètre et de 15 à 20 centimètres de distance focale (fig. 1).

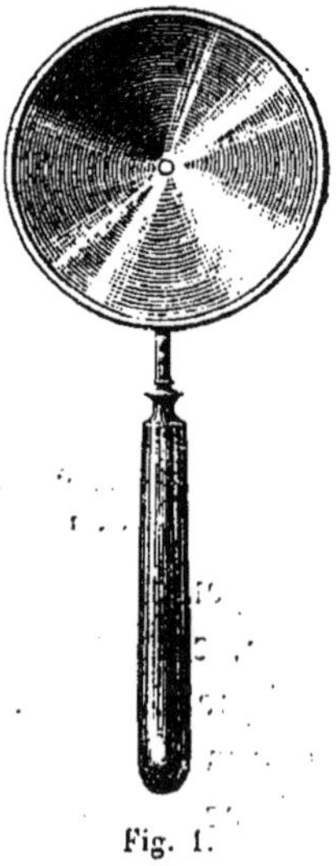

Fig. 1.

Le miroir ayant une distance focale fixe ne peut convenir à tous les yeux. L'emmétrope et le myope pourront l'employer sans correction, l'hypermétrope aura besoin, au contraire, de lentilles convexes pour voir nettement. Ces lentilles pourront être adaptées

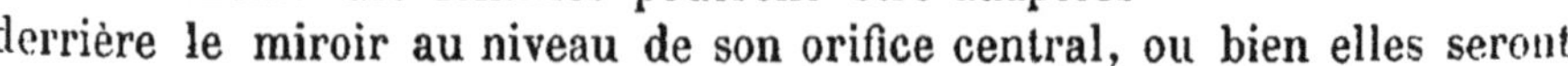

derrière le miroir au niveau de son orifice central, ou bien elles seront placées dans une monture ordinaire de lunettes ou de binocle. De plus, pour que le centre du miroir laisse passer les rayons lumineux venant du fond de l'oreille, il faut que l'amalgame ait été enlevé en ce point ou que le miroir lui-même ait été perforé, ce qui est de beaucoup préférable, parce que dans le premier cas la réflexion d'une partie des rayons rend la vision peu nette. Ce réflecteur ne permet qu'un examen monoculaire. Pour pratiquer l'examen binoculaire, il faut recourir aux appareils de Berthold, de Rossi et d'Eysell. Le réflecteur de Trœltsch porte un pas de vis par lequel on le fixe sur un manche ou une boule de métal que l'on adapte par une articulation en noix à une plaque retenue sur le front par un ruban qu'une boucle arrête sur la nuque. En creusant le pas de vis dans la boule de métal, on a les deux instruments réunis en un seul que l'on tient à volonté sur le front ou à la main.

Éclairage. — Pour l'examen à la lumière réfléchie, on peut recourir aux rayons solaires, et dans ce cas il faut employer le miroir plan construit par Lucae. Mais, en otologie, le meilleur éclairage est la lumière du jour réfléchie par un mur blanc ou par les nuées.

La lumière artificielle que nous employons ordinairement contient une grande quantité de rayons jaunes tirant sur le rouge, quantité d'autant plus grande que l'on s'élève dans l'échelle suivante : gaz, pétrole, huile, bougie. Un peu de camphre blanchit la flamme du pétrole. Cette huile fournit une très belle lumière dans les nouvelles lampes, où elle ne brûle qu'à l'état gazeux. Schopenhauer a fait observer que l'on peut employer les appareils d'éclairage qui fournissent de la lumière jaune, en les munissant de verres cylindriques bleu violet, ces couleurs étant complémentaires et produisant de la lumière blanche par leur mélange. Les verres ne doivent être que légèrement teintés, sous peine d'affaiblir l'éclairage. On peut encore dans le même but employer des lunettes bleu cobalt.

Quand la lumière du jour est trop faible, il faut lui préférer l'éclairage artificiel, qui permet toujours de pratiquer un examen complet et, avec un peu d'habitude, de reconnaître toutes les nuances de coloration.

Il est rarement possible d'examiner sans instrument le fond du conduit auditif et la membrane tympanique, par suite de la faible distance des parois, de la présence de poils, de débris épidermiques, de fragments de cérumen. On peut en redresser partiellement la courbure en tirant le pavillon en arrière, en haut et en dehors, quand le conduit a atteint son complet développement ; avant cette époque, c'est-à-dire pendant la première année de la vie, cette traction doit se faire en avant, en bas et en dehors (Gruber). Quelquefois même, dans ce cas, l'œil de l'observateur doit se placer au-dessous du méat auditif, de manière à regarder de bas en haut. Pourtant la direction du conduit peut être telle qu'il faille regarder de haut en bas pour apercevoir la membrane tympanique. Une fois le conduit rectifié, il faut enlever ou refouler latéralement les obstacles qu'il renferme, et différents instruments deviennent nécessaires : le spéculum, la pince, remplacée quelquefois par la sonde, et enfin la seringue.

Spéculums. — Primitivement on employait le spéculum bivalve de Fabrice de Hilden, dont Kramer se servit exclusivement et auquel il attacha son nom [1]. On l'introduit fermé dans l'oreille, puis on l'ouvre en rapprochant les branches l'une de l'autre. Aujourd'hui on emploie ce spéculum et ses modifications dans l'examen des fosses nasales (voy. plus bas) et on le remplace pour l'oreille par le spéculum plein dû à Ignace Gruber, de Vienne (1838) [2].

On emploie comme spéculums (fig. 2 et 3) des petits entonnoirs de différentes formes; leur coupe est ronde ou ovale (Toynbee) pour correspondre à celle du conduit. De plus, ils sont tantôt régulièrement coniques (Ignace Gruber), tantôt d'abord cylindriques, le cylindre s'évasant ensuite graduellement (Toynbee), etc. Les différences de diamètre ont bien plus d'importance. On emploie ordinairement des jeux de quatre numéros s'emboîtant les uns dans les autres; pour examiner les enfants et pour pratiquer les opérations, il faut des spéculums courts. Le spéculum auris est ordinairement en métal ou en caoutchouc; Toynbee en a fait fabriquer en verre noirci. Hinton a construit un spéculum à l'aide duquel, grâce à l'interposition de prismes, deux personnes peuvent regarder à la fois; Weber-Liel a construit, d'après le principe du miroir-microscope de Mach-Kessel, un microscope auriculaire qui grossit considérablement les différentes parties du champ visuel.

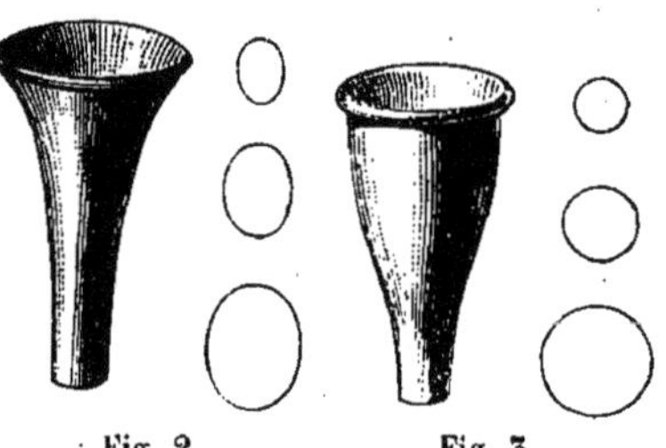

Fig. 2. Fig. 3.

Pince. — La pince auriculaire (fig. 4) se distingue de la pince ordinaire par la plus grande longueur des branches et leur insertion à angle obtus sur le manche. Les branches longues et minces pénètrent profondément dans le conduit auditif, et la courbure de l'instrument permet de le tenir avec la main sans gêner le regard. Les branches sont tantôt droites, tantôt entre-croisées, leur extrémité est simplement arrondie, ou bien dentelée, ou encore en cuiller. Je me sers ordinairement d'une pince à branches dont l'extrémité

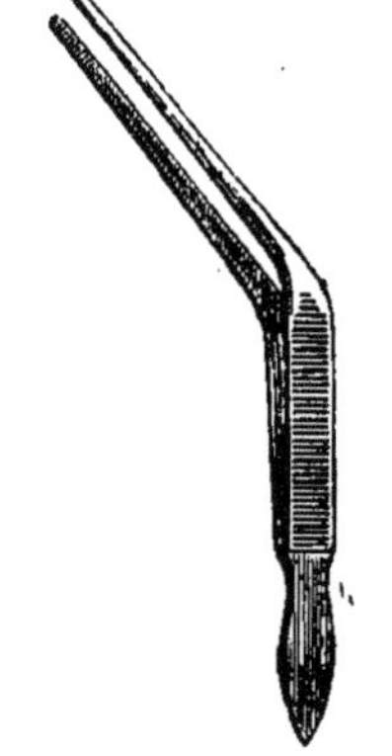

Fig. 4.

[1] Ce spéculum est plus connu en France sous le nom de spéculum d'Itard. (*Note du traducteur.*)

[2] D'après Wilde, c'est Newburg (1827) qui le premier inventa un spéculum plein ; c'était un tube mince en corne ayant une longueur de 10 centimètres.

arrondie est légèrement cannelée sur la face interne [1]. — Trautmann, pour enlever les corps étrangers des conduits très étroits, recommande l'emploi d'une pince que l'on peut introduire à travers un petit spéculum et que l'on n'ouvre à l'aide d'une charnière que quand elle l'a dépassé [2].

On trouvera plus loin la description de la seringue auriculaire avec son maniement.

Voici comment l'on pratique l'**examen du conduit auditif et de la membrane tympanique** dans tous les cas, sauf chez les enfants de moins d'un an : nous supposons que l'on emploie, comme il est habituel, la lumière réfléchie. Le malade est ordinairement assis, l'oreille que l'on n'examine pas tournée vers la source lumineuse : le médecin incline alors la tête du malade, de façon que les rayons lumineux viennent tomber sur le réflecteur. Si la coiffure, malgré cela, interceptait encore la lumière, on tournerait légèrement la tête du malade autour de son axe vertical pour que les rayons viennent tomber latéralement sur le miroir.

On cherche alors, en rectifiant le conduit, à découvrir les parties profondes de l'oreille sans spéculum et, s'il est possible, à trouver la membrane tympanique. Ce mode d'examen est particulièrement recommandé aux débutants, les différentes parties de l'oreille se reconnaissant plus facilement sans spéculum; du moins ai-je remarqué dans mes cours que les altérations constatables à la vue sont plus faciles à diagnostiquer sans spéculum, pour un œil peu exercé, qu'avec l'aide de cet instrument.

L'introduction du spéculum dans l'oreille se fait avec une main; tandis que l'autre exerce une traction sur le pavillon, on le fait pénétrer peu à peu par de petits mouvements de rotation et l'on s'arrête à la moindre résistance ou dès que le malade manifeste de la douleur ; on peut souvent de cette façon l'introduire jusqu'au conduit osseux. L'instrument est alors saisi par le pouce et l'indicateur de la main qui tient le pavillon, et l'autre main devenue libre s'arme du réflecteur. Dans le cas où il serait nésessaire d'enfoncer plus profondément le spéculum, on peut le faire à l'aide de la main qui en tient déjà les bords; mais on agira avec beaucoup de prudence et toujours sous le contrôle de la vue. Avec un peu d'exercice, on arrive très facilement à imprimer des mouvements au spéculum avec la main, dont le médius et l'annulaire tirent le pavillon en arrière, en haut et en dehors. Si le spéculum est trop grand, on le remplacera par le numéro au-dessous; on le prendra toujours aussi gros que possible pour obtenir un champ visuel très étendu.

[1] La pince de Politzer est un instrument d'une grande utilité dans certains cas. Les deux branches extrêmement minces se superposent quand on la ferme, de façon à tenir très peu de place; de plus elles se terminent par une petite cuiller grâce à laquelle on tient très solidement ce que l'on extrait du conduit auditif, ou ce que l'on y introduit. (*Note du traducteur.*)

[2] La pince de Collin répond tout à fait à cette description. (*Note du traducteur.*)

Si l'inspection des parties profondes est entravée par des obstacles, comme des fragments d'épiderme ou de cérumen, et qu'on ne puisse les refouler à l'aide du spéculum contre les parois, on les enlèvera délicatement avec la pince. Si ces obstacles consistent en des corps volumineux, ou des squames très voisines de la membrane tympanique, on renoncera à la pince, car on court le danger, ou bien de les enfoncer plus profondément, ou bien de provoquer la rupture de la membrane en les détachant violemment, ou encore de la blesser directement avec l'instrument lui-même. Dans ces cas, on renoncera absolument à l'emploi de la pince pour recourir aux injections.

Même quand le conduit est complètement nettoyé et redressé, l'examen peut être entravé par la saillie anormale des parois. C'est le plus souvent la paroi antérieure qui présente cette anomalie, et c'est la portion périphérique du quart antéro-inférieur de la membrane qui est dérobée à la vue. Dans d'autres cas, on ne peut découvrir qu'une petite partie de la membrane à la fois et l'on est obligé d'en reconstituer l'ensemble par une série d'observations partielles.

On commencera par examiner le pourtour de l'oreille, la conque et son point d'insertion, puis l'entrée du canal, sa direction, son calibre, l'état de son revêtement cutané, puis la **membrane du tympan**, sa position, sa forme, sa grandeur, son épaisseur, son inclinaison, sa courbure, sa coloration et son reflet. On doit tout d'abord chercher l'apophyse externe du marteau située dans la partie supérieure de la membrane près de la périphérie (*processus brevis* P. br., fig. 6) où elle apparaît sous la forme d'une saillie d'un blanc jaunâtre. A cette saillie fait suite le manche du marteau (*manubrium mallei*, mm), qui à l'état normal se dirige en arrière et en bas, en se terminant dans la moitié inférieure de la membrane par une extrémité simplement arrondie ou renflée en spatule; les anomalies dans la position du manche, ses déplacements en avant, en arrière, en dedans, réclament toute l'attention de l'observateur. Son extrémité inférieure constitue l'ombilic de la membrane, point de départ du « cône lumineux » (R), dont la base rejoint le cercle osseux dans sa portion antéro-inférieure; ce cône joue également un certain rôle comme élément de diagnostic. Lorsque la membrane a subi une dépression, la saillie exagérée de l'apophyse externe détermine souvent l'apparition de deux plis, le pli antérieur et le pli postérieur, le premier qui se dirige horizontalement en avant, le second en arrière; on les recherchera avec soin, ce dernier notamment ayant une importance pratique toute particulière. Quelquefois on aperçoit à travers

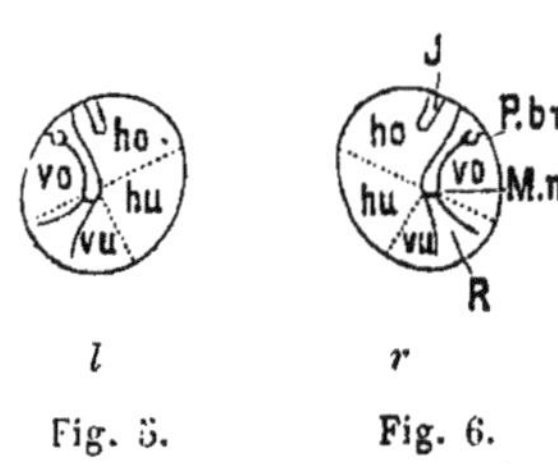

Fig. 5. Fig. 6.

vo, quart antéro-supérieur. — *vu*, quart antéro-inférieur. — *ho*, quart postéro-supérieur. — *hu*, quart postéro-inférieur. — *Pbr*, apophyse externe. — *Mm*, manche du marteau. — J, grande branche de l'enclume. — R, cône lumineux. — *l*, membrane tympanique gauche. — *r*, membrane tympanique droite.

la membrane certaines des parties contenues dans la caisse, comme la grande branche de l'enclume, la corde du tympan, la niche de la fenêtre ronde, etc.

Pour préciser le siège des particularités observées sur la membrane, ou des modifications qu'elle présente dans les cas pathologiques, on la partage en deux moitiés à l'aide d'une ligne passant par le manche du marteau. Chacune de ces moitiés se divise à son tour en un segment supérieur et un inférieur, suivant une ligne passant par l'ombilic, ce qui donne quatre segments, antéro-supérieur, antéro-inférieur, postéro-supérieur, postéro-inférieur. On dira, par exemple, que le cône lumineux occupe le segment antéro-inférieur, que la grande branche de l'enclume apparaît dans le segment postéro-supérieur, etc.

La mobilité partielle ou totale de la membrane tympanique est également très importante à constater. Le **spéculum pneumatique** de Siegle (fig. 7) est à ce point de vue un instrument excellent. Il consiste en un spéculum fermé dans sa portion la plus large par une lame de verre inclinée à 45 degrés. Près de cette lame se trouve inséré dans la paroi un petit tube auquel est adapté un tuyau de caoutchouc. La portion étroite destinée au conduit se visse sur le corps de l'instrument de façon à pouvoir en adapter plusieurs de largeur différente. Ordinairement trois numéros suffisent; en cas de besoin on peut les grossir à l'aide d'un anneau de caoutchouc qui sert aussi à rendre l'adhérence plus parfaite. On introduit d'abord l'instrument dans le conduit auditif, que l'on essaye de remplir complètement en poussant l'instrument jusqu'à la portion osseuse. Autrement les parois flexibles du conduit cartilagineux seraient aspirées pendant la raréfaction de l'air, ce qui rendrait l'inspection de la membrane très difficile et même impossible. Ensuite on raréfie l'air à l'aide du tuyau de caoutchouc, soit par succion, soit en tirant le piston d'une seringue, soit par un ballon de caoutchouc que l'on a comprimé avant de placer l'instrument. Le premier procédé, qui est le plus simple, est très puissant. En aspirant par saccades l'air enfermé dans un spéculum pneumatique de faible capacité on parvient souvent, même quand la fermeture n'est pas hermétique, à imprimer à la membrane des mouvements en dehors. Il va sans dire que ce procédé ne convient pas aux cas où l'oreille suppure. La lame de verre du spéculum pneumatique, même quand elle est exactement inclinée à 45 degrés, diminue la netteté de l'image et rend l'examen plus difficile. Le médecin peu exercé devra donc connaître l'état de la membrane avant d'employer cet instrument. De plus le verre est facilement terni par la buée ou sali par les liquides aspirés. Aussi devra-t-il être enchâssé dans une monture mobile, de façon à être nettoyé facilement.

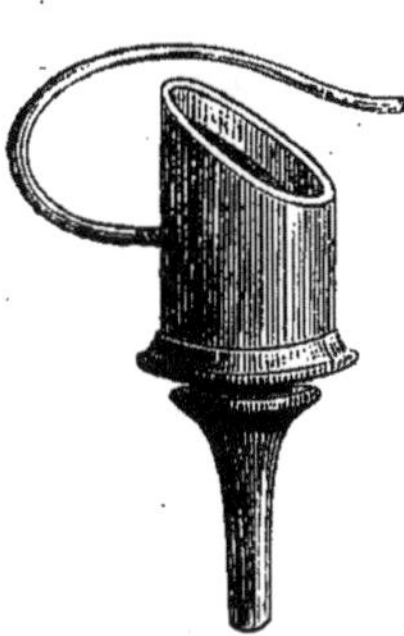

Fig. 7.

Pour voir distinctement les plus faibles mouvements de la membrane, Trautmann insère dans l'instrument des lentilles formant une loupe auriculaire pneumatique.

Nous nous occuperons plus loin des mouvements de la membrane que cet instrument permet de constater, et qui ont une très grande valeur pour le diagnostic; disons seulement ici que les parties intermédiaires à la périphérie et au manche du marteau sont souvent animées de mouvements très nets; dans d'autres cas la mobilité de la membrane n'est annoncée que par de légères modifications dans la forme du cône lumineux, par l'apparition de reflets lumineux en différents points ou par la disparition de points lumineux pathologiques. On peut observer tous les degrés de mobilité, depuis la fixité complète de la membrane ou de ses différentes parties, jusqu'à son renflement ampullaire total ou partiel avec excursion considérable du manche du marteau. L'immobilité peut être due à la rigidité anormale de la membrane, à sa dépression, à de fausses membranes, ou à l'adhérence directe de la membrane avec les différents points de la caisse; la saillie ampullaire prouve son relâchement, la mobilité anormale du marteau est particulièrement marquée après la section de son muscle tenseur.

B. — Exploration de la trompe d'Eustache, du nez et du pharynx nasal.

Pour cette exploration il faut avoir recours à l'examen oculaire combiné avec les méthodes destinées à constater la perméabilité de la trompe.

1. — Examen oculaire.

De la trompe d'Eustache on ne peut ordinairement voir que l'orifice pharyngien; exceptionnellement dans les cas de perforation occupant le segment antérieur de la membrane, on peut voir encore une partie de son extrémité tympanique. Quant à son orifice pharyngien, la **rhinoscopie postérieure** ne permet de l'apercevoir qu'au repos; par contre, ses mouvements ne peuvent être vus distinctement qu'à l'aide de la rhinoscopie antérieure (Zaufal).

La rhinoscopie postérieure permet d'inspecter en même temps les autres parties du pharynx nasal. Pour cet examen il faut: un miroir réflecteur concave, pour la lumière artificielle, de 20 centimètres environ de longueur focale; un miroir plan pour la lumière solaire, des pharyngoscopes de différentes grandeurs, un abaisse-langue et, s'il est nécessaire, un releveur pour la luette ou crochet palatin. La tête du patient doit être horizontale ou plutôt un peu rejetée en arrière, de façon que le regard de l'observateur tombe horizontalement, ou un peu en haut sur la paroi postérieure du pharynx. Avec la spatule on déprime la langue lorsqu'elle fait une saillie considérable dans la bouche[1], et, lorsque la face inférieure en est cannelée, le glissement est rendu impossible. Il est vrai qu'une spatule lisse se nettoie plus facilement. Le pharyngoscope, dont le miroir est presque inséré à angle droit, est tenu horizontalement, puis glissé sur le dos de la langue que l'on peut déprimer en même temps, et poussé latéralement à la luette jusqu'à la paroi postérieure du pharynx que l'on évite de toucher chez les individus sensibles. On choisira des miroirs aussi gros que possible, les petits rendant l'examen très difficile. Pour obtenir une image du pharynx nasal, le relâchement du voile du palais est nécessaire ; ce relâchement s'obtient souvent en tenant le miroir immobile, et en recommandant au malade de respirer doucement par le nez ou de prononcer une nasale : « en ». Si le voile se rétractait fortement du côté de la paroi postérieure, il faudrait l'en écarter avec des instruments en forme de crochet.

Voici l'**image rhinoscopique normale** : en haut la voûte du pharynx. Elle est lisse ou mamelonnée, et, lorsque la tonsille pharyngienne qui existe à ce niveau est hypertrophiée, elle présente des bourrelets ou des saillies lobulées. En avant et en bas apparaissent deux cavités ovales, les fosses nasales (fig. 8), dont le cercle postérieur, les choanes[2], se voient très nettement ; elles sont séparées l'une de l'autre par la cloison dont les deux bords divergent souvent en haut (septum S), c'est surtout la partie supérieure de la cavité nasale que l'on aperçoit facilement. On voit souvent tout en haut une petite saillie linéaire, c'est le cornet supérieur (*c. s.*), Au-dessous et plus éloigné de la cloison, un bourrelet très gros et saillant librement dans la cavité : c'est le segment postérieur du cornet moyen (*c. m.*) ; puis tout à fait en bas, touchant presque la cloison, un bourrelet d'un rose pâle souvent grisâtre : c'est l'extrémité postérieure du troisième cornet (*c. i.*), lequel est rarement visible dans toute son étendue, le voile du palais en cachant la moitié inférieure ; lorsque la muqueuse est tuméfiée

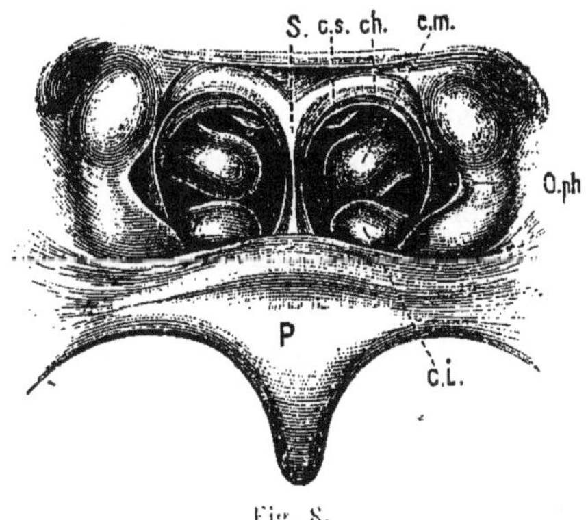

Fig. 8.

[1] Pour calmer l'irritabilité du pharynx, on peut donner le bromure de potassium pendant plusieurs jours, ou pratiquer plusieurs badigeonnages avec la solution de Türk-Bernatzik servant aux badigeonnages du larynx. Morphine 0,2 : f. dissoudre dans acide acétique monohydraté 3 gouttes ; chauffez doucement dans alcool 4. Laissez refroidir et ajoutez : chloroforme 4. Gardez dans un flacon noir bien bouché. Le chloroforme facilite la pénétration de la morphine dans les tissus. (*Note du traducteur.*)

[2] Le mot choane, de χοανη, entonnoir, désignant l'orifice postérieur des fosses nasales, est un mot qui manque en français. Le docteur Capart, qui a traduit le *Traité des maladies du nez*, de Michel, l'a déjà introduit dans notre langue. Il est en effet très difficile de s'en passer, et je ne vois guère par quelle expression on pourrait, par exemple, remplacer celles de polype choanal, de pince choanale. (*Note du traducteur.*)

on voit cette extrémité inférieure faire saillie à la manière d'un polype dans la cavité du pharynx sous la forme d'une tumeur grisâtre. Pour bien voir l'orifice pharyngien de la trompe il faut tourner successivement le miroir de chaque côté. L'orifice pharyngien (*o. ph.*) se rencontre au niveau du cornet moyen et derrière lui ; il apparaît sous la forme d'un triangle à base dirigée en avant et à sommet dirigé en haut et en arrière ; de ce côté le triangle est fermé par un bourrelet volumineux, le cartilage tubaire. Le fond de cet orifice tranche par sa couleur blanc jaunâtre sur le reste de la muqueuse naso-pharyngienne, d'une coloration rose pâle. Dans les cas d'inflammation catarrhale, par contre, les limites sont effacées et la muqueuse est d'un rouge sombre ; quelquefois l'orifice pharyngien est caché par des sécrétions. En arrière se trouve une excavation de la paroi latérale, la fossette de Rosenmüller. Ces différentes parties, indépendamment des circonstances individuelles, se voient plus ou moins facilement suivant la position du miroir. Comme Semeleder le faisait déjà remarquer, la partie antérieure du cube pharyngien apparaît d'autant plus nettement que le miroir est introduit plus haut et tenu plus verticalement ; c'est en le tenant horizontalement et pas trop profondément que l'on inspecte bien la paroi supérieure et la postérieure ; dans ces cas le crochet palatin rend de grands services. Sur la paroi postéro-supérieure on aperçoit quelquefois une petite saillie, le tubercule antérieur de l'atlas. Comme la paroi postérieure du pharynx buccal, celle du pharynx nasal peut être partiellement inspectée par la bouche sans le secours du miroir ; dans les cas de catarrhe naso-pharyngien elle est souvent recouverte de mucosités d'un jaune verdâtre. Enfin on examinera également avec soin l'état des amygdales et les mouvements du voile du palais.

L'examen de la cavité nasale et naso-pharyngienne par la **rhinoscopie antérieure** réclame ordinairement l'emploi de différents **spéculums** et dilatateurs ; dans quelques cas on peut apercevoir directement une partie de la paroi postérieure du pharynx nasal sans recourir au spéculum nasi. Le spéculum nasi est bivalve ou plein. Comme spéculum du premier genre on pourrait employer ceux dont on se servait autrefois pour l'examen de l'oreille ; mais le meilleur de ces instruments est celui de Duplay (Charrière) que Voltolini a modifié en remplaçant la vis par une crémaillère [1]. D'autres instruments ont été préconisés : Roth a construit un spéculum à ressort, etc. Mais dans beaucoup de cas on peut remplacer les spéculums à valve par des spéculums pleins, de forme ovale, et beaucoup plus commodes à manier (fig. 9). Pour l'exploration des parties inaccessibles à l'examen oculaire, Wertheim, de Vienne, a donné un « conchoscope » et Zaufal de longs spéculums naso-pharyngiens de forme cylindrique. Le conchoscope consiste en un tube fermé en arrière par une extrémité

[1] Cette modification ne nous semble pas heureuse, parce qu'elle substitue à une dilatation graduelle et presque insensible un écartement brusque qui souvent dépasse les limites de la tolérance individuelle. (*Note du traducteur.*)

arrondie près de laquelle est fixé obliquement un miroir reflétant les parties qui se trouvent devant lui. La manœuvre de cet instrument demande beaucoup de patience et d'habitude; on sait que les endoscopes, employés aujourd'hui avec succès, reposent sur ce principe. Le spéculum de Zaufal (fig. 10) permet d'apercevoir les parties profondes du nez et du pharynx nasal que cache la muqueuse tuméfiée ou des polypes; ils ont de plus une grande utilité pratique pour la cautérisation de points circonscrits et pour l'ablation de tumeurs profondément situées.

A l'examen rhinoscopique antérieur, on aperçoit les différentes parties de la cavité nasale offrant une coloration rouge vif; on voit d'abord le cornet inférieur faisant saillie dans la portion cartilagineuse du nez sous la forme d'une poire. Au-dessus de lui proémine fortement le cornet moyen, qui semble descendre de la voûte. Il a souvent un aspect jaune brillant et, lorsque la muqueuse est gonflée, il ne se distingue pas d'un polype, du moins à la vue; il faut recourir à la sonde pour s'assurer si cet objet qui occupe la partie supérieure du nez est une masse molle plus ou moins pédiculée, c'est-à-dire un polype, ou bien une saillie osseuse. Les méats s'aperçoivent nettement entre les cornets; le plancher et la cloison sont souvent visibles dans toute leur étendue. Il n'est pas rare d'observer des dépressions, des saillies de la cloison ou bien une tuméfaction du cornet inférieur avec disparition du méat sous-jacent ou de l'espace qui sépare normalement ce cornet de la cloison. Chez certains individus dont le nez est très-vaste, il suffit de retrousser le lobule pour apercevoir une partie du bord des choanes, la paroi postérieure et quelquefois certains points de la paroi latérale du pharynx nasal; on peut alors pendant la phonation et la déglutition voir le bord postérieur de la trompe se déplacer en arrière et en dedans.

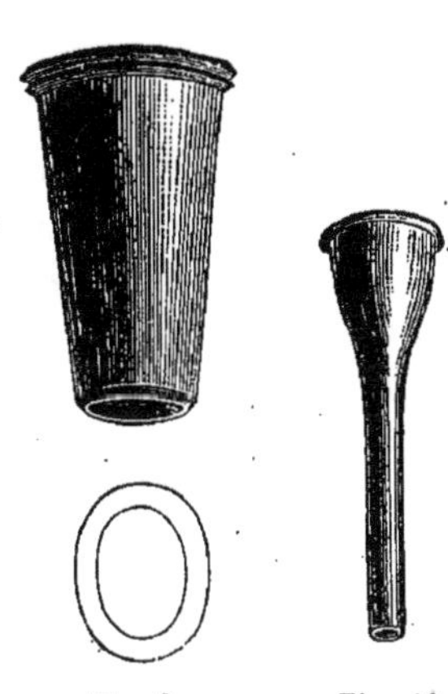

Fig. 9. Fig. 10.

2. — Méthodes servant a constater la perméabilité de la trompe.

Cette constatation est de la plus haute importance pour juger l'état de l'organe de l'ouïe et elle doit par ce fait seul attirer toute notre attention; mais de plus les méthodes sur lesquelles elle repose ont un grand intérêt pratique parce qu'elles constituent un procédé thérapeutique d'un emploi très fréquent dans certaines affections de la trompe et de la caisse. Quand on examine la trompe au point de vue de la ventilation de l'oreille, il faut se poser deux questions : *a.* le canal est-il perméable? *b.* en quel point du canal l'obstacle semble-t-il se trouver?

a. — Manière de constater la perméabilité de la trompe en général.

Le meilleur procédé est d'observer ce qui se produit pendant le passage de l'air; plus le courant d'air est large et facile, plus la lumière du conduit doit être grande; au contraire, s'il passe péniblement, nous devons admettre que le canal a une grande étroitesse. Le passage de l'air dans la trompe se démontre objectivement par l'emploi du manomètre auriculaire et par les phénomènes d'auscultation (voy. plus bas).

Il y a différentes manières de faire passer l'air dans la trompe; on en compte trois principales :

α. Le procédé de Valsalva.

β. Le cathétérisme de la trompe.

γ. Le procédé de Politzer.

α. **Procédé de Valsalva.** — Ce procédé consiste en une expiration forcée pendant que les narines et la bouche sont fermées; l'air comprimé dans l'arbre respiratoire pénètre dans toutes les cavités accessoires et par suite passe de la cavité pharyngo-nasale dans la trompe d'Eustache. Beaucoup d'individus atteints de catarrhe de l'oreille moyenne en font la découverte par hasard, par exemple, en se mouchant, et en abusent souvent; mais, en général, on ne doit pas le recommander comme moyen thérapeutique. Il congestionne la tête et augmente l'hyperémie déjà existante de l'oreille; le malade finit par en exagérer l'emploi au point d'amener le relâchement de la membrane tympanique, et enfin, s'il existe des affections pulmonaires, et surtout de l'emphysème, il exerce sur leur marche une influence fâcheuse. Par contre ce procédé sert dans quelques cas à reconnaître l'état de la membrane par la résistance qu'elle offre à l'air chassé du pharynx; elle permet, en outre, d'empêcher la fermeture trop rapide d'une perforation artificielle.

β. **Cathétérisme de la trompe.** — Cette opération consiste à introduire un tube dans l'orifice pharyngien de la trompe et à insuffler de l'air à travers ce tube. Les instruments nécessaires sont un cathéter et un appareil à insufflation. L'emploi de la bouche doit être formellement proscrit.

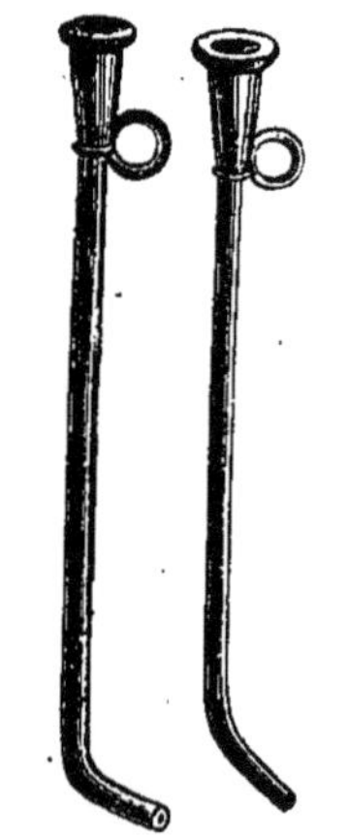

Fig. 11. Fig. 12.

Le **cathéter** est introduit par le nez ou par la bouche, presque toujours par le nez; il est en métal ou en caoutchouc. C'est (fig. 11 et 12) un tube plus ou moins mince (3 ou 4 numéros), dont l'extrémité antérieure offre une courbure variable, et l'autre, destinée à recevoir le bout conique du ballon, est évasée en forme d'entonnoir. Celle-ci présente en outre un point de repère (bouton ou anneau) qui indique le sens de la courbure et correspond directement au bec de l'instrument. Cet anneau doit être tout à fait en bas lorsque le cathéter est convenablement introduit dans le nez; grâce à lui l'opérateur sait toujours où se trouve le bec du cathéter. La longueur totale de l'instrument est de 14 à 16 centimètres. On recommande souvent l'emploi de cathéters plus longs, ce qui me semble beaucoup moins pratique. En effet, lorsque le pavillon est très loin des narines, on peut imprimer plus facilement à l'instrument des mouvements désagréables pour le malade, ce qui n'a pas lieu, s'il se trouve juste au niveau de l'index et du pouce qui saisissent l'instrument immédiatement en avant du nez [1].

Le bec des cathéters métalliques est généralement un peu renflé pour éviter la douleur lorsqu'il frotte sur les parois du pharynx nasal (Trœltsch). Quand l'étroitesse du méat inférieur s'oppose à l'introduction de ces cathéters à extrémité dite en goutte de suif, j'emploie des cathéthers métalliques dont le bec a les bords déjetés en dedans. Cependant en général les sondes de métal n'ont jamais les bords aussi lisses, aussi mousses que les cathéters de caoutchouc. Ces derniers sont donc moins douloureux, mais ils ont le désagrément d'être plus difficiles à nettoyer à fond. On leur a aussi reproché une fragilité très grande; ce reproche n'est pas fondé. Parmi les nombreux cathétérismes exécutés à ma clinique, souvent par des mains peu exercées, je n'ai jamais vu briser un cathéter de caoutchouc dans le nez d'un malade; ce qui est arrivé, il est vrai, souvent, quand on le nettoyait sans précaution. Cependant il est prudent de contrôler la solidité de tout instrument au moment de s'en servir. On doit préférer les cathéters faiblement durcis, et par suite flexibles, aux cathéters durcis fortement et très rigides. Les premiers sont d'un brun sombre, les seconds sont plus ou moins noirs. Le caoutchouc a cet avantage sur le métal, qu'il n'est pas attaqué par les acides les plus concentrés, les solutions d'iodure de potassium, etc., et qu'on peut le courber à volonté. Pour cela, on le passe au-dessus d'une flamme en évitant de le laisser brûler, ou bien on le plonge dans de l'eau chaude jusqu'à ce qu'il soit ramolli complètement; on lui donne alors la courbure que l'on désire, puis on le plonge rapidement dans l'eau froide pour qu'il ne la perde pas. Mais cet avantage ne sert pas beaucoup dans la pratique, parce qu'un médecin auriste aura toujours une série d'instruments de courbure différente.

En somme, je préfère le cathéter en caoutchouc quand l'opération doit être confiée à une main peu exercée, quand on fait acheter au malade un instrument pour son usage personnel, enfin pour les injections de certains médicaments qui attaquent le métal. Dans tous les autres cas j'emploie les instruments de métal, parce que tous les désinfectants (acides phénique, salicylique, borique, permanganate de potasse, alcool absolu, etc.) me semblent donner bien moins de garanties contre la contagion que la simple immersion dans l'eau bouillante, immersion qui n'est possible que pour ces instruments.

Quand le cathétérisme est impossible par le nez, Pomeroy et Kessel recommandent l'emploi de cathéters de forme spéciale que l'on introduit par la bouche. La sonde une fois introduite dans la trompe, on peut l'y fixer à l'aide de **pinces nasales** le plus souvent complètement inutiles

[1] Cette remarque est parfaitement juste. Aussi, pour répondre à ce désidératum, fera-t-on bien d'avoir encore un cathéter de 12 centimètres seulement pour les petites têtes où la distance des narines à la paroi postérieure du pharynx est très faible. (*Note du traducteur.*)

pour le traitement, mais nécessaires pour s'assurer de la position exacte du bec par l'examen rhinoscopique. Pour fixer le cathéter sans comprimer les ailes du nez, on emploie une simple tige bifurquée qui passe à son extrémité supérieure dans la charnière d'un bandeau frontal ; le cathéter est placé entre les deux branches de cette sorte de pince et fixé à l'aide d'une vis. Mais on possède des instruments beaucoup plus commodes qui fixent le cathéter en comprimant les ailes du nez ; Bonnafont en a fait construire un très simple (fig. 13). Delstanche fils emploie une pince nasale en baleine que le médecin peut fabriquer lui-même : on prend un morceau de baleine de 1 centimètre de largeur et de 2 millimètres d'épaisseur. Après l'avoir huilé on le ramollit sur une flamme ou dans l'eau bouillante, et on lui donne la forme d'un M. Les points où les branches sont coudées sont

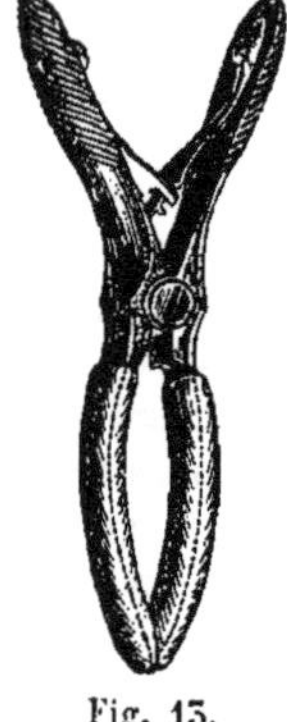
Fig. 13.

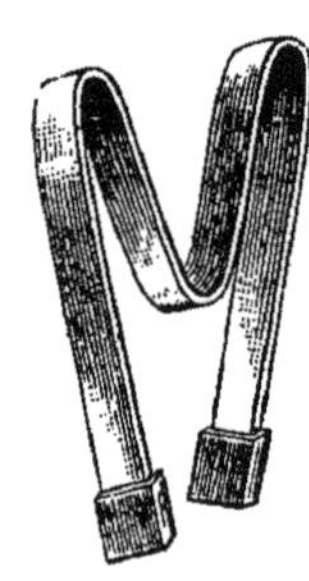
Fig. 14.

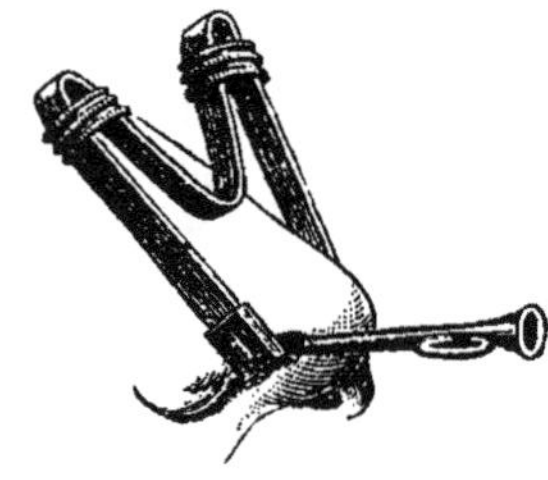
Fig. 15.

entourés plusieurs fois par un petit tube de caoutchouc. Les figures 14 et 15 montrent l'instrument et son mode d'application.

Quant à l'insufflation de l'air, elle se fait aujourd'hui presque exclusivement avec le **ballon de caoutchouc** : les pompes foulantes ne sont que rarement employées. Le ballon a la forme d'une poire (fig. 16) terminée par un embout de caoutchouc que l'on peut dévisser et qui s'adapte exactement dans l'entonnoir du cathéter. Il faut prendre garde à ce que la largeur de l'embout ne soit pas moindre que celle du bec du cathéter, ce qui affaiblirait le courant d'air. Pour éviter cet inconvénient, il faut avoir des embouts de rechange, ou bien en employer un seul qui corresponde au cathéter le plus large. Gruber recommande de pratiquer sur l'extrémité convexe du ballon une ouverture de quelques millimètres par laquelle l'air rentrerait sans qu'on ait besoin de retirer le ballon. Le pouce ferme l'ouverture pendant la compression. Comme le fait remarquer de Trœltsch, le ballon ne doit jamais être en

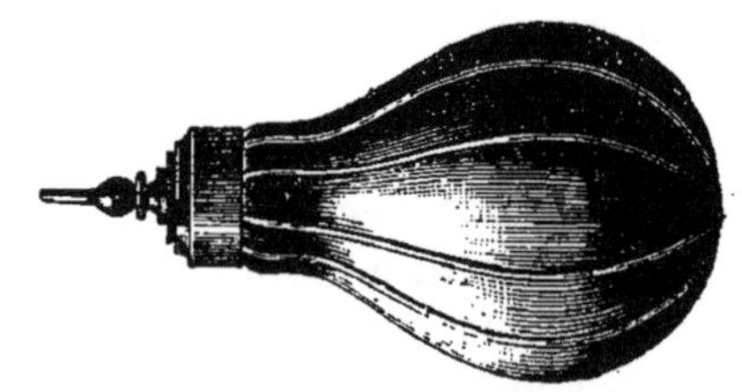
Fig. 16.

caoutchouc vulcanisé, parce que cette substance s'émiette facilement, et de petits fragments peuvent être chassés dans le cathéter et de là dans la trompe.

Lucae emploie un double ballon comme pour les pulvérisateurs (voy. plus bas); le second, qui sert de réservoir d'air, doit être garanti contre l'éclatement par un fort filet de soie ou mieux, d'après Lucae, par un grillage en fil de fer entouré de coton ciré; cette disposition augmente la force du courant d'air. Le premier ballon possède une soupape qui empêche l'air de sortir; le ballon-réservoir en contient une autre qui l'empêche de rentrer dans le premier. Un tube de caoutchouc part de ce second ballon et s'adapte au cathéter, soit directement, soit par l'intermédiaire d'une petite canule conique pénétrant exactement dans le pavillon de la sonde (fig. 17), et par son extrémité arrondie fixée au tube de caoutchouc. Cette canule adaptée ainsi à l'extrémité d'un tube court peut servir encore pour la douche d'air avec un seul ballon. L'interposition d'un tube mou entre le ballon et le cathéter constitue un moyen excellent pour éviter les mouvements souvent très-douloureux du cathéter dans le pharynx, pendant que l'on insuffle l'air ou que l'on retire le ballon. On peut aussi se servir d'une forte plume d'oie qui d'un côté entre dans le cathéter et de l'autre est fixée à un petit tube de caoutchouc monté sur l'embout du ballon directement ou par l'intermédiaire d'un anneau.

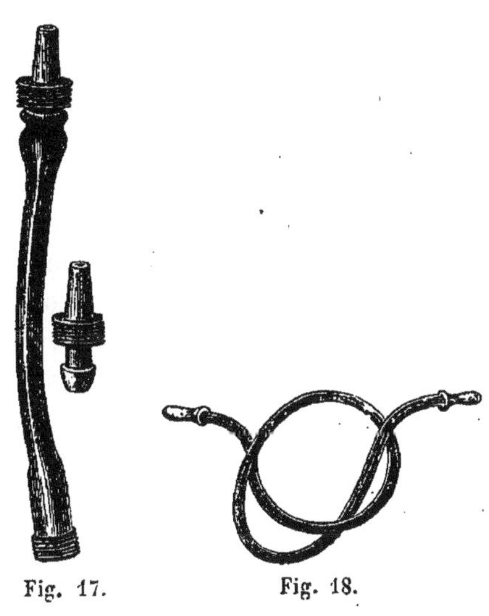

Fig. 17. Fig. 18.

Pour savoir si l'air pénètre dans la trompe et la caisse il faut employer l'**otoscope de Toynbee** (fig. 18), avec lequel on peut aussi diagnostiquer l'état de l'oreille moyenne. C'est un tube de caoutchouc d'une longueur d'environ un mètre, et dont les extrémités sont pourvues d'une olive dont l'une est introduite dans l'oreille du malade, l'autre dans celle du médecin. Elles doivent tenir sans le secours de la main, qui pourrait gêner l'auscultation; si cependant son intervention était nécessaire, il faudrait veiller à ce que le tube ne soit ni comprimé ni bouché, par du cérumen, par exemple. On évitera également de le couder.

Manuel opératoire. — Le cathétérisme de la trompe se pratique de la manière suivante : le malade appuie la tête au dossier de son siège, s'il est assis, ou au mur, s'il est debout, de façon à prévenir tout recul. Si la muqueuse nasale est sèche ou, au contraire, sécrète abondamment, il commencera par se moucher. Le médecin ayant alors le ballon sous le bras, le gauche ordinairement, avec sa grosse extrémité tournée en avant, place l'otoscope, puis, de la main droite, il saisit le cathéter comme une plume à écrire avec le pouce, l'index et le médius, un peu en avant de l'anneau ; le bec étant dirigé en haut, la courbure regardant en bas, il lui fait franchir la crête qui sépare en avant le plancher osseux du plancher cartilagineux situé en contre-bas. En même temps, pour s'orienter, il relève légèrement le lobule du nez avec la main gauche, de manière à apercevoir l'entrée de la narine. Cet obstacle franchi, et le bec introduit dans le méat inférieur, il relève graduellement le cathéter jusqu'à ce qu'il redevienne horizontal et même légèrement oblique en bas et en arrière, en évitant avec soin pendant cette manœuvre de l'enfoncer plus profondément. Alors seulement il fait glisser avec douceur le bec de l'instrument sur le plancher de la fosse nasale, porte la main gauche un peu en bas pour saisir le cathéter entre l'index et le pouce, tandis que les autres doigts prennent un point d'appui sur la racine du nez et le front, point d'appui des plus nécessaires à la main chargée de fixer la sonde. Pendant toutes ces manœuvres et celles dont il nous reste à parler, le pouce et l'index de cette main ne doivent exécuter aucun mouvement, jusqu'au moment où l'on retire le cathéter. La main droite pousse lentement l'instrument en essayant de tourner les obstacles qu'elle rencontre. Plus on agit légèrement et lentement, plus l'opération offrira d'innocuité ; mais on provoquera de grandes douleurs en voulant aller vite ou en employant la violence pour vaincre les obstacles. Si l'insuccès semble dépendre de la grosseur ou de la courbure de l'instrument, on le changera immédiatement.

Le cathétérisme par le méat inférieur, opération exécutée pour la première fois par Cleland en 1740, se pratique suivant plusieurs méthodes :

Méthode de Boyer. — On porte le bec du cathéter, dont la courbure est tournée en bas, jusqu'au delà du bord inférieur des choanes[1], ce que la main reconnaît à une chute légère du bec de l'instrument ou à une sensation de mollesse due à son glissement sur le voile du palais. On fait alors subir à l'instrument une rotation de 90° vers la trompe en portant l'anneau dans le plan horizontal et même un peu au-dessus.

Méthode de Kramer. — On pousse l'instrument jusqu'à la paroi postérieure du pharynx, dont la sensibilité est très obtuse ; on reconnaît cette paroi à l'impossibilité d'aller plus loin et à la résistance qu'oppose la colonne vertébrale ; lorsque sa muqueuse est tuméfiée, la main éprouve une sensation de mollesse ainsi que dans les cas où l'instrument rencontre un pli de la muqueuse ou des polypes. La paroi postérieure étant atteinte, sans modifier la position de l'instrument, on le ramène d'arrière en avant

[1] Orifices postérieurs des fosses nasales.

le long de la paroi latérale du pharynx dans une étendue d'un centimètre et demi environ, jusqu'à ce que, « glissant sur le bourrelet postérieur arrondi du pavillon de la trompe, il frôle le voile du palais qui se soulève et porte le cathéter, que l'on tourne à ce moment d'un quart de cercle en dehors et en haut, jusque dans l'embouchure de la trompe d'Eustache, même avec une certaine violence » (Kramer, *Mal. des oreilles*, 1836, p. 248). Ces mouvements sont exécutés avec une main (le plus souvent la droite), le pouce et l'index de l'autre restant à l'entrée des narines et laissant glisser l'instrument entre eux.

Méthode de Politzer. — Politzer tourne le bec de l'instrument, arrêté au fond du pharynx, vers l'oreille à cathétériser, et ramène l'instrument en avant, jusqu'à ce que le bec, glissant sur le bourrelet tubaire, tombe dans l'embouchure de la trompe. Bing propose de ne pas franchir directement la lèvre postérieure de l'orifice tubaire, mais de la contourner en faisant décrire au bec de l'instrument un léger mouvement en spirale de haut en bas[1].

Méthode de Triquet. — On tourne le bec de l'instrument en dehors, comme dans la méthode de Kramer, mais dès que le cathéter est parvenu dans le méat inférieur. De cette manière, aussitôt que le bec a dépassé le bord choanal, il entre dans l'orifice tubaire. Cette méthode, excellente en principe, ne convient naturellement pas lorsque le nez est étroit ou est le siège de modifications pathologiques.

Méthode de Ph. H. Wolff. — On porte l'instrument jusqu'au fond du pharynx, puis on le ramène en avant sans changer la direction de sa courbure jusqu'à ce que le bec soit comme accroché par le rebord choanal et, par suite, arrêté dans son mouvement. Quelquefois ce bord est si peu marqué que le bec du cathéter, surtout lorsqu'on opère rapidement, rentre dans le méat inférieur. C'est pour éviter cet accident que Gruber recommande de relever un peu le pavillon en le ramenant d'arrière en avant. On reporte de quelques millimètres en arrière le bec qui repose sur le bord choanal (la distance de ce bord à l'orifice tubaire est très variable suivant les individus), puis on le tourne latéralement.

Méthode de Löwenberg. — Après avoir pénétré jusqu'à la paroi postérieure du pharynx, on fait subir à l'instrument une rotation de 90 degrés, mais du côté de l'autre oreille. L'instrument ainsi placé est ramené en avant et vient buter contre le bord postérieur de la cloison. On lui fait alors décrire un demi-cercle vers l'oreille malade, de façon que la courbure, d'horizontale qu'elle était, devienne inférieure, puis de nouveau

[1] En somme, dans ces deux méthodes, c'est le cartilage de la trompe qui fournit le second point de repère. Or, chez beaucoup d'individus il est à peine sensible, soit parce que la fossette de Rosenmüller est comblée par des végétations, soit parce qu'il est peu développé, chez les vieillards, par exemple. (*Note du traducteur.*)

horizontale. Le bec est à ce moment dirigé en dehors et pénètre dans l'orifice pharyngien de la trompe.

La méthode de Löwenberg est à mon avis, de tous les modes de cathétérisme, celui qui entre des mains peu exercées présente la plus grande innocuité pour le malade; en effet, l'instrument ne touche que deux points du pharynx fort peu sensibles : sa paroi postérieure et le bord postérieur de la cloison. Dans maintes circonstances le procédé de Löwenberg est impraticable, comme d'ailleurs tous les autres; aucun ne peut s'appliquer à tous les cas, aussi doit-on savoir pratiquer le cathétérisme de plusieurs façons.

Certains signes permettent de constater l'introduction du cathéter dans la trompe, sans recourir à l'examen rhinoscopique, ce sont : les bruits d'auscultation qui se produisent pendant l'insufflation de l'air, l'impossibilité de faire dépasser le plan horizontal au cathéter sans exercer une certaine violence, l'immobilité de l'instrument pendant les mouvements de déglutition et quelquefois sa fixité lorqu'on cesse de le tenir avec la main.

Les phénomènes d'auscultation seront étudiés plus bas. Lorsque l'instrument est en place, sa courbure est dans le plan horizontal ou ne le dépasse que très peu, quelquefois même ne l'atteint pas. Mais, si on peut le porter tout à fait en haut, c'est-à-dire lui faire décrire un arc de 180 degrés, c'est la preuve qu'il n'est pas en place, et le plus souvent il occupe alors la vaste fossette de Rosenmüller; si le bec est dans l'orifice pharyngien, ce mouvement l'en fait sortir et le porte vers la voûte du pharynx. Souvent on ne parvient pas même à faire tourner l'instrument de 90 degrés, soit parce que l'orifice tubaire est très étroit, soit parce que l'instrument est arrêté par un repli de la muqueuse ou par le cornet inférieur dans la fosse nasale même.

Par son introduction dans la trompe, le bec de l'instrument est presque complètement soustrait à l'influence des contractions musculaires : aussi peut-on admettre que le cathétérisme a été pratiqué avec succès, lorsque l'on voit l'instrument immobile pendant la déglutition. Si, par contre, l'extrémité de l'instrument repose sur un point de la muqueuse que les mouvements musculaires déplacent, on le voit exécuter des oscillations violentes lorsque le malade parle ou avale : ces oscillations prouvent donc toujours que l'instrument est mal placé.

Une fois le cathéter en position, il est maintenu par la main gauche avec laquelle on le saisit en avant du nez, tandis que la main droite, redevenue libre, s'empare du ballon placé sous le bras gauche; l'opérateur, le tenant par son extrémité renflée, introduit doucement dans le cathéter son embout ou mieux le tube qui lui est adapté.

Pour la compression du ballon, la position de la main est accessoire et simple affaire d'habitude. Il me semble du moins indifférent de comprimer le ballon transversalement entre le pouce et les quatre doigts, ou bien perpendiculairement entre le pouce placé sur son pôle postérieur et les quatre doigts placés deux à deux de chaque côté du col. Cette dernière position, recommandée par Gruber, me semble la plus commode, et c'est la seule possible lorsque le ballon est perforé, le pouce jouant alors le rôle de soupape. Il faut avoir soin, pendant cette compression, de ne pas repousser le cathéter, ce qui est très douloureux. Aussi devra-t-on au même instant porter un peu la main gauche en avant : on évitera ainsi le froissement de la lèvre postérieure de la trompe. Ce mouvement sera aussi très utile quand l'air ne passe pas, bien que l'instrument soit placé; on l'éloigne ainsi de la lèvre postérieure ou d'un repli de la muqueuse qui l'obture. Si le ballon ne possède pas de contre-ouverturé, on aura bien soin de ne pas desserrer les doigts avant de l'avoir retiré du cathéter. Sans cette précaution, on aspirerait des mucosités qui en pourraient boucher l'orifice et être projetées ensuite dans la trompe. Alors seulement on laisse rentrer l'air, puis on applique de nouveau le ballon, et ainsi de suite. La douche terminée, avec la main droite on replace le ballon sous le bras gauche, puis on fait décrire à l'œillet du cathéter un quart de cercle, de façon à en ramener le bec en bas, et on entraîne l'instrument hors du nez par un mouvement demi-circulaire de haut en bas.

Comme il a été dit plus haut, l'insufflation de l'air peut se faire encore à l'aide du double ballon. On maniera plus facilement le double ballon en l'accrochant à sa boutonnière, suivant le conseil de Lucae. Du ballon à filet part un tube qui se relie au cathéter par une pièce intermédiaire, et grâce à une série de compressions rapides un courant d'air régulier pénètre dans la trompe.

Difficultés du cathétérisme. — Le cathétérisme peut être entravé par la grande sensibilité du malade, la tuméfaction des parties que rencontre l'instrument, les tumeurs du nez et du pharynx, mais, en outre, il existe de grandes différences individuelles dans la forme du cornet inférieur et de la cloison ; des saillies du squelette, une grande étroitesse des fosses nasales, rendront le cathétérisme par le méat inférieur très difficile ou même impossible, tandis que les obstacles qui siègent à l'entrée des narines étant accessibles à la vue sont en général faciles à surmonter.

Chez un de mes malades, la cloison faisait de chaque côté une saillie ampullaire tellement considérable que le cathéter le plus fin ne pouvait être introduit d'aucun côté.

Lorsque la crête qui existe sur le plancher à l'entrée de la portion osseuse est très marquée, il faut abaisser fortement le pavillon, et, l'obstacle une fois franchi, le ramener dans sa position première, sans quoi le bec de l'instrument pénétrerait dans le méat moyen. Dans cette fausse position, l'étroitesse et la sensibilité de ce méat sont un grand obstacle au cathétérisme. Cependant on peut arriver à pousser l'instrument jusque dans le pharynx, mais alors il devient le plus souvent immobile et on ne peut plus le tourner dans aucun sens. Lorsqu'on n'a pas encore une grande habitude du cathétérisme, on croit l'instrument bien placé jusqu'au moment où on ne peut parvenir à le tourner. Souvent même on croit qu'il existe un obstacle dans le pharynx, alors que le cathéter est tout simplement dans le méat moyen. Dans quelques cas, on voit le cathéter tomber brusquement du méat moyen dans l'inférieur et redevenir tout d'un coup mobile.

On rencontre quelquefois des obstacles alors que l'instrument est introduit dans le méat inférieur ; on peut le plus souvent les tourner par une rotation légère. Il est un principe dont il ne faut jamais se départir : c'est de serrer très peu l'instrument et de le suivre dans ses déviations. S'il dévie contre un obstacle, on cherchera à le replacer dans sa position primitive avec beaucoup de précaution, et bien souvent on terminera encore l'opération avec succès. Dans d'autres circonstances, on passera mieux en tournant en haut l'anneau et, par suite, le bec de l'instrument. Giampietro fait même de ce procédé une méthode générale de cathétérisme. Souvent même le médecin sera obligé de faire décrire à l'instrument un cercle complet autour de son axe (tour du maître), pour pénétrer dans le pharynx.

Si l'on ne peut pénétrer d'aucune façon dans le pharynx, on pratiquera le **cathétérisme par l'autre narine.** Ce procédé, décrit pour la première fois par Deleau, réussit très souvent, surtout quand le cathéter a un long bec et une forte courbure. Pour sonder les deux trompes par une même narine, on porte l'instrument jusqu'à la paroi postérieure du pharynx, puis, après l'avoir tourné d'un quart de cercle vers l'oreille du côté opposé, on le ramène jusqu'à la cloison ; alors, en maintenant l'anneau dans une position bien horizontale, on enfonce le bec dans la trompe en portant un peu le pavillon vers l'oreille située du même côté ; on cathétérise ensuite cette oreille en faisant simplement subir à l'instrument une rotation de 180°, suivant la méthode déjà décrite de Löwenberg.

Quelquefois les deux narines sont imperméables ou ne laissent passer la sonde qu'avec de grandes douleurs ; si le procédé de Politzer ne réussit pas, on pratiquera le **cathétérisme par la bouche.** Cette méthode, employée pour la première fois par Guyot, maître de poste de Versailles (1724) et inventeur du cathétérisme de la trompe, a été de nouveau proposée par Pomeroy et Kessel (*voy.* p. 12).

Après les obstacles qui siègent dans les fosses nasales, il faut mentionner ceux qui occupent le pharynx. Le cathétérisme peut être rendu très difficile par le gonflement considérable de la muqueuse pharyngienne, par des tumeurs, par la tuméfaction de l'extrémité postérieure du 3e cornet. Chez les individus sensibles ou irrités par des manœuvres brutales, il n'est pas rare de voir survenir des nausées, des vomissements ou de violents mouvements de déglutition qui immobilisent l'instrument et empêchent même de le retirer. Sans lui imprimer de mouvements, on recommandera alors au malade de respirer largement de manière à apaiser ces spasmes pharyngés, puis on essayera de placer le cathéter ou bien on le retirera. De

Trœltsch, lorsque le voile du palais se contracte violemment, ordonne au malade de fermer la bouche et de respirer fortement par le nez, et « le voile retombe immédiatement relâché ».

Un moyen très efficace, mais difficile à employer dans la pratique particulière, consiste à interpeller vivement le malade. La surprise, toute momentanée qu'elle soit, suffit à amener le relâchement des muscles, ce qui permet d'enlever rapidement le cathéter enclavé dans le pharynx nasal.

Si, en opérant sans ménagements, on a porté le bec du cathéter dans une fausse position où il s'enclave, si les mouvements violents des muscles staphylo-pharyngiens occasionnent des douleurs vives et s'il est impossible de retirer l'instrument, la situation peut devenir critique, surtout si le malade effrayé cherche à arracher le cathéter, au risque de se blesser et même de briser le bec de l'instrument en caoutchouc. On évitera de semblables accidents en agissant avec fermeté, mais sans précipitation, et en se conformant aux règles données plus haut.

Les obstacles qui s'opposent à la sortie de l'instrument peuvent aussi siéger dans les fosses nasales, par exemple, lorsqu'on n'a pas introduit l'instrument par un chemin direct. Le meilleur moyen d'y parer est de se rappeler que le cathéter doit être extrait exactement comme il a été introduit. On peut quelquefois, il est vrai, retirer un cathéter directement, même quand il a été introduit par le procédé du tour de maître, mais on détermine souvent ainsi de la douleur, ce qu'on aurait pu éviter en faisant subir à l'instrument une rotation autour de son axe en sens contraire.

Accidents du cathétérisme. — Ces accidents, qui peuvent survenir même lorsque le cathéter est convenablement placé, sont la syncope et l'emphysème. La **syncope** se produit souvent chez les malades alors que le passage de l'instrument dans le nez n'a pas provoqué la moindre douleur; il ne s'agit là sans doute que d'un phénomène réflexe, et il est bon à ce propos de rappeler la remarque de Kratschmer que l'irritation de la cavité nasale amène par action réflexe l'arrêt du cœur en diastole et la suspension des mouvements respiratoires. Souvent la syncope ne survient qu'à la première séance et ne se renouvelle plus.

Le second accident est fort désagréable et peut même mettre la vie en péril; cet accident est l'**emphysème** ordinairement sous-muqueux et quelquefois sous-cutané.

Il est dû à la déchirure de la muqueuse par le cathéter ou à l'existence d'ulcérations dans le pharynx nasal. L'air décolle les bords de la plaie, passe dans le tissu sous-muqueux, puis de là, se dirigeant dans les différentes directions, atteint la muqueuse de la bouche, du voile du palais, de la luette, du pharynx jusqu'à l'entrée du larynx, puis pénètre dans le tissu conjonctif sous-cutané des joues, des paupières, des parties latérales du cou jusqu'à la deuxième ou troisième côte; enfin, l'air peut atteindre la paroi interne du thorax, soulever la plèvre et même, comme le prouvent les expériences de Voltolini sur les lapins, produire un pneumothorax. Cet auteur, dans ses expériences sur les animaux, a vu survenir de l'emphysème autour de l'épiglotte avec fermeture de l'orifice du larynx et mort par asphyxie. Il est bien possible que dans les deux cas de mort subite pendant le cathétérisme relatés par Turnbull, cas dans lesquels l'autopsie donna des résultats négatifs, la cause de la mort ait été également l'emphysème de la glotte. Triquet mentionne l'emphysème sous-muqueux du larynx ; ce fait n'a pas été mis jusqu'ici hors de doute ; peut-être s'agissait-il encore dans les cas de Triquet d'un emphysème de la glotte.

Ordinairement l'emphysème est limité au pharynx nasal, aux joues et aux parties latérales du cou. Chez un malade que j'ai observé, c'est la luette qui était principalement atteinte ; elle avait subi une tuméfaction considérable. Schalle a observé un emphysème sous-cutané très étendu. Ses limites étaient les suivantes : en haut, une ligne demi-circulaire passant au-dessus du pavillon de l'oreille, en bas la troisième côte, en avant le bord gauche du sternum (la lésion siégeait à droite), en arrière l'épaule et le muscle trapèze. Le pavillon de l'oreille n'était pas atteint par l'emphysème; par contre il occupait la voûte palatine et la muqueuse nasale du côté droit. Troubles subjectifs presque nuls, résorption en huit jours.

Les *symptômes subjectifs* varient suivant le siège et l'étendue de la lésion. Les malades se plaignent d'une tension dans les parties atteintes, quelquefois de violentes douleurs lancinantes qui peuvent être très aiguës dans les premières heures qui suivent l'accident. Si l'air chemine du côté du larynx, il survient des troubles respiratoires qui vont dans certains cas jusqu'à la suffocation. J'ai vu deux malades chez lesquels l'apparition de l'emphysème s'accompagna d'une amélioration notable de l'ouïe ; cette amélioration disparut avec la cause qui l'avait produite.

Les *symptômes objectifs* se constatent parfois à la vue, parfois seulement avec le doigt. Le visage semble tuméfié et les deux moitiés contrastent vivement. Les paupières sont comme œdématiées et ressemblent à d'énormes bourrelets recouvrant les globes oculaires ; la muqueuse du voile et de la luette apparaît comme soufflée et la paroi postérieure du pharynx est bombée en avant et peut cacher complètement l'orifice pharyngien de la trompe (Voltolini). A l'aide de la rhinoscopie antérieure, Zaufal a pu dans un cas découvrir le point d'entrée de l'air dans le tissu sous-muqueux ; ce point était situé sur le plancher de l'orifice pharyngien. Il se distinguait par sa coloration jaunâtre; à l'aide d'une pression exercée sur les parties emphysémateuses, on faisait sortir des bulles d'air par cette solution de continuité. L'exploration digitale produit une crépitation très nette sur les parties infiltrées, principalement au niveau de la mâchoire inférieure et des parties latérales du cou.

La *marche* de la maladie est ordinairement très rapide ; en trois jours au plus, rarement en une semaine, la résorption de l'air est terminée.

Le *traitement* est le plus souvent l'expectation simple; les douleurs seront rapidement calmées par les compresses d'eau froide et les gargarismes. Il faut avant tout recommander aux malades de ne pas se moucher, ce qui aggrave la maladie en chassant de nouvelles quantités d'air sous la muqueuse.

Chez une malade de ma clinique, il survint brusquement des accès de suffocation pendant le cathétérisme. J'introduisis alors rapidement l'index jusqu'à l'épiglotte et le promenai fortement plusieurs fois de bas en haut le long de la paroi postérieure du pharynx qui était le siége d'une tuméfaction considérable; la dyspnée disparut en peu de temps. On ne mentionne nulle part des cas où la trachéotomie aurait été nécessaire. Aujourd'hui que l'on a généralement remplacé les pompes foulantes par le ballon manœuvré à la main, la pression employée n'est pas assez considérable pour donner lieu à un emphysème menaçant pour la vie. Une incision superficielle permet aux bulles d'air de s'échapper et à la muqueuse de s'affaisser. Si des accès de suffocation nécessitaient une intervention immédiate, on la déchirerait rapidement avec l'ongle.

L'emphysème ne prend pas seulement naissance dans le pharynx, il peut venir de l'oreille moyenne, par exemple, d'un point quelconque de la trompe, et de là atteindre les parties déjà mentionnées; c'est ce qui arrive principalement à la suite d'une douche d'air donnée immédiatement après sondage de la trompe; Schwartze l'a vu survenir régulièrement alors que le sondage venait d'être fait à l'aide de bougies de baleine, et d'autres auteurs ont constaté des faits analogues. Aussi le sondage de la trompe ne doit jamais être immédiatement suivi d'une insufflation d'air (douche d'air, procédé de Valsalva, action de se moucher). L'emphysème peut résulter aussi d'une solution de continuité occupant les lames internes de la membrane tympanique. L'air infiltré apparaît sous la couche dermique de la membrane à laquelle il donne la forme d'une saillie ampullaire (Politzer). De Trœltsch et Zaufal ont observé pendant la douche d'air la production d'un emphysème occupant le quart postéro-supérieur de la membrane; dans le cas de Trœltsch, la saillie était multiple et comme framboisée; dans celui de Zaufal, c'était une bulle de la grosseur d'un pois. — Gruber fait observer que la déchirure de synéchies dans la caisse favorise aussi l'emphysème traumatique. Il n'est pas certain que l'air puisse pénétrer par la fenêtre ovale dans le canal du limaçon; Toynbee suppose que dans ce cas le *chok* pourrait amener une mort subite; mais, comme il a déjà été dit, il est bien plus simple d'admettre alors un emphysème glottique.

S'il existe une déhiscence de la couche corticale, l'apophyse mastoïde peut aussi devenir le point de départ de l'emphysème. L'air passe des cellules aériennes sous les téguments qu'il décolle, et derrière le pavillon on aperçoit un renflement considérable que l'on reconnaît pour une tumeur gazeuse au crépitement produit par le doigt, au son tympanique qui résulte de la percussion et quelquefois à un souffle amphorique que l'on perçoit pendant l'auscultation. Wernher en a rapporté une observation très caractéristique : pendant un éternument il survint chez un homme une saillie grosse comme un œuf de pigeon derrière l'oreille; on put d'abord la réduire, mais elle se reproduisit et atteignit le volume du poing; elle était bosselée et s'étendait jusqu'au sommet du crâne; elle augmentait pendant les mouvements d'inspiration, et diminuait pendant l'expiration. Une légère pression exercée sur la tumeur déterminait une éructation, une pression forte produisait de l'oppression. L'auscultation faisait reconnaître un magnifique bruit de souffle. L'emploi d'un appareil compresseur resta sans succès; quatre injections iodées amenèrent alors la guérison complète par adhérence.

γ. **Procédé de Politzer.** — Le **principe** de ce procédé est la condensation de l'air dans le pharynx nasal, complètement clos en avant par le pincement des ailes du nez, en bas par l'adossement du voile du palais à la paroi pharyngée postérieure pendant un mouvement de déglutition. Quant à la condensation de l'air, on la produit en chassant l'air extérieur dans le pharynx nasal.

Les instruments nécessaires sont un appareil à douche d'air et un embout nasal. Le premier appareil est aujourd'hui presque toujours un ballon; l'embout est un petit cathéter courbe (fig. 19) relié au ballon par une

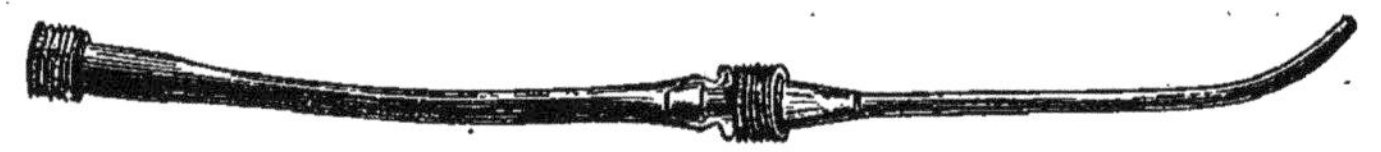

Fig. 19.

pièce intermédiaire mobile qui est un tube de caoutchouc s'adaptant à l'extrémité du ballon directement ou par un anneau. On peut remplacer le cathéter par une olive (fig. 20). On saisit le ballon de la main droite, et le bec du cathéter, dont la courbure regarde en bas, est introduit dans la narine assez profondément pour que la compression des ailes du nez avec la main n'en bouche pas l'entrée. C'est avec l'index et le pouce de la main gauche que l'on ferme les narines. Chez les enfants, l'embout en forme de cathéter est remplacé avantageusement par l'olive, dont on aura plusieurs numéros de grandeur différente. Comme elle obture complètement la narine, on n'a besoin que de comprimer l'autre avec un doigt, par exemple, le médius, quand on tient l'olive avec le pouce et l'index de la main libre [1]. Pour les enfants et les individus très sensibles, l'olive

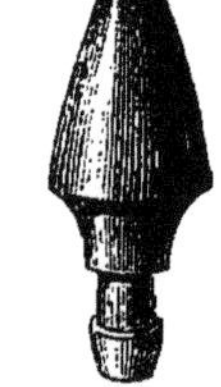

Fig. 20.

[1] Une excellente modification de ce procédé est celle de Löwenberg, acceptée par Politzer. On garnit l'embout du ballon avec un petit tube de caoutchouc qui le recouvre sans le dépasser. Chaque malade en a un pour son usage personnel qu'il rapporte toutes les fois

a cet avantage qu'on ne l'enfonce jamais aussi loin que le cathéter; même quand le malade se débat on ne risque jamais de blesser la muqueuse nasale.

Voici le **manuel opératoire** du procédé de Politzer : le malade prend un peu d'eau dans sa bouche, puis le médecin introduit le cathéter ou l'olive dans la narine qu'il ferme hermétiquement de la manière indiquée plus haut; à un signal donné, le malade avale, et au même moment le médecin insuffle l'air dans le pharynx nasal en comprimant le ballon. L'air, condensé dans cette cavité et ne pouvant s'échapper ni en avant, ni en bas, fait irruption dans les canaux et cavités accessoires du nez et du pharynx, c'est-à-dire dans le sinus frontal, le conduit lacrymal, les sinus maxillaire, ethmoïdal, sphénoïdal, et enfin dans la caisse par la trompe d'Eustache.

Comme l'a fait observer Schwartze, ce procédé réussit très-bien aussi chez les enfants sans mouvement de déglutition, d'abord à cause de l'étroitesse de la cavité pharyngienne et de l'ouverture facile de la trompe, puis à cause des cris de l'enfant, pendant lesquels le voile du palais s'applique à la paroi postérieure du pharynx et ferme en bas le pharynx nasal.

Modifications. — Chez les adultes, la fermeture du pharynx nasal, que Politzer obtient par un mouvement de déglutition, peut être obtenue d'une autre façon :

Ainsi, Lucae fait exécuter un mouvement de phonation pendant lequel, comme on sait, le voile s'applique contre la paroi postérieure du pharynx. Gruber se sert également de la phonation pour produire la fermeture du pharynx nasal; seulement, au lieu de faire prononcer la lettre *a* comme Lucae, il fait prononcer la syllabe *heck* [1]. A ce moment le voile s'applique encore à la paroi du pharynx, mais de plus la langue se porte en arrière et complète la fermeture, ce qui rend cette modification très avantageuse dans les cas de destruction ou de division du voile du palais [2].

En pratique, il est beaucoup plus commode de remplacer la déglutition par la phonotion, puisqu'il faut, dans le premier cas, un verre pour chaque malade ; par contre, la phonation ne produit souvent pas une fermeture assez hermétique; cette fermeture est détruite par le choc de l'air avant que sa condensation dans la cavité naso-pharyngienne ait atteint un degré suffisant pour amener la ventilation de la caisse. Il faut dire de plus que

qu'il vient consulter. On n'a donc pas besoin de laver à chaque instant l'embout nasal et on évite toute chance de contagion. (*Note du traducteur.*)

[1] D'après Gruber, l'air pénètre d'autant mieux que l'on s'élève dans l'échelle suivante : heck, hick, hock, houck. (*Note du traducteur.*)

[2] Le h aspiré allemand n'existe pas en français : on pouvait donc se demander si le procédé de Gruber était applicable chez nous. Or, les enfants, chez lesquels la faculté d'imitation est très développée, arrivent très vite à prononcer cette syllabe. Chez les malades qui n'y parviennent pas et qui disent ouck au lieu de houck, eck au lieu de heck, l'entrée de l'air se fait encore bien le plus souvent, ce qui se comprend du reste, puisque de cette façon ils mettent en œuvre le procédé de Lucae perfectionné par un des éléments du procédé de Gruber (prononciation d'une voyelle prolongée par le ck final). (*Note du traducteur.*)

l'état de la trompe pendant la déglutition n'est pas le même que pendant la phonation et que par suite, chez un même individu, le courant d'air qui sera suffisant dans le premier cas ne le sera pas dans le second. La raison en est très simple : chaque contraction des muscles pharyngo-palatins agit sur la portion pharyngienne de la trompe, de telle sorte que la tension de ses muscles en rend plus facile ou même en provoque l'ouverture ; mais ordinairement, quand on prononce *a*, *i*, cette contraction est plus faible que quand on prononce la syllabe *heck*, et cet acte lui-même est moins puissant qu'un mouvement de déglutition. Donc l'air sous une même tension pénétrera avec son maximum de force dans la caisse pendant la déglutition, plus faiblement pendant la prononciation de la syllabe *heck* et avec encore moins de facilité pendant la prononciation de simples voyelles comme *a*, *i*.

Les exceptions à cette règle ne sont pas rares même chez une seule personne. Deux expériences pratiquées immédiatement l'une après l'autre donnent des résultats très différents ; chez certaines personnes l'air pénètre plus facilement dans l'oreille pendant la phonation que pendant la déglutition, et Trœltsch a fait remarquer que quelquefois, pendant une éructation, l'air pénètre avec assez de force pour produire une sensation désagréable alors que les douches d'air ne réussissent pas. J'ai remarqué que chez moi, pendant l'expérience de Valsalva, qui détermine également un écartement actif des parois de la trompe, l'air ne pénètre souvent qu'avec peine ou très difficilement, tandis que pendant un bâillement il me suffit de fermer légèrement les narines, c'est-à-dire de condenser à peine la colonne d'air, pour qu'elle fasse sentir fortement son influence sur l'oreille moyenne. D'après mes expériences manométriques, les insufflations d'air ont des effets très variables, suivant qu'on les pratique par la narine droite ou par la narine gauche ; d'ailleurs Hinton a déjà fait remarquer que l'air pénètre quelquefois mieux dans une oreille lorsque la douche est pratiquée du côté opposé. Voici quelques expériences qui prouvent combien les résultats obtenus peuvent varier.

EXPLICATION DES ABRÉVIATIONS

a, i, u (ou) = Insufflation d'air dans l'oreille moyenne pendant l'articulation des voyelles *a*, *i*, *u*.

hck (heck) = Insufflation pendant l'articulation de la syllable *hck*.

D = Insufflation pendant la déglutition.

O. dr = Oreille droite
O. g = Oreille gauche
bilat = Les deux oreilles
O = Résultat nul
} indiquent l'ouverture de la trompe pendant la douche d'air.

N. dr = Narine droite
N. g = Narine gauche
} indiquent le côté par lequel on donne la douche.

Les chiffres indiquent la pression atmosphérique.

Les expériences se suivent dans l'ordre où elles ont été faites.

PREMIÈRE EXPÉRIENCE. — O. dr. *intacte*. — O. g. *perforation de la membrane tympanique*.

N. dr.	a	sous une pression de	0,12	= O.
	u	—	0,17	= O.
	i	—	0,11	= bilat. surtout à dr.
	hck	—	0,12	= O. dr. seulement.
	D	—	0,07	= O. g. seulement.
	D	—	0,10	= O. g. seulement.

N. g. i — 0,09 = O. g. très fort.
hck — 0,11 = O.
D — 0,03 = O.
D — 0,04 = O. g. faible.
D — 0,06 = O. g. très fort.

IIe EXPÉRIENCE. — O. dr. *m. t. perforée.* — O. g. *m. t. intacte.*

hck sous une pression de 0,12 = O. g. tr. fort, O. d. faible.

(On pratique immédiatement une seconde expérience qui donne les résultats suivants :)

hck sous une pression de 0,13 = O. g. seulement.
D — 0,11 = bilat. très fort.

IIIe EXPÉRIENCE. — *m. t. intacte des deux côtés.*

Hck sous une pression de 0,10 (N. dr.) = bilat.
» — 0,10 (N. g.) = O. g. plus fort que O. dr.
» — 0,12 (N. g.) = O. g. plus fort que O. dr.
D — 0,12 (N. g. et dr.) = bilat.

IVe EXPÉRIENCE. — *m. t. intacte des deux côtés.*

Hck sous une pression de 0,13 (N. dr.) = O. dr. plus fort que O. g.
Hck — 0,13 (N. g.) = O. g. plus fort que O. dr.
D — 0,14 = O.

Ve EXPÉRIENCE. — *m. t. intacte de chaque côté.*

Hck. sous une pression de 0,12 (N. dr.) = O. g.
D — 0,12 (N. dr.) = O. dr. plus fort que O. g.
Hck — 0,12 (N. g.) = O. dr. plus fort que O. g.
D — 0,12 (N. g.) = O. dr. plus fort que O. g.

VIe EXPÉRIENCE. — *m. t. intacte de chaque côté.*

N. dr. Hck sous une pression de 0,09 = O. dr.
» — 0,10 = bilat. surtout à g.
» — 0,10 = bilat. surtout à dr.
D — 0,09 = O. g.
D — 0,10 = bilat. surtout à g.
N. g. Hck — 0,05 = O. dr.
» — 0,11 = O. g.
» — 0,08 = O. g.
» — 0,08 = O. dr.
» — 0,09 = O. g.
D — 0,05 = bilat.
» — 0,08 = bilat.
» — 0,06 = O. dr.
» — 0,09 = O. dr.
» — 0,11 = bilat.

Je me suis servi pour mes expériences non d'un manomètre à mercure, mais d'un manomètre métallique (fig. 21).

Kessel a modifié ainsi le procédé de Politzer : il introduit le cathéter, non dans le nez, mais dans le pharynx nasal à travers la bouche. Le cathéter est courbe et son extrémité pourvue de deux ouvertures latérales. Le bec étant tenu horizontalement, on le porte jnsqu'à la paroi du pharynx en le glissant sur le dos de la langue, puis on le redresse verticalement. On pince alors les narines du malade et on souffle dans le cathéter avec la bouche. L'air pénètre alors dans les deux trompes d'autant plus facilement que les muscles du voile contractés autour de l'instrument empêchent l'échappement de l'air.

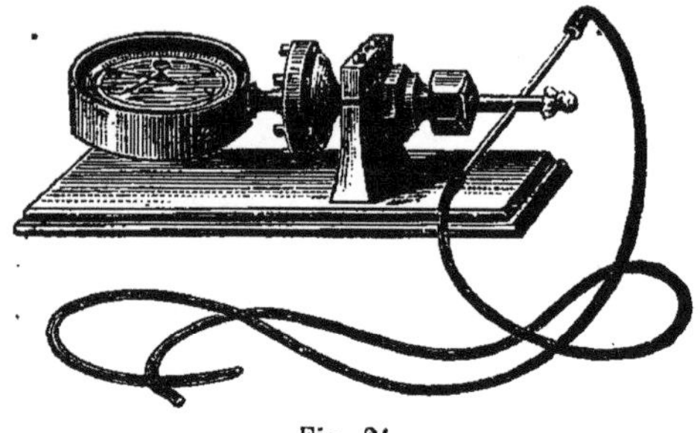

Fig. 21.

Accidents produits par le procédé de Politzer. 1° On observe quelquefois un violent mal de tête qui peut durer plusieurs heures et même une journée.

2° Il peut survenir aussi du vertige par l'augmentation de la pression intra-labyrinthique due à la condensation énorme de l'air dans la caisse.

3° La douche d'air ainsi donnée a quelquefois provoqué un bourdonnement continu et persistant. Comme les sensations subjectives résultant d'un violent ébranlement sonore, cet accident peut s'expliquer par un état d'irritation du nerf auditif résultant de la compression violente du liquide labyrinthique.

4° Mentionnons comme phénomène accessoire la sensation de plénitude et quelquefois la douleur vive que l'on éprouve dans l'estomac. Elle est due à l'entrée de l'air dans cette cavité et disparaît complètement après quelques éructations.

5° La rupture de la membrane tympanique ne peut être considérée, ainsi qu'on l'a fait, comme un accident spécial au procédé de Politzer : tous les modes d'insufflation peuvent la produire; au reste, elle n'entraîne ordinairement aucune conséquence fâcheuse et guérit rapidement.

6° Enfin on a prétendu que le passage répété de l'air par le canal lacrymal pendant la douche d'air, à l'aide du procédé de Politzer, était cause d'épiphora; mais cette opinion a besoin de démonstration.

Comparaison du procédé de Politzer et du cathétérisme. — Les deux procédés ont absolument la même valeur dans un certain nombre de cas. J'insiste cependant sur ce principe général de thérapeutique, que l'on doit faire un usage aussi étendu que possible du cathétérisme et ne le remplacer par le procédé de Politzer que s'il y a contre-indication absolue. Chez des malades où la douche d'air réussit également bien des deux façons, l'observation prouve que le résultat curatif du cathétérisme est plus grand que celui du procédé de Politzer; il est probable qu'alors l'irritation produite par l'instrument stimule favorablement l'appareil moteur de la trompe. Par contre, il existe souvent des circonstances fournissant des indications particulières pour l'un de ces deux procédés.

Le cathétérisme doit être employé de préférence ou exclusivement :

1° Pour les injections, les sondages de la trompe, l'introduction du cathéter tympanique ou de l'électrode tubaire (voy. plus bas);

2° Lorsque la maladie est unilatérale et que l'autre oreille ne doit pas être comprise dans le traitement;

3° Dans le cas de gonflement considérable de l'orifice tubaire, cas dans lequel le procédé de Politzer ne réussit pas ou réussit seulement sous une pression considérable;

4° Pour les malades dans lesquels ce procédé produit des accidents (rare);

5° Lorsque l'on veut ausculter l'oreille, l'auscultation pendant le procédé de Politzer étant encore moins sûre que pendant le cathétérisme.

Par contre, le procédé de Politzer doit être préféré au cathétérisme, ou bien est seul praticable dans les cas suivants :

1° Chez les enfants et chez les individus très impressionnables. C'est de l'invention de cette méthode en effet que date le traitement rationnel des maladies de l'oreille chez les enfants;

2° Dans les cas de rétrécissement ou de tuméfaction des deux méats inférieurs, cas dans lesquels le cathétérisme est très douloureux ou impossible;

3° Lorsque le médecin n'a pas la pratique du cathétérisme;

4° Lorsque le malade se traite lui-même;

5° Quand les parties que doit toucher l'instrument sont tuméfiées et ne doivent pas être irritées mécaniquement;

6° Dans certains états pathologiques de l'oreille sur lesquels on ne peut agir qu'à l'aide d'un courant d'air énergique et brusque. Souvent, en effet, une insufflation d'air par le cathéter ne produit qu'un effet nul ou presque nul, tandis qu'une ventilation énergique de la caisse, par le procédé de Politzer, amène un résultat très marqué.

Il peut arriver que par ce procédé l'air, n'ouvrant pas ou ouvrant peu l'une des trompes, ne pénètre que dans une oreille. Pour obvier à cet inconvénient, de Trœltsch conseille de boucher hermétiquement avec le petit doigt l'oreille où l'air pénètre facilement. De cette façon, on empêche la membrane de se porter en dehors et l'air de pénétrer dans la caisse; si la résistance ainsi produite égale ou dépasse celle qui, dans l'autre oreille, s'oppose à l'entrée de l'air, l'air pénétrera avec la même force dans les deux oreilles, ou seulement dans celle qui n'est pas bouchée. Si la compression de l'air par le doigt ne suffit pas, le malade introduira dans le conduit un spéculum pneumatique muni d'un ballon qu'il comprimera fortement au moment de la déglutition. On arrive encore au même résultat à l'aide du spéculum pneumatique en raréfiant l'air du conduit de l'oreille à ventiler. Gruber a observé que, si la tête du malade est inclinée latéralement, l'air pénètre avec plus de facilité dans l'oreille placée en haut : aussi, lorsque par le procédé de Politzer l'air n'entre pas dans l'oreille droite, par exemple, il sera bon d'incliner la tête du malade du côté gauche. J'ai fait quelques recherches sur ce sujet et j'ai pu me convaincre que ce phénomène résulte de ce que l'appareil moteur de la trompe de l'oreille placé en haut subit une exagération de tension par suite de l'inclinaison de la tête et qu'il ne s'agit nullement de changement dans la pression intra-pharyngée. Cette augmentation de tension facilite l'ouverture de la trompe et la pression de l'air peut alors être moindre de toute la quantité nécessaire au décollement des lèvres de la trompe lorsque la tête est tenue verticalement. Si l'on fait la même expérience à l'aide du cathéter, on sent une diminution de la résistance à la main qui comprime le ballon au moment de la contraction des muscles tubaires. Cette particularité est susceptible d'application thérapeutique, puisqu'elle permet de faire pénétrer l'air sous une pression plus forte qu'à l'ordinaire. Du reste, il faut remarquer que la déglutition nous fournit un moyen bien plus énergique d'arriver au même résultat. En effet, les mouvements de la déglutition ont pour conséquence non seulement de tendre les lèvres de l'orifice pharyngien de la trompe, mais encore, ordinairement, d'ouvrir la trompe. Si donc, le cathéter étant mis en place, on ne parvient pas à y faire passer l'air, on recommandera au malade d'exécuter un mouvement de déglutition au moment ou l'on comprime le ballon; la ventilation de l'oreille moyenne s'obtient souvent très bien ainsi. Chez quelques malades pour lesquels cet artifice ne suffit pas encore j'ai réussi quelquefois en combinant la déglutition avec la tension des muscles pharyngo-staphylins, tension que le malade peut produire volontairement sans incliner la tête.

b. — Recherche des obstructions de la trompe.

La diminution ou l'absence de perméabilité de la trompe prouve l'existence d'un obstacle à la ventilation de la caisse; mais le siège exact du rétrécissement ou de l'oblitération est difficile à reconnaître. Le diagnostic réclame, du moins dans la plupart des cas, l'emploi de l'examen oculaire, des douches d'air et de l'exploration tactile.

L'**examen oculaire** est limité à l'orifice pharyngien de la trompe. Le gonflement, le rétrécissement cicatriciel et la fermeture complète de cet orifice se reconnaissent souvent très-bien par la rhinoscopie antérieure et postérieure.

Les phénomènes résultant de l'**insufflation de l'air** ont une grande importance pour le diagnostic des obstacles siégeant dans la trompe elle-même. Ainsi, lorsque l'air ne pénètre dans la caisse que grâce à une augmentation dans la tension des muscles tubaires, par exemple, pendant un mouvement de déglutition, on peut admettre avec certitude un état pathologique de la portion pharyngienne. La force de l'obstacle pourra être évaluée d'une façon plus rigoureuse en déterminant, comme l'a fait

Hartmann, la pression manométrique nécessaire à l'entrée de l'air dans l'oreille. Les recherches d'Hartmann montrent qu'à l'état normal le procédé de Valsalva réussit sous une pression de 60 millimètres de mercure et le procédé de Politzer sous une pression de 20 millimètres (une colonne mercurielle de 75^{mm} = 1/10 de la pression atmosphérique). Par contre, dans le cas où l'orifice pharyngien est tuméfié, une pression plus forte est nécessaire. Si, par le procédé de Politzer, il faut, par exemple, une pression de 150 Mm Hg. (2/10 d'atmosphère) pour faire pénétrer l'air dans la caisse, tandis qu'il suffit d'une pression de 10 Mm Hg. quand on emploie le cathéter, on peut admettre qu'il existe une tuméfaction de l'orifice pharyngien que le bec de l'instrument dépasse complètement; mais, si, le cathéter étant enfoncé aussi profondément que possible, la résistance persiste, c'est que l'obstacle est situé beaucoup plus haut, peut-être même dans la caisse.

Quand le siège de l'obstacle est dans les dernières portions de la trompe, c'est à l'**exploration tactile** qu'il faut avoir recours. La compression du ballon en constitue déjà le premier degré, puisque, d'après la force que l'on déploie, on peut juger de la résistance à vaincre. Mais le **sondage** du canal donne des résultats plus précis. Plus mince est la corde à boyau que laisse passer la trompe, plus le rétrécissement doit être considérable, et le siège de ce rétrécissement se laisse déterminer approximativement par la profondeur où la sonde est arrêtée.

Cependant ce point ne peut être déterminé avec certitude, parce que la trompe d'Eustache a une longueur très variable suivant les sujets (35-45 Mm d'après Hyrtl). Les mensurations de Trœltsch ont donné les moyennes suivantes : longueur 24 millimètres pour la portion cartilagineuse; 11 millimètres pour la portion osseuse; orifice pharyngien : hauteur 9 millimètres; largeur 5 millimètres; isthme 2 millimètres sur 1 millimètre; orifice tympanique 5 millimètres sur 3 millimètres. Donc, si le canal n'admet qu'une sonde de moins de 1 millimètre, cela prouve qu'il existe un rétrécissement. Si l'obstacle siège environ à 16 millimètres de l'orifice pharyngien, c'est que le rétrécissement est situé dans la portion membrano-cartilagineuse; à 22 ou 26 millimètres, c'est qu'il occupe l'isthme tubaire ou du moins son voisinage ; à 30 millimètres, c'est qu'il occupe la portion osseuse. Il faut d'ailleurs faire remarquer qu'il existe quelquefois des irrégularités dans la direction de la trompe, principalement des coudes qui donnent souvent lieu à des erreurs au sujet de sa perméabilité.

Avant de sonder la trompe on détermine d'abord la longueur du cathéter, et on la reporte sur la sonde qui est le plus souvent une corde à boyau. Le procédé le plus simple est d'introduire la sonde à travers le cathéter ; au moment où elle sort du bec, on la marque au ras du pavillon et à partir de ce point on construit une petite échelle en faisant des raies à l'encre de 10 en 10 millimètres. De cette manière on sait toujours de combien la corde a dépassé le cathéter, c'est-à-dire à quelle profondeur elle se trouve dans le canal. Après s'être assuré de la position exacte du cathéter par l'auscultation et au besoin par la vue, on introduit cette sonde ainsi préparée dans le cathéter, puis on la fait pénétrer dans la trompe avec précaution à l'aide de légers mouvements de rotation. Dès qu'un obstacle sérieux se présente, on la retire pour la remplacer par une autre plus petite.

Voici quels sont les signes auxquels on reconnaît que la sonde est en place : d'abord le cathéter est immobile et la sonde suffit à le maintenir dans sa position. Ensuite le malade a la sensation d'un corps qui pénètre du pharynx dans la caisse, et enfin, lorsqu'on retire la sonde, elle présente une courbure légèrement spiroïde correspondant à la forme de la trompe. On saura, au contraire, que la sonde n'était pas bien placée lorsque le cathéter abandonné à lui-même tournera en bas, lorsque le malade aura une sensation de grattement dans le cou et quand la sonde retirée présentera une courbure à concavité inférieure. Nous avons déjà dit qu'après l'emploi de la sonde on fera bien de s'abstenir de toute insufflation d'air par crainte de l'emphysème.

C. — Exploration de la caisse.

Cette exploration se fait à l'aide de la vue et de l'auscultation.

L'inspection de la membrane tympanique fournit des renseignements sur la tension de l'air dans la caisse et en partie sur l'état de ses parois : ainsi la raréfaction et la condensation de l'air se révèlent par la dépression et par la saillie de la membrane. Lorsque la membrane est normale et mobile, les variations incessantes de la quantité d'air sont indiquées par les modifications de sa courbure et de sa position ; il en est ainsi pour les mouvements, dits respiratoires, de la membrane tympanique, mouvements dus aux variations de la pression intra-tympanique pendant la respiration ; de même pour l'enfoncement de la membrane pendant la déglutition, de même encore pour sa saillie, pendant l'insufflation de l'air dans la caisse.

Ces mouvements de la membrane ne sont pas toujours constatables à la simple vue, tandis que le manomètre auriculaire de Politzer les rend souvent très sensibles. Ce manomètre consiste en un petit tube de verre en U d'un diamètre de 2 ou 3 millimètres ; l'une des branches se termine par un tube horizontal engagé dans un bouchon de caoutchouc (Lucae). Dans l'autre branche, légèrement évasée, on laisse tomber une goutte d'un liquide coloré et avec le bouchon on ferme hermétiquement le conduit auditif. Tout déplacement de la colonne d'air du conduit devra donc retentir sur le liquide du manomètre, qui montera et descendra dans la branche suivant que la membrane sera portée en dehors ou en dedans. Lucae recommande l'emploi de l'éther, liquide très mobile, et pour les recherches pratiquées sur soi-même il emploie un manomètre fixé sur un pied et relié à l'aide d'un tube de caoutchouc, avec la pièce introduite dans l'oreille. L'individu en expérience doit éviter tout mouvement de mastication ; ces mouvements ont en effet pour résultat de modifier la largeur du conduit et de comprimer la colonne d'air, ce qui peut donner lieu à des erreurs d'expérimentation. Cet instrument permet aussi de constater la perméabilité de la trompe.

L'inspection de la caisse n'est possible que pour les parties accessibles aux regards à travers une lacune de la membrane, qui permettra d'apercevoir, par exemple, la région du promontoire, la grande branche de l'enclume, etc. D'après les recherches de Hagen et Stimmel, ces parties sont encore visibles, la membrane étant intacte, lorsqu'on en fait disparaître les différents segments à l'aide de la lumière polarisée. Pour les cas de perforation de la membrane tympanique, Trœltsch a conseillé l'emploi de petits miroirs métalliques, afin d'apercevoir les parties inaccessibles de la caisse, et Eysell en a fait construire dans ce but. On pourra encore recourir à l'emploi d une sonde coudée à angle droit, par exemple, pour explorer des points osseux malades et pour se rendre compte de la mobilité des osselets; mais il faut toujours être très circonspect dans l'emploi de cet instrument et ne le manier que sous le contrôle de l'œil.

L'auscultation de l'oreille se pratique à l'aide d'un otoscope au moment où l'on insuffle l'air dans la caisse. Les résultats en sont souvent peu précis, et il ne faudra pas y ajouter trop d'importance pour porter un jugement sur l'état de l'oreille moyenne.

A l'état normal, l'air chassé par le cathéter pénètre dans la caisse en produisant un *bruit de souffle* que Deleau a comparé au bruit que produisent les gouttes d'eau tombant sur les feuilles des arbres (bruit de pluie). Lorsque la trompe est rétrécie ou le cathéter peu large, l'air produit un son aigu éclatant, qui peut aller jusqu'au sifflement. Au contraire, si la trompe a une largeur anormale, l'air produit un son large et plein. La membrane tympanique exerce une grande influence sur le caractère du son. Si elle est rigide et très enfoncée, il est rude et éclatant, et peut même alors être confondu avec un bruit de perforation (Toynbee); dans le cas contraire, il est beaucoup plus doux. Ces variations dues à la tension de la membrane s'observent très nettement quand on ausculte la même oreille avant et après la ténotomie du muscle tenseur de la membrane tympanique (Weber-Liel). La saillie de la membrane pourra donner naissance à un bruit de claquement, mais dans d'autres cas absolument semblables il ne se produira aucun phénomène d'auscultation (Toynbee).

S'il existe une petite perforation, l'air passant de la caisse dans le conduit auditif à travers cette ouverture donnera naissance à un sifflement, constatable aussi sans otoscope (*bruit de perforation*).

Lorsque la caisse renferme une collection liquide, l'air forme très souvent des bulles, et l'on entend des *râles* humides, les uns à grosses bulles, éloignés de l'oreille et se produisant pour la plupart dans la portion pharyngienne de la trompe, les autres à petites bulles sonores, ordinairement engendrés dans la caisse. Pendant quelques secondes, ces bruits sont suivis quelquefois par d'autres, résultant de l'éclatement des dernières bulles. Gruber a appelé l'attention sur un autre genre de bruits ajoutés qu'il appelle *bruits secondaires*. Ce sont des bruits produits par le retour à leur position primitive des parties déplacées par le courant d'air (membrane tympanique, fausses membranes)

Les râles sont particulièrement intenses lorsque la membrane est perforée. Parfois ils n'existent qu'au début de la douche et ne se reproduisent plus pendant les insufflations ultérieures, ce qui indique l'existence d'une collection liquide que le courant d'air a chassée. Lorsque les sécrétions occupent un point de la caisse que le courant d'air n'atteint pas, il ne se produit naturellement pas de râles: aussi un bruit de souffle pur ne prouve-t-il pas l'absence de liquide dans l'oreille moyenne. Dans quelques cas, le bruit de souffle est normal, mais il est précédé d'une légère détonation. Ce phénomène résulte du décollement des parois de la trompe ou du soulèvement de la membrane tympanique accolée à la paroi interne de la caisse; rarement il est dû à la déchirure d'adhérences intra-tympaniques. Le courant d'air amène parfois la rupture de la membrane tympanique et dans ce cas la détonation est très forte.

Il se peut que, même à l'aide d'une insufflation forcée, on n'arrive pas à ventiler la caisse : cela provient, en admettant que l'otoscope ne soit pas bouché et que le bec du cathéter occupe sa position normale, d'un accolement très intime des parois de la trompe, de leur soudure, de l'obstruction du canal par un corps étranger, ou de la présence de sécrétions dans la caisse. Par la contraction de l'appareil moteur de la trompe, l'accolement des parois peut disparaître momentanément, tandis que les adhérences, ou la présence d'un bouchon obturateur, peuvent opposer à l'air un obstacle insurmontable. Il en est de même quand la caisse est remplie de liquide: aussi, suivant l'observation de Magnus, l'apparition des râles prouve que la caisse renferme encore de l'air. Quelquefois le souffle est brusquement interrompu, et, s'il réapparaît, c'est que l'obstacle consistait en mucosités, en replis de la muqueuse formant soupape et rendant le souffle intermittent. Meyer considère cette interruption comme très fréquente dans les cas de végétations adénoïdes du pharynx nasal. Si au contraire le souffle a complètement disparu, l'obstacle est dû le plus souvent encore à des bouchons de mucus, peut-être aussi à des fragments détachés du ballon et lancés dans la trompe jusqu'à l'isthme où ils s'arrêtent; mais en général dans ce cas la trompe ne reste pas longtemps obstruée.

Enfin il faut mentionner en terminant les bruits qui ne sont pas engendrés dans la caisse, mais dans le pharynx nasal. Ces *bruits pharyngés* sont le plus souvent des râles que l'on entend sans otoscope. On les reconnaît facilement quand ils se produisent sous cette forme, mais quelquefois pendant la douche on entend un souffle doux, aspiré, analogue au souffle intra-tympanique normal, mais plus faible; l'erreur est alors très facile à commettre. Dans ce cas le bec du cathéter est situé un peu en arrière du pavillon dans la fossette de Rosenmüller; l'air rencontrant la lèvre postérieure mobile de l'orifice pharyngien la fait vibrer et ces vibrations se propagent vraisemblablement jusqu'à l'air renfermé dans la caisse. Ce souffle se perçoit souvent si nettement par l'otoscope et ressemble tellement au souffle normal que l'erreur est facile même pour une oreille exercée; j'ai pu m'en convaincre dans mes cours. Ce n'est qu'en déplaçant un peu le bec du cathéter d'arrière en avant et en le faisant tomber ainsi dans le pavillon que l'on donne naissance à un souffle qui diffère déjà nettement du précédent bruit vibratoire par son intensité, et le malade sent alors l'air pénétrer dans l'oreille.

Il ne faudrait pas attacher trop d'importance aux déclarations des malades : certains affirment sentir parfaitement le courant d'air dans leur oreille, alors qu'un examen ultérieur fait constater une fausse position du cathéter; inversement, il peut exister une véritable anesthésie des parties traversées par le courant d'air.

D'après Gendrin, on peut ausculter l'oreille moyenne sans recourir à la douche d'air, et en se servant seulement de la voix du malade. Dans le cas d'exsudat ou de rétrécissement de la trompe, on n'entendrait qu'un murmure confus qui disparaîtrait, si la trompe était obstruée. Les mêmes phénomènes se produisent quand le malade siffle, et lorsque la membrane tympanique est perforée, il semble au médecin qui ausculte qu'on lui siffle dans l'oreille.

La *percussion* n'est que rarement employée dans l'exploration de la caisse. Des malades de Hagen entendaient un tintement métallique lorsque leur oreille était remplie par un exsudat. Ce symptôme n'est d'ailleurs pas constant.

D. — Exploration de l'apophyse mastoïde.

Cette portion de l'oreille est peu accessible à l'exploration. Il faut recourir à la vue, au toucher, à l'auscultation et à la percussion.

La **vue** est limitée ordinairement à l'exploration de la lame externe; exceptionnellement, lorsqu'il existe une fistule, on peut voir une partie de l'antre mastoïdien. On recherchera avec attention la rougeur et le gonflement de la région; le gonflement se reconnaît à l'écartement du pavillon qui fait presque un angle droit avec le crâne.

L'exploration digitale, qui permet de reconnaître la fluctuation, peut donner lieu à de nombreuses erreurs. Souvent, bien qu'il existe du pus, on ne constate pas de fluctuation; plus rarement on en trouve, alors qu'il ne s'écoule aucun liquide par les lèvres de l'incision.

L'auscultation de l'apophyse mastoïde a été pratiquée par Laennec; elle tomba depuis dans l'oubli. Dans ces derniers temps elle a été l'objet d'une étude plus approfondie de la part de Michaël. Les bruits que l'on perçoit souvent très nettement par l'auscultation de l'apophyse mastoïde prouvent, d'après les recherches de Michaël, l'existence de cellules mastoïdiennes, tandis que l'absence de tout bruit prouverait qu'il n'en existe pas.

Par la **percussion** on constate la sensibilité de la région mastoïdienne dans les cas d'inflammation de l'apophyse. Souvent, même quand la peau est normale, il existe une douleur très notable à la pression ou à la percussion.

E. — Exploration du nerf auditif.

Cette exploration consiste d'une part à déterminer la puissance de réaction, et d'autre part à localiser les affections du nerf auditif.

Réaction du nerf. Elle se détermine à l'aide de corps sonores ou du courant galvanique. Lorsque c'est l'appareil conducteur des sons qui est malade, l'excitation directe du nerf est quelquefois seule possible, c'est-à-dire que les ondes sonores doivent lui être transmises directement sans passer par l'appareil conducteur. C'est ce que l'on réalise en appliquant un corps sonore, un *diapason*, par exemple, sur les os du crâne (voy. *Examen de l'ouïe*), et l'intensité de la perception indique le degré de réaction du nerf. On peut encore se servir du *courant galvanique*, et l'on déterminera l'état du nerf (état normal, hyperesthésie, anesthésie) par le nombre des éléments employés et par l'intensité de la réaction acoustique à un nombre déterminé d'éléments. Comme la formule de réaction du nerf sera exposée avec détail dans un autre chapitre, contentons-nous de dire ici que la fermeture cathodale constitue un puissant moyen d'excitation, tandis que le courant cathodal et l'ouverture anodale [1] ne l'excitent que beaucoup plus faiblement.

Pour l'exploration, comme pour le traitement du nerf acoustique par les courants constants, le maniement de la batterie galvanique a la plus grande importance, et l'on nous excusera de donner place ici à des notions connues de tous. Pour galvaniser le nerf acoustique, il faut : une batterie galvanique, un commutateur et un rhéostat.

En général, la batterie n'a pas besoin d'être très forte ; par exemple, il est rare qu'on ait besoin de 20 à 25 éléments Siemens-Halske ; le plus souvent, on se servira d'un courant beaucoup plus faible, comme celui que produisent 6 à 12 éléments.

Il est très facile de trouver le pôle négatif (zinc, cathode) et le pôle positif (cuivre, anode) sans connaître la construction de l'appareil. On peut pour cela recourir à plusieurs méthodes. Pour trouver l'anode, Ziemssen recommande l'emploi de papier Joseph trempé dans une solution d'amidon légèrement additionnée d'iodure de potassium. Au moment où l'appareil fonctionne, on place les extrémités des fils sur ce papier un peu humide et près l'une de l'autre ; par électrolyse, l'iodure de potassium se décompose autour de l'anode et l'iode est mis en liberté ; elle concentre l'amidon dont est imprégné le papier et le colore non en bleu, mais en brun foncé. Par contre, autour du pôle négatif le papier ne subit pas de modification. — Une autre méthode (celle de M. Rosenthal) permet de trouver le pôle négatif, ce qui est un moyen de contrôle pour le procédé précédent. Si les extré-

[1] Ces expressions signifient : fermeture cathodale (Kathodenschluss), fermeture du circuit, le pôle négatif ou cathode étant à l'oreille ; courant cathodal (Kathodendauer), passage du courant, la cathode étant à l'oreille ; ouverture anodale (Anodenöffnung), ouverture du circuit, le pôle positif ou anode étant à l'oreille. (*Note du traducteur.*)

mités des fils conducteurs sont plongées dans un verre d'eau, l'une se couvre de bulles de gaz, tandis que l'autre n'en présente pas et finit par s'oxyder. L'explication en est très simple : le courant décompose l'eau, l'oxygène s'accumule au pôle + et l'hydrogène au pôle —; celui-ci finit par monter à la surface de l'eau tandis que l'oxygène se combine avec le cuivre. Si les extrémités du fil étaient en platine, le phénomène serait modifié; il y aurait des bulles aux deux pôles, par suite de la résistance du platine à l'oxydation ; mais par le dosage volumétrique on trouverait deux fois plus de gaz au pôle — qu'au pôle +. Pour trouver les deux pôles, je me sers aussi dans mes cours du papier à réactif humide : l'anode colore le papier bleu en rouge; la cathode, le papier rouge en bleu. Cette expérience réussit aussi bien avec l'eau distillée qu'avec l'eau ordinaire, ce qui prouve que le papier à réactif renferme des sels que le courant décompose par l'électrolyse, de sorte que les acides s'accumulent au pôle +, les alcalis au pôle —.

Les électrodes doivent avoir de grandes surfaces : 5 centimètres carrés, par exemple, pour l'une, 10 centimètres de long sur 5 centimètres de large pour l'autre. Avant de s'en servir, on les plonge dans l'eau chaude et on applique la plus petite au tragus et l'autre sur le dos de la main du côté opposé. Pour le traitement électrique du grand sympathique, il faut au contraire se servir des électrodes sphériques ordinaires. Brenner introduit les électrodes dans le conduit rempli d'eau salée tiède à l'aide de petits spéculums fermés par une plaque dans laquelle passe la pointe du rhéophore. On appelle « disposition interne des électrodes » l'application de l'un d'eux dans le conduit auditif et de l'autre sur un point quelconque un peu éloigné de l'oreille (cou, dos de la main) ; au contraire, on dit qu'il y a « disposition externe des électrodes » lorsque l'électrode auriculaire est appliquée sur le tragus; cette dernière méthode est aujourd'hui presque exclusivement employée. Pour galvaniser le nerf acoustique, Jobert de Lamballe [1] introduisait une électrode dans la trompe et l'autre consistant en une aiguille à acupuncture directement dans la caisse à travers la membrane tympanique.

Le commutateur est dans beaucoup de cas indispensable pour le développement de la formule de réaction acoustique comme dans un but thérapeutique. Il en est de même du rhéostat que l'on intercale à volonté dans le circuit.

Il faut avoir en outre un appareil d'induction, le courant faradique seul ou alterné avec le courant galvanique ayant une action très favorable dans un certain nombre de maladies de l'oreille.

Localisation des lésions du nerf auditif. — Il faut savoir si les lésions sont périphériques ou centrales, c'est-à-dire si elles siègent dans le labyrinthe ou les centres nerveux. On pensera plutôt à une affection du labyrinthe quand la maladie, comme cela arrive souvent, survient à la suite de lésions graves de l'oreille moyenne, quand la surdité est limitée à certains sons ou certains groupes de sons, enfin quand certains symptômes cérébraux font défaut. Au contraire, il s'agira plutôt d'une affection centrale, si les troubles de l'audition s'associent à d'autres phénomènes du côté

[1] *Canstatt's Jahresbericht*, t. III. 1843. Progrès de l'otologie par Heidenreich.

de l'encéphale, si l'acuïté auditive est influencée par l'état mental du malade, certains médicaments, etc.

EXAMEN DE L'OUIE.

Ce sont les résultats fournis par l'exploration de l'ouïe qui indiquent l'état de la fonction auditive, et souvent ce n'est qu'après avoir obtenu ces résultats qu'on est à même de préciser le siège de la lésion. On comprend donc toute l'importance de cet examen pour le diagnostic. On détermine l'état de l'ouïe par deux méthodes bien distinctes : dans l'une, l'oreille est séparée de la source sonore par l'air ambiant dont les vibrations sont nécessaires à la perception ; dans l'autre, les ondes sonores sont transmises directement au nerf auditif par les os du crâne.

a. — *Examen de l'ouïe à l'aide des sons transmis par l'air.*

On a recours ordinairement à la montre, au diapason et à la voix. En règle générale, il faut soustraire le corps sonore à la vue du malade, en lui faisant fermer les yeux, par exemple, et de plus l'autre oreille étant hermétiquement bouchée. Il est bon que les malades ne sachent pas où se trouve le corps sonore, surtout quand il est très rapproché d'eux ; beaucoup s'imaginent en effet qu'ils doivent entendre une montre, par cela seul qu'elle est tout près de leur oreille, et, d'autre part, lorsqu'on se sert de la voix, il faut les mettre dans l'impossibilité de lire les mots sur les lèvres. Cette facilité de lire sur les lèvres explique pourquoi les sourds comprennent souvent moins bien un homme barbu qu'un homme sans barbe chez lequel les lèvres sont à découvert, et pourquoi chez beaucoup d'entre eux l'audition devient moins bonne le soir.

Lorsque la surdité est unilatérale, il faut fermer hermétiquement l'oreille saine ; si elle est bilatérale, on bouchera l'une des oreilles pour les examiner l'une après l'autre. Malgré l'introduction hermétique du doigt ou d'un tampon dans le conduit d'une oreille normale, on ne peut intercepter complètement les ondes sonores, et il n'est pas rare de voir cette oreille percevoir la voix murmurée elle-même à une distance de plusieurs pieds. Dennert a indiqué un très bon procédé pour s'assurer que la perception se fait par l'oreille en examen et non par l'autre. Au moment de la présence du corps sonore, on fait ouvrir et fermer rapidement l'oreille examinée. S'il ne se produit aucune différence dans la perception du son, c'est que l'audition se fait par l'autre oreille que l'on croit annulée; si, au contraire, la perception devient alternativement meilleure et plus mauvaise, c'est qu'elle se fait réellement par l'oreille examinée. Knapp fait remarquer que le diapason peut encore servir de contrôle : si en le déplaçant parallèlement au crâne, au devant de l'oreille examinée, le son a toujours la même intensité pour le malade, il est probable que la perception se fait par l'autre oreille; en effet, dans le cas contraire le diapason devrait être beaucoup mieux entendu au moment où il croise l'axe du conduit auditif.

Lorsque l'on répète plusieurs fois l'examen de l'ouïe dans le cours du traitement, on observera qu'aux différentes heures de la journée on n'obtiendra pas les mêmes résultats, même quand la maladie de l'oreille est stationnaire. Il y a des malades qui, à certaines heures, entendent régulièrement mieux ou plus mal, et c'est surtout entre l'audition du matin et celle du soir qu'il existe de notables différences. On sait que la fonction de l'ouïe se ressent beaucoup de l'état physique et moral du malade. Aussi les résultats différeront suivant que l'examen aura lieu immédiatement après un exercice violent, l'ascension d'un escalier, par exemple, ou bien quelque temps après.

Pour se rendre compte des résultats thérapeutiques obtenus dans le cours du traitement, on fera bien d'examiner l'ouïe avant et après chaque séance, de manière à constater l'influence immédiate de l'agent thérapeutique sur la perception des sons.

Examen par la montre. On aura soin de l'approcher graduellement de l'oreille jusqu'à ce qu'elle soit entendue. En agissant d'une façon inverse, c'est-à-dire en éloignant graduellement la montre de l'oreille, on risque d'obtenir des résultats faux; car d'une part l'activité de l'ouïe, que la montre vient de mettre en jeu, peut être entretenue par une excitation plus faible que la première, et d'autre part dans certaines affections il y a prolongation de la perception, et l'on peut croire très facilement à une perception nouvelle. Ces inconvénients peuvent être évités avec les montres pourvues d'un système d'arrêt (Bing); on contrôlera les dires du malade en arrêtant la montre par moments [1]. Lorsqu'on est arrivé à la limite de l'audition, on voit se produire des oscillations très marquées dans la perception, et la montre, tout en restant immobile, semble s'approcher et s'éloigner lentement jusqu'au delà de la limite de l'audition. Cette particularité est souvent très-marquée chez les individus dont l'ouïe est affaiblie. Ces faits, et d'autres encore, montrent qu'il est nécessaire de soumettre l'organe à des examens répétés, si l'on veut déterminer exactement l'acuïté auditive; et l'on n'arrive à une certitude que si l'on possède plusieurs résultats concordants.

L'examen de l'ouïe à l'aide de la montre ne donne la mesure de l'acuïté auditive que si l'on a d'abord établi sa limite normale de perception sur un certain nombre d'individus sains; ce travail préalable doit être fait pour chaque montre, puisqu'elles diffèrent entre elles pour la force du mouvement. Trœltsch a fait observer que la force de la montre varie suivant qu'elle est remontée depuis plus ou moins longtemps, suivant que

[1] On peut encore se servir de montres ordinaires que l'on fait disparaître brusquement derrière son dos ou dans sa poche, le malade ayant les yeux fermés. (*Note du traducteur*.)

les ressorts sont plus ou moins huilés; de même, la direction que l'on donne à la montre pendant l'examen influe beaucoup sur les résultats; enfin, il n'est pas indifférent de présenter à l'oreille l'un ou l'autre côté de la boîte. On indique l'acuïté auditive en centimètres, sous forme d'une fraction dont le numérateur est la limite de l'audition dans chaque cas, et le dénominateur la limite de l'audition normale. Si, par exemple, une montre est entendue normalement à 100 centimètres et à 50 centimètres seulement par un malade, l'acuïté auditive sera représentée par 50/100 (Knapp, Prout), ce qui ne veut pas dire que ce malade ait une acuïté auditive égale à la moitié de l'acuïté normale; elle en égale seulement le quart, puisque l'intensité du son est en raison inverse du carré de la distance. — Si le malade n'entend la montre qu'appliquée au pavillon, on marque *m. ad c.* (*ad concham*) ou *au c.* (au contact); s'il ne l'entend pas du tout, on marque *m=o*.

Des résultats obtenus à l'aide de la montre il ne faudrait pas tirer des conclusions générales sur l'étendue de l'ouïe. D'abord les résultats fournis par la montre et par la voix ne concordent souvent pas du tout, la voix étant mieux entendue que la montre, ou réciproquement. De même l'amélioration de l'audition portera tantôt plus sur la perception de la voix, tantôt plus sur la perception de la montre. Ce phénomène est dû sans doute à ce que le tic-tac de la montre se compose seulement de deux sons, et qu'en outre ces deux sons sont impurs (O. Wolf). L'oreille malade les perçoit dans certains cas, ne les perçoit pas dans d'autres. Cette anomalie, principalement marquée pour certains sons, explique pourquoi certains malades n'entendent jamais qu'un seul des deux battements de la montre. Que le son correspondant à l'autre battement vienne à disparaître de la perception auditive, le malade n'entendra plus la montre, alors qu'il entend peut-être encore très bien d'autres sons.

Examen par la parole. Pour ces motifs il ne faut donner à la montre qu'une valeur très restreinte; on doit considérer au contraire la voix comme un acoumètre beaucoup plus parfait, puisque, d'après les recherches de O. Wolf, elle embrasse 8 octaves, depuis l'ut_2 jusqu'à l'ut_7. Le son le plus bas est fourni par la lettre R avec 33 vibrations [1], le plus élevé par la lettre S avec 8064 vibrations par seconde. En pratiquant l'examen à l'aide de la parole, il est important de tenir compte de l'intensité et du timbre des différents sons articulés: c'est en effet ce qui détermine la distance à laquelle chacun d'eux est entendu. O. Wolf a étudié les sons articulés et a recherché la hauteur et l'intensité de leur note fondamentale [2]. Il a obtenu les résultats suivants :

[1] Françaises, c'est-à-dire simples; les vibrations anglaises et allemandes étant doubles, c'est-à-dire comprenant toujours le mouvement d'écartement du corps sonore et son retour à la position d'équilibre, il faudra multiplier par 2 les chiffres des auteurs anglais et allemands. (*Note du traducteur.*)

[2] Voici le nombre des vibrations *simples* par seconde correspondant à chaque note de la

SONS ARTICULÉS.	HAUTEUR DU SON FONDAMENTAL.	INTENSITÉ DU SON. — LA PERCEPTION A LIEU ENCORE A UNE DISTANCE DE
A	*si* bémol$_4$ (¹)	252 mètres ($0^m,70$ = un pas).
O	*si* bémol$_5$	245 —
Ei et Ai	—	238 —
E	*si* bémol$_5$	231 —
I	*ré*$_6$	210 —
Eu	—	203 —
Au	—	199,5 —
Ou	*fa*$_2$	19,6 —
Sch	*fa* dièze$_6$ + *ré*$_6$ + *la*$_5$ (²)	140 —
S	*ut*$_6$ + *ut*$_7$	122,5 —
G et ch doux	*ré*$_6$	91 —
Ch rude et R palatin	—	63 —
F	*la*$_4$ — *la*$_5$ (³)	48,9 —
K et G dur	*ré*$_4$ — *ré*$_5$	44,1 —
T et D	*la* dièze$_4$ — *fa* dièze$_5$	44.1 —
R lingual (sans le son glottique)	*ut*$_{-2}$ + *ut*$_{-1}$ + *ut*$_1$ + *ut*$_2$	28,7 —
B et P	*mi*$_5$	12,16 —
H (aspiration renforcée)	—	8,4 —

En consultant ce tableau, on comprendra qu'il est nécessaire pour l'examen de l'ouïe d'employer plusieurs sons articulés, différant entre eux et par la hauteur du son fondamental, et par leur intensité. De cette façon, on constatera facilement les lacunes qui peuvent exister dans la perception

gamme (*Traité de physique* de Pisko, p. 234). [Nous avons laissé la notation allemande en regard de la notation française. (*Note du traducteur*]).

ut$_{-2}$ / C^{-2}	33	*ré*$_{-2}$ / D^{-2}	37.2	*mi*$_{-2}$ / E^{-2}	41.2	*fa*$_{-2}$ / F^{-2}	44	*sol*$_{-2}$ / G^{-2}	49.50	*la*$_{-2}$ / A^{-2}	55	*si*$_{-2}$ / H^{-2}	61.8
ut$_{-1}$ / C^{-1}	66	*ré*$_{-1}$ / D^{-1}	74.4	*mi*$_{-1}$ / E^{-1}	82.4	*fa*$_{-1}$ / F^{-1}	88	*sol*$_{-1}$ / G^{-1}	99	*la*$_{-1}$ / A^{-1}	110	*si*$_{-1}$ / H_{-1}	125.6
ut / C	132	*ré* / D	148.8	*mi* / E	164.8	*fa* / F	176	*sol* / G	198	*la* / A	220	*si* / H	247.2
ut$_2$ / c	264	*ré*$_2$ / d	297.6	*mi*$_2$ / e	329.6	*fa*$_2$ / f	352	*sol*$_2$ / g	396	*la*$_2$ / a	440	*si*$_2$ / h	494.4
ut$_3$ / c^{I}	528	*ré*$_3$ / d^{I}	595.2	*mi*$_3$ / e^{I}	659.2	*fa*$_3$ / f^{I}	704	*sol*$_3$ / g^{I}	792	*la*$_3$ / a^{I}	880	*si*$_3$ / h^{I}	988.8
ut$_4$ / c^{II}	1056	*ré*$_4$ / d^{II}	1190.4	*mi*$_4$ / e^{II}	1318.4	*fa*$_4$ / f^{II}	1403	*sol*$_4$ / g^{II}	1584	*la*$_4$ / a^{II}	1760	*si*$_4$ / h^{II}	1977.6
ut$_5$ / c^{III}	2112	*ré*$_5$ / d^{III}	2380.8	*mi*$_5$ / e^{III}	2631.6	*fa*$_5$ / f^{III}	2816	*sol*$_5$ / g^{III}	3168	*la*$_5$ / a^{III}	3520	*si*$_5$ / h^{III}	3955.2
ut$_6$ / c^{IV}	4224	*ré*$_6$ / d^{IV}	4761.6	*mi*$_6$ / e^{IV}	5273.6	*fa*$_6$ / f^{IV}	5632	*sol*$_6$ / g^{IV}	6336	*la*$_6$ / a^{IV}	7040	*si*$_6$ / h^{IV}	7910.4
ut$_7$ / c^{V}	8418	*ré*$_7$ / d^{V}	9523.2	*mi*$_7$ / e^{V}	10547.2	*fa*$_7$ / f^{V}	11264	*sol*$_7$ / g^{V}	12672	*la*$_7$ / a^{V}	14080	*si*$_7$ / h^{V}	15820.8
ut$_8$ / c^{VI}	16836	*ré*$_8$ / d^{VI}	19046.4	*mi*$_8$ / e^{VI}	21094.4	*fa*$_8$ / f^{VI}	22528	*sol*$_8$ / g^{VI}	25344	*la*$_8$ / a^{VI}	28160	*si*$_8$ / h^{VI}	31641.6

¹ La traduction des notes de musique est faite d'après la corrélation établie dans le tableau précédent entre les notes allemandes et françaises. (*Note du traducteur.*)

² C'est-à-dire que le son articulé Sch renferme les notes *fa* dièze^{9}, etc. (*Note du traducteur.*)

³ C'est-à-dire que le son F oscille entre *la*$_4$ et *la*$_5$. (*Note du traducteur.*)

auditive. On comprend aussi pourquoi les individus dont l'ouïe est affaiblie entendent certains mots, tantôt bien, tantôt mal, tantôt pas du tout : c'est ainsi que les nombres sont beaucoup mieux entendus que d'autres mots pauvres en voyelles ou renfermant les lettres T,D, F,B. Il ne suffit donc pas de mentionner dans l'observation que la voix est bien entendue à telle distance, il faut encore, suivant le conseil de Lucae, dire avec quel mot l'examen a été fait. Il peut arriver, par exemple, que le malade entende le mot « chat » à la distance de 10 pas, tandis qu'il n'entend le mot « viande » qu'à 2 pas, bien que prononcé avec la même force.

Pour examiner l'audition avec la voix, on se sert de la voix forte, de la voix moyenne et de la voix murmurée. C'est surtout la voix murmurée, comme le fait observer Wolf, qui s'applique le mieux à l'examen de l'ouïe, « l'intensité des différents sons articulés et par suite la différence de largeur de leurs ondes sonores étant ainsi notablement atténuées ». D'après Wolf, une oreille normale entend la voix murmurée à une distance de 60 pieds. Hartmann a obtenu un chiffre analogue : 20 à 25 mètres. Pour déterminer avec précision l'intensité de la parole, Lucae a construit un phonomètre à maxima qui indique la force de l'air expiré.

Examen par le diapason. Quand on veut examiner l'ouïe relativement à un son déterminé, on a recours au diapason. En le portant rapidement devant chaque oreille, les différences quantitatives et qualitatives de l'audition se constatent très bien. Dans les maladies de l'appareil de transmission, la hauteur du son peut être modifiée au point que l'oreille malade l'entende quelquefois jusqu'à un demi-ton plus haut, rarement davantage. En faisant cet examen avec différents diapasons on observe parfois un fait très curieux : c'est que cette différence de perception entre les deux oreilles n'existe que pour certains sons ou pour une série de sons (par exemple, les sons élevés), et ne se produit pas pour les autres (les sons graves, par exemple). D'autres fois, la grandeur de cette différence dépend de la hauteur du son, de sorte qu'elle augmente ou diminue, comme je l'ai observé chez quelques malades atteints de catarrhe de la caisse, avec la hauteur du son servant à l'expérience.

Conta se sert pour l'examen de l'ouïe d'un diapason dont le son est conduit à l'oreille par un tuyau élastique. La durée de la perception du diapason donne la mesure de l'acuïté auditive. Pour mesurer la force du choc qui met le diapason en vibration, Magnus emploie comme marteau une boule de bois tombant sur le diapason d'une hauteur toujours facile à déterminer; une modification de Lucae permet de frapper le diapason en différents points de ses branches.

Quand on emploie le diapason pour l'étude de la transmission par l'air, il faut tenir compte de certains phénomènes d'interférence dans les ondes sonores provenant des branches de l'instrument. Les frères Weber avaient déjà observé que le son disparaît lorsqu'une arête du diapason se trouve en face du méat auditif. Donc, dans une rotation complète pendant laquelle les 4 arêtes occupent successivement cette position, le son disparaîtra 4 fois. D'après mes observations, il en est de même lorsque le diapason promené devant l'oreille arrive devant le bord du méat auditif : le son disparaîtra donc en deux points, si l'on déplace le diapason d'avant en arrière ou de haut en bas. Ce phénomène est encore dû à l'interférence des ondes sonores provenant des branches ; Fleischl et Berthold en ont donné la démonstration.

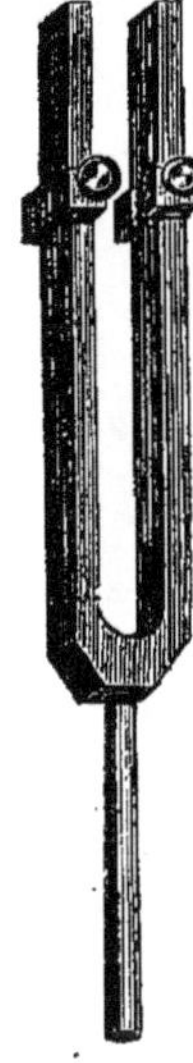
Fig. 22.

Ordinairement, on emploie des diapasons prismatiques, plus rarement des diapasons cylindriques. A l'aide de petits étaux que l'on peut, à l'exemple de Politzer et de König, fixer par des vis aux branches des diapasons prismatiques (fig. 22), on parvient à supprimer la plus grande partie des harmoniques, ce qui permet de pratiquer l'examen avec le son fondamental seul, son qui varie suivant le déplacement que l'on fait subir aux étaux. Il devient plus grave quand on les rapproche de l'extrémité libre, et plus aigu quand on les rapproche de la poignée. Sur mon diapason, le déplacement peut être de 12 centimètres, et la différence qui en résulte est d'une tierce majeure[1]. Si l'on veut pratiquer un examen plus précis, il faut employer plusieurs diapasons de sons différents.

Pour mettre le diapason en vibration on se sert d'un petit marteau de bois recouvert de caoutchouc et semblable à un marteau de piano (Lucae). Si on frappait le diapason contre un corps dur, les harmoniques apparaîtraient avec une intensité désagréable et pourraient donner lieu à des erreurs.

Lorsque l'on a besoin d'un son égal persistant, on aura recours au diapason électro-magnétique de Helmholtz ; c'est un diapason fixe que l'on place entre les branches de petits électro-aimants entourés de fils métalliques parcourus par des courants électriques intermittents ; le fer doux est aimanté à chaque passage du courant et attire les branches du diapason qui, lui-même, est rendu magnétique d'une façon permanente. Le nombre des décharges électriques doit être directement proportionnel au nombre des vibrations de l'instrument. — Lucae ajoute au diapason de Helmholtz un système de vis par lequel les deux électro-aimants peuvent être éloignés ou rapprochés des branches du diapason.

Pour renforcer le son, Helmholtz a construit des sphères ou des tubes creux en métal ou en verre munis d'une ouverture aux deux extrémités d'un même diamètre ; l'une de ces ouvertures a des bords taillés en biseau, et l'autre, la forme d'un petit cône que l'on introduit dans l'oreille. Schubring se sert de tubes de carton comme résonnateurs ; si l'on veut pratiquer l'examen à l'aide de différents sons, il faudra naturellement une série de résonnateurs, puisque chacun d'eux n'est accordé qu'avec un seul son.

Pour déterminer la limite supérieure de l'audition, Kœnig de Paris a construit des verges sonores au nombre de dix. Ce sont des cylindres d'acier d'une épaisseur de vingt milli-

[1] D'après le docteur Kiesselbach (*communication orale*), le poids des étaux exerce aussi une grande influence sur la différence des sons obtenus ; et c'est toujours le son le plus grave que l'on obtient qui dépend du poids des étaux, tandis que le son le plus élevé semble être le son propre du diapason. Ainsi, en déplaçant de haut en bas des étaux de poids moyen on obtenait les notes fa, sol, la, si ; avec des étaux deux fois plus lourds on obtenait ré, mi, fa, sol, la, si. Dans un mémoire récent, Kolàcêk dit aussi que le son d'un diapason devient plus grave quand le poids des étaux s'accroît.

mètres et d'une longueur variable (voy. plus bas). Ces instruments frappés à l'aide d'un maillet dur sont animés ainsi de vibrations transversales séparées par deux nœuds de vibration distants de l'extrémité du cylindre du cinquième de sa longueur totale. Ces points nodaux sont marqués d'un trait et les cordes qui suspendent la verge sonore ou les tubes de caoutchouc qui la supportent passent par ces points.

J'emprunte le tableau suivant à la Physique de Müller-Pouillet, revue par Pfaundler, 1er vol., 2e partie, p. 471, 1877.

Numéros des verges	Longueur des verges en millimètres.	Nombre des vibrations (simples).	Valeur musicale.
1	149	8,192	*ut_7*
2	132.3	10,240	*mi_7*
3	121.7	12,288	*sol_7*
4	105.3	16,384	*ut_8*
5	94.2	20,480	*mi_8*
6	86.0	24,576	*sol_8*
7	74.5	32,768	*ut_9*
8	66.6	40,960	*mi_9*
9	60.9	49,152	*sol_9*
10	52.6	65,536	*ut_{10}*

Il va sans dire qu'on peut encore pratiquer l'examen musical de l'ouïe avec les différents instruments de musique. L'acoumètre de Kessel consiste en un jeu de tuyaux qui embrasse six octaves. Récemment Politzer a construit un acoumètre dans lequel le son est produit par la chute d'un marteau sur un cylindre d'acier; la hauteur de chute du marteau et par suite le son engendré seraient identiques dans tous les instruments ainsi construits[1].

b. — *Examen de l'ouïe à l'aide des sons transmis par des corps solides.*

Emploi du diapason. Lorsqu'un corps sonore est mis en relation avec les os du crâne par l'intermédiaire d'un corps solide ou bien est placé immédiatement sur eux, une partie des ondes sonores arrive directement au labyrinthe sans passer par l'appareil de transmission, tandis qu'une autre partie ébranle l'air contenu dans la caisse comme dans les cas où la transmission se fait par l'air. Cette transmission des vibrations au labyrinthe permet de rechercher comment réagit le nerf acoustique même dans les cas où des lésions graves ont enlevé à l'appareil de transmission sa mobilité. Pour cette raison, la perception osseuse est d'une grande importance pour le diagnostic des affections labyrinthiques. On pratique cet examen en mettant le corps sonore, qui est le plus souvent un diapason, en contact avec les différents points du crâne: or cette perception varie souvent avec le point d'application du diapason et de la hauteur du son (Lucae, de Trœltsch, Urbantschitsch). Ainsi d'après mes recherches personnelles un certain son sera entendu à droite, par exemple, si l'on applique le diapason sur la racine du nez, puis à gauche, si l'on place l'instrument quelques millimètres plus

[1] Cet instrument présente plusieurs avantages. D'abord, comme il est entendu normalement à une distance moyenne d'au moins quinze mètres (Hartmann), il peut, concurremment avec la voix, servir à mesurer l'ouïe dans les cas où la montre n'est plus entendue. De plus, les résultats qu'il fournit sont rarement entachés d'erreur, puisqu'on le fait marcher à volonté et d'une façon intermittente et qu'on peut faire compter par le malade le nombre des chocs du marteau (Hartmann). (*Note du traducteur.*)

haut. De même avec deux diapasons variant d'un demi-ton seulement on obtiendra des résultats complètement différents. Souvent, de deux personnes dont la fonction auditive est normale, l'une entend également bien dans les deux oreilles un diapason placé sur la ligne médiane de la tête, tandis que l'autre n'entendra pas le son dans les oreilles, mais dans la tête.

Si le malade ne sait pas dire exactement dans quelle oreille il entend le mieux le diapason, on lui place dans les deux méats les extrémités d'un même otoscope (Politzer), ou bien on applique aux apophyses mastoïdes les extrémités d'un pelvimètre sur la charnière duquel est posé le diapason (Hassenstein). Souvent aussi le son est entendu d'une façon particulièrement nette lorsque l'instrument est appliqué sur les dents incisives.

Lorsque l'on place le diapason sur l'un des côtés de la tête, c'est ordinairement l'oreille correspondante qui l'entend le mieux; cependant quelquefois la perception est croisée et le son est mieux entendu dans l'autre oreille. D'après mes observations il n'est pas rare de voir ce phénomène ne se produire que quand le diapason occupe un point déterminé de la moitié de la tête, la bosse frontale, par exemple, ou bien n'exister que pour un certain son.

Il faut savoir aussi que des examens au diapason pratiqués successivement et dans des circonstances identiques ne donnent pas toujours des résultats concordants. Donc pour que cet examen ait une réelle valeur il faut: 1° employer plusieurs diapasons différemment accordés; 2° les appliquer en un grand nombre de points et répéter l'examen à des intervalles éloignés.

L'examen de l'audition par les os a une très grande importance pour le diagnostic et, ce que ne fait pas celui de la perception par l'air, il indique avec certitude si l'affaiblissement de l'ouïe est dû à une maladie de l'appareil de transmission ou à une affection du labyrinthe et du nerf acoustique. Dans le premier cas, en effet, le diapason est mieux entendu dans l'oreille seule ou principalement malade, tandis que, si la lésion occupe le nerf, il n'y est que faiblement ou pas entendu. C'est E. H. Weber qui a découvert que les affections de l'oreille externe et moyenne renforçaient le son d'un diapason appliqué sur le sommet de la tête, en constatant d'abord que l'audition était meilleure dans l'oreille dont le conduit était bouché avec le doigt. Il en est de même dans les cas de bouchons de cérumen, d'inflammation de l'oreille moyenne, de dépression de la membrane tympanique, etc. Mach explique ce phénomène par un obstacle à l'échappement des ondes sonores; celles-ci, arrivées au labyrinthe, tendent à parcourir en sens contraire le trajet qu'elles suivent dans les cas de perception par l'air, ce qui devient impossible lorsque l'appareil de transmission n'est pas dans son état normal. Par contre, Rinne et Toynbee attribuent le renforcement du son à une augmentation de la résonnance de l'air dans le conduit auditif et dans l'oreille moyenne. Pour Politzer, les deux causes agissent simultanément. Lucae repousse la théorie de l'obstacle à l'écoulement des ondes de Mach et Politzer, et admet que le renforcement du son est dû à une augmentation de la pression labyrinthique et dans certains cas à l'arrivée d'une plus grande quantité de son au labyrinthe par l'intermédiaire de corps solides ou liquides (cérumen, exsudats, etc.).

Ce renforcement du son dans l'oreille seule malade ou principalement malade est souvent si considérable que le diapason n'est pas entendu dans l'oreille saine ou moins affectée. Il faudrait bien se garder de croire que de ce côté le nerf est affaibli; ce n'est que lorsqu'une oreille est extrêmement sourde et que le diapason appliqué de la manière indiquée plus haut n'y est pas, ou presque pas entendu, que l'on est en droit de conclure à une anesthésie du nerf acoustique.

Emploi de la montre. L'examen de la perception osseuse à l'aide de la montre ne donne pas des résultats certains, et de ce qu'elle n'est pas entendue par les os on ne peut jamais conclure à une anesthésie du nerf acoustique, cette même oreille pouvant entendre plus fortement le diapason que l'autre, dont l'ouïe est parfaite. Il faut encore savoir que la perception osseuse diminue avec l'âge et disparaît souvent entre cinquante et soixante ans, même chez des individus dont l'audition est restée normale par l'air.

Pour déterminer la force avec laquelle les ondes sonores qui pénètrent dans l'oreille sont réfléchies, Lucae se sert d'un otoscope interférent consistant en un tube bifurqué, dont les deux extrémités sont placées dans les oreilles du malade. Avant sa bifurcation, il reçoit deux tubes, l'un pour l'accès des ondes sonores, l'autre pour leur sortie. Le premier, dont l'extrémité est élargie, recueille le son d'un diapason. Le second est introduit dans l'oreille de l'observateur. On étudie la réflexion du son dans chaque oreille en comprimant alternativement les branches de l'otoscope. D'après les recherches de Lucae, la réflexion, dans la plupart des maladies de l'oreille moyenne et externe, est augmentée du côté malade.

Examen du malade.

Anamnestiques. — Après avoir pris tous les renseignements généraux, l'âge, la profession du malade, il faudra s'enquérir de la cause, de la durée de la maladie, des différents symptômes et du traitement antérieur.

Cause de la maladie. — Les dires des malades ont à ce sujet peu de valeur; souvent, ignorant d'où peut provenir leur état, ils l'attribuent à un refroidissement supposé. Les causes des maladies de l'oreille sont : les affections générales (exanthèmes, etc.), les affections du système nerveux central (hystérie, tumeurs, œdème cérébral, etc.), certains médicaments (quinine, acide salicylique); les influences extérieures comme les traumatismes (coups sur la tête, ébranlements), des bruits violents (dans certaines professions : chaudronniers, ouvriers qui emploient des marteaux mécaniques, artilleurs, mineurs, tireurs à la cible dans des espaces clos, etc.). Parmi les influences extérieures, il faut encore ranger les refroidissements, la pénétration de l'eau froide ou des substances étrangères dans l'oreille; les modifications climatologiques et certaines professions exercent aussi sur elles une grande influence. Mais la cause la plus fréquente de ces maladies siège dans le pharynx nasal (inflammations, néoplasmes, parésie des muscles, etc.).

L'hérédité joue aussi un rôle important; elle porte sur des anomalies du système nerveux, sur des rétrécissements congénitaux de la caisse et sur la tendance aux catarrhes. Les affections héréditaires peuvent être congénitales, ou n'apparaître que plus tard, quelquefois à un âge avancé; elles comportent en général un pronostic très grave.

Début. — Il ne peut être constaté avec précision que dans les cas où la cause du mal réside dans une influence nocive bien déterminée et survenant brusquement; pour les autres cas, il est bien difficile d'assigner à la maladie une durée même approximative, les symptômes ne devenant évidents souvent qu'au bout d'un temps très long. On comprend combien il faut peu se fier aux dires des malades, quand on en voit venir consulter pour une surdité unilatérale, alors que l'examen de l'oreille réputée normale y révèle une lésion chronique avec affaiblissement notable de l'ouïe. Il n'est pas rare d'en voir accuser seulement une surdité de deux mois, par exemple, et avouer dans leur interrogatoire que depuis des années ils n'ont pas l'ouïe très fine. On peut attacher plus de créance aux sensations subjectives de l'ouïe, à la douleur et à l'écoulement.

Symptômes. — On recherchera avec soin la surdité, les sensations subjectives de l'ouïe, le vertige, les douleurs dans l'oreille ou dans la tête, les écoulements; on notera la marche progressive de la maladie, les variations dans les symptômes et leur aggravation le matin, le soir, ou dans certaines conditions. Pour la surdité et les bruits, on demandera au malade s'ils augmentent lentement, rapidement, ou bien s'ils sont stationnaires.

État actuel. — Il comprend non seulement l'état de l'oreille, mais celui de tout l'organisme, les maladies constitutionnelles, les affections du système nerveux central, du cœur et des gros vaisseaux, du pharynx nasal et de l'arbre respiratoire, etc.

Quand on examine l'organe de l'ouïe, on doit inspecter toute la région, le pavillon et son point d'attache, le méat auditif, le conduit cartilagineux et le conduit osseux, la membrane tympanique, et éventuellement les parties de la caisse directement visibles. On pratique ensuite la rhinoscopie antérieure et postérieure, de manière à inspecter le nez, le pharynx nasal et l'orifice pharyngien de la trompe. Pour se rendre compte de l'état de la trompe et de la caisse, on aura recours aux insufflations d'air dans l'oreille moyenne en évaluant manométriquement la force qu'il est nécessaire de développer pour y parvenir et en donnant toute son attention aux phénomènes d'auscultation. Les modifications produites dans les symptômes par la douche d'air ont une grande importance, comme on le comprendra plus tard, non seulement au point de vue du diagnostic, mais encore du pronostic. On déterminera la réaction du nerf auditif de la façon déjà indiquée à l'aide de l'électricité et des différents corps sonores. On recherchera

ANAMNESTIQUES.

CAUSE.	ÉTAT DU PHARYNX NASAL.	HÉRÉDITÉ.	DURÉE.	DÉVELOPPEMENT RAPIDE. LENT.	ÉTAT DES SYMPTÔMES.	TRAITEMENT ANTÉRIEUR.	OTORRHÉE. — DURÉE.	DOULEUR.	SENSATIONS SUBJECTIVES (BRUITS).				
									DURÉE.		INTENSITÉ MODE D'APPARITION.	LEUR RAPPORT AVEC LA SURDITÉ.	LEUR ÉTAT APRÈS LA PREMIÈRE DOUCHE D'AIR.
									à dr.	à g.	Faibles. Intenses. Intermittents. Continus. — Son de cloches. Tintement. Bouillonnement. Sifflement. Bourdonnement. Battements. Sons musicaux.	dr. g. Antérieurs. Consécutifs. Simultanés.	Pas de modification. Modifiés dans leur nature. Affaiblis. Disparus.

ÉTAT ACTUEL.

OREILLE.	POURTOUR DE L'OREILLE.	CONQUE.	CONDUIT AUDITIF.	MEMBRANE DU TYMPAN.	PHARYNX NASAL.	TROMPE D'EUSTACHE.	BRUITS D'AUSCULTATION.	FONCTION AUDITIVE. — PERCEPTION AÉRIENNE.						PERCEPTION OSSEUSE.	RÉACTION GALVANIQUE DU NERF ACOUSTIQUE.
								MONTRES.	PAROLE.			DIAPASON.	DIMINUTION PARTIELLE DE LA PERCEPTION.		
									INTENSITÉ.	DISTANCE.	MOT EMPLOYÉ.				
à dr. ..															
à g.. .															

REMARQUES

APRÈS LA PREMIÈRE SÉANCE DE TRAITEMENT.

DATE.	ÉTAT ULTÉRIEUR DE LA FONCTION AUDITIVE. MONTRE.		PAROLE.		DIAPASON.		MODIFICATIONS DE LA PERCEPTION POUR CERTAINS SONS.		CONDUCTIBILITÉ OSSEUSE.		RÉACTION GALVANIQUE.		OTORRHÉE.		DOULEUR.		ÉTAT ULTÉRIEUR DES SENSATIONS SUBJECTIVES. MÊME ÉTAT.		MODIFIÉES DANS LEUR NATURE.		AFFAIBLIES.		DISPARUES.		OBSERVATIONS.
	dr.	g.	dr.	g.	dr.	g.	dr.	g.	dr.	g.	dr.	g.	dr.	g.	dr.	g.	dr.	g.	dr.	g.	dr.	g.	dr.	g.	

COURBES AUDITIVES

Centimètres.																												
*)																												
*)																												
*)																												

l'état de la perception par l'intermédiaire de l'air et des os. Dans le premier cas on emploiera la voix, la montre et le diapason; dans le second, le diapason presque exclusivement.

Je donne ici le schéma d'un tableau d'observations qui renferme les points les plus importants pour l'histoire du malade. Inutile de dire que les cases sont trop petites pour la pratique et que celles de la seconde page, où l'on mentionne les résultats obtenus dans le cours du traitement, doivent être beaucoup plus nombreuses, surtout celles marquées d'un astérisque. A ce sujet, je renvoie aux tables des courbes auditives contenues dans le Ve chapitre.

II. — THÉRAPEUTIQUE GÉNÉRALE

A. — Maladies de l'oreille externe et moyenne.

Traitement général. — Les maladies de l'oreille ne constituant souvent qu'un des côtés d'une affection générale, ou bien étant sous l'influence immédiate d'autres organes, le médecin doit fréquemment associer un traitement général au traitement local et se préoccuper beaucoup de l'hygiène des malades. Ceux-ci doivent éviter les habitations humides et les pays à rosées abondantes; leurs appartements, et surtout leur chambre à coucher, devront être régulièrement ventilés; quelquefois même ils se trouveront bien de coucher la fenêtre ouverte, et dans tous les cas ils ne pourront dormir dans une pièce où on aura fumé. Les malades à constitution débile devront s'accoutumer à porter des vêtements légers, à se laver à l'eau froide et surtout à faire de l'hydrothérapie. Les veilles exercent une influence fâcheuse sur les maladies de l'oreille, tandis que les promenades matinales ont sur elles une action très favorable. Dans certains cas, on interdira au malade un travail cérébral exagéré, l'usage des boissons spiritueuses et le tabac. On combattra énergiquement la constipation; les eaux minérales chlorurées alcalines conviennent particulièrement contre la constipation habituelle. Dans les cas de scrofule ou de lymphatisme prédisposant aux catarrhes chroniques, les bains salins simples ou bromo-iodurés, l'usage interne de l'iode et de l'huile de foie de morue, rendent de grands services.

Les bains salés artificiels ont aussi une action très favorable. Dans un bain d'environ 30 C°., on fait fondre de 300 grammes à 1 kilogramme de sel de cuisine. Ce bain d'une durée de quinze à trente minutes s'administre de deux à quatre fois par semaine jusqu'à concurrence de 20 à 40. Dans plusieurs formes d'otite moyenne et externe, ces bains ont une action très favorable. A l'intérieur on prescrira l'eau iodée de deux cuillerées à bouche à 200 grammes un quart d'heure avant le repas, puis l'huile de foie de morue, principalement l'hiver.

Les affections qui sont sous la dépendance de l'anémie et de la chlorose réclament le traitement ferrugineux et un séjour dans les montagnes, principalement dans les stations très élevées comme Saint-Moritz dans l'Engadine supérieure, Sils près Saint-Moritz (tous deux au-dessus de 2000 mètres), le Righi (1800 mètres environ), etc. Celles de nature rhumatismale sont souvent améliorées ou guéries par les eaux thermales simples ou sulfureuses. Contre un grand nombre d'otopathies symptomatiques de différentes névroses et de l'hystérie, outre le traitement local représenté principalement par l'électricité on ordonnera le séjour dans une station élevée, un traitement hydrothérapique modéré et les bains de mer[1]. Ces bains exercent ordinairement une influence fâcheuse sur les catarrhes de l'oreille moyenne, mais ils sont excellents contre les affections d'origine hystérique.

Traitement hydriatique local. — Ce traitement a pour but d'une part de soustraire de la chaleur aux parties hyperémiées ou enflammées, et d'autre part de diminuer considérablement l'afflux du calorique par la contraction des vaisseaux afférents (Winternitz). Le traitement hydriatique dirigé contre l'inflammation de l'oreille externe et moyenne consistera en applications de compresses froides sur la région temporale et de compresses glacées sur la région carotidienne, c'est-à-dire sur les parties latérales du cou. Dans ce but on trempe une compresse de moyenne épaisseur pliée en plusieurs doubles dans une eau à la température de 8 à 14 degrés. Après l'avoir exprimée légèrement, on l'applique sur l'oreille dont le conduit a été préalablement bouché ; dès qu'elle est échauffée on la remplace, d'abord de cinq en cinq minutes, puis à des intervalles de plus en plus éloignés. Pour terminer, on recouvre d'un mouchoir sec la compresse mouillée que l'on laisse en place pendant plusieurs heures, toute la nuit, par exemple. Lorsque l'inflammation est très violente, on aura recours à la calotte froide de Winternitz.

Pour provoquer la contraction de la carotide, Winternitz recommande l'usage de mouchoirs pliés en cravate et trempés dans de l'eau glacée ; on les applique sur les parties antérieures et latérales du cou. Cet auteur a fait fabriquer une cravate de caoutchouc qui, ajoutée à la première, empêche l'égouttement de l'eau. Dans ce cas on a pu constater un abaissement de la température du conduit auditif mesurée directement. La colonne d'un thermomètre introduit dans le conduit avait baissé au bout de cinq minutes de 0°,05, au bout d'un quart d'heure de 0°,1, au bout de vingt-cinq minutes de 0°,2, au bout d'une demi-heure de 0°,25. Quarante minutes après l'enlèvement des compresses, la température du conduit était de 0° 5 plus faible qu'avant leur application.

[1] *Hydrothérapie.* Vienne, 1877, 1er vol., p. 77.

Irrigations de l'oreille. — Pour cette opération trois instruments sont nécessaires : un appareil injecteur pour les irrigations, un vase contenant l'eau destinée à l'oreille et un bassin pour recueillir l'eau sale.

L'appareil injecteur est ordinairement une seringue. La seringue auriculaire (fig. 23), comme les autres seringues, est construite en caoutchouc

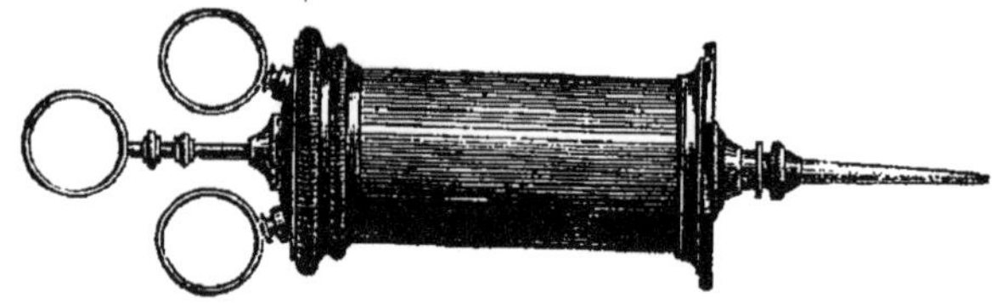

Fig. 23.

durci, en métal ou en verre, et est munie alors d'un embout en gomme. Deux anneaux fixés en arrière sur le corps de la seringue reçoivent l'index et le médius, tandis que le pouce s'engage dans l'anneau du piston (Toynbee). Cette disposition en rend le maniement très sûr et empêche de blesser les parois du conduit. On aura encore plus de sécurité en adaptant à la canule un embout de gomme qui la dépasse un peu.

Au lieu d'une seringue ordinaire, on peut employer une seringue à levier (Siegle) qui sert à nettoyer la cavité naso-pharyngienne (*voy.* plus bas), ou bien différentes espèces de pompes. Delstanche se sert d'une bonteille-siphon, reliée à un double ballon. On recueille l'eau sale dans un bassin de métal ou de caoutchouc durci ayant la forme d'un haricot. On le glisse sous le lobule de l'oreille en le tenant horizontalement et bien appuyé contre le cou, tandis que le malade penche légèrement la tête du même côté de façon que l'eau ne puisse glisser dans le cou. Dans le même but, Toynbee se servait d'une sorte de gouttière qu'un ressort fixait sous le méat auditif. Lucae propose de nettoyer l'oreille à l'aide d'une modification de la douche auriculaire de Prat. La grande branche d'un tube en T est introduite hermétiquement dans le conduit auditif. Dans son intérieur se trouve un tube plus mince. L'eau injectée par une des petites branches le parcourt pour entrer dans l'oreille, et, revenant dans l'espace compris entre les deux tubes, s'écoule par l'autre petite branche.

L'eau employée doit être toujours tiède et légèrement salée lorsque la membrane est perforée, l'eau pure ayant une action irritante sur la muqueuse de la caisse. Pour cela, il suffit d'ajouter une cuillerée à café de sel marin pour un litre d'eau.

Sur le conseil de Burckhardt-Merian, je remplace le chlorure de sodium par une quantité égale de sulfate de soude. Les recherches de Miescher jeune ont en effet prouvé que le pus frais renferme une substance albuminoïde insoluble dans l'eau pure, substance que les sels et les bases du sérum tiennent seuls en solution. L'eau la précipite et forme un ciment intercellulaire qui réunit les globules purulents en lamelles. Au contraire, par l'addition d'une faible quantité de sulfate de soude ou de magnésie, le mélange avec l'eau devient homogène et les leucocytes flottent librement dans le liquide.

Il est absolument nécessaire d'employer l'eau tiède, et cela pour plusieurs raisons : l'eau froide peut d'abord déterminer des inflammations ; de plus, surtout quand elle pénètre dans la caisse, elle provoque facilement de violents vertiges accompagnés de nausées et de vomissements, accident qui ne se produit pas avec l'eau tiède. La manière dont on pratiqué l'injection n'est pas non plus indifférente. Lorsque la membrane est enflammée, son tissu est moins résistant et le courant d'eau peut en amener la perforation, et s'il est trop énergique il peut occasionner de vives douleurs et produire les mêmes accidents que l'eau froide. Il y a même des circonstances où l'injection fait courir au malade de véritables dangers, par exemple, lorsque le courant d'eau rencontre la fenêtre ovale dans laquelle la base de l'étrier n'adhère plus que faiblement, ou bien la fenêtre ronde dont la membrane a perdu de sa résistance, ou bien encore des parois de la caisse atteintes de carie et de nécrose; il peut en résulter une rupture complète des parties. De même, lorsque la capsule labyrinthique présente une perte de substance, le liquide peut pénétrer directement dans l'oreille interne.

Schwartze rapporte un cas dans lequel chaque injection produisait de violents vertiges. L'autopsie démontra que la fenêtre ovale était ouverte. Chez une malade sur laquelle j'avais pratiqué la section d'une adhérence tympanique, après une injection légère destinée à entraîner le sang épanché, il survint des bourdonnements, et plus tard, au moindre mouvement de la tête, de violents vertiges avec vomissements. Ces accidents durèrent plusieurs semaines en s'atténuant peu à peu, mais aujourd'hui encore, au bout de longs mois, la malade n'est pas encore revenue à son état normal. Ces cas doivent nous engager à être très prudents, puisque nous voyons qu'une simple injection n'est pas toujours une manœuvre inoffensive.

Pour éviter les chocs trop violents, il est bon de ne pas diriger le courant suivant l'axe du conduit, mais contre une des parois et en en graduant la force suivant les sensations éprouvées par le malade. Lorsque plusieurs injections ne suffisent pas au nettoyage, on les fera précéder de bains d'oreille prolongés pour ramollir les masses accumulées dans le fond du conduit.

On pratique les injections de la manière suivante : tandis que le patient ou un aide tient le bassin de la façon déjà indiquée, le médecin tire le pavillon en arrière et en haut pour rectifier le conduit. La seringue étant remplie d'eau bien privée d'air, on la saisit avec la main droite et on l'introduit un peu dans l'oreille, en dirigeant son extrémité vers une des parois sans la toucher, ce qu'il faut éviter de faire également pendant l'injection. On pousse alors le piston avec très peu de force et l'on n'augmente la pression que si des masses dures réclament un fort courant pour se désagréger et si le malade n'en éprouve aucun inconvénient; dès qu'il survient le moindre accident, il faut s'interrompre et même renvoyer le malade au lendemain.

Les injections d'eau par la trompe conseillées par Schwartze constituent un excellent procédé de nettoyage, principalement dans les cas d'otorrhée rebelle : pour les pratiquer, on introduit profondément dans le pavillon de la trompe un cathéter à grande courbure et, après s'être assuré qu'il est bien placé, on injecte de l'eau salée tiède à l'aide d'une petite seringue. Cette eau passe dans la trompe et de là dans la caisse. La canule doit s'adapter exactement au pavillon du cathéter; l'injection peut être renouvelée plusieurs fois de suite.

Après l'irrigation on doit sécher l'oreille avec soin.

Beaucoup de malades emploient dans ce but un linge qu'ils enroulent en forme de cône; ce procédé est tout à fait insuffisant, parce qu'ainsi l'on n'atteint pas du tout les parties profondes. Pour sécher le conduit osseux et la caisse, il faut introduire profondément un tampon d'ouate ou de charpie avec une pince. On saisit le tampon avec l'instrument tout près de son extrémité antérieure et on le pousse lentement avec la main droite, tandis que la gauche rectifie le conduit; dès que le tampon est à un demi-centimètre environ de profondeur, on retire la pince jusqu'au méat, pour pousser à leur tour les parties correspondantes; on continue la même manœuvre jusqu'à ce que l'ouate ait atteint la membrane ou la paroi interne de la caisse, si la perforation est considérable. A ce moment, le médecin fait pencher la tête du malade de son côté pour favoriser l'écoulement du liquide. Il pourra recommencer plusieurs fois de suite cette manœuvre. Si les malades se traitent eux-mêmes, la pince sera remplacée par des tiges creusées en pas de vis. Burckhardt-Merian a présenté un instrument de ce genre, très pratique, à la réunion de naturalistes de 1878 (fig. 24). Le maniement en est très simple: on applique la vis à l'extrémité d'une pe-

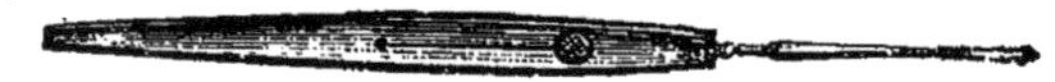

Fig. 24.

tite lamelle d'ouate étendue sur l'index, puis on la tourne de gauche à droite, ce qui enroule l'ouate autour de la tige dont elle dépasse un peu l'extrémité; l'instrument est alors introduit avec précaution dans le fond de l'oreille. En tournant la tige de droite à gauche, on enlève facilement le coton[1]. Pour absorber le pus, Schalle emploie une espèce de cordon de toile épais de 2 à 4 millimètres et long de 10 centimètres. On façonne avec l'ongle l'une des extrémités que l'on introduit dans l'oreille par un léger mouvement de rotation. Le pinceau ainsi formé est retiré dès qu'il est imbibé de pus, coupé dans toute sa portion humide et réappliqué de la même manière. Une fois l'oreille séchée, on la bouche avec un morceau d'ouate de moyenne grosseur, pour la mettre à l'abri des impuretés de l'air et l'empêcher de se refroidir brusquement. Jamais on ne doit négliger cette précaution, même après l'ablation d'un simple bouchon de cérumen.

Bains médicamenteux. — Ces bains, d'un usage fréquent surtout contre les affections suppuratives de la caisse, ne peuvent avoir tout leur effet que si l'oreille a été auparavant nettoyée et séchée avec soin, de façon que le médicament ne soit pas dilué par les sécrétions ou par l'eau, et qu'il agisse directement sur les parties malades. La tête du malade étant inclinée, on verse dans l'oreille le liquide médicamenteux qui doit y séjourner dix minutes environ. On l'a d'abord tiédi en le passant au-dessus d'une flamme dans une cuiller ou un tube à réactif, ou bien en plongeant dans l'eau chaude la bouteille qui le contient.

On redresse alors la tête du malade; on essuie l'oreille avec soin et on la bouche avec de l'ouate chimiquement pure. Nous indiquerons plus loin

[1] Une tige en pas de vis n'est pas absolument nécessaire. Avec un peu d'habitude, on chargera très bien d'ouate une tige lisse, un stylet, une aiguille à tricoter, par le procédé que décrit l'auteur. (*Note du traducteur.*)

la manière d'appliquer le nitrate d'argent en solution. Si le médicament contient de l'alcool, on évitera de le chauffer sur une flamme libre ; on peut d'ailleurs introduire l'alcool froid dans l'oreille.

Préparations gélatineuses. — La gélatine peut servir de véhicule pour certaines substances comme le sulfate de zinc, l'acétate de plomb que l'on emploie ordinairement sous la forme liquide. Dernièrement Catti a fabriqué des bougies nasales avec cette substance, et Gruber l'a appliquée au traitement des maladies de l'oreille. La masse est coupée en petits fragments que l'on introduit jusque dans la caisse à l'aide d'une petite tige terminée par un tampon d'ouate, ou bien on peut fabriquer directement des perles en coulant la gélatine encore chaude dans des moules ayant une forme spéciale indiquée par Gruber et donnant des globules et des amandes de trois grosseurs différentes. Les préparations gélatineuses ont l'avantage d'agir d'une façon lente et continue tout en n'entravant pas les mouvements de la tête, ce qui a une certaine importance chez les enfants. Avant d'introduire une nouvelle perle dans l'oreille, il faut s'assurer que la précédente a été complètement liquéfiée par la chaleur du corps, ce qui souvent n'a pas encore eu lieu au bout de douze et même de vingt-quatre heures. Chaque perle contient de 0gr,001 à 0gr,01 du médicament.

Pour son usage personnel le médecin peut les fabriquer lui-même ; il suffit de faire fondre par la chaleur de la gélatine et d'y incorporer le médicament. On laisse refroidir et l'on coupe le gâteau en fragments de 10 à 30 centigrammes. Le calcul des doses est très facile : si on incorpore un gramme du médicament dans 100 grammes de gélatine, 10 centigrammes du mélange contiendront un milligramme du médicament. Donc, si au lieu d'un gramme on incorpore 2 grammes, 3 grammes du médicament, chaque perle contiendra 2, 3 milligrammes. Si l'on n'incorpore que 50 centigrammes du médicament, la perle devra être deux fois plus grosse pour renfermer un milligramme et pèsera par conséquent 20 centigrammes.

Poudres médicamenteuses. — Ces poudres n'étant ordinairement employées que contre les suppurations, nous nous en occuperons à ce propos.

Caustiques. — Pour cautériser les différents points de l'oreille soit avec les liquides comme le perchlorure de fer, l'acide nitrique fumant, une solution concentrée d'acide chromique, soit avec des caustiques solides comme le nitrate d'argent, la potasse caustique, il faut que le point à cautériser soit auparavant bien nettoyé et séché pour éviter que le caustique ne fonde trop rapidement et ne fuse sur les parties voisines. On doit aussi déterminer très exactement sa situation, et pour protéger les parties voisines lorsqu'il est profondément situé on se servira d'un spéculum ou d'un tube de verre (Toynbee), on essuiera ensuite avec soin le point cautérisé et, s'il est nécessaire, on pratiquera une injection. Les porte-caustique doivent être naturellement très minces. Ce sera le plus souvent un stylet d'argent fin et coudé. Pour le charger de nitrate d'argent, on le plonge, après l'avoir fortement chauffé, dans de la poudre de pierre infernale[1].

[1] On peut encore présenter le crayon à la flamme d'une bougie et déposer une goutte du sel fondu sur l'extrémité rugueuse de l'instrument. (*Note du traducteur.*)

Les galvano-cautères sont bien plus rarement employés dans l'oreille que dans le nez ou le pharynx nasal. Leur emploi exige que l'on évite avec soin les parties saines. Les cautères en crochet ou en anneau construits par Jacoby (Pischel, à Breslau) sont des instruments très élégants et qui conviennent parfaitement aux opérations pratiquées sur l'oreille (fig. 25 et 26).

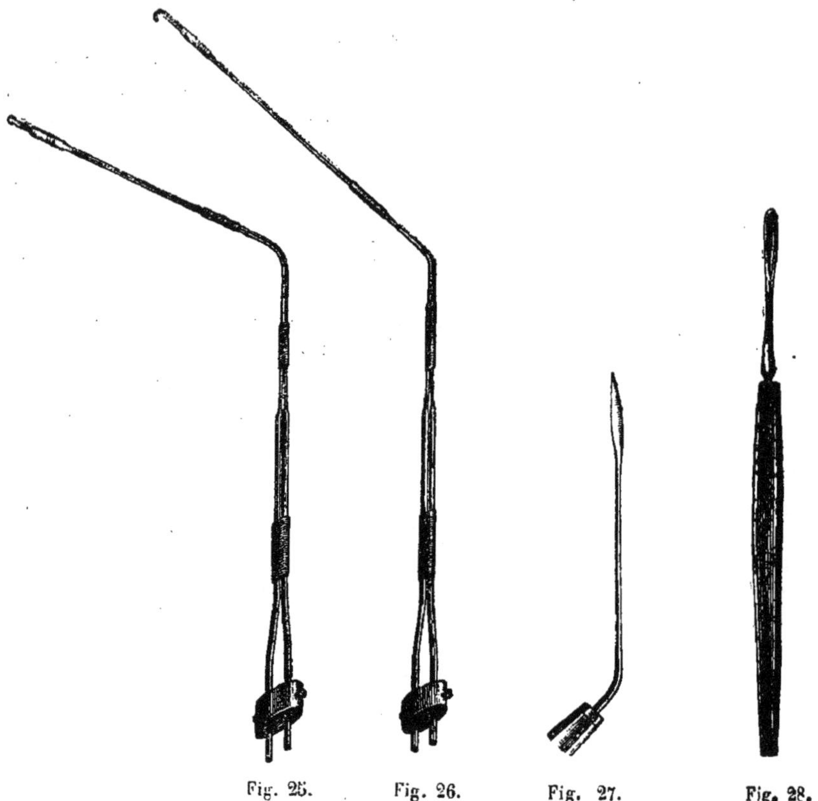

Fig. 25. Fig. 26. Fig. 27. Fig. 28.

Les améliorations apportées dernièrement dans la construction des appareils galvano-caustiques en généraliseront certainement l'emploi. Dans la pratique privée, on se sert principalement des batteries composées de zinc et de charbon d'une part, de bichromate de potasse et d'acide sulfurique de l'autre; elles ont le grand avantage de ne pas dégager d'odeur et de ne pas rendre nécessaire le lavage des éléments après chaque opération. J'emploie dans mon cabinet un appareil de ce genre, dans lequel un petit treuil permet d'immerger temporairement les éléments dans le liquide. Celui-ci n'est renouvelé que tous les mois environ (Hauck, à Vienne).

Voici les autres instruments le plus souvent employés en otologie.

1. *Ténotome.* — Pour ouvrir les abcès du conduit on se sert d'un petit ténotome (fig. 27) inséré à angle obtus sur un manche; sous cette forme, il sert aussi à pratiquer des incisions sur la membrane tympanique. Pour ouvrir les abcès du conduit, Trœltsch se sert d'un ténotome dont le manche se termine par une curette (fig. 28) destinée à en vider le contenu : si le

malade est pusillanime, on ne lui présente que cette extrémité et l'on peut ainsi faire brusquement l'incision à son insu. Pour pratiquer la paracentèse, Trœltsch et Schwartze remplacent le ténotome ordinaire par des lames à double tranchant.

Si l'on veut bien réussir cette opération, quelques exercices préliminaires seront utiles pour se rendre compte de la distance de l'instrument à la membrane et porter l'instrument sans hésitation sur un point donné. On s'exercera de cette façon : on prendra un spéculum tronqué obliquement de haut en bas et de dehors en dedans, de manière à représenter le conduit auditif avec ses parois de longueur différente, on le fermera avec un disque de papier portant plusieurs marques. Tandis qu'on projette la lumière sur le disque à l'aide du réflecteur frontal, on s'exerce à toucher une de ces marques avec l'instrument. Il est facile de voir, d'après la position oblique du disque, qu'en même temps que l'on fait l'incision de haut en bas il faut porter la pointe de l'instrument un peu en dedans, car une incision parfaitement verticale, suffisamment profonde à son point de départ, ne diviserait pas les parties centrales de la membrane.

Les parties saillantes de la membrane sont bien plus faciles à atteindre que les points déprimés. Quelquefois cependant on éprouvera des difficultés parce que la pointe les refoulera sans les inciser par suite de leur peu de résistance : il faut donc que l'instrument soit bien tranchant et pénètre rapidement, sans cependant aller trop loin dans la caisse. Les perforations rondes se pratiquent le mieux à l'aide du galvano-cautère suivant le procédé de Voltolini ; au lieu d'enfoncer rapidement le galvano-cautère porté au rouge, il vaut mieux le placer au contact de la membrane avant de faire passer le courant.

2. *Tympan artificiel.* — Le tympan artificiel employé d'abord par Toynbee pour fermer les perforations permanentes de la membrane (fig. 29)

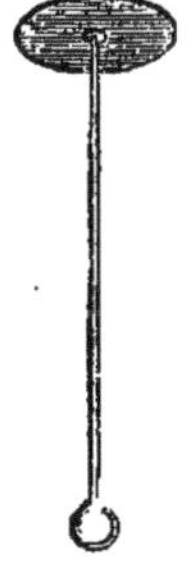
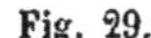

Fig. 29.

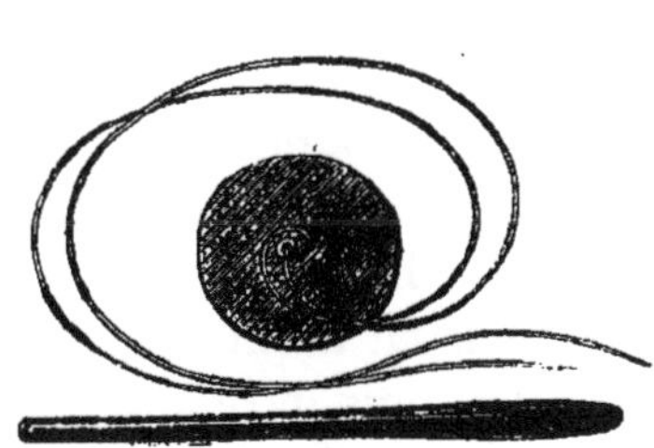

Fig. 30.

consiste en un disque de caoutchouc vulcanisé ou de gutta-percha dont les deux faces portent à leur centre une petite plaque d'argent. La plaque de la face externe est pourvue d'un fil d'argent qui dépasse un peu la longueur du conduit et se termine par un anneau.

Pour placer le tympan artificiel, on le tient par l'anneau et on le pousse avec précaution jusqu'à ce qu'on rencontre un léger obstacle. Si le malade éprouve une sensation désagréable dans l'oreille, ou si la déglutition est rendue pénible, c'est que l'instrument est mal placé. Si le disque est trop large, on le rognera circulairement. On doit enlever l'instrument pendant la nuit, de manière qu'il ne puisse être enfoncé violemment dans la caisse. Le malade le réapplique le matin, après l'avoir nettoyé et graissé. Pour éviter toute irritation, Toynbee recommande de l'enlever dès qu'il survient de la douleur, et du reste de ne le porter que deux heures par jour dans les premiers temps. On peut remplacer le gros fil d'argent par un fil d'argent fin (Lochner), ou mieux par un simple fil traversant le tympan artificiel (Hinton) (fig. 30)[1]. Dans ce dernier cas, le disque est introduit à l'aide d'un tube mince (fig. 30) que Toynbee employait déjà, ou avec des instruments ayant la forme de pinces. Ainsi modifié, l'appareil peut être gardé pendant la nuit et quelquefois laissé en place des semaines entières. Cependant il est bon de le nettoyer de temps en temps avec des liquides désinfectants et de s'assurer de la solidité du fil.

On devra aussi prévenir les malades que le disque peut rester au fond de l'oreille, et, pour qu'ils ne s'effrayent pas inutilement, leur expliquer qu'ils pourront le faire alors sortir facilement avec une injection.

Blake remplace les disques de caoutchouc par des disques de papier qui, dans les cas de perforation récente, serviront en même temps à coapter les bords de la plaie. On peut encore employer des disques de toile (Gruber). Lucae soude le tympan artificiel à de petits tuyaux de caoutchouc ; l'introduction se fait à l'aide d'un mandrin placé dans le tuyau que l'on retire ensuite.

3. *Tympano-ténotome.* — Construit par Weber-Liel pour la section du tendon du muscle tenseur de la membrane (fig. 31), il consiste en un petit couteau que l'on peut tourner à angle droit sur l'extrémité de la tige qui le supporte, à l'aide d'un bouton fixé au manche, dans le genre du myringotome de Wreden.

Voici comment Weber-Liel pratique la ténotomie : la tête du malade étant solidement fixée, on place un spéculum court émergeant très peu du conduit auditif. La membrane étant bien éclairée, on pousse l'instrument jusqu'à son voisinage en tenant le manche presque horizontalement, le pouce appuyé contre le bouton. On fait alors une ponction à 1 millimètre, 1 millimètre et demi en avant du marteau un peu au-dessous de l'apophyse externe. Le ténotome introduit par la plaie arrive au-dessus du tendon du muscle tenseur que l'opérateur doit sentir nettement. Dès que le couteau se trouve au voisinage, non au contact, du manche du marteau, le pouce déplace le bouton du levier de haut en bas ; le couteau, dont le bord inférieur est très tranchant, se trouve ainsi placé à 45 degrés sur la tige, et en abaissant l'instrument on coupe le tendon, ce qui produit un craquement très net. Le bouton est alors reporté en haut, et le ténotome redevenu droit est extrait de la caisse. Il faut un instrument pour chaque oreille.

[1] Cette modification de Hinton (*voy.* Weber-Liel, *Deutsche Klinik*, 1866) a été reprise dernièrement par Gruber.

Frank se sert pour la ténotomie d'un petit couteau en forme de crochet, coudé suivant un angle de 60 degrés, à extrémité mousse et dont la lame est légèrement échancrée. Gruber recommande l'emploi d'une aiguille à paracentèse courbée sur le plat. D'après Hartmann, l'opération réussit mieux en donnant à cet instrument, outre sa courbure sur le plat, une courbure suivant ses arêtes à son extrémité antérieure, de manière que sa pointe subisse une sorte de torsion à convexité supéro-antérieure (fig. 32).

Schwartze emploie un ténotome courbe arrondi à son extrémité libre. Après avoir fait une ouverture derrière le manche du marteau à l'aide d'une aiguille à paracentèse, on introduit l'instrument en tenant sa courbure en haut, on le tourne ensuite de 90 degrés vers le tendon que l'on coupe avec des mouvements de scie.

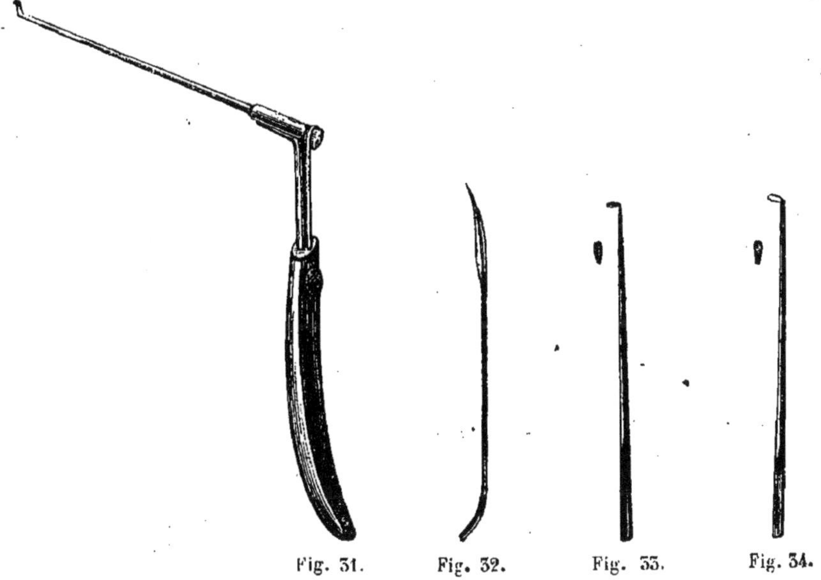

Fig. 31. Fig. 32. Fig. 33. Fig. 34.

L'instrument que j'emploie (fig. 34) est un synéchotome (voy. plus bas) qui ne diffère des synéchotomes ordinaires que par l'inclinaison de sa lame sur la tige, sous un angle légèrement obtus et non droit (Reiner, à Vienne). L'extrémité courbe a sa pointe arrondie, et les deux arêtes tranchantes. L'instrument se fixe sur un manche (voy. plus bas), à angle obtus. Après avoir pratiqué une incision dans la membrane derrière le marteau, à la hauteur de la petite apophyse, on introduit le ténotome dans la caisse, son extrémité arrondie dirigée en haut; le manche de l'instrument, qui était tenu horizontalement et parallèlement aux faces latérales de la tête, est reporté alors dans la verticale. En le portant alors autant que possible en arrière, on amène la lame courbe au-dessus du tendon. Dès que la main sent nettement celui-ci dans sa partie voisine du marteau, on le coupe par des mouvements de pression et de scie, en amenant un peu à soi la main qui opère.

4. *Synéchotome.* — Pour sectionner les fausses membranes de la caisse, Wreden se sert d'un couteau coudé à angle droit (fig. 33) qui convient principalement à celles qui adhèrent à la membrane tympanique. L'instrument est introduit dans la caisse par l'ouverture de la membrane. Dans certains cas, je remplace ce synéchotome par des instruments boutonnés ou mousses.

5. *Polypotome.* — On opère les polypes accessibles par le conduit auditif avec le polypotome de Wilde. Dans sa forme primitive, l'instrument consiste en une tige d'acier mince, coudée en son milieu, qui présente à son extrémité libre et au niveau de sa courbure de petits trous pour le passage du fil. L'instrument se termine par un anneau destiné à recevoir le pouce, l'index et le médius, s'appliquant à une barre transversale mobile située un peu en avant. Le fil métallique est enroulé par ses extrémités autour de cette barre dont la traction en arrière amène la fermeture de l'anse métallique. L'anse est appliquée autour de la tête du polype, puis portée jusqu'à sa racine ; le chirurgien rapproche alors ses doigts et la section a lieu. Pour éviter l'arrachement du polype, pendant qu'il exerce des tractions sur la barre mobile, il doit pousser un peu l'instrument vers le fond du conduit.

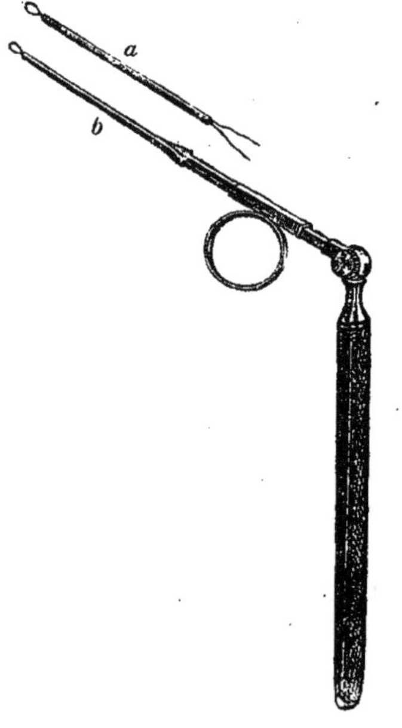

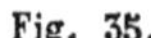
Fig. 35.

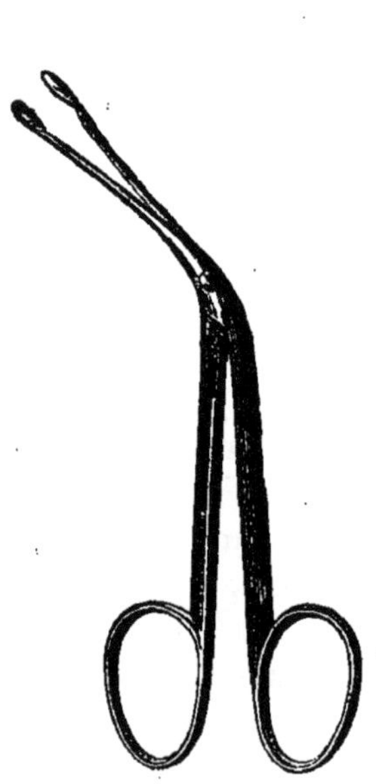
Fig. 36.

Pour produire une section plus parfaite, Garrigou-Desarènes remplace la tige de Wilde par un tube de métal dans lequel le fil peut rentrer (fig. 35 *a*). Cette disposition empêche aussi le fil de s'écarter latéralement de la tige. Blake et Hartmann remplacent aussi l'extrémité simplement arrondie de la tige par une extrémité perforée dans laquelle le fil peut disparaître complètement.

Comme fil, Moos emploie le fil métallique de Lyon nº 12; on peut encore se servir d'un fil de fer fin bien recuit ou, d'après le conseil de Hinton, d'une corde à boyau qui a du moins l'avantage de produire bien moins de douleur qu'un fil métallique. Le polypotome de Blake consiste en une tige qu'on adapte et fixe par une vis à un manche coudé qui peut aussi recevoir d'autres instruments[1].

6. *Pinces à polypes.* — Pour arracher les petits polypes du conduit, ou pour enlever les petites granulations polypeuses, Toynbee se servait d'une pince droite à mors fenêtrés, qu'il est préférable d'employer coudée (fig. 36).

7. *Cuiller tranchante.* Contre les granulations repullulantes ou difficiles à enlever par les moyens ordinaires, O. Wolf recommande une petite curette tranchante, dont le manche flexible permet de tourner le tranchant du côté voulu. Avec cet instrument on enlève facilement le pédicule de la granulation par de légers mouvements de grattage. Cette curette sert aussi au grattage des points cariés et au traitement chirurgical des pertes de substances osseuses.

8. Le *cathéter tympanique* (Tympano-Koniantron de Weber-Liel, Paukenröhrchen de Politzer) consiste en un petit tube de gomme mince et flexible ayant $1^{mm}1/4$ de diamètre, que l'on introduit jusque dans la caisse à travers le cathéter tubaire qu'il dépasse de 4 centimètres environ (fig. 37).

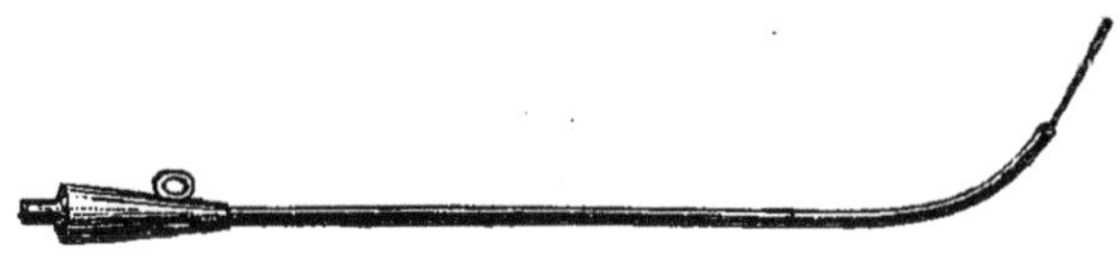

Fig. 37.

L'une de ses extrémités est évasée, l'autre percée d'un petit orifice central ou latéral. On commence par y pratiquer différentes marques (voy. p. 30) servant de points de repère et qui indiquent à quelle profondeur se trouve son extrémité. Le manuel opératoire est le même que pour les cordes à boyau (voy. plus haut). Weber-Liel relie le ballon à douche d'air au koniantron par une pièce creuse coudée à angle droit dont une branche s'adapte hermétiquement au pavillon et la seconde au ballon. Au niveau du coude on peut introduire une petite seringue de manière que l'instrument puisse servir aux injections intra-tympaniques, avec des liquides parfaitement dosés. Il permet aussi d'aspirer la plus grande partie des

[1] Gruber termine cette tige par une extrémité prismatique dont les faces sont creusées d'un sillon longitudinal permettant de visser les instruments au manche. A ce manche commun peuvent s'adapter une sonde, un ténotome ordinaire, un tympano-ténotome, un synéchotome, un petit crochet, un polypotome, etc. (fig. 35 *b*). L'extrémité prismatique ayant quatre faces, on peut tourner l'instrument de quatre côtés différents et employer le même pour les deux oreilles.

sécrétions accumulées dans l'oreille moyenne ; il sert enfin à passer une électrode dans la caisse.

9. *Seringue à injections.* — Pour introduire les liquides dans la caisse, on emploie, outre les appareils à insuffler l'air, une seringue Pravaz ou toute autre petite seringue dont on détermine à l'avance la capacité. Le cathéter et la sonde tympanique étant convenablement placés, on pousse lentement le nombre voulu de gouttes dans l'instrument tenu horizontalement et on les pulvérise dans la trompe à l'aide du ballon.

Suivant Trœltsch, on peut faire des injections dans la caisse avec une seringue Pravaz renflée près de son extrémité ; dans ce but il faudrait piquer la pointe de l'instrument à travers la membrane tympanique et l'enfoncer jusqu'à sa partie renflée servant de point d'arrêt. Toynbee a pratiqué avec cette seringue l'aspiration d'un exsudat occupant la caisse.

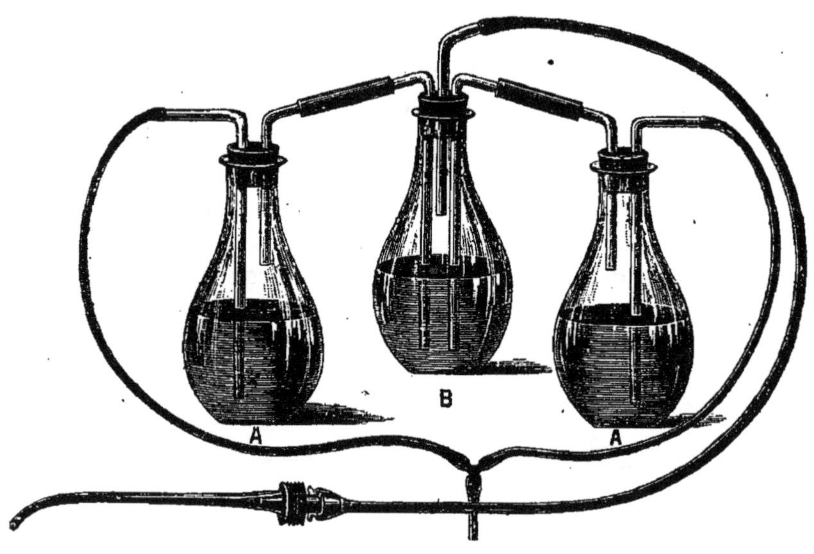

Fig. 38.

10. *Vapeurs.* — Aujourd'hui le médicament le plus employé sous cette forme est le chlorhydrate d'ammoniaque. Pour obtenir des vapeurs de chlorhydrate d'ammoniaque à l'état naissant, Trœltsch, Moos et d'autres se servent d'un appareil consistant en trois vases de verre reliés entre eux par des tubes disposés comme dans la fig. 38.

Dans le vase A on place l'acide chlorhydrique et dans le vase A' l'ammoniaque dans la proportion de 1 pour 20 ou 30 d'eau ; le troisième vase B, avec lequel communiquent les deux autres, est rempli d'une certaine quantité d'eau additionnée de quelques gouttes d'acide sulfurique.

L'air chassé simultanément dans les deux premiers vases à l'aide d'un tube bifurqué (voy. la fig.) chasse les vapeurs d'ammoniaque et d'acide chlorhydrique dans le troisième vase où le chlorhydrate d'ammoniaque se dépose sous l'eau. Ce troisième vase est relié par un tube au cathéter qui porte les vapeurs à la caisse. Mais auparavant il faut s'assurer que ces vapeurs sont parfaitement neutres, car dans le cas contraire elles seraient très irritantes. Si elles sont alcalines, on ajoutera quelques gouttes d'acide sulfurique dans le troisième vase ; si elles sont acides, on augmentera la quantité d'ammoniaque.

Pour envoyer des vapeurs chaudes de chlorhydrate d'ammoniaque dans l'oreille, j'emploie un appareil à inhalation ordinaire dont la chaudière est fermée par un bouchon dans lequel passent deux tubes. L'un de ces tubes est relié au tube de dégagement du vase B, et l'autre au cathéter. Les vapeurs de chlorhydrate d'ammoniaque chassées du vase B pénètrent dans la chaudière chauffée à sec ou remplie d'eau bouillante, auquel cas on peut y plonger le tube d'accès de façon à laver de nouveau les vapeurs. On obtient ainsi des vapeurs chauffées à sec ou plus ou moins mélangées de vapeurs d'eau chaude. Le même appareil à inhalation sert aussi à introduire des vapeurs d'eau simple ou d'eau salée, en reliant directement le premier tube non pas au vase B, mais directement au ballon.

B. — Maladies du nez et du pharynx nasal.

1. **Élimination des sécrétions.** — Les sécrétions sont chassées par la voie sèche ou par des liquides versés ou injectés dans les fosses nasales. Le premier procédé comprend la « *douche nasale sèche* » de Lucae, qui consiste dans une douche d'air pratiquée dans les fosses nasales pendant la phonation ; elle comprend encore le nettoyage des fosses nasales par le pinceau, les tampons, ou par les pinces quand il existe des croûtes.

On verse les liquides dans le nez, en inclinant la tête du malade en arrière, à l'aide de cuillers, de petits entonnoirs et principalement de vases à becs en verre ou en porcelaine. Les liquides aspirés n'atteignent tout au plus que le tiers antérieur du nez, surtout quand la tête est penchée en avant. De plus cette position favorise leur entrée dans les sinus frontaux, ce qui détermine souvent des douleurs intenses. Pour que le liquide atteigne le pharynx, il faut que la tête soit rejetée en arrière.

Pour les *irrigations* on emploie un simple courant d'eau ou un jet pulvérisé. L'irrigation simple se pratique avec une seringue ou avec l'appareil de Weber. L'*appareil à douche nasale de Weber* consiste, dans sa forme la plus simple, en un vase dans le fond duquel plonge un tube de caoutchouc muni d'une balle de plomb. L'autre extrémité de ce tube se termine par une olive pour le nez. En plaçant le vase à une certaine hauteur au-dessus de la tête, le tube forme un siphon qui doit être amorcé au préalable et l'eau s'écoule sous une certaine pression. L'eau pénétrant par l'une des narines tombe dans la gorge, ou bien le voile du palais, se relevant par un mouvement réflexe, passe par l'autre narine. L'irrigation ainsi pratiquée entraîne les mucosités accumulées dans les fosses nasales et peut même détacher les croûtes très adhérentes. Dans certains cas on peut remplacer cet appareil par une seringue[1].

[1] Michel (*Maladies du nez*, trad. franç., Paris, 1879) emploie un instrument qui a tous les avantages de l'appareil de Weber, sans en avoir les inconvénients : c'est l'instrument connu sous le nom de seringue anglaise. Il consiste en un tube semblable à celui de l'appareil de Weber, au milieu duquel se trouve une boule de caoutchouc à double soupape que l'on comprime avec la main, ce qui fait passer le liquide du vase dans le nez. En ne comprimant qu'à moitié et graduellement, et en ayant soin d'espacer les compressions de façon à permettre au liquide de s'écouler par l'autre narine, on évite tout danger et on

Roosa a appelé l'attention sur ce fait que l'eau peut pénétrer dans l'oreille et y déterminer une inflammation suppurative. On aura donc soin de prendre toutes les précautions grâce auxquelles on peut éviter ce grave accident. Ces précautions sont les suivantes :

a. Le vaisseau qui contient le liquide doit être assez peu élevé pour que la main du malade y atteigne. Autrement, la force du courant devenant trop grande, la contraction du voile produirait une occlusion trop complète, ce qui favoriserait l'entrée de l'eau dans l'oreille.

b. Pour cette même raison, le liquide ne doit pas être froid, mais avoir une température de 25 à 35 degrés centigrades (Troeltsch).

c. Pour éviter les mouvements de déglutition, le malade doit tenir la langue hors de la bouche (Frœnkel) ; dès qu'il la rentrera, il devra comprimer aussitôt le tuyau d'accès du liquide.

d. Si les deux fosses nasales sont également perméables, on pratiquera la douche alternativement de chaque côté. Si au contraire un côté est plus étroit, c'est par là que l'injection sera pratiquée ; autrement le liquide tendrait à pénétrer dans la trompe.

e. Zaufal recommande pendant l'opération de presser le voile du palais par la bouche de bas en haut, pour produire ainsi la fermeture de l'orifice pharyngien des trompes.

Malgré toutes les précautions, l'eau peut pénétrer quelquefois dans la trompe et y donner lieu à une violente irritation, ce qui contre-indique l'emploi de la douche chez maints individus. Quand il survient des douleurs dans l'oreille, il m'est arrivé souvent en pratiquant des insufflations forcées dans le nez, la bouche étant ouverte, de les faire disparaître, ce qui était dû probablement à l'aspiration exercée par l'air (voy. plus bas) sur une partie du liquide contenu dans la caisse. Du reste, plusieurs malades, chez lesquels on a la preuve certaine de la pénétration de l'eau dans la caisse, n'en éprouvent qu'une sensation de plénitude.

f. Le courant d'eau doit être dirigé horizontalement, parallèlement au plancher des fosses nasales. Si sa direction est verticale, il peut pénétrer dans les sinus frontaux et déterminer une céphalalgie qui dure plusieurs heures[1].

On ne donnera pas de douche d'air au malade, et il ne se mouchera pas immédiatement après l'irrigation, car on pourrait projeter du liquide dans la caisse. De même le malade évitera de s'exposer au froid, aux courants d'air, ce qui aggraverait le catarrhe nasal. Le moment le plus propice pour cette opération est le coucher. Toutes ces précautions doivent être prises avec les différentes méthodes de douche nasale et même avec la seringue.

donne au malade un moyen très facile de se traiter dans toutes les circonstances. (*Note du traducteur.*)

[1] Les sinus frontaux sont quelquefois oblitérés, ou du moins très peu développés, même chez les adultes. Ces conditions anatomiques expliquent en partie pourquoi chez certains malades le jet d'eau dirigé verticalement ne détermine aucune douleur.

La seringue nasale a une action plus énergique, ce qui doit souvent la faire préférer ; s'il existe des croûtes très adhérentes, on peut la munir d'un embout très pointu que l'on dirigera vers le point où elles siègent. Avec une extrémité courbe, on peut aussi irriguer le pharynx par la bouche (Stœrk).

L'extrémité de l'instrument peut être en *pomme d'arrosoir*, c'est-à-dire que l'embout est fermé à son extrémité et percé de nombreux petits trous sur ses parois (Trœltsch). La somme des diamètres de tous ces trous ne doit pas égaler ou surpasser la largeur du tube, car il n'y aurait pas de jet. Par ce procédé le liquide arrive également sur tous les points de la muqueuse du nez et du pharynx.

Pulvérisateur. — L'appareil de Richardson est bien supérieur à l'arrosoir. Trœltsch y a adapté un tube long de 11 centimètres, dont l'épaisseur est de 3 millimètres et le calibre de 1 millimètre à peine (fig. 39). Le

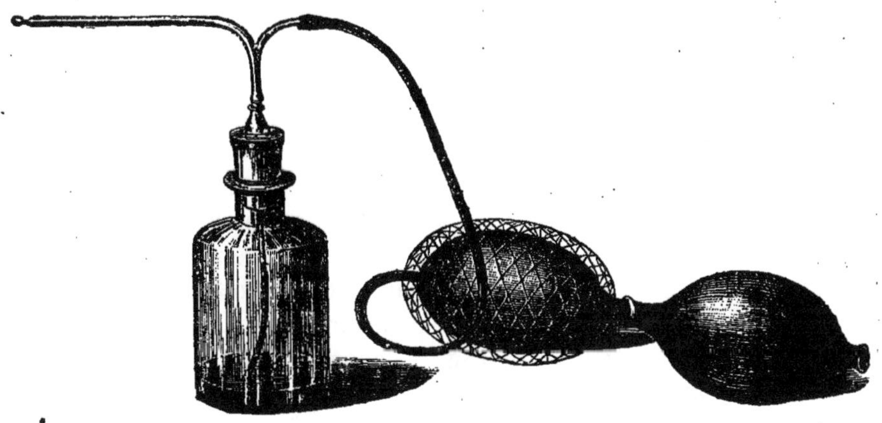

Fig. 39.

tube se bouchant souvent, on y passera de temps en temps un fil fin, ou on pulvérisera de l'eau pure. Le tube peut être introduit par le méat inférieur jusque dans le pharynx nasal à la manière d'un cathéter[1]. Si l'on veut surtout agir sur le pharynx nasal, on emploiera un embout coudé à angle droit qu'on peut introduire dans la bouche.

L'avantage de cet appareil est d'obtenir le liquide en nuage, et de diminuer les chances de pénétration dans l'oreille[2].

Procédé de Gruber. — Il nous faut mentionner encore un procédé indi-

[1] Le double tube que j'emploie consiste en un tube étroit de caoutchouc durci sur lequel on glisse un tube argenté. Après chaque séance, on plonge celui-ci dans l'eau bouillante et on le remplace par un autre.

[2] Cependant le liquide injecté dans le pharynx nasal a beau être en petite quantité, il peut encore en pénétrer une partie dans l'oreille. Un malade, en se pulvérisant dix gouttes de nitrate d'argent à un demi pour cent dans le pharynx nasal, fit un mouvement de déglutition. Immédiatement après, il ressentit de violentes douleurs dans l'oreille, et au bout de douze heures on constatait une collection purulente dans la caisse.

qué par Gruber, qui ne sert pas seulement au nettoyage de la cavité naso-pharyngienne, mais grâce auquel on peut faire pénétrer le liquide jusque dans la caisse.

Ce procédé consiste à boucher complètement une narine avec le bout olivaire d'une seringue contenant environ 70 grammes de liquide, tandis qu'avec le doigt on ferme l'autre narine en appuyant l'aile du nez contre la cloison. On injecte alors le liquide, le nez étant complètement fermé. Comme à ce moment le voile se relève, le liquide ne trouvant plus d'issue pénètre dans la trompe et de là dans l'oreille moyenne. Il doit être exclusivement réservé aux cas où la membrane est perforée de chaque côté; pour le traitement des otites moyennes sans perforation, c'est un procédé très dangereux et dont on ne peut prévoir les conséquences qui peuvent être, comme l'a observé Roosa, la suppuration de la caisse avec douleurs terribles, la perforation de la membrane, etc. Par contre, quand la membrane est détruite, son emploi est très rationnel pour chasser les sécrétions de dedans en dehors.

Si à l'aide de ces méthodes on se propose, outre le nettoyage des cavités, de modifier l'état de la muqueuse, on pourra employer des liquides faiblement astringents et même un peu frais. Il faut remarquer à ce propos que l'eau ordinaire ne peut s'employer, étant par elle-même légèrement irritante. Il faut y ajouter une faible quantité de sel de cuisine (une cuillerée à café par litre d'eau). Il faut mentionner encore le chlorate de potasse : de une à trois cuillerées à café par litre d'eau et, d'après Michel, plusieurs cuillerées à bouche (la solubilité du chlorate de potasse est de 1/19), ou le bicarbonate de soude lorsque les sécrétions sont très adhérentes. Un médicament légèrement astringent et en même temps excellent contre la mauvaise odeur est le permanganate de potasse en solution faible. On ajoute le médicament à l'eau jusqu'à l'apparition d'une coloration rouge.

Bains pharyngés. — Dans le but d'évacuer les sécrétions du pharynx nasal et de fortifier les muscles tubo-pharyngiens devenus insuffisants, Trœltsch recommande l'emploi des bains pharyngés. Voici la manière de les prendre : le malade ayant dans la bouche le liquide destiné au bain, renverse fortement la tête en arrière et le laisse tomber dans la moitié inférieure du pharynx. Par une forte contraction des muscles palato-pharyngiens le liquide est alors porté brusquement en haut, sans qu'il puisse pénétrer dans l'œsophage. Avec un peu d'habitude, on arrive à répéter plusieurs fois de suite cette manœuvre avec la même gorgée. S'il survient des nausées, on ajournera la séance. Certains individus le supportent mieux à jeun, d'autres après les repas, d'autres enfin ne le tolèrent pas du tout. En inclinant rapidement la tête au moment de la contraction des muscles, il n'est pas rare qu'une partie du liquide remonte dans le pharynx nasal et s'écoule par le nez. Ces bains ont sur les gargarismes ordinaires l'avantage de baigner une plus grande surface de la muqueuse et de fournir aux muscles du pharynx une gymnastique excellente. Ils déterminent quelquefois des accidents. Un de mes malades déclarait ne pouvoir les prendre, parce que les mouvements de la tête lui causaient de violents vertiges.

Ces bains s'administrent le matin et le soir. Dans un verre d'eau fraîche on met une demi à une cuillerée à café de chlorate de potasse ou de borax, quelques pincées de tannin, ou bien une à trois cuillerées à café d'eau-de-vie. Par contre, il faut éviter autant que possible l'alun, malgré son influence favorable sur la muqueuse, parce qu'il favorise la décomposition de la dentine, d'une façon, il est vrai, très variable suivant les personnes[1].

Instruments pour le pharynx nasal. — Ces instruments s'emploient contre la tuméfaction considérable de la muqueuse, les polypes et les végétations adénoïdes.

Il faut mentionner en première ligne les galvano-cautères, les uns plats ou cupuliformes, les autres en forme de cathéter (Jacobi), et l'anse galvano-caustique. Comme l'avait déjà recommandé Middeldorpf, on les applique froids sur le point à opérer, puis on les porte au rouge. Pour l'ablation des néoplasmes, il faut se rappeler qu'un fil épais et porté au rouge ne favorise pas l'hémorrhagie, tandis qu'un fil mince et chauffé à blanc la provoque facilement.

On introduit le cautère par le nez ou par la bouche. Les spéculums de Zaufal rendent de grands services quand on passe l'instrument par le nez, d'abord en lui frayant une voie, puis en protégeant les tissus sains.

Au lieu du galvano-cautère, on emploie principalement pour les petits polypes du nez un instrument analogue au polypotome de Wilde, dont le tube horizontal est très long (Zaufal). Pour les végétations adénoïdes du pharynx nasal très rapprochées des choanes, on peut se servir, outre les galvano-cautères, de la pince choanale en S de Stœrk. Pour les végétations situées plus en arrière, Lœwenberg et Catti ont donné presque en même temps une pince dont les mors sont, dans l'instrument de Lœwenberg, en forme de tenailles et coupants, dans celui de Catti en forme d'olive et cannelés à leur face interne. J'emploie la pince de Catti, mais en remplaçant les cannelures par des bords tranchants comme ceux de la curette (fig. 40). Cet instrument permet alors la section parfaite des tumeurs sans écrasement ni arrachement. Les végétations étant situées tantôt en arrière, tantôt en avant, on aura à sa disposition plusieurs pinces de différentes courbures, à angle aigu pour la région choanale, à angle droit et obtus pour la région moyenne et postérieure de la voûte.

On introduit ces pinces par la bouche jusque derrière le voile du palais, leur branche courbée étant tenue horizontalement, puis on les redresse et on les ouvre. Il n'est pas nécessaire d'opérer dans le miroir, il suffit de déterminer au préalable le siége des végétations par l'examen rhinoscopique, et de diriger ensuite l'instrument sur le point indiqué à

[1] L'alun renfermant de l'acide sulfurique à l'état de combinaison, le carbonate de chaux de la dentine est transformé en sulfate de chaux qui forme de petites taches blanchâtres nettement visibles à la surface des dents. La désagrégation de ces taches laisse à sa suite des cavités qui servent de points de départ à la carie. L'alun ne peut donc être employé à l'état liquide pour la bouche, il faut le réserver pour les insufflations pharyngées.

l'avance. Quelquefois la main qui opère a la sensation très-nette de ces tumeurs. Le seul danger est de blesser le voile du palais, accident qui peut survenir quand on opère sans précaution. Meyer emploie un couteau

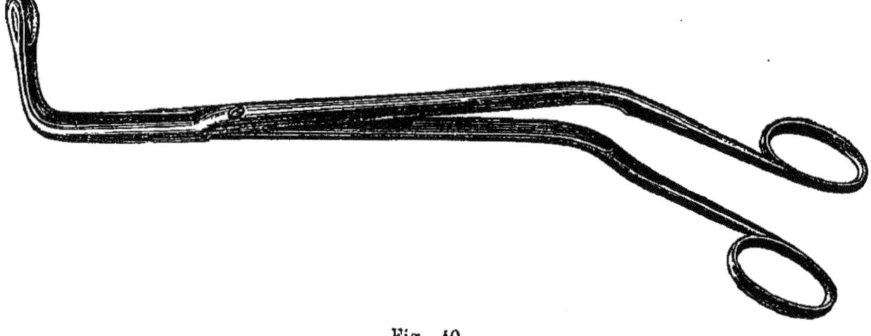

Fig. 40.

annulaire introduit par le nez dans la cavité nasopharyngienne. On peut encore sectionner les végétations avec un polypotome.

Pour les autres instruments, je renvoie aux traités et aux mémoires concernant le pharynx; je n'indiquerai pas ici le traitement de l'hypertrophie des amygdales.

Désinfection des instruments.

Bien que l'antisepsie chirurgicale soit aujourd'hui universellement adoptée, je crois utile de traiter brièvement cette question ici.

Parmi les instruments qu'emploie le médecin auriste, c'est le cathéter qui offre les plus grands dangers relativement à la contagion. Il est tout à fait insuffisant de le laver et de l'essuyer, ou même de passer une barbe de plume dans son intérieur. On sera mieux garanti contre les chances d'infection en le plongeant dans une solution antiseptique saturée, surtout dans une solution d'acide phénique, les parois internes de l'instrument étant bien baignées.

Je prépare cette solution de la manière suivante : j'agite de l'alcool absolu sur une certaine quantité de cristaux d'acide phénique, puis au bout de quelques jours je décante le liquide parfaitement saturé et le sépare des cristaux non fondus. C'est dans ce liquide que seront plongés les cathéters et tous les objets de caoutchouc, ainsi que les instruments tranchants; quand ils y ont séjourné quelque temps, on les lave à l'eau pure, après quoi on les essuie. De plus, on fait passer un courant d'eau tiède dans les cathéters.

L'antisepsie n'a pourtant pas pour effet, comme le montrent les nouvelles observations, de détruire les germes des bactéries, mais elle en empêche le développement « en leur enlevant par combinaison chimique certaines substances nutritives » (Waldstein)[1]. Pour ce motif on ne peut se contenter des moyens antiseptiques ordinairement employés, il faut porter les instruments à l'ébullition; « la chaleur humide est le seul procédé certain de désinfection » (Naegeli)[2]. L'ébullition elle-même ne détruit pas tous les germes, car les formes les plus inférieures des organismes et les germes offrent une grande résistance aux températures élevées dans les liquides. Ainsi, une courte ébullition ne tue pas les bactéries, elle leur fait seulement subir des modifications qui entravent leur développement en leur enlevant l'action nocive particulière qu'elles exercent sur l'homme (Naegeli). D'après

[1] *Contributions à l'histoire naturelle des bactéries. Virchow's Archiv*, LXXVII, 1879.
[2] *Végétaux inférieurs*, Munich, 1877, p. 210.

Waldstein et Bastian, une exposition prolongée à une température de 45 à 50 degrés centigrades avec addition d'une lessive de potasse amène la prolifération des bactéries. Naegeli a fait cette importante remarque que l'ébullition d'un liquide parfaitement neutre suffit à peine à détruire les germes; « plus la solution est acide, moins la température a besoin d'être élevée » (*loco citato,* p. 200). — Ce fait nous prouve qu'il est bon de faire bouillir pendant un quart d'heure ou une demi-heure les instruments dans un liquide fortement acidifié, et que cette méthode doit être préférée à tous les autres moyens antiseptiques.

Dans certains cas, l'ébullition prolongée pendant des heures ne donne pas encore de garantie contre l'infection : « La mort des germes ne suffit à produire une désinfection complète que lorsque les produits de décomposition ou le principe morbide ne peuvent pas engendrer la maladie sans leur concours, ainsi que cela a certainement lieu pour les contages et les miasmes. Il en est tout autrement pour la septicémie. Panum, en injectant un liquide putride qui avait bouilli pendant onze heures et dans lequel les germes avaient été certainement détruits, a vu se produire des phénomènes d'empoisonnement » (Naegeli, p 199). Donc, en pratique il est important de savoir que des instruments employés à des exercices opératoires sur le cadavre ou au traitement d'individus septicémiques ne sont pas désinfectés parce qu'ils ont séjourné longtemps dans un liquide bouillant et fortement acide.

L'ébullition n'étant possible que pour les instruments de métal ou de verre, on devra généralement les préférer à ceux de caoutchouc durci. Le séjour prolongé d'un cathéter dans l'eau bouillante rend superflue l'affectation spéciale d'un instrument pour chaque malade, cependant les syphilitiques doivent avoir des instruments particuliers ne servant que pour eux.

Dans le cas d'otorrhée on devra nettoyer avec un soin tout particulier les instruments. Les spéculums, les olives de l'otoscope, la canule du pulvérisateur, etc., devront être soumis à l'ébullition ou traités par l'acide phénique; ou les nettoiera intérieurement avec une petite brosse conique. Grâce au nettoyage antiseptique du ténotome, on observe bien plus rarement des phénomènes inflammatoires; ce nettoyage se pratique ainsi : on plonge l'instrument dans une solution saturée d'acide phénique, on l'essuie avec un morceau d'ouate, puis on le plonge dans une solution phéniquée à 2 pour 100 et on pratique l'opération sans l'essuyer. Enfin la seringue doit être fréquemment nettoyée. Qui n'a pas examiné une seringue ayant fait un long usage ne peut s'imaginer combien de saletés s'amassent autour du piston. Or, une seringue sale aura une très fâcheuse influence sur la plaie que l'on irrigue. Aussi doit-on la nettoyer au moins une fois par semaine; le piston sera plongé dans une solution phéniquée, puis essuyé avec soin, l'action prolongée de l'acide phénique rendant le cuir dur et cassant, et enfin on l'enduira d'huile fraîche.

Appareils acoustiques.

Dans les degrés élevés de surdité, ces appareils augmentent souvent notablement l'audition pour la voix ou du moins pour la musique. Ils servent en partie à renforcer le son, en partie à le transmettre plus directement. Dans ce dernier but, on se sert de conducteurs reliant le corps sonore au malade ; celui-ci le plus souvent tient ce corps conducteur (tige de bois, etc.) avec les dents ; c'est ainsi qu'on emploie un tuyau acoustique en tôle mentionné pour la première fois par Jorissen et Büchner (voir dans le traité de Rau).

Le tympan artificiel, comme l'a déjà fait observer Rau, doit être rangé parmi les conducteurs solides, puisqu'il sert à rétablir dans la caisse la conductibilité pour les sons.

Abraham a recommandé l'emploi de petits tubes que l'on place dans le conduit auditif ; ces instruments n'améliorent l'ouïe que lorsque le calibre du conduit est supprimé par suite de gonflement, d'épaississement, de relâchement des parois; celles-ci étant ainsi écartées l'une de l'autre, l'accès des ondes sonores est rétabli.

Pour capter le son, on employait autrefois diverses conques reliées au conduit auditif ou fixées derrière l'oreille; on avait aussi recours à certains procédés pour écarter le pavillon de la paroi du crâne et lui donner une position plus favorable à la réception des ondes sonores. Aujourd'hui on n'emploie plus ordinairement que les tuyaux acoustiques. Ils consistent généralement en un entonnoir récepteur du son, auquel s'adapte un tube conducteur terminé par une olive. Ces instruments de corne, de métal, de caoutchouc durci, etc., ont une forme très variable, en entonnoir, en trompette, en limaçon, etc. Les tuyaux de métal par leur grande résonance produisent souvent une sensation douloureuse dans l'oreille, et d'autre part le caoutchouc affaiblit trop le son. Le meilleur tuyau est, en général, celui que recommande de Trœltsch; il est long de près de 1 mètre et fait de cuir entouré d'un fil de fer en spirale ou en treillis: l'extrémité olivaire se place dans l'oreille du malade, l'interlocuteur parlant tout près de l'entonnoir[1].

L'avantage qui résulte du tuyau acoustique est très variable; tandis que beaucoup de sourds n'obtiennent aucune amélioration et sont obligés d'y renoncer à cause des bruits concomitants que l'instrument renforce désagréablement, il procure à d'autres une amélioration telle qu'ils peuvent prendre part à la conversation, écouter la musique, etc. Quelquefois l'amélioration ne se produit qu'avec un certain cornet acoustique, ceux d'une autre forme ou d'une autre substance n'ayant pas d'action sur la surdité du même individu. Je me souviens d'une femme presque totalement sourde qui, à l'aide d'un cornet métallique en forme de W, entendait la conversation à voix moyennement haute à une distance de quelques pieds, tandis qu'avec les cornets de toute autre forme elle n'entendait même pas la voix très-élevée.

Technique des autopsies.

Ablation du temporal. — *Méthode de Troeltsch.* — Pour enlever tout l'organe de l'ouïe sur le cadavre, on scie la calotte crânienne, on retire l'encéphale, on détache de chaque côté les parties molles attenantes aux parois du crâne, par conséquent la conque et une partie du conduit cartilagineux, et on désarticule le maxillaire inférieur. Alors on fait passer d'un côté à l'autre deux traits de scie convergeant vers la base du crâne, l'un commençant derrière l'apophyse mastoïde et se dirigeant obliquement en avant, l'autre commençant au milieu de l'arcade zygomatique et se dirigeant un peu en arrière. Après avoir détaché l'atlas de l'occipital et coupé les parties molles, on possède les deux oreilles avec le sinus transverse et la muqueuse du pharynx nasal jusqu'à la face antérieure de la colonne vertébrale. Pour combler le vide ainsi produit, on intercale une pièce de bois entre la face et l'occiput, on relève la peau avec le pavillon de l'oreille et on recout la peau.

[1] M. Constantin Paul a construit un tuyau acoustique pour l'audition binauriculaire. (*Note du traducteur.*)

Méthode de Wendt. Wendt évite le délabrement des parties exposées à la vue. Après avoir détaché la calotte crânienne, il enlève au ciseau la partie postérieure de l'apophyse crista-galli, puis introduit en ce point une scie en pointe qu'il conduit jusqu'au grand trou occipital suivant un arc de cercle rencontrant le conduit auditif osseux tout près de la membrane tympanique. Outre l'organe de l'ouïe, on obtient ainsi tout le pharynx nasal.

Méthode de Schalle. Ce procédé excellent permet l'examen du pharynx nasal et des deux oreilles sans délabrement extérieur ; on le trouvera décrit en détail dans les *Archives de Virchow* (1877, LXXIe vol.).

Préparation du nez et du pharynx nasal. — Pour étudier ces cavités il faut deux crânes que l'on sciera, l'un longitudinalement, l'autre transversalement ; si l'on n'en a qu'un, on préférera la section longitudinale. Dans le nez on étudiera la muqueuse, les trois cornets et les sinus ; dans le pharynx nasal, l'orifice de la trompe, la fossette de Rosenmüller et la tonsille pharyngienne.

Préparation du conduit auditif et de la face externe de la membrane tympanique. — Le temporal étant fixé dans un étau, on enlève avec la scie l'écaille et les racines de l'apophyse zygomatique près de la scissure de Glaser ; on fait sauter la paroi inférieure du conduit osseux et cartilagineux jusqu'à la membrane, pour étudier la direction du conduit et la position horizontale de la membrane (Hyrtl). Les incisures de Santorini apparaîtront très nettement après l'ablation des parties molles recouvrant la paroi cartilagineuse antérieure du conduit. Des coupes transversales pratiquées dans le conduit indiquent la forme et les rapports de la paroi membraneuse et de la paroi cartilagineuse de la portion externe du conduit.

Préparation de la caisse et de la face interne de la membrane tympanique. — Pour étudier la caisse en ménageant les parties qu'elle renferme, on ouvre la voûte du tympan soit avec un ciseau, soit avec des pinces incisives dans ses parties transparentes, en évitant avec soin d'atteindre l'articulation du marteau avec l'enclume. Une fois ce trou pratiqué, on peut enlever graduellement le restant de la voûte, et l'on voit alors toute la caisse avec la chaîne des osselets. On étudiera facilement le muscle tenseur de la membrane tympanique et ses rapports avec la trompe en faisant sauter la paroi supérieure de la portion osseuse de la trompe. On peut diviser la préparation en deux moitiés, l'une contenant la membrane avec le marteau et l'enclume, l'autre l'étrier avec la paroi tympanique ; il faut alors commencer par couper le muscle tenseur et désarticuler l'enclume de l'étrier, puis sous le contrôle de l'œil on fait passer verticalement une scie par les parois antérieure et postérieure de la caisse entre l'os lenticulaire de l'enclume et la tête de l'étrier. Cette préparation est très instructive.

Pour étudier l'orifice tympanique de la trompe et l'abouchement de l'antre mastoïdien dans la caisse, on fait une coupe transversale de dehors en dedans passant au devant du marteau ; on voit ainsi en même temps les trois osselets dans leurs rapports et l'insertion des muscles intrinsèques de l'oreille.

Préparation de la membrane et de la caisse du tympan chez les nouveau-nés. — Pour mettre la membrane à découvert, on coupe les parties molles situées au-dessus du méat, on glisse un des mors des cisailles sous le périoste, puis, saisissant entre les mors toutes les parties molles, on détache lentement tout le revêtement de la région temporale et maxillaire à l'aide de mouvements de rotation. Presque toujours on détache ainsi le conduit membraneux de l'anneau tympanique, de sorte que la membrane est complètement mise à découvert. Les mêmes cisailles servent à détacher l'anneau tympanique ; après avoir coupé le tendon du muscle du marteau il est facile de diviser la caisse en une partie externe et une partie interne.

Préparation de la trompe et de ses muscles. — On prépare la trompe en allant de l'orifice pharyngien vers sa portion osseuse ; il faut fendre longitudinalement sa portion membraneuse pour en étudier la face interne ; quant à la portion osseuse, c'est par la voûte du tympan qu'on l'ouvrira le mieux (voy. plus haut). Par des coupes transversales à travers la portion membrano-cartilagineuse (Rüdinger), on étudiera bien le cartilage, ses rapports avec la paroi membraneuse, etc. De tous les muscles de la trompe, c'est le tenseur du voile qui réclame le plus de soin pour sa préparation. Comme il recouvre la face antérieure de la trompe dans sa plus grande étendue, il faut scier transversalement les fosses nasales, près de l'extrémité postérieure du troisième cornet ; on atteindra le tenseur du voile en se rapprochant de la trompe graduellement et avec prudence. Lorsque l'on a mis à découvert ses fibres, on suit son tendon autour du crochet ptérygoïdien jusqu'à l'aponévrose de la voûte palatine. L'élévateur du voile est beaucoup plus facile à préparer. Après avoir fendu le plancher de l'orifice pharyngien, on cherche le muscle au-dessous et on le suit d'une part en haut le long du plancher tubaire jusqu'au canal carotidien, d'autre part en bas jusque dans le voile du palais. Pour mettre à jour le ligament salpingo-pharyngien découvert par Zuckerkandl, on détache la muqueuse du cartilage tubaire postérieur et l'on enlève la graisse que l'on rencontre souvent entre les fibres du ligament.

Préparation de l'apophyse mastoïde. — Cette préparation que l'on pratique chez l'adulte se fait principalement par une section transversale et une section longitudinale de l'apophyse. La seconde, qui rencontre la paroi postérieure du conduit, en montre la relation topographique avec les cellules mastoïdiennes.

Préparation du labyrinthe. — C'est là le point le plus difficile dans l'étude de l'oreille. Chez les nouveau-nés on la réussit plus facilement que chez l'adulte. Chez eux, en effet, le canal demi-circulaire vertical apparaît nettement sur la face postérieure du rocher, ainsi que le canal horizontal qui fait un bourrelet saillant en arrière et au-dessus de la fenêtre ovale. C'est en ces points que l'on ouvre les canaux demi-circulaires ; on les suit jusqu'au vestibule, de façon à bien voir leur forme et leur embouchure dans cette cavité. C'est par les fenêtres que l'on attaquera le limaçon avec le plus de facilité, et l'on mettra les rampes à nu en faisant sauter la coque osseuse. Les préparations par corrosion (Hyrtl) donnent avec la plus grande exactitude la forme du limaçon et des canaux demi-circulaires. Pour obtenir ces organes chez les adultes avec une exactitude aussi grande que possible sans recourir à la corrosion, j'injecte dans le labyrinthe un liquide fortement coloré dont la matière colorante puisse facilement être enlevée par l'eau (une solution aqueuse de carmin, saturée, par exemple). Je pratique l'injection sur des préparations sèches, par la fenêtre ronde ordinairement, et je m'arrête quand le liquide ressort par le méat auditif interne et les deux aqueducs ; avec différentes limes, des cisailles fines et un couteau pour les os, on enlève avec précaution le tissu osseux qui enveloppe le labyrinthe, jusqu'à ce que, à travers la paroi devenue mince comme du papier, on voie par transparence la matière colorante déposée dans les canaux de l'oreille interne. On plonge alors la préparation dans l'eau qui rend aux parties, en entraînant la matière colorante, leur aspect normal.

Le vestibule se prépare en faisant sauter sa paroi externe à l'aide d'un instrument introduit dans la fenêtre ovale ; on trouvera facilement les cinq orifices des canaux demi-circulaires placés en arrière, la rampe du vestibule dirigée en avant, puis la pyramide, etc.

Le méat auditif interne s'étudie principalement bien chez le nouveau-né à cause de sa faible profondeur ; sans enlever les parois osseuses on voit très bien sur le plancher ses différentes parties et ses canaux. A l'état frais on peut suivre le facial et les branches du nerf auditif en ouvrant les canaux avec le ciseau ou la pince.

Enfin, on peut obtenir le canal de Fallope sans grande difficulté, comme le labyrinthe, en le sculptant pour ainsi dire dans l'os après injection d'un liquide coloré.

DIVISION DE L'ORGANE DE L'OUIE

Au point de vue anatomique, l'organe de l'ouïe se divise en : oreille externe, oreille moyenne et oreille interne. L'oreille externe comprend le pavillon et le conduit auditif; l'oreille moyenne, la caisse, la trompe d'Eustache et la portion mastoïdienne. La membrane tympanique, qui sépare l'oreille externe de l'oreille moyenne, doit être selon moi, si l'on se rapporte à son développement, considérée comme commune à ces deux parties de l'organe. Enfin l'oreille interne comprend le labyrinthe et le nerf acoustique : le labyrinthe se compose du vestibule, du limaçon et des canaux demi-circulaires.

Au point de vue fonctionnel, l'oreille externe et l'oreille moyenne doivent être envisagées comme un appareil de transmission, et l'oreille interne comme l'organe de la perception des sons et de la statique, l'appareil nerveux terminal du limaçon et peut-être aussi le saccule et l'utricule servant à la perception des sons, et l'appareil vestibulaire des canaux demi-circulaires représentant l'organe de l'équilibre. Pour ces motifs, à l'expression généralement employée d'organe des perceptions sonores j'ai substitué celle d'organe des perceptions sonores et de la statique.

C'est P. Niemeyer et Breuer qui ont proposé les premiers les expressions de « sens de la statique » et d' « organe de la statique » pour l'appareil vestibulaire de l'oreille. Il est vrai que l'on peut objecter, suivant la remarque de Breuer, que le mot « statique » ne rappelle nullement la fonction la mieux démontrée de l'appareil vestibulaire, c'est-à-dire celle de la sensation du mouvement. Mais, comme le mot « statique » dans le langage médical exprime aussi la conservation de l'équilibre, l'expression « organe du sens statique » implique aussi l'idée d'organe de l'équilibre, avec cette restriction qu'il ne s'agit que de perceptions, perceptions se faisant dans un organe fonctionnant concurremment avec les sens de la vue et du toucher.

CHAPITRE PREMIER

PAVILLON DE L'OREILLE

A. — Anatomie et Physiologie.

I. **Anatomie.** — Le pavillon de l'oreille est un fibro-cartilage qui forme avec les parois latérales du crâne un angle d'environ 45 degrés ; il se prolonge sous forme d'entonnoir dans le conduit auditif externe. Sa face interne est convexe et sa face externe concave ; toutes deux offrent un grand nombre de saillies et de dépressions ; celles de la surface externe ont reçu des noms particuliers (voy. fig. 41).

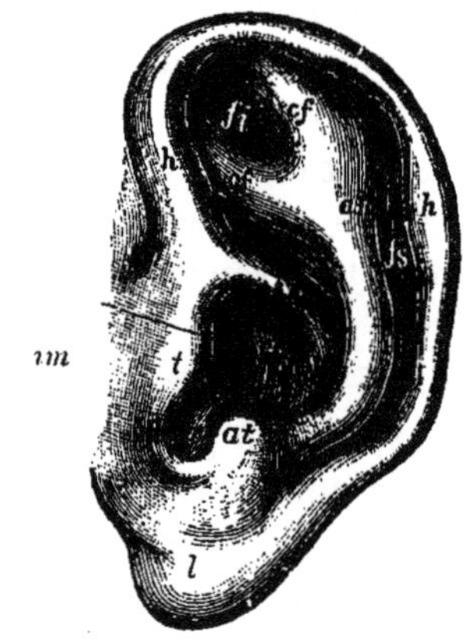

Fig. 41.

ah, Anthélix. — *at*, Antitragus. — *c*, Fossette de la conque (*concha*). — *cf*, Crura furcata. — *f i*, Fossette intercrurale. — *fs*, Fossette scaphoïdienne. — *h*, Hélix. — *i*, Incisura intertragica. — *im*, Entrée du méat auditif externe. — *l*, Lobule. — *sh*, Racine de l'hélix (*spina helicis*). — *t*, Tragus.

La peau qui revêt la conque est intimement unie au périchondre sur la face externe, plus lâchement unie au contraire sur la face interne où l'on peut même déterminer des plis. Le gonflement du pavillon sera donc toujours beaucoup plus marqué en dedans. L'extrémité de la conque est constituée par un appendice cutané, le lobule. Cet appendice renferme en haut un petit prolongement cartilagineux, la queue de l'hélix, qui naît au point de réunion de l'anthélix et de l'antitragus et se porte de haut en bas.

Dimensions et forme. — Après la naissance la conque croît rapidement, de sorte que dans les premières années de la vie elle a des dimensions très variables ; elle est quelquefois déjà très développée chez le nouveau-né. Les différences qu'elle offre chez les adultes sont purement individuelles ou bien dépendent du sexe et de la race : c'est ainsi que les Bochimans ont les oreilles très grandes, les Mongols très écartées, les Kalmouks recourbées en avant (Fr. Müller, *Ethnographie générale*, 1873), etc.

Le pavillon ne renferme que des *glandes* sudoripares isolées (Schweigger-Seidel), tandis qu'à sa face antérieure le derme renferme des follicules sébacés et pileux en grand nombre. Sur le tragus, les *poils*, principalement chez les individus âgés, deviennent très longs et très épais et forment alors de véritables touffes (hirci).

Les *muscles* du pavillon ne sont qu'exceptionnellement capables de l'entraîner en avant ou en arrière et ne peuvent jamais en produire le redressement, le seul mouvement qui d'après Darwin serait utile à la fonction de l'ouïe. Les muscles auriculaire supérieur ou élévateur, auriculaire antérieur ou abducteur, auriculaire postérieur ou adducteur, agiraient sur l'ensemble du pavillon. Quant aux muscles intrinsèques qui s'insèrent les uns à la face externe du pavillon (grand et petit muscle de l'hélix, muscle du tragus et muscle de l'antitragus), les autres à la face interne (muscle transverse et muscle oblique de l'auricule), leur contraction aurait pour résultat de modifier la forme du pavillon. Quelques-uns se contractent involontairement et ces mouvements involontaires sont souvent marqués pendant que l'on écoute (Yung).

Vaisseaux et nerfs. — Les *artères* viennent de la carotide externe, l'artère auriculaire postérieure fournissant à la face interne, la temporale superficielle à la face externe : en outre, des rameaux perforants font communiquer leurs subdivisions.

Les *veines* se jettent dans la veine temporale, la veine faciale et la veine jugulaire externe.

Les *nerfs* proviennent du trijumeau, du facial, du pneumogastrique, de la branche auriculaire et sous-occipitale du plexus cervical et du grand sympathique.

Outre le grand sympathique, on rencontre des nerfs vaso-moteurs dans le grand et le petit nerf auriculaires du plexus cervical (Schiff, Snellen), et dans le nerf facial.

La section du grand sympathique ou l'extirpation du ganglion cervical supérieur produisent l'hyperémie du pavillon avec une élévation de température de 5 à 9 pour 100 (Schiff, Callenfels). L'inflammation expérimentale disparaît plus vite sur l'oreille opérée que sur l'autre (Snellen). Les effets de la section du nerf décroissent peu à peu. L'hypertrophie des ganglions lympathiques qui accompagne quelquefois les maladies des voies respiratoires peut, par la compression du grand sympathique, provoquer l'hyperémie passagère ou persistante de l'oreille du même côté (L. Fleischmann). J'ai observé avec cet auteur quelques cas confirmant tout à fait cette manière de voir. L'irritation du rameau auriculo-temporal du trijumeau provoque quelquefois chez les lapins une violente inflammation du pavillon suivie au bout de quelques jours d'une inflammation sympathique de l'autre oreille (Samuel).

Développement. — Le pavillon de l'oreille apparaît d'abord sous la forme d'un petit bourrelet à la partie postérieure de la fente auriculaire externe (Schenk). Les différentes parties sont déjà distinctes sur un embryon long de 1 centimètre, alors que le pied n'est pas encore formé (Löwe). Au cinquième mois de la vie fœtale apparaissent les premières fibres élastiques au milieu du cartilage hyalin (Rabl-Rückhard).

II. **Physiologie.** — Beaucoup d'auteurs refusent au pavillon toute influence sur la fonction de l'ouïe, tandis que d'autres le regardent comme conducteur du son (Rinne), condensateur (Savart) ou résonnateur pour les sons élevés (Rinne, Mach). Lorsque l'on déplace l'auricule par rapport à la source sonore, il en résulte une modification du timbre qui, d'après Mach, a une grande influence sur l'appréciation de la direction du son. Rinne a constaté qu'en remplissant la conque la perception diminuait de 3 pieds pour la montre.

Au point de vue des actions réflexes, il est intéressant de rappeler que les cautérisations superficielles de l'auricule, principalement au niveau de la racine de l'hélix, ont une influence très favorable sur la sciatique (Hippocrate, Malgaigne, Pugno). Le réflexe peut également se produire sur le nerf acoustique. C'est ainsi qu'un frottement exercé sur le tragus pourra donner naissance à des bruits subjectifs et même, plus rarement, il est vrai, à un son musical (Cas de Zaufal, ut^5). Le réflexe peut aussi porter sur la fonction de l'ouïe. J'ai observé un cas dans lequel une forte pression sur le tragus améliorait passagèrement l'audition de 2 centimètres pour la montre.

B. — Pathologie.

I. — Anomalies.

Pendant le développement de l'oreille, il peut se produire des anomalies par excès ou par défaut. Exceptionnellement, ces anomalies sont limitées à la conque ; elles s'étendent ordinairement au conduit auditif et à la caisse et quelquefois à quelque autre partie du corps. Dans les cas d'hydrocéphalie survenant pendant la vie fœtale, l'auricule, d'après Buhl et Hubrich, s'arrête presque toujours dans son développement.

Anomalies par défaut. — L'absence complète de tout le pavillon est excessivement rare ; il est ordinairement représenté par un petit cartilage ou un simple repli cutané ; par contre, on voit souvent manquer complètement ses différentes parties, l'hélix, l'anthélix, le lobule, etc.

Anomalies par excès. — Tantôt le pavillon est double, tantôt certaines de ses parties ont subi un développement exagéré, comme le lobule ; tantôt enfin on trouve dans son voisinage des saillies cartilagineuses ou cutanées, principalement en avant du tragus (annexes du pavillon, Virchow).

Anomalies de grandeur et de forme. — Ces anomalies sont très fréquentes. Ainsi l'un des pavillons, ou tous les deux, sera plus petit ou plus grand que d'ordinaire, ou bien il présentera une courbure supérieure, postérieure ou antérieure. Cette dernière disposition est très marquée chez les jeunes embryons humains.

Anomalies de position. — Il faut mentionner les auricules qui s'insèrent sur la joue, l'épaule, le cou, etc., et celles qui, tout en étant dans leur situation normale, sont complètement renversées.

Anomalies de connexion. — Elles comprennent les adhérences des différentes parties du pavillon avec la peau environnante, la division du lobule ou de toute la conque en deux parties (Löffler). Cette anomalie désignée par Lincke sous le nom de *coloboma auris* répond au développement primitif de la conque aux dépens de deux masses distinctes.

Traitement. — Il est difficile de remédier aux anomalies par défaut, et il faut se borner le plus souvent à cacher la difformité à l'aide d'une coiffure convenable, ou bien à appliquer un pavillon artificiel en carton. Les parties supplémentaires ou anormalement développées peuvent être enlevées chirurgicalement.

II. — Solutions de continuité.

Elles comprennent, en dehors des lésions ulcéreuses, les blessures par section, arrachement, etc. Un certain nombre d'observations prouvent que la réunion d'un fragment complètement détaché peut très bien réussir.

Parmi les blessures les plus fréquentes, on compte la perforation du lobule si commune chez les femmes de nos pays et les peuplades sauvages. Cette opération, qui produit ordinairement une plaie insignifiante, peut dans quelques cas rares, par suite de la longueur anormale de la queue de l'hélix, donner lieu à une inflammation étendue (Gruber). Les Cafres ont une façon curieuse d'utiliser leurs lobules : après les avoir perforés, ils placent dans l'un d'eux leur tabatière consistant en un morceau de roseau creusé, et dans l'autre une petite cuiller d'ivoire servant à prendre le tabac (Fr. Müller).

III. — Maladies des follicules sébacés.

Ces follicules sont particulièrement nombreux sur la surface externe de la conque : aussi y observe-t-on du *milium*, des *comédons* et de la *séborrhée*. Dans ce dernier cas, la conque se recouvre tantôt d'une couche de graisse sale (séborrhée fluente, s. oleosa, Hebra), tantôt de pellicules semblables à de la farine (séborrhée sèche, s. sicca, Hebra)[1]. L'absence d'humidité, de démangeaison et d'infiltration de la peau, établit le diagnostic différentiel entre ces affections et l'eczéma (voy. p. 79).

[1] D'après les dernières recherches, il est fort possible que la séborrhée sèche ne soit autre chose qu'une desquamation épidémique exagérée, un pityriasis.

Traitement. — Au régime reconstituant souvent nécessaire (nourriture tonique, quinquina, fer) on joindra les embrocations huileuses, les lavages au savon suivis d'onctions avec un corps gras. Contre les formes invétérées, Wilson et Hebra recommandent l'arsenic joint au fer, naturellement lorsqu'il y a dyscrasie correspondante. Voici une formule commode pour prendre en même temps ces deux médicaments : Teinture de malate de fer, 50 grammes; eau distillée de menthe poivrée, 100 grammes; solution arsénicale de Fowler, 3 grammes. Mêlez. Tous les jours, pendant plusieurs mois, une cuillerée à soupe avant le repas.

IV. — Hyperémie et hémorrhagie.

1. **Hyperémie.** — Tantôt active et due à l'exagération de la circulation artérielle, elle peut être passive et résulter de l'arrêt du sang. Elle peut aussi provenir d'une paralysie ou d'une parésie du grand sympathique (voy. plus haut) ou des vaso-moteurs provenant du plexus cervical. Un de mes malades était atteint d'une névrose de ce plexus; pendant longtemps il survint tous les soirs régulièrement une douleur dans la moitié droite de la nuque, qui durait plusieurs heures. Elle s'étendait en avant et en haut jusqu'au pavillon de l'oreille, et s'accompagnait d'une rougeur intense des parties.

2. **Hémorrhagie. Othématome.** — L'épanchement de sang dans l'épaisseur du pavillon, épanchement désigné sous le nom d'othématome (Weiss), présente un intérêt particulier. Cette affection décrite pour la première fois par Bird (1833) est caractérisée par la présence de sang entre les lamelles du cartilage, plus rarement entre le cartilage et le périchondre (Haupt); de là, il peut s'étendre en dehors jusque dans le tissu conjonctif.

Le *siège* en est limité aux parties antéro-supérieures du pavillon, et la tumeur n'atteint que rarement le conduit auditif. D'après Rau, elle pourrait aussi apparaître à la face interne.

Le *développement* en est le plus souvent brusque et peut dépasser en quelques heures la grosseur d'une noix.

La *surface* varie d'aspect suivant les éléments qui recouvrent la collection sanguine : ainsi la tumeur sera lisse et arrondie, si elle est recouverte par la peau et le périchondre décollé, ou par la peau seule, après rupture du périchondre. Si le sang est épanché entre les lamelles du cartilage, la surface sera plus ou moins irrégulière.

La *couleur* du revêtement cutané varie également; elle pourra rester normale, si le sang est profondément placé; elle sera d'un rouge sombre ou bleuâtre, si le sang arrive jusque sous la peau.

Le *contenu* est liquide dans les premiers jours; plus tard la matière colorante se dépose sur les parois de la cavité que remplit alors un sérum rougeâtre ou jaunâtre comme les kystes hématiques. Si l'épanchement est abondant, le sang peut se coaguler et former un caillot.

Étiologie. — Autrefois on croyait à tort que cette maladie survenait exclusivement chez les aliénés. Aujourd'hui on distingue l'othématome spontané et l'othématome traumatique.

L'*othématome spontané* est préparé par des altérations du cartilage, altérations récemment étudiées par Gudden, Meyer, etc. D'après les recherches de ces auteurs, le cartilage subit de nombreuses altérations chez les vieillards. Il est crevassé et criblé de cavités remplies d'un liquide muqueux ; la substance fondamentale est parcourue par de gros vaisseaux capillaires et par des tractus conjonctifs très vasculaires (Parreidt, Gudden). D'après Meyer, ce crevassement et ce ramollissement du cartilage, cette chondromalacie est de règle après la cinquantième année et peut même survenir plus tôt, principalement chez des individus atteints de tuberculose et de carie. On comprend combien ces modifications prédisposent aux tumeurs sanguines, et avec quelle facilité, grâce à la friabilité des tissus, le sang peut se frayer un chemin entre les lamelles du cartilage.

Othématome traumatique. — Étant donné ces altérations, la moindre violence devrait pouvoir produire l'hémorrhagie ; cependant l'observation prouve que même chez les vieillards une violence considérable ne la détermine que rarement. Chez les animaux également, il faut que le traumatisme soit très violent, et, comme l'a observé Hasse, la tumeur n'apparaît parfois qu'au bout de plusieurs jours.

Cependant cette affection, plus fréquente chez les aliénés, ne peut pas être exclusivement rapportée à une altération des tissus symptomatique d'une lésion du système nerveux ; elle est certainement liée à des traumatismes. Un fait qui vient à l'appui de cette opinion, c'est que la lésion est plus fréquente du côté gauche, côté qui est le plus exposé aux voies de fait (Hasse).

Le fait suivant prouve combien on peut facilement se tromper sur la véritable cause de ces tumeurs : chez une femme, une bosse sanguine, de la grosseur d'une noix, d'une couleur bleuâtre, occupait la face externe du pavillon, sans aucune trace de traumatisme. D'après la malade, la tumeur était apparue spontanément quelques jours auparavant. Or nous apprîmes plus tard que l'hématome provenait d'une morsure et que quelques mois auparavant la même lésion avait été produite par la même cause sur l'autre oreille et avait disparu sans laisser de traces.

Les *symptômes subjectifs* sont rarement très marqués dans l'hématome spontané ; c'est le plus souvent une sensation de chaleur et de cuisson que les malades ressentent ; dans l'hématome traumatique, les douleurs peuvent être plus vives.

Quant à la *marche*, on voit la tumeur disparaître peu à peu, tantôt sans laisser après elle de modifications appréciables à la vue, tantôt en laissant des altérations du cartilage et de la peau d'où résultent des difformités considérables, épaississement, cassures, etc. Les mutilations d'oreilles que l'on trouve sur les statues romaines et principalement sur celles des lutteurs au pancrace (Gudden), ne sont pas dues à des dégradations; les oreilles ont été ainsi faites pour caractériser les grands lutteurs.

La fonte putride de l'hématome (Gruber) constitue une terminaison exceptionnelle de la maladie.

Le *traitement* se borne souvent à l'expectation ou bien à l'emploi d'une compression légère et à l'application de compresses d'eau froide. Si la tumeur est très grosse, on pourra évacuer le sang avec un trocart; l'incision du foyer provoque quelquefois une violente inflammation accompagnée de vives douleurs.

V. — Herpès.

Sur le pavillon de l'oreille, l'herpès apparaît le plus souvent sous forme de petits nodules ou de petites vésicules irrégulièrement disséminées.

Tandis que l'herpès commun doit être le plus souvent envisagé comme une simple dermatite, le zona de l'oreille, l'herpès zoster auriculaire est symptomatique d'une névrite et suit le trajet de certains rameaux nerveux, principalement du grand nerf auriculaire fourni par la troisième branche cervicale, et du nerf auriculo-temporal fourni par la troisième branche du trijumeau. Dans le premier cas, l'éruption occupe la face interne du pavillon et l'entrée du méat, dans le second elle occupe la face externe et le bord antérieur du conduit auditif.

Symptômes. — L'herpès se déclare très souvent dans le cours d'une névralgie et s'accompagne quelquefois d'un mouvement fébrile. Il suit une marche aiguë : en général, au bout de quelques jours, apparaissent des croûtes qui exceptionnellement laissent après elles des cicatrices plates.

Le *traitement* local est l'expectation : on saupoudre les parties atteintes avec de la poudre d'amidon.

VI — Eczéma.

L'eczéma de l'oreille est une maladie très fréquente, comme dans les autres parties du corps, il peut être aigu ou chronique. L'*eczéma aigu* est caractérisé par une rougeur intense, le gonflement de la peau, et l'exsudation d'un liquide séreux parfois sanguinolent, qui soulève l'épiderme en vésicules ou bien le fait tomber, s'il est sécrété en grande quantité. Dans ce dernier cas, le derme rouge et mis à nu se recouvre de croûtes résultant de la coagulation de l'exsudat, qui, souvent prises sur l'oreille pour des noli me tangere, peuvent acquérir un volume considérable et offrir l'aspect de véritables stalactites.

L'*eczéma chronique* donne lieu à une infiltration notable de la peau d'où peut résulter une véritable déformation de la conque; dans d'autres cas on observe comme symptômes principaux : une desquamation épidermique énorme et des fissures du derme de profondeur variable.

Localisation. — L'eczéma occupe la surface entière ou seulement quelques points du pavillon. C'est surtout au point d'attache du pavillon que l'eczéma a coutume de se localiser, soit sous forme d'intertrigo caractérisé par la rougeur et l'humidité de la peau, soit sous forme de rhagades (fissures à fond rouge, dénudé, suintant). La fossette de la conque est encore un siège fréquent d'eczéma partiel.

Symptômes subjectifs. — Chaleur, brûlure, démangeaison, tension des parties, tels sont les symptômes de l'eczéma aigu; ils existent, mais à un degré plus faible, dans l'eczéma chronique.

Étiologie. — Comme partout ailleurs, l'eczéma de l'oreille est primitif, consécutif, ou constitue une manifestation partielle d'un eczéma généralisé. Dans beaucoup de cas, il est sous l'influence manifeste d'un état général.

Diagnostic. — Avec Auspitz, disons qu'il est le plus souvent très facile de distinguer l'eczéma de l'oreille des autres affections cutanées. Dans l'eczéma squameux les écailles, et dans l'eczéma aigu les croûtes pourraient faire penser à la *séborrhée;* mais l'erreur sera facile à éviter, si l'on considère l'état du derme qui est gras, onctueux, dans la séborrhée humide, excorié et épais dans l'eczéma. Il faut aussi savoir que les deux maladies peuvent coïncider.

Pour le *psoriasis*, on sait que la base des plaques psoriasiques saigne facilement, et l'on rencontre en général d'autres plaques dans les parties pileuses de la tête. Il est vrai que la maladie peut se limiter au pavillon de l'oreille, qui est alors pris dans sa totalité avec le conduit auditif (Hebra).

Marche. — L'eczéma aigu peut disparaître en quelques heures ou en quelques jours, mais il a une grande tendance à récidiver. L'eczéma chronique est ordinairement excessivement tenace.

Traitement. — Outre les médicaments internes dirigés contre les affections coexistantes des autres organes, il en est qui s'adressent spécialement à l'affection de l'oreille, comme l'arsenic (voy. p. 77), qui rend de grands services. Mais ordinairement un traitement local bien dirigé est parfaitement suffisant.

Dans l'*eczéma aigu*, on mettra les parties malades à l'abri de l'air, par exemple, à l'aide de poudres comme la poudre de riz, les substances grasses n'étant pas toujours bien supportées. On traitera les points excoriés avec des solutions astringentes faibles, sulfate de zinc, acétate de plomb, etc. (Auspitz).

On fera tomber les croûtes à l'aide de corps gras : onguent diachylon (Hebra), huile d'amandes douces et toutes les huiles non rances. Il est très important qu'elles agissent longtemps sur les points malades; on remplira toutes les dépressions avec des tampons trempés dans la graisse et on en tassera un certain nombre contre le point d'attache du pavillon atteint d'eczéma. Il sera bon de passer un mouchoir autour des oreilles de manière à les maintenir appliquées contre la tête. Les compresses froides ne sont utiles que dans les cas d'inflammation intense et douloureuse de la peau.

L'*eczéma chronique* réclame une application prolongée des corps gras. En dehors de l'onguent diachylon et d'un grand nombre de graisses inertes, on obtient souvent de très bons résultats d'un onguent au sulfate de zinc (2 à 5 pour 30). Contre l'eczéma squameux, je me suis bien trouvé d'un onguent au précipité jaune (préc. jaune, 0, 1, onguent émollient ou vaseline pure, 10) appliqué après la chute des croûtes.

La vaseline peut aussi s'employer seule; c'est un carbure d'hydrogène absolument inodore que l'on extrait du pétrole et qui ne subit jamais de décomposition. Il est vrai qu'il n'a pas l'action favorable de la graisse.

Lorsque l'eczéma chronique produit une tuméfaction douloureuse, les douches en pluie, au nombre de 2 ou 3 par jour, amènent un soulagement notable. Dans les formes invétérées, on peut pratiquer des badigeonnages une ou deux fois par jour avec l'huile de bouleau ou de cade. Si le malade se refuse à ce traitement, on remplacera ces préparations par l'huile phéniquée au 1/20. Le savon mou n'est recommandé par Auspitz que pour nettoyer l'oreille une fois par jour avec un morceau de flanelle. Le nitrate d'argent en substance est excellent contre les rhagades et contre l'eczéma squameux.

VII. — Congélation.

Le plus ordinairement, la congélation se manifeste par une simple rougeur de la peau ou des petites nodosités livides qui pâlissent sous le doigt et provoquent par moment de violentes démangeaisons avec sensation de brûlure. Il est rare de voir aller la maladie jusqu'à la pustule et à l'ulcération, qui souvent sont suivis de guérison spontanée. Dans les formes graves on peut observer la chute du pavillon tout entier (Malfatti). La tendance aux engelures est tout individuelle; elle est fréquente dans la chlorose et le lymphatisme (Hebra).

Le *traitement* se borne souvent à des frictions dans le but de rétablir la circulation. On traitera les nodules par des badigeonnages de teinture d'iode, les acides végétaux ou l'hypochlorite de chaux liquide. Rust recommande l'acide nitrique mélangé à l'eau cinnamique par parties égales. J'ai obtenu de très bons résultats par des badigeonnages avec la gutta-percha blanche dissoute dans le chloroforme, ou le collodion élastique. Il est bon d'ouvrir les bulles et d'en cautériser le fond (Hebra).

VIII. — Inflammations phlegmoneuses.

Elles sont diffuses ou circonscrites. Le phlegmon diffus est caractérisé par une rougeur considérable, profonde, ne disparaissant pas sous le doigt, par élévation de la température, le gonflement et la tension de la peau. Bientôt les sillons s'effacent et le tissu conjonctif se tuméfie au point d'acquérir une épaisseur double et triple, de sorte que le pavillon devient informe. Par contre, quand l'affection est de nature furonculeuse, les phénomènes inflammatoires se limitent à quelques points, au tragus, au lobule, etc.

Les *symptômes* subjectifs dans le phlegmon diffus sont très intenses: il existe de la douleur et souvent un mouvement fébrile. Dans l'inflammation circonscrite les symptômes sont ordinairement bien plus modérés et fugaces.

Étiologie. — Les influences extérieures, les piqûres d'insectes, la perforation du lobule, la congélation, les brûlures et les inflammations de voisinage, peuvent donner lieu à la maladie.

La *marche* est rapide ; la maladie atteint son acmé en quelques jours; alors la résolution survient, ou bien il se forme des abcès en différents points. Lorsque l'issue est défavorable, il peut se produire une gangrène de la peau et du cartilage avec destruction des tissus, partielle (Boyer) ou même totale. Dans d'autres cas le cartilage reste déformé ; enfin le phlegmon n'est pas toujours limité à la conque, il peut s'étendre aux parties voisines ou au conduit auditif. J'ai observé un cas où, à la suite d'un abcès du tragus, l'inflammation s'était propagée le long de la paroi antérieure du conduit jusque dans la profondeur et avait perforé le derme, de sorte qu'une faible compression exercée sur le tragus suffisait à faire sourdre le pus du condnit.

Le *traitement* antiphlogistique doit être énergiquement appliqué au début : émissions sanguines ou compresses d'eau froide. On ne doit pas différer l'incision dès que le pus est formé. S'il existe des plaques gangréneuses limitées, on les détruira complètement avec les acides concentrés ou le fer rouge. Si la gangrène est diffuse, on se bornera à des applications d'eau phéniquée ou chlorurée. On donnera à l'intérieur les acides, le quinquina et le vin.

IX. — Néoplasmes.

1. Néoplasmes conjonctifs. — Ces néoplasmes occupent le plus souvent le lobule et résultent de l'irritation que produisent les ornements qu'on y suspend. C'est ordinairement une hypertrophie du tissu inodulaire (Billroth), consistant en tissu conjonctif et en cellules fusiformes, quelquefois même ce sont des fibromes du volume d'un œuf de poule à surface déprimée (Knapp). Cette particularité, jointe à la dureté de la tumeur et au peu de mobilité de la peau à sa surface, la différencie des athéromes à surface lisse, d'une consistance molle et à peau très mobile.

Étiologie. — Par suite de ce que nous venons de dire de l'influence qu'exercent les ornements d'oreilles sur le développement de ces tumeurs, on s'explique pourquoi elles sont fréquentes dans le sexe féminin et chez certains peuples comme les nègres des Antilles (Saint-Vel), au Brésil, etc.

Traitement. — Il faut enlever d'abord les ornements et cautériser les granulations qui ont pu se développer. Quant aux tumeurs volumineuses, elles réclament l'extirpation.

2. **Ossification.** — Une ossification totale du pavillon est très rare ; on n'en connaît que trois cas dus à Bochdalek, Gudden et Voltolini. L'ossification partielle a été observée plusieurs fois par Gudden.

3. **Angiome.** — Les productions vasculaires apparaissent sur le pavillon sous forme de petites taches ou bien elles forment, principalement à la face antérieure, de petites tumeurs bleuâtres de grosseur variable. Quelquefois il existe un anévrysme cirsoïde avec fortes pulsations des vaisseaux afférents et épaississement considérable du pavillon (Chimani). Dans un cas j'ai trouvé le pavillon bleuâtre, aplati, ayant subi en arrière une élongation considérable et présentant à sa face antérieure des vaisseaux animés de pulsations très nettes et fortement sinueux.

Étiologie. — L'angiome est congénital ou acquis ; il atteint le pavillon primitivement ou consécutivement en prenant son point de départ dans le voisinage. Chez un malade de Kipp, un angiome caverneux s'était développé sur le lobule à la suite de sa congélation.

Le *diagnostic* est en général très facile ; on ne confondra pas l'angiome avec l'othématome : celui-ci a une surface lisse et se développe rapidement; celui-là apparaît lentement et sous forme d'une tumeur centrale entourée de tumeurs plus petites.

Ordinairement les malades ne réclament un *traitement* que pour des raisons de coquetterie; cependant la crainte de voir la tumeur se rompre doit faire intervenir énergiquement. Suivant son siége et son volume, on détruira les parties malades, ou on les enlèvera et avec elles quelquefois le pavillon tout entier; ou bien on en produira l'atrophie en s'opposant à l'arrivée du sang. La vaccination est un procédé excellent pour les petits angiomes, le développement du tissu cicatriciel en amenant la guérison radicale. D'une façon analogue agissent la pierre infernale, l'acide nitrique fumant, le galvano-cautère, les injections de quelques gouttes d'une solution de perchlorure de fer. On n'oubliera pas cependant que la chute de l'eschare peut amener une hémorrhagie très abondante. L'emplâtre stibié agit encore parfaitement (tartre stibié, 0,5, emplâtre adhésif, 3).

Pour produire l'affaissement des vaisseaux, on pratiquera une compression prolongée de la tumeur et principalement des vaisseaux afférents, la ligature de ces vaisseaux, et, lorsque la tumeur est énorme, la ligature de la carotide elle-même. Chez un malade de Weinlechner, cette opération amena une guérison complète.

L'action de l'électrolyse, si manifeste souvent sur les tumeurs, est particulièrement marquée sur l'angiome. En mettant l'aiguille à acupuncture enfoncée dans la tumeur en communication avec le pôle, on obtient en quelques minutes la coagulation du sang qu'elle contient. Dans un cas d'angiome du conduit auditif et du lobule, Groh obtint la guérison par l'électro-acupuncture de l'artère temporale.

4. **Épithélioma.** — Il peut être primitif et se montrer sous la forme de petits nodules brillants, durs, qui peuvent rester sans changements quelquefois pendant de longues années et ne pas faire soupçonner leur nature carcinomateuse, par suite de l'absence de gonflement ganglionnaire et de cachexie. Brusquement ils se ramollissent et il survient une ulcération qui s'étend peu à peu et dont les bords sont excavés, durs, nettement délimités et jamais décollés à leur base. Pendant des années, l'ulcère peut ne s'étendre qu'en surface et même les parties centrales peuvent se cicatriser, d'où résultent souvent des déformations considérables du pavillon. D'autres fois, le carcinome gagne plutôt en profondeur, mine les parties où s'attache le pavillon qui peut se détacher complètement, et s'étend progressivement aux os du crâne.

Le *traitement* consiste au début en cautérisations énergiques des parties malades ; plus tard, si le mal s'étend, sans toutefois dépasser le pavillon, en une résection ou une amputation de cet organe.

5. **Lupus.** — On distingue le lupus vulgaire et le lupus érythémateux.

Le *lupus vulgaire* se présente sous la forme de plaques et de nodules, ou bien il est diffus et alors le pavillon a subi un épaississement notable. Quelquefois le lobule est criblé de tubercules et notablement déformé. Leur destruction donne lieu à des ulcérations qui, en se cicatrisant, peuvent souder le pavillon aux parties latérales de la tête.

Diagnostic. — La présence de tubercules se désagrégeant à leur centre, et l'apparition de nouveaux nodules au pourtour des ulcérations, sont les éléments principaux du diagnostic. Il est difficile de confondre le lupus avec l'eczéma, car il ne produit pas de démangeaisons et est ordinairement limité à une oreille.

Marche. — La désagrégation rapide, l'ulcération des points malades et la terminaison par cicatrice caractérisent le lupus.

Traitement. — On recouvrira la peau avec l'emplâtre de Vigo ou on fera des badigeonnages avec de la glycérine iodée, l'alcool phéniqué (alcool 1, acide phénique 3) (Neumann). Dans d'autres cas, on détruira les tubercules en les cautérisant avec le galvano-cautère ou le crayon, ou bien en les grattant avec la cuiller tranchante (Auspitz). Hebra recommande contre le lupus la pâte arsenicale suivante : acide arsénieux 1, cinabre artificiel 3, onguent rosat 24. On couvre avec cette pâte des petites bandes de toile sur une épaisseur égale à la largeur du dos d'un couteau. On renouvelle l'application le lendemain et le surlendemain. Il se produit bientôt de l'œdème avec desquamation épidémique abondante. Les tubercules sont détruits et éliminés par suppuration au bout de trois à cinq jours, les parties saines restant intactes. La durée d'application de ce médicament varie de un à cinq jours ; naturellement on devra veiller avec soin à l'intoxication arsenicale.

Le *lupus érythémateux* atteint la face et les lèvres en même temps que le pavillon. En des points circonscrits, de couleur bleuâtre, il se fait une production abondante de squames ; la peau est lisse et se déprime peu à peu en s'atrophiant, il n'y a pas d'ulcération et il coexiste souvent des tubercules d'acné. Cette forme de lupus apparaît rarement avant la vingtième année.

Le *traitement* consiste en lavages avec le savon vert, en applications d'une pommade au précipité blanc (précipité blanc 5, onguent émollient 30) ou d'emplâtre mercuriel ; on peut recourir aussi aux différents caustiques.

6. **Syphilis.** — Elle revêt les différentes formes sous lesquelles elle se manifeste sur les autres parties du corps. Mentionnons principalement les syphilides papuleuses, tuberculo-ulcéreuses, et les gommes.

Le *traitement* est général et local. Pour le premier on recourra aux frictions mercurielles, on donnera l'iodure de potassium à l'intérieur. Quant au traitement local, on recouvrira les points malades avec l'emplâtre mercuriel, on les badigeonnera avec l'iodoforme, etc.

X. — Produits inorganiques.

Ce groupe comprend les calcifications et les dépôts d'urates que l'on rencontre souvent, d'après Garrod, chez les goutteux dans la moitié supérieure du pavillon. Ils ont quelquefois le volume d'un pois et leur consistance est plus ou moins ferme. Les tumeurs molles renferment des aiguilles d'urate de soude.

J'ai d'ailleurs pu me convaincre à plusieurs reprises que beaucoup des tumeurs dures que l'on rencontre au pavillon et jusque dans le lobule ne sont autre chose que des follicules sébacés, distendus par leur contenu qui s'est peu à peu durci.

XI. — Affections nerveuses.

Parmi les affections nerveuses du pavillon il faut mentionner l'anesthésie qui peut succéder au décubitus, d'après les observations de Riegler et Moos. A la suite d'une injection sous-cutanée pratiquée à la partie antérieure du cou, au niveau du larynx, j'ai vu se produire aussitôt une anesthésie complète de la peau, depuis la piqûre jusqu'à la fossette de la conque en passant par le lobule. Elle disparut peu à peu en six semaines.

XII. — Corps étrangers.

Il peut rester dans le lobule des fragments de boucles d'oreille cassées. C'est ainsi que chez un homme j'ai enlevé un petit anneau qui s'était littéralement enkysté.

CHAPITRE II

CONDUIT AUDITIF EXTERNE

A. — Anatomie et Physiologie

I. **Anatomie.** — Chez l'adulte on distingue dans le conduit auditif une portion cartilagineuse et une portion osseuse. Ces deux parties ne sont pas directement réunies l'une à l'autre, elles sont séparées par un ligament annulaire, reste du doigt de gant membraneux qui au moment de la naissance représente le conduit osseux (fig. 43 L). Grâce à ce ligament, le conduit cartilagineux est mobile sur le conduit osseux.

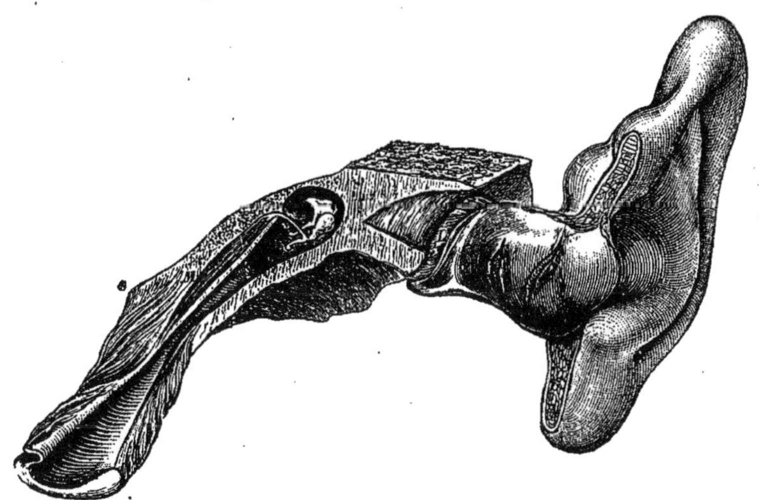

Fig. 43. — L, ligament intermédiaire au conduit osseux et au conduit cartilagineux. Le conduit osseux a été ouvert à l'aide d'un trait de scie qui a enlevé une portion triangulaire d'une des parois.

Le *conduit cartilagineux*, constitué par un enroulement en cornet du cartilage (*appendice cartilagineux*, Langer), n'est pas cartilagineux dans toute son étendue. Il consiste seulement dans une gouttière cartilagineuse fermée par une membrane en arrière et en haut. De plus, la gouttière présente à sa partie antérieure deux ou trois fentes (fig. 43) connues sous le nom d'incisures de Santorini. Elles sont plus grandes chez le nouveau-né que chez l'adulte et ont une étendue très variable. Ordinairement allongées, je les ai vues une fois réduites à une petite ouverture arrondie. Au point de vue pratique, il est bon de savoir que devant ces incisures se trouvent quelques lobules de la glande parotide.

La paroi antérieure du conduit cartilagineux a, d'après Troeltsch, une longueur moyenne de 9 millimètres, l'inférieure une longueur de 10 millimètres, la postérieure et la supérieure une longueur de 7 millimètres chacune.

Le *conduit osseux*, porus osseus (fig. 44, P), présente à son extrémité interne un sillon interrompu en haut, représentant la rainure primitive de l'anneau tympanique dans lequel s'insère la membrane (fig. 42, p. 89).

Les parois diffèrent beaucoup sous le rapport de la longueur : l'antérieure a 18 millimètres, l'inférieure 16, la postérieure 15 et la supérieure 14 (de Troeltsch). La paroi antérieure, qui constitue la fossette glénoïdienne (fig. 44), met le conduit osseux en rapport intime avec l'articulation maxillaire, tandis que les parois postérieure et supérieure sont contiguës à des cellules osseuses qui peuvent s'étendre depuis l'apophyse mastoïde et la caisse jusqu'au conduit cartilagineux. Ces cellules situées au-dessus du conduit osseux le séparent de la fosse cérébrale moyenne, et, comme elles sont très inégalement développées et quelquefois même à peine apparentes, le conduit sera tantôt très rapproché, tantôt très éloigné de la fosse cérébrale. Chez l'embryon et même chez le nouveau-né la forme du conduit auditif est celle d'un arc, mais cette forme ne se retrouve plus tard que sur la paroi supérieure, car sur la paroi antéro-inférieure, au point de réunion des conduits osseux et membraneux, il se forme peu à peu un angle ouvert en bas, principalement marqué chez l'enfant, et qui plus tard s'arrondit de nouveau. Le conduit cartilagineux partant du pavillon se porte en haut et en arrière, tandis que le conduit osseux se porte en dedans, en bas et en avant. Grâce à la présence du ligament, on peut faire disparaître l'angle suivant lequel les deux conduits s'unissent, en tirant le pavillon en haut et en arrière, ce qui est d'une très haute importance pour l'examen de la membrane sur le vivant.

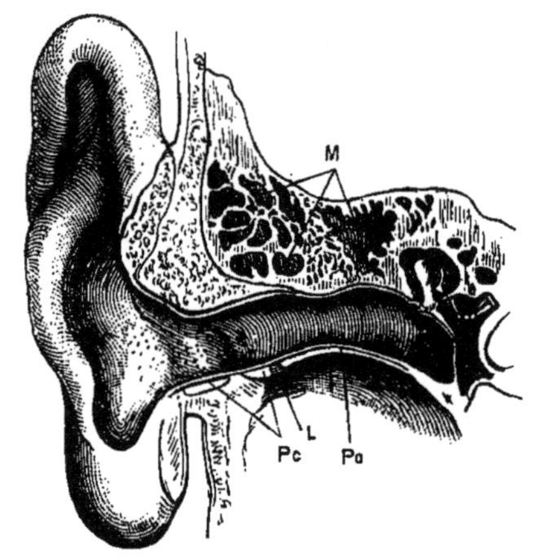

Fig. 44. — Coupe longitudinale du conduit complètement développé. — F, fossette articulaire de l'art. temporo-maxillaire. — L, ligament intermédiaire. — M, Cellules mastoïdiennes. — Pc, conduit cartilagineux. — Po, conduit osseux.

Chez l'embryon le conduit n'est pas creux, mais primitivement rempli, comme j'ai pu m'en convaincre sur de très jeunes embryons, par une masse épithéliale nettement différenciée des parois du conduit. Peu à peu l'épithélium se détache des parois sans toutefois qu'il en résulte un canal complet, les parois étant alors en contact (Langer, Zaufal). D'après mes observations, ces parois s'écartent l'une de l'autre de façon à former un canal d'abord aux deux extrémités du conduit, puis en dernier lieu au point de réunion des portions osseuse et cartilagineuse.

Outre ces différences de calibre résultant du développement du conduit, on observe chez l'adulte des variations très notables. En général la coupe du conduit est un ovale allongé qui offre les plus grandes dimensions au niveau du méat et de la membrane, et ses plus petites dans le tiers moyen du conduit, au point de réunion des deux portions, ce qui lui donne la forme d'un sablier. De plus, la portion osseuse peut être notablement rétrécie par la saillie en dedans de la paroi antérieure (fossette glénoïdienne), saillie qui empêche quelquefois d'apercevoir les parties antérieures de la membrane. De plus, cette même paroi est fréquemment excavée en dehors, immédiatement en avant de la membrane (sinus du méat auditif externe, Meyer) ; les corps étrangers peuvent se cacher facilement en ce point.

Revêtement. — La peau du pavillon se prolonge dans le conduit. Assez épaisse à l'entrée, elle s'amincit peu à peu en s'enfonçant, sauf dans l'étendue d'une mince bandelette à la paroi supérieure où elle conserve une certaine épaisseur jusqu'à la membrane (de Troeltsch). Le derme du conduit renferme de nombreux follicules pileux, des glandes sébacées et des glandes cérumineuses (glandes sudoripares de l'oreille, Auspitz). Celles-ci, occupant les couches les plus profondes du derme, sont principalement nombreuses dans la partie moyenne du conduit, et on en trouve encore en petit nombre au voisinage de la membrane, à 1 ou 2 millimètres (Buchanan).

Vaisseaux. — L'artère principale du conduit est l'auriculaire profonde, rameau de la maxillaire interne. Elle perfore la paroi antérieure et gagne la supérieure d'où elle passe sur la membrane. L'auriculaire postérieure et l'auriculaire antéro-inférieure (temporale superficielle) fournissent encore quelques petits rameaux au conduit auditif. Les veines, qui suivent en général les artères, se jettent par l'auriculaire inférieure dans la jugulaire externe.

Nerfs. — Le plus important est l'auriculo-temporal du trijumeau, qui perfore la paroi antérieure avec les vaisseaux du conduit et se dirige en dedans en suivant la paroi supérieure. Outre ce nerf, le conduit reçoit aussi des rameaux du facial et du pneumogastrique. Le rameau auriculaire de ce dernier nerf perfore la paroi postérieure du conduit et y donne plusieurs filets. Zuckerkandl a trouvé une fois dans le conduit cartilagineux une anse anastomotique formée par l'auriculo-temporal du trijumeau et le pneumogastrique. De la convexité naissaient plusieurs rameaux qui se rendaient à la membrane du tympan.

Développement. — D'après des recherches récentes (Hunt, Moldenhauer, Urbantschitsch), le conduit auditif ne provient pas de la première fente viscérale, mais, conformément à l'opinion d'anciens auteurs (Autenrieth, de Baer), se développe aux dépens de cette masse formative qui forme une saillie circulaire autour de la membrane au niveau de la peau environnante. Dans le conduit auditif ainsi préformé on voit apparaître en dehors une lame de cartilage formant la conque et le conduit cartilagineux, tandis que la partie interne membraneuse est reliée à un petit cercle osseux, l'anneau tympanique, que ferme en haut la lame horizontale du temporal et dans lequel s'insère la membrane tympanique (fig. 42). Ce n'est qu'après la naissance que se développent sur cet anneau deux tubercules osseux, l'antérieur et le postérieur qui, en s'avançant graduellement vers le cartilage, prennent peu à peu la place des parois primitivement membraneuses, de concert avec la portion horizontale du temporal situé en haut.

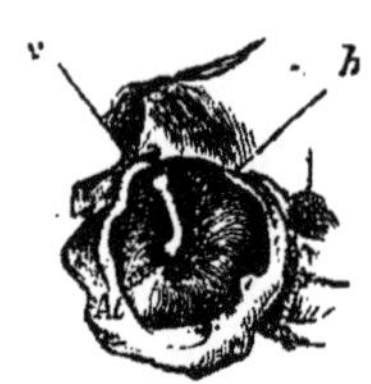

Fig 42.

Membrane du tympan e cercle tympanique chez un nouveau-né. – At, anneau tympanique. — h, extrémité postérieure de l'anneau. — v, extrémité antérieure.

L'ossification ne progresse cependant pas également dans tous les points ; sur la paroi osseuse antérieure, on trouve une lacune que Riolan avait déjà constatée, mais sur laquelle Troeltsch le premier a appelé l'attention au point de vue pratique. Cette lacune d'ossification se rencontre encore en général dans la deuxième et la troisième année de la vie et ne devient rare qu'à l'âge de cinq ans (Bürkner).

II. **Physiologie.** — Le conduit auditif doit être considéré comme un cornet acoustique qui transmet les ondes sonores à la membrane et à la chaîne des osselets. De plus, il protége l'oreille moyenne contre les influences extérieures mécaniques ou thermiques.

B. — PATHOLOGIE.

I. — Anomalies.

1. **Anomalies de développement.** — Les anomalies dans le développement du conduit s'étendent fréquemment à la caisse et presque toujours au pavillon. Il est excessivement rare de trouver un pavillon normal quand le conduit est frappé d'un arrêt de développement (un cas d'Oberteuffer).

a. **Par défaut.** — L'arrêt de développement affecte certaines parties du conduit ou s'étend à sa totalité. Comme anomalie partielle congénitale on peut mentionner l'absence de l'anneau osseux ou du conduit cartilagineux. Quant aux anomalies partielles survenant pendant la vie, elles atteignent le plus souvent le conduit osseux qui, on le sait, ne se développe qu'après la naissance : elles comprennent donc l'absence totale d'ossification et par conséquent la persistance du conduit membraneux. Cette persistance offre un certain intérêt au point de vue de l'anatomie comparée. Suivant Joseph, les singes du Nouveau Monde, contrairement à ceux de l'ancien continent, conservent pendant toute leur vie un conduit membraneux.

Outre l'absence totale d'ossification, on trouve souvent un arrêt partiel du canal osseux, par suite de la persistance de la lacune qui existe normalement pendant les premières années de la vie sur la face antérieure du conduit (voy. plus haut). Elle s'observe plus fréquemment chez les femmes que chez les hommes, d'après Bürkner ; sur les crânes d'adultes elle se rencontre dans une proportion de 19,2 pour 100.

Lorsque l'arrêt de développement s'étend à la totalité du conduit, on a constaté maintes fois la présence d'une fermeture osseuse excavée vers la caisse (Jæger, Toynbee, Welcker). A la place du conduit auditif, Welcker a trouvé une fois au voisinage du trou stylo-mastoïdien une fissure pénétrant dans la caisse. D'après d'autres observations, le conduit peut être remplacé par une masse osseuse.

Traitement. — Lorsqu'il existe une atrésie congénitale du conduit, ou lorsqu'il est remplacé par une masse osseuse, on ne tentera de le rétablir chirurgicalement que si on a pu se convaincre que l'ouïe existe du même côté. Comme les anomalies de l'oreille externe sont souvent associées à des malformations de l'oreille moyenne, qui sont par elles-mêmes une cause suffisante de surdité, on ne doit penser à rétablir le calibre du conduit qu'au bout de quelques années, alors que l'on peut porter un jugement sur l'état fonctionnel de l'organe arrêté dans son développement.

D'ailleurs l'opération offre parfois de grandes difficultés, car dans les malformations de l'oreille le pavillon atrophié peut ne pas occuper sa place normale, de sorte qu'un canal creusé au devant de ce pavillon n'atteindrait nullement la membrane tympanique. Lorsque l'anomalie n'existe que d'un côté et se limite à l'oreille externe, il ne faudait donc pas choisir le pavillon comme point de repère, il faudrait déterminer le point d'entrée et la direction du futur conduit par une comparaison avec le côté sain.

b. Par excès. — Le conduit est quelquefois double ; cette duplicité tantôt se limite au conduit auditif, tantôt s'étend à tout le temporal.

Fistule auriculaire congénitale. — Une autre anomalie qu'on a jusqu'à présent rattachée au développement du conduit consiste dans la présence d'un canal connu sous le nom de *fistula auris congenita* et décrit d'abord par Heusinger. Il commence le plus souvent à un centimètre au-dessus du tragus, 1 à 2 millimètres en avant de l'hélix, et se porte de dehors en dedans, suivant une direction presque parallèle au conduit. Comme il était généralement admis que le conduit et la caisse proviennent de la première fente viscérale, cette fistule étant un reste de la fente viscérale était par conséquent considérée comme ayant des connexions intimes avec l'oreille. J'ai démontré par l'embryologie que ces connexions n'existaient pas, l'oreille moyenne ni l'oreille externe ne provenant de la fente viscérale.

Comme le montre la figure 45, l'orifice infundibuliforme de l'oreille est indépendant de la première fente viscérale placée au devant de lui (Ks_1). Que l'on se figure la première fente viscérale fermée dans toute son étendue, sauf un point au voisinage de l'oreille, et l'on comprendra la position de la fistule auriculaire congénitale et ses rapports avec l'organe de l'ouïe.

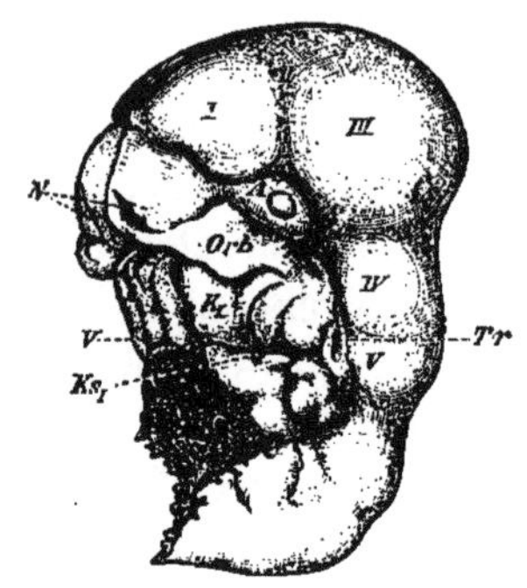

Fig. 45.

Embryon de lapin. — I, II, III, IV, vésicule cérébrale.—A, Œil. —K¹, arc viscéral. —Ks_1, fente viscérale. — N, nez. — *Orb*, caisse orbitaire. — *Tr*, ouverture de l'oreille. — V, point où l'on voit se souder de chaque côté les deux premiers arcs viscéraux.

Le liquide lactescent ou puriforme que fournit cette fistule ne peut donc provenir de la caisse; il est sécrété par les parois comme dans les autres fistules branchiales du cou. Si l'orifice fistuleux vient à se fermer, il y aura rétention du liquide sécrété et on verra se produire au-devant de l'hélix une tumeur fluctuante facile à confondre avec un abcès. J'ai vu un kyste de ce genre qui atteignait le volume d'une noix. Quelquefois, au devant de l'hélix, on trouve dans les mêmes points de petites dépressions cutanées ou des taches de pigment. Ce sont les dernières traces de la première fistule branchiale; comme je l'ai observé plusieurs fois, elles peuvent être héréditaires pendant quelques générations comme les fistules branchiales.

2. **Anomalies de direction.** — Le conduit auditif complètement développé peut, par exception, se diriger de haut en bas, d'avant en arrière (Hesselbach), ou inversement de bas en haut (Voltolini).

3. **Anomalies de calibre. — Dilatation.** — Cette anomalie n'occupe généralement que le conduit cartilagineux; elle survient ordinairement chez les vieillards par atrophie sénile et ne se montre qu'exceptionnellement chez les enfants (Morelot). On voit plus souvent le conduit se dilater par pression excentrique lorsque des corps volumineux le remplissent (cérumen, polypes, tumeurs). Ainsi, sur une de mes préparations, les deux conduits osseux remplis de cérumen ont subi une dilatation ampullaire et leurs parois ont la minceur du papier. Cette dilatation peut être telle que le petit doigt pénètre jusqu'à la membrane tympanique ordinairement alors très opaque.

2. **Rétrécissement.** — Le rétrécissement, congénital ou acquis, affecte

le conduit en totalité ou en partie ; il peut être régulier ou irrégulier, passager ou permanent.

Chez les sourds-muets, Nagel a été frappé de la fréquence de l'étroitesse du conduit. Troeltsch rapporte un cas dans lequel le conduit cartilagineux se continuait par un canal osseux d'un calibre extrêmement faible. D'après le même auteur, on trouve quelquefois en un point du conduit un rétrécissement annulaire congénital ; de même, dans les cas de syphilis, il n'est pas rare d'en voir se produire un semblable dans le tiers moyen et le tiers intérieur du conduit (Stöhr), et quelquefois aussi dans les cas d'otite externe. Gruber a observé un rétrécissement annulaire formé par les parties molles.

On observe assez fréquemment chez les vieillards un rétrécissement en forme de fente du conduit cartilagineux ; d'après Troeltsch, il résulte d'un relâchement des fibres qui relient la partie postéro-supérieure membraneuse du conduit cartilagineux à l'écaille du temporal. A la suite d'irrigations fréquentes de l'oreille, Troeltsch a vu survenir un rétrécissement passager du conduit par relâchement de la paroi supérieure. Les autres causes de rétrécissement sont les cicatrices et les hypertrophies des parois par inflammation chronique. C'est ainsi que Spencer, dans un cas de suppuration intarissable, constata une oblitération presque complète du conduit osseux. Le calibre du conduit peut être aussi diminué et même supprimé par des corps étrangers et par des tumeurs provenant des parois ou de l'extérieur. Schreiber, par exemple, a vu le conduit complètement fermé par un sarcome du crâne. Enfin, le rétrécissement peut résulter de la saillie des parois.

Quant à l'influence qu'exercent les rétrécissements sur la fonction de l'ouïe, elle est souvent nulle pour les rétrécissements simples, même lorsque le calibre est réduit à une simple fente, la surdité n'apparaissant que quand l'oblitération devient complète. Par contre, lorsque dans le cours d'une otorrhée il se produit une rétention du pus, non seulement l'ouïe s'affaiblit, mais la vie peut être mise en danger.

Traitement. — Dans ce cas, il faut avant tout pratiquer un canal qui permette l'écoulement du pus sécrété dans la profondeur ; ce n'est qu'ensuite que l'on combattra les états morbides qui entraînent après eux le rétrécissement.

La rétention de pus dans la caisse par suite du gonflement des parois réclame quelquefois l'introduction de petits tubes dans le conduit auditif ; ils agissent à la fois comme drains et comme dilatateurs. Si l'on n'a pas à craindre la rétention, il suffit d'introduire dans le conduit de l'éponge préparée, de la laminaire, des cordes à boyau ou même de simples tampons ; on pourra tremper ces diverses substances dans une solution de nitrate d'argent ou dans de la glycérine iodée. Lorsque le derme est très hypertrophié, on se trouve très bien de le toucher fortement avec le crayon. Lorsqu'il y a urgence, on devra pratiquer de larges incisions dans les différentes parois et introduire ensuite dans l'oreille les substances susceptibles de se gonfler.

Quand les parois sont atteintes de prolapsus simple, on peut souvent améliorer l'audition avec de petits tubes introduits dans le conduit (voy. p. 69).

4. **Anomalies de connection. — Adhérences.** — Les adhérences des parois peuvent être directes ou indirectes. Dans le premier cas, on voit les parois, amenées au contact l'une de l'autre, se souder ensemble après avoir perdu leur épiderme. En dedans du rétrécissement, le conduit est quelquefois rempli par une masse osseuse. Cet ostéome peut s'étendre du conduit osseux jusqu'au méat, ou même prendre naissance dans le conduit cartilagineux (Gruber).

Dans le second cas, des cordons ou des membranes de tissu fibreux sont tendus dans le conduit ou en remplissent complètement certaines parties, la portion osseuse, par exemple, comme dans un cas de Schwartze. La réunion membraneuse des parois peut être congénitale ou acquise. Congénitale, elle se présente sous la forme d'un diaphragme cutané situé à l'entrée ou dans l'intérieur du conduit. Il tire son origine de cette masse épithéliale qui occupe primitivement les parties centrales du conduit auditif et qui subit une métamorphose régressive pendant la vie intra-utérine.

La membrane qui ferme quelquefois l'entrée du conduit présente de l'intérêt au point de vue de l'embryologie et de l'anatomie comparée. Piédagnel fait observer que chez les chiens et les chats nouveau-nés la peau se prolonge au-dessus du méat et, en se rompant dans les premières semaines de la vie, découvre l'orifice du conduit. D'après mes recherches, il ne s'agit pas ici d'une véritable occlusion cutanée, mais d'un accolement épidermique qui ne reste pas limité à l'entrée du conduit, et s'étend aussi au pavillon rabattu en forme de valvule. Tandis que cette occlusion épithéliale se détruit régulièrement avant la naissance chez l'homme et certains animaux, elle existe encore chez d'autres au moment de la naissance, et ce n'est que peu à peu que se détachent le pavillon, puis le méat auditif. Outre les chiens et les chats, j'ai observé cette particularité chez le lapin, le cobaye, le cochon et la souris.

L'occlusion acquise résulte de fausses membranes se développant après la naissance, à la suite d'inflammation du conduit. Engelmann a eu une fois l'occasion de suivre le développement progressif d'une fausse membrane de ce genre.

Traitement. — Lorsqu'il existe une fusion des parois, il faut rétablir le conduit avec l'instrument tranchant et en empêcher la fermeture par des tiges de laminaire, des clous de plomb, etc. S'il existe une oblitération osseuse, il faut enlever l'os à l'aide du ciseau ou du trépan. S'il y a une occlusion membraneuse, il faut pratiquer une incision en croix et maintenir l'ouverture permanente à l'aide de corps étrangers. Schwartze fait observer que le plus souvent la membrane a une grande tendance à se souder de nouveau, même quand la perforation a été pratiquée avec le galvano-cautère ; par contre, dans un cas de ce genre, on a pu rétablir d'une façon définitive le calibre du conduit en pratiquant l'incision circulaire de la membrane et en introduisant des bougies de laminaire.

Communications anormales avec les parties voisines. — Le conduit osseux, d'après Zuckerkandl, présente quelquefois le long de la paroi postérieure une fissure congénitale qui peut atteindre la paroi supérieure et fait communiquer une partie de l'apophyse mastoïde et de la caisse avec le conduit externe. Cette division correspond au point où l'os épitympanique provenant de l'écaille se soude avec l'écaille au deuxième mois environ de la vie fœtale (Rambaud et Renault).

II. — Solutions de continuité.

Les couches du conduit peuvent être atteintes isolément ou toutes ensemble. C'est ainsi que sur la partie postérieure du conduit osseux on observe parfois des lacunes résultant d'une déhiscence de l'apophyse mastoïde (Zuckerkandl). Les ruptures traumatiques sont produites par des corps étrangers de l'oreille ou par des violences extérieures, telles que les fractures de la paroi osseuse antérieure, par suite de chocs portés contre l'articulation maxillaire, et les fissures consécutives aux fractures de la base du crâne. Des violences indirectes, coups, chutes sur la tête, peuvent quelquefois projeter au loin de petits fragments du conduit osseux (de Trœltsch). Dans un cas de Roser, une contusion du crâne avait fracturé la paroi supérieure du conduit à travers laquelle la matière cérébrale s'épanchait dans l'oreille externe. Les différentes inflammations peuvent aussi produire des solutions de continuité, par exemple, au niveau des incisures de Santorini, dans le conduit cartilagineux. Le conduit osseux peut offrir une perte de substance de cause inflammatoire dans la paroi postérieure, établissant une communication anormale avec les cellules mastoïdiennes, sur laquelle Trœlstch a appelé le premier l'attention. Je possède une préparation sur laquelle, la membrane étant complètement intacte, il existe une communication anormale entre le conduit et la partie supérieure de la caisse.

III. — Maladies des glandes.

1. **Follicules sébacés.** — La sécrétion de ces glandes peut être diminuée ou augmentée. Dans ce dernier cas, on observe, principalement au niveau du conduit cartilagineux, de petites squames grasses, dont nous avons donné le diagnostic différentiel d'avec les squames de l'eczéma à propos de la séborrhée auriculaire (p. 76 et 79). Elles ont leur plus grande fréquence chez les vieillards (Ph. Wolff). L'oblitération du conduit excréteur peut donner lieu à l'accumulation des sécrétions et à la formation de tumeurs.

2. **Glandes cérumineuses.** — Très-fréquemment, la sécrétion de ces glandes est diminuée ou augmentée.

a. **Diminution de sécrétion.** — Elle survient sans cause appréciable, le conduit étant complètement normal, ou bien consécutivement à des affections de l'oreille moyenne ou de l'oreille externe. Les affections du conduit auditif qui provoquent cet arrêt sont d'une part les différentes inflammations, d'autre part la disparition des glandes par atrophie sénile ou transformation cicatricielle. C'est ainsi qu'à la suite des condylomes on observe une grande sécheresse du conduit par suite des cicatrices que les néoplasmes laissent après eux (Stöhr). Les maladies de l'oreille moyenne provoquent aussi des lésions trophiques des glandes cérumineuses dont la sécrétion augmente ou diminue.

Symptômes. — Sécheresse, sensation désagréable dans le conduit : tels sont les deux principaux symptômes. Cet arrêt de sécrétion n'a pas d'influence sur les fonctions de l'ouïe, et les cas de réapparition de cérumen sans amélioration de l'audition ne sont pas rares.

Traitement. — S'il existe une sensation de sécheresse, on pourra graisser le conduit ou le badigeonner avec de la glycérine, de la vaseline. Souvent on voit la sécrétion du cérumen augmenter en même temps que s'améliore un catarrhe de l'oreille moyenne. J'ai souvent vu aussi cette sécrétion augmenter après la ténotomie du muscle tenseur de la membrane (Weber-Liel) et à la suite d'un traitement électrique (Lincke, Brenner). Il en serait de même, d'après Tscharner, après l'emploi local du chloroforme.

b. **Augmentation de sécrétion.** — **Bouchons de cérumen.** — Tandis que le cérumen demi-liquide, d'un jaune clair, disparaît en s'émiettant, ou s'accumule à l'entrée du conduit sous forme de petits grumeaux, quand la sécrétion se fait normalement, il forme des amas considérables quand cette sécrétion est augmentée et donne lieu à des bouchons qui oblitèrent plus ou moins la lumière du conduit.

La couleur des bouchons de cérumen est très-variable. On observe toutes les nuances, depuis le jaune clair jusqu'au noir intense, en passant par le jaune et le rouge foncés ; les bouchons cérumineux anciens apparaissent sous forme de masses grises, crevassées, dont la surface, grâce à la présence de cristaux de cholestérine, est brillante et présente des facettes. Le cérumen frais est demi-fluide, plus tard il s'épaissit et peut devenir très dur, très-cassant. Il faut d'ailleurs savoir que ce que l'on nomme « bouchon cérumineux » ne consiste pas seulement en cérumen, mais résulte d'un mélange de cérumen, de sébum, de lamelles épidermiques et de poils détachés.

Symptômes subjectifs. — Ces bouchons peuvent séjourner longtemps dans le conduit sans donner lieu aux moindres symptômes. C'est moins la quantité que la position des masses accumulées qui offre de l'importance à ce point de vue. Par exemple, un gros bouchon ne révélera pas sa présenc tant que la membrane sera libre et qu'il restera un canal pour l'accès de ondes sonores. Au contraire, une faible quantité de cérumen donnera lieu des symptômes très-accusés, si elle charge la membrane ou si elle ferm complètement le conduit en un point. Ces symptômes sont eux-mêmes i fluencés par les causes mécaniques qui agissent sur le bouchon et par le changements survenant dans son état hygrométrique. C'est ainsi que l bouchon peut subir un déplacement par suite de l'introduction de certair instruments, comme une curette, ou de l'ébranlement de la tête par le chutes, les sauts ou toute autre cause. De même, les mouvements de la ma choire inférieure peuvent tantôt améliorer, tantôt aggraver les symptôme le calibre du conduit et par suite la position du bouchon variant suivai les mouvements du condyle. En outre, le cérumen, étant très-avide d'eau gonfle quand le temps est humide ou quand l'eau pénètre dans le condui et son augmentation de volume peut rendre l'occlusion complète et au menter notablement la surdité. Puis l'évaporation de l'eau dessèche bouchon et l'ouïe devient meilleure.

Outre la surdité et la sensation de plénitude dans l'oreille, symptômes g néralement très-marqués dans cette affection, on observe souvent du ve tige, des bruits, par suite de la pression exercée de dehors en dedans su la membrane. En outre, si les parois du conduit sont irritées mécaniqu ment, il peut se produire une action réflexe sur le nerf acoustique par l'i termédiaire du trijumeau. Cette pression exercée sur la membrane allai dans un cas observé par Toynbee, jusqu'à produire des troubles intelle tuels. De même, chez un professeur qui portait un bouchon de cérum dans chaque oreille, outre la dureté de l'ouïe et la sensation de plén tude, il éprouvait souvent pendant ses leçons un trouble dans les idées q plusieurs fois le força à s'interrompre. Après l'ablation des bouchons l'aide d'irrigations, tous les symptômes disparurent d'une façon défir tive. Il faut remarquer qu'il n'existait chez lui ni bourdonnements, vertiges, accidents qui suffiraient par eux-mêmes à produire une dépre sion des facultés.

Un autre symptôme, peu fréquent, il est vrai, est la douleur. Cependa elle peut être très-intense et s'étendre à toute la tête, voire même à d parties éloignées du corps (Toynbee). Dans un cas mentionné par Kœpp un bouchon de cérumen donnait lieu par action réflexe à des doulen dans la tête et les reins et à une grande agitation.

Symptômes objectifs. — Le cérumen, d'une couleur très-variable, ainsi q nous l'avons dit, tantôt forme çà et là une couche sur les parois du co duit, tantôt apparaît sous forme d'écailles, de croûtes ou de petits cong mérats, tantôt bouche tout le conduit depuis l'orifice jusqu'à la membra à laquelle il peut adhérer si intimement, que souvent l'extrémité inter du bouchon en donne comme une épreuve négative, dans laquelle manche est représenté par une gouttière et les dépressions latérales p deux petits renflements. La désquamation épidermique peut être très-considérable et le bouchon est alors comme enkysté dans un sac blanchâtre dont les parois sont quelquefois si fermes qu'une traction exercée directement sur elles entraîne le tout en bloc hors de l'oreille.

Après l'extraction du bouchon par des irrigations, on trouve le conduit et la membrane injectés, opaques, ce qui n'est pas dû seulement à la présence du bouchon, mais aussi à l'irritation produite par le courant d'eau ; ces modifications disparaissent au bout de quelques heures. D'ailleurs, on a même vu quelquefois le bouchon de cérumen donner lieu à une inflammation qui fut suivie, dans un cas de Buck, de périostite de l'apophyse mastoïde, et dans un cas de Trœltsch d'un érysipèle qui entraîna la mort.

Les autres altérations résultant de la présence du bouchon sont dues à la pression qu'il exerce sur les parties voisines. Ce sont l'enfoncement considérable, le relâchement ou l'atrophie de la membrane, quelquefois des pertes de substance, puis la dilatation du canal, l'atrophie et même l'usure des parois osseuses, de telle sorte que le bouchon peut pénétrer d'une part dans la caisse et d'autre part dans les cellules mastoïdiennes. Sur une de mes préparations renfermant un bouchon de cérumen que l'on ne pouvait extraire qu'avec difficulté, même à l'aide d'une pince, le conduit était considérablement dilaté et communiquait avec la partie supérieure de la caisse par une perte de substance située au-dessus de la membrane tympanique.

Étiologie. — Exagération de la sécrétion ou rétention du cérumen : telles sont les causes de cette affection. L'augmentation de la sécrétion s'observe souvent chez des individus qui transpirent abondamment; d'après Gruber, il existe souvent une hypertrophie des glandes cérumineuses. Dans les différentes maladies auriculaires, et principalement dans les maladies de l'oreille moyenne, il n'est pas rare d'observer des lésions trophiques de ces glandes se manifestant par une production exagérée de cérumen. C'est ainsi que Toynbee, sur 165 cas de bouchons cérumineux, les a vus 105 fois se compliquer d'autres maladies de l'oreille. Quant à la rétention, elle est due à un rétrécissement du conduit et à la présence de corps étrangers auxquels il faut ajouter les poussières répandues dans l'atmosphère.

Diagnostic. — Il est en général très-facile à poser à l'aide de l'examen oculaire et des symptômes objectifs précédement énumérés. Malheureusement cet examen est souvent négligé et le diagnostic posé simplement d'après le résultat d'une irrigation. De Trœltsch rapporte l'histoire d'un individu qui, à la suite d'une chute, fut pris tout à coup de vertige avec surdité ; on crut à une lésion cérébrale, il fut traité par les dérivatifs, et on appliqua même un séton. De Trœltsch, examinant plus tard le malade, trouva deux bouchons de cérumen qui avaient déterminé les symptômes par leur déplacement brusque. Le malade fut complètement guéri après leur ablation.

Le *pronostic* ne peut pas être porté avec certitude, puisque le bouchon peut coexister avec une autre maladie plus profonde qui est la véritable cause de la faiblesse de l'ouïe, de telle sorte que l'issue du bouchon n'amène pas la moindre amélioration. Si la surdité n'existe que depuis peu de temps ou si elle présente de grandes variations, alors seulement l'on peut admettre avec vraisemblance qu'elle a pour cause l'accumulation de cérumen.

L'exagération de la perception par les os du crâne dans l'oreille oblitérée est d'un pronostic favorable (voy. p. 44) parce qu'elle exclut toute lésion du nerf comme cause de surdité. Par contre, si la perception du diapason appliqué sur la tête est diminuée de ce côté, c'est un mauvais signe, car il prouve l'existence d'une affection labyrinthique qui est fort rarement due à la pression qu'exerce le bouchon et qui le plus souvent persiste après son ablation. Cependant, d'après mes recherches, on ne peut pas toujours se fier aux résultats de l'examen par le diapason : ces résultats variant suivant le point d'application de l'instrument et la hauteur du son qu'il donne. Ainsi, un diapason donnant une note élevée, appliqué sur un certain point du crâne, peut être mieux entendu dans l'oreille bouchée, tandis qu'un diapason bas appliqué au même point sera mieux entendu dans l'oreille saine; d'autre part, un même diapason appliqué sur la tubérosité frontale droite, par exemple, sera mieux entendu dans l'oreille gauche saine, et au contraire dans l'oreille droite bouchée, s'il est appliqué sur la tubérosité frontale gauche.

Traitement. — Le procédé qui offre le plus d'innocuité et qui en général est parfaitement suffisant pour enlever le cérumen, c'est l'irrigation. Il faut s'élever avec énergie contre l'emploi de pinces, de curettes et d'autres instruments du même genre, car on ne peut les manœuvrer sans exercer de pression sur le bouchon, et par suite sans risque de léser la membrane. L'irrigation simple réclame même certaines mesures de prudence dont l'inobservation peut donner lieu parfois à des accidents fort désagréables. En pratiquant une irrigation pour enlever un petit fragment de cérumen adhérent à la membrane, j'entendis une forte détonation et le malade ressentit de vives douleurs. A la place qu'occupait le cérumen se trouvait une perforation déterminée par l'arrachement de cette masse fortement adhérente.

Pour se mettre en garde contre les accidents il faut, surtout quand le bouchon est très-dur, le ramollir au préalable. Le meilleur procédé consiste à installer plusieurs fois par jour, dans le conduit, de l'eau tiède qui devra y séjourner de cinq à dix minutes. On peut remplacer l'eau simple par une solution de bicarbonate de soude à 2 ou 3 pour cent. Le gonflement du bouchon augmente souvent la surdité et les bourdonnements, ce dont on aura soin de prévenir le malade. Les bouchons très-durs, quoique ayant été ramollis, ne peuvent pas être enlevés en une séance; ils réclament des irrigations fréquentes qu'il faut répéter quelquefois tous les jours pendant plusieurs semaines (Toynbee). Si l'irrigation détermine de vives douleurs, il faut remettre la séance au lendemain.

Le conduit une fois débarrassé doit être séché avec soin, puis bouché, pour protéger la peau rendue sensible par les manœuvres du traitement. Le tampon d'ouate ou de charpie pourra être enlevé plus tard dans l'appartement ; si le temps est froid, humide, ou s'il fait du vent, il sera porté toute la journée du lendemain. Il sert en même temps à amortir les bruits, si l'ouïe offre une grande sensibilité.

Pour éviter les récidives, Gruber recommande de badigeonner souvent conduit avec de la glycérine iodée.

IV. — Hémorrhagies.

Les inflammations, les angiomes, les traumatismes, donnent lieu à l'hémorrhagie du conduit; elle se produit aussi spontanément sans cause appréciable. L'hémorrhagie traumatique se fait tantôt à la surface de la peau, tantôt dans son épaisseur, quelquefois immédiatement au-dessous de la couche épidermique. C'est ainsi que Wendt, à la suite d'une plaie contuse produite par un spéculum bivalve sur la paroi postéro-inférieure du conduit osseux, constata l'existence d'une ampoule bleuâtre, brillante, pleine de sang. Des épanchements sanguins sous-épidermiques du même genre, à reflets métalliques et de couleur sombre, accompagnent quelquefois les maladies de l'oreille moyenne ou surviennent sans cause appréciable chez des individus parfaitement sains (Bing). Dans les formes graves d'otite moyenne suppurée, Schwartze a vu apparaître sur la paroi postérieure du conduit, avant la rupture de la membrane, une ampoule sous-épidermique renfermant un exsudat séro-sanguin.

V. — Inflammations.

Avec Trœltsch, on divise les inflammations de l'oreille externe en inflammations circonscrites et inflammations diffuses.

1. **Otite externe circonscrite.** — Elle présente plusieurs degrés. Dans les cas légers, on voit en un point du conduit auditif du gonflement et de la rougeur sans suppuration, cette terminaison ne survenant que dans les formes graves. Le foyer purulent est assez fréquemment constitué par un furoncle, c'est-à-dire que l'on trouve en son centre un bourbillon formé par les tissus gangrenés, soit seulement du tissu cellulaire, soit du tissu cellulaire avec une glande ou un follicule pileux, ce dernier servant souvent de point de départ au furoncle.

Les *symptômes subjectifs* subissent de grandes variations individuelles, c'est ainsi qu'une otite externe insignifiante provoquera de vives douleurs, tandis qu'une inflammation considérable sera presque indolore. Quelquefois un point circonscrit du conduit est le siége de douleurs intenses sans qu'il soit possible d'y rien découvrir, et ce n'est que plus tard que s'y rencontreront les signes d'une inflammation.

Ce n'est pas toujours dans l'oreille que la douleur d'une otite externe est ressentie ; le malade souffre quelquefois dans les dents ou dans un autre point de la tête. Dans plusieurs cas d'otite externe circonscrite, les malades m'indiquaient comme très douloureux un point situé dans le voisinage de la bosse frontale du même côté. Outre les douleurs irradiées, il en existe assez fréquemment au-dessous du pavillon. Dans la région se trouvent souvent des ganglions lymphatiques tuméfiés.

C'est surtout le soir et pendant la nuit que la douleur est violente ; le lendemain, il se produit une rémission notable, souvent même une intermission qui peut durer plusieurs heures. Le siége de la lésion a une grande influence sur l'intensité de la douleur. Quand elle occupe la paroi supérieure parcourue par les vaisseaux et les nerfs, l'inflammation et la douleur sont beaucoup plus intenses ; cette intensité est d'autant plus grande que le siége est plus éloigné du méat. En outre, elle s'exagère beaucoup par la pression, ce qu'il faut avoir présent à l'esprit pendant l'examen. Les malades se plaignent de ne pouvoir se coucher sur le côté malade, et ils évitent les mouvements de mastication qui, on le sait, compriment les parois du conduit. La douleur peut être alors tellement violente que pendant des jours entiers les malades se privent de toute nourriture solide.

La surdité est aussi très-marquée, ce qui est dû à l'oblitération du conduit par les parties tuméfiées ou à la pression exercée sur la membrane par le pus, les blocs épidermiques, etc., ou encore à la propagation de l'hyperémie à la caisse et au labyrinthe, ce qui peut déterminer une irritation du nerf se traduisant par des bourdonnements. Enfin, chez les individus jeunes et impressionnables, il y a souvent de la fièvre.

Symptômes objectifs. — Au début la rougeur est assez étendue ; plus tard elle se limite à un point circonscrit qui sera le foyer de l'inflammation. Par contre, si elle occupe les couches profondes du derme, les couches externes, même quand il y a du pus, peuvent garder pendant longtemps leur aspect normal. Le siége de prédilection de la maladie est la paroi antéro-inférieure du conduit cartilagineux. La tumeur ferme plus ou moins la lumière du conduit, et il n'est pas rare de le trouver complètement oblitéré ; c'est ce qui a lieu surtout lorsqu'il existe plusieurs foyers. L'abcès peut proéminer hors du conduit quand l'inflammation en occupe l'entrée. Lorsque le pus se forme, on remarque quelquefois sur l'abcès, un peu au-dessous de son point le plus saillant, une tache d'un jaune sale où la perforation spontanée finit par se produire.

Les inflammations du conduit peuvent aussi retentir sur les parties avoisinantes. Ainsi, outre le gonflement ganglionnaire au-dessous du lobule et en avant du tragus, on observe quelquefois un gonflement œdémateux de la région parotidienne. L'inflammation se transmet aussi à la peau de la région mastoïdienne. Cette propagation a une importance particulière, car de là l'inflammation peut gagner facilement le tissu cellulaire et le périoste, d'autant plus facilement que ces parties sont en rapport intime avec l'oreille externe. La peau recouvrant l'apophyse offre alors une rougeur et une tuméfaction considérables dans une étendue variable, et par suite de ce gonflement le pavillon est plus ou moins écarté de la tête.

Étiologie. — L'inflammation circonscrite du conduit est notablement plus fréquente chez les adultes que chez les enfants. Elle peut survenir primitivement ou à la suite d'une maladie du voisinage, enfin, comme manifestation partielle d'une affection générale, ou comme lésion trophique d'origine nerveuse.

L'inflammation idiopathique se produit souvent chez certaines personnes régulièrement à certains mois de l'année. On peut aussi observer simultanément un grand nombre de cas de furoncles, comme s'il s'agissait d'une épidémie (particularité observée d'abord par Bonnafont à Paris). Il faut mentionner comme causes locales tous les agents chimiques et mécaniques. Les instruments rudes, le froid et surtout l'eau froide, le grattage provoqué par le prurit, etc., peuvent être cause d'otite externe circonscrite. Troeltsch a vu l'application prolongée d'une solution d'alun donner lieu à la production de furoncles. Chez quelques-uns de mes malades, des furoncles survenaient régulièrement après l'application de nitrate d'argent en solution ou en substance. L'eczéma à petites squames occupe souvent l'orifice du méat où il est peu visible, il constitue une cause fréquente d'otite externe circonscrite. Cette affection peut encore succéder à certaines maladies des organes voisins, comme à l'otite moyenne suppurée avec perforation, par suite de l'irritation produite par le pus.

Les furoncles constituent une des manifestations d'une affection générale, quand ils surviennent chez des individus scrofuleux, anémiques, ou chez les femmes dans les années menstruelles. Ils seraient encore fréquents chez les hémorrhoïdaires (Gruber). Les inflammations résultant de troubles trophiques offrent un intérêt particulier. D'après Lincke et Toynbee elles succèdent à des lésions de l'oreille moyenne. Cette opinion est confirmée par l'histoire d'une de mes malades chez laquelle un épi d'avoine avait pénétré de la bouche dans le pharynx et de là dans la caisse où il avait provoqué une inflammation suppurative. Dans le cours de la maladie, il se produisit dans le conduit auditif une suppuration circonscrite avec granulations polypeuses qu'aucun médicament, même les cautérisations énergiques, ne put faire disparaître. Mais, dès que l'épi fut sorti par une perforation spontanée de la membrane, l'otite externe guérit d'elle-même en quinze jours.

L'otite externe peut encore se développer, comme j'ai pu m'en convaincre souvent, plusieurs jours après la paracentèse de la membrane tympanique, même lorsqu'il n'y a pas trace de pus dans l'oreille et quand par conséquent on ne peut penser à une irritation provoquée par son contact. J'ai vu chez un malade, après chaque incision de la membrane (ces incisions furent pratiquées un certain nombre de fois), se développer un abcès du conduit cartilagineux.

Il faut enfin mentionner les inflammations sympathiques qui, d'après mes observations, ne sont nullement rares et surviennent dans l'autre oreille ordinairement trois à cinq jours après l'inflammation primitive en un point presque symétrique.

Diagnostic. — Il est en général très facile. Il est vrai qu'au début on ne saurait dire si l'inflammation sera diffuse ou circonscrite, mais on est fixé généralement dès le lendemain en trouvant du gonflement et de la rougeur limités en un point du conduit. Il existe cependant des cas rares où la tuméfaction du conduit auditif ne peut pas être reconnue avec certitude comme étant une inflammation circonscrite.

Il faut faire le *diagnostic différentiel* avec les tumeurs du conduit, qui offrent une certaine ressemblance avec l'inflammation circonscrite. Sans insister sur la *saillie des parois* qu'il est facile de reconnaître avec un peu d'attention, nous diviserons ces tumeurs en deux groupes, suivant qu'elles ont leur point de départ sur les parois ou qu'elles font saillie dans le conduit après avoir pris naissance dans son voisinage.

Dans le premier groupe, nous trouvons l'*athérome*, qui se distingue déjà par la lenteur de son développement. Pour la même raison on ne pourra confondre la maladie avec cette saillie de la paroi supérieure qui existe quelquefois au point de réunion des portions cartilagineuse et osseuse et qui résulte d'un relâchement des fibres reliant en ce point la paroi supérieure du conduit à l'écaille horizontale du temporal (de Troeltsch).

De même on reconnaîtra une *exostose* à sa grande dureté constatable au stylet, à sa sensibilité obtuse, à l'absence d'une zone d'injection et à son aspect toujours le même, caractères si différents de ceux des abcès ou des furoncles qui présentent de la mollesse, de la rougeur, une grande sensibilité et de grandes variations dans leur forme.

De toutes les tumeurs qui naissent dans le conduit ou proviennent de la caisse, c'est le *polype* qui peut présenter le plus d'analogie avec l'otite externe circonscrite intense. Dans les deux cas on voit souvent au méat ou dans le conduit une tumeur d'un jaune rougeâtre, tendue, lisse et brillante. Mais l'abcès se développe ordinairement en quelques jours avec des douleurs vives, tandis que le polype apparaît très lentement et sans douleur, ordinairement à la suite d'une otorrhée de longue durée. L'abcès est très sensible au toucher, le polype ne l'est pas. De plus, la sonde fournit un signe différentiel pathognomonique. Comme le polype a sa racine dans la profondeur du conduit, dans la caisse ordinairement, la sonde peut décrire un cercle complet autour de sa tête et suivre la racine jusqu'à son point d'attache, tandis que pour l'abcès cela est impossible et la sonde est arrêtée au niveau de sa base. Dans le premier cas, la marche est proportionnellement très lente; dans le second, rapide. Enfin, l'abcès laisse échapper du sang et du pus, tandis que la ponction exploratrice du polype ne donne qu'un peu de sang. Seuls, les polypes kystiques uniloculaires, qu'on observe d'ailleurs rarement, renferment un liquide qui pourrait les faire prendre pour un abcès.

Je me souviens d'un malade de ma clinique à propos duquel j'avais expliqué le diagnostic différentiel des polypes et des abcès. Après avoir affirmé l'existence d'un polype, je pratiquai pour la démonstration une ponction dans la tumeur blanchâtre qui faisait saillie hors du méat. A ma grande surprise, il en sortit, au lieu de sang, un liquide visqueux, gélatineux. Cependant ce liquide différait nettement du contenu d'un abcès, d'abord par les caractères précédemment énumérés, puis par l'absence totale de sang. On reconnut ensuite que la tumeur était un polype kystique.

Mais il est bien plus facile de confondre un abcès du conduit avec les tumeurs de voisinage qui font saillie dans le conduit en refoulant les parois. Parmi les abcès et les adénites qui peuvent se comporter de cette façon, il faut avant tout signaler les *abcès parotidiens* développés au devant de la paroi antérieure. Ces abcès pénètrent à travers les incisures de Santorini, ou par le point d'attache de la portion cartilagineuse à la portion osseuse, jusque sous le derme du conduit où ils peuvent simuler une otite externe circonscrite. Les caractères différentiels sont : le gonflement notable qui existe en avant de l'oreille, et l'augmentation de la tension de la tumeur dans le conduit par la compression de la région parotidienne. Quand l'abcès se vide, spontanément ou non, l'abondance du pus empêche d'admettre une otite externe ; de plus, la pression sur la glande fait sourdre le pus par la perforation et la sonde peut pénétrer dans le foyer. Mêmes symptômes sur la paroi postéro-supérieure du conduit osseux, quand un abcès mastoïdien la perfore (de Troeltsch) et renfle la peau en sac ou en bourrelet. La suppuration ordinairement concomitante de la caisse, la sensibilité, la rougeur, le gonflement de la peau de la région mastoïdienne, les modifications lentes de la tumeur du conduit, l'énorme quantité de pus s'écoulant après l'incision ou la rupture, les résultats de l'exploration par la sonde, permettent de faire le diagnostic différentiel.

Marche. — La maladie reste ordinairement limitée au conduit auditif et a toujours une marche très favorable.

La *durée* est extrêmement variable et oscille entre quelques jours et plusieurs mois ; en général le pus se forme du troisième au huitième jour. Il n'est pas rare de voir des récidives retarder la guérison. Quelques jours après l'apparition du premier abcès, plus gros que les suivants, on voit survenir un ou plusieurs petits foyers circonscrits avec exaspération des symptômes. Il peut même se développer des furoncles pendant des mois entiers et la maladie constituer chez certains individus un état habituel. Les récidives seront surtout très fréquentes, si l'on néglige la cause première, par exemple, l'eczéma du méat, dont il est souvent si difficile de constater l'existence.

L'état général exerce sur cette affection une très grande influence, et chez les individus lymphatiques et strumeux on peut la voir affecter une marche chronique. Lorsqu'elle se développe sur un mauvais terrain, après l'issue du pus, au lieu de voir l'inflammation disparaître peu à peu comme à l'ordinaire, les bords de la plaie restent flasques, décollés, et il s'écoule un pus séreux, mêlé de sang quand il existe des granulations polypeuses. Il en est de même chez des individus bien portants, quand la plaie est mal nettoyée ou irritée par des topiques non appropriés. Ces ulcérations sont quelquefois extrêmement tenaces et ne s'amendent souvent qu'après l'institution d'un traitement général.

Exceptionnellement l'otite externe circonscrite peut entraîner l'altération de l'os sous-jacent, soit que l'ulcère, d'abord superficiel, gagne en profondeur, soit que l'abcès siège primitivement dans la profondeur et affecte les caractères d'une périostite. Avec la sonde on constate alors l'existence d'une base dure, constituée par l'os, tantôt lisse, tantôt manifestement rugueuse, ce qui fait penser à une nécrose. Il faudrait pourtant se garder de diagnostiquer la nécrose seulement d'après l'état rugueux de l'os, car il est ordinairement criblé de nombreuses lacunes, variables suivant les individus, lacunes qui font paraître l'os très inégal à la main qui tient la sonde. On est exposé, en somme, à la même erreur qu'en explorant les cornets du nez quand ils ont perdu leur revêtement muqueux, lorsque la sonde parcourt leur surface. Longtemps après la guérison, il se produit une desquamation épidermique abondante sur les points primitivement malades. L'inflammation et le gonflement périphériques disparaissent spontanément avec la maladie qui en est la cause.

Traitement. — Localement, au début de l'inflammation on pourra arrêter les progrès de la maladie par des massages, c'est-à-dire en frottant légèrement le point malade ou en exerçant sur lui des pressions à l'aide d'un tampon introduit dans le conduit. Wilde recommande comme méthode abortive des cautérisations énergiques avec le crayon, de Troeltsch des badigeonnages avec le sulfate de zinc (2 à 4 pour 30 d'eau distillée). L'application d'onguent gris rend aussi de bons services (Schalle). Je remplace l'onguent gris par de la vaseline mercurielle [1], d'abord mélangée dans trois fois son poids de vaseline pure. Lorsque les phénomènes inflammatoires sont très intenses, on aura recours aux compresses d'eau froide et aux sangsues appliquées immédiatement au devant et à la hauteur du tragus. Il est bon d'indiquer avec de l'encre les points où doivent se faire les morsures; on lavera avant d'appliquer les sangsues. Chez les adultes, il en faut de quatre à six, chez les enfants de une à trois; s'il est nécessaire, on entretiendra l'écoulement sanguin pendant une demi-heure ou une heure. Weber-Liel remplace les émissions sanguines par des instilla-

[1] Cette préparation a l'avantage de ne pas se décomposer et par suite de ne pas produire d'irritation. D'après une communication de M. Höfer, pharmacien, qui m'a préparé ce médicament, l'incorporation du mercure dans la vaseline se fait à parties égales; la préparation demande plus de vingt heures.

tions fréquentes d'alcool absolu. L'alcool est introduit froid et laissé plusieurs minutes.

Contre la douleur souvent considérable on peut, outre l'emploi des moyens précédemment indiqués, badigeonner les parties malades avec de la glycérine morphinée. On fait avec deux ou trois gouttes de glycérine et de la morphine ou du chlorhydrate de morphine une pâte que l'on applique sur la paroi du conduit. On peut aussi employer la morphine en instillation (chlorhydrate de morphine 0,1 à 2, eau de laurier-cerise 5). On en introduit de cinq à dix gouttes tièdes dans le conduit qu'on laisse de cinq à dix minutes ; ce médicament peut encore s'employer sous d'autres formes, sous forme de pommade (chlorhydrate de morphine 0,1 à 2, onguent émollient ou vaseline 5), ou bien sous forme de globules gélatineux (Gruber) qu'on laisse fondre dans le conduit. Bonnafont recommande une décoction de têtes de pavots. On fait bouillir cinq têtes pendant une demi-heure dans de l'eau que l'on réduit à 50 ou 30 grammes. On peut ajouter à cette quantité de liquide 0,1 de chlorhydrate de morphine (remplir le conduit et laisser séjourner le liquide pendant dix minutes). Ces bains sont renouvelés aussi souvent qu'on le juge nécessaire. Mais l'eau tiède simple suffit très souvent à calmer les douleurs.

Le malade se trouve aussi très bien de petits cataplasmes introduits dans le conduit; les raisins secs, les grains de riz bouillis (ceux-ci enveloppés dans un linge), constituent un remède populaire excellent. Par contre, les applications de compresses d'eau chaude sur la région de l'oreille, quoique ayant souvent une action calmante, doivent être en général proscrites, car elles peuvent amener à la longue le ramollissement de la membrane tympanique (de Troeltsch) analogue à celui de la cornée par l'eau chaude. Par contre, l'application de compresses froides est souvent très avantageuse.

Le remède par excellence contre l'inflammation circonscrite du conduit consiste dans l'incision profonde des parties tuméfiées; on peut même ainsi juguler la maladie. L'abcès ou le furoncle ouvert, il faut donner issue au bourbillon ou au pus, tout en l'empêchant de s'écouler vers la membrane à l'aide d'un tampon. Les symptômes objectifs et subjectifs disparaissent rapidement après cette petite opération. Il faut éviter les irrigations trop fréquentes qui peuvent donner lieu à une inflammation nouvelle; il est bon d'enlever le pus par la voie sèche à l'aide de bourdonnets d'ouate. Les ulcérations chroniques seront badigeonnées avec de l'eau de Goulard, le laudanum de Sydenham, ou une solution forte de nitrate d'argent; les granulations seront touchées avec le crayon.

Les causes de la maladie devront être énergiquement combattues. On traitera l'eczéma du méat; par une propreté méticuleuse on empêchera le pus provenant de la caisse d'irriter les parois du conduit et principalement la paroi inférieure. Si l'otorrhée est profuse, on remplacera les irrigations trop fréquentes par des tampons souvent renouvelés qui absorberont le pus. Les points excoriés seront badigeonnés avec différents enduits protecteurs (vaseline, albumine, solution de gomme ou de colle). On pratiquera avec beaucoup de soins l'assèchement du conduit que l'on protégera ensuite avec de la charpie ou de l'ouate. On évitera d'en irriter les parois avec des instruments. En prenant un bain froid le malade se tamponnera l'oreille avec des bourdonnets bien graissés.

Les douleurs périphériques sont souvent calmées par des onctions avec la pommade morphinée (voy. plus haut), le chloroforme ou l'huile d'hyosciamine (l'huile d'hyosciamine cuite est verte et à bas prix, elle doit donc être employée dans la pratique des pauvres; l'huile d'hyosciamine pressée, de couleur brune, est beaucoup plus chère). Ainsi, je me sers souvent du mélange suivant: huile d'hyosciamine cuite 20, teinture d'opium simple, chloroforme ãã 10; frotter les parties douloureuses pendant plusieurs minutes avec une cuillerée à café de ce mélange plusieurs fois par jour. Dans des cas rares l'otite externe provoque, principalement dans les régions mastoïdienne et parotidienne, des inflammations de voisinage qui réclament un traitement particulier (voy. plus bas). Quand un abcès parotidien s'est ouvert dans l'oreille, il faut pratiquer une contre-ouverture pour empêcher le pus de couler par le conduit, et on en fermera la plaie avec un tampon.

Enfin on n'oubliera pas le traitement général.

2. **Otite externe diffuse.** — Elle occupe une grande partie ou la totalité du conduit; dans ce cas l'inflammation s'étend ordinairement jusqu'à la membrane et à la caisse du tympan. La maladie se manifeste par de la rougeur et du gonflement, ou bien par de la suppuration.

Les *symptômes subjectifs*, comme la douleur, la surdité, les bruits, se manifestent ordinairement à un bien plus haut degré que dans la forme circonscrite. De plus, il existe au début un état fébrile, quelquefois très intense, qui peut même s'accompagner de coma et de délire. Dans la forme chronique, au contraire, ces symptômes subjectifs ne sont que faiblement marqués.

Symptômes objectifs. — A son degré le plus faible l'affection se révèle par une rougeur et un gonflement qui peuvent s'étendre depuis le pavillon jusqu'à la membrane; ces lésions disparaissent rapidement en laissant après elles une desquamation abondante. A un degré plus marqué, il existe de la suppuration avec un gonflement tel que l'exploration des parties profondes est souvent impossible. Quand on peut encore apercevoir la membrane, on la trouve rouge, opaque, épaissie, couverte quelquefois d'amas épidermiques; elle est difficile à délimiter par suite du gonflement et de la rougeur des parties profondes du conduit. Souvent elle est atteinte de suppuration, elle est perforée et la caisse elle-même atteinte par l'inflammation.

La sécrétion du conduit est séreuse ou purulente et souvent extrêmement abondante. D'autres fois les parois sont couvertes de croûtes ou de masses épidermiques considérables. Exceptionnellement, l'affection se présente sous la forme croupale (fibrineuse) ou diphthéritique. Gottstein a observé une fois sur la paroi postérieure du canal osseux une fausse membrane d'un gris blanchâtre, que l'on pouvait détacher facilement avec une sonde, mais en produisant les plus vives douleurs et une hémorrhagie légère; un dépôt semblable occupait les amygdales. D'après Bezold, l'inflammation fibrineuse est toujours limitée au conduit osseux. Au milieu de phénomènes généraux peu marqués il s'y forme des plaques fibrineuses recouvrant les parois et la membrane que l'on enlève facilement; ces membranes se reproduisent un certain nombre de fois et finissent par disparaître. L'inflammation diphthéritique, au contraire, s'accompagne d'un état fébrile très intense et de douleurs extraordinairement violentes. Les points malades sont couverts de masses blanchâtres que pendant longtemps on ne peut enlever et qui laissent après leur chute des fissures ou des ulcérations profondes sur les parois. Il s'écoule du pus mêlé de sang, et, outre le conduit, les parties avoisinantes sont extrêmement tuméfiées. La diphthérie de l'oreille tantôt s'étend au conduit auditif et à la caisse, tantôt se limite au pavillon et au conduit cartilagineux (Wreden, Moos); il existe quelquefois en même temps de la diphthérie de la gorge, de la bouche, etc.

Étiologie. — On rencontre ici les mêmes causes que pour l'otite externe circonscrite. En outre, celle-ci peut être le point de départ de l'otite externe diffuse, soit qu'il existe un seul furoncle, soit qu'il existe plusieurs foyers purulents dont les zones inflammatoires se rejoignent et donnent lieu à la tuméfaction de tout le conduit. Cette maladie reconnaît encore pour cause l'eczéma, l'herpès, le pemphigus, l'érysipèle, la variole, la rougeole, la scarlatine, la syphilis et le lupus, les corps étrangers et les parasites qui donnent plutôt lieu à l'inflammation du conduit osseux et de la membrane (Schwartze, Wreden). Enfin, contrairement à ce qui a lieu pour l'otite externe circonscrite, l'otite diffuse s'observe surtout chez les enfants.

Diagnostic. — Il est en général très facile, mais on a plus de peine à déterminer les points principalement malades et l'état de la membrane et des parties profondes du conduit, quand le gonflement et la douleur sont notables. Quant au diagnostic des différentes espèces d'otite externe, il ressort des symptômes précédemment énumérés.

La *marche* dépend souvent dans chaque cas de la cause qui a donné lieu à la maladie. Ainsi, une inflammation produite par un corps étranger pourra, après son ablation, disparaître en quelques jours, tandis qu'une autre fois elle ne s'éteindra qu'au bout de quelques semaines et même de plusieurs mois. Quelquefois l'affection semble disparaître complètement, et tout à coup, même après des mois entiers, on voit survenir une exacerbation nouvelle.

Les affections constitutionnelles exercent une grande influence sur l'otite externe et la font passer à l'état chronique. Le gonflement est alors moins considérable, les parois sont relâchées, présentent çà et là des granulations polypeuses et sont couvertes d'un pus séreux, fétide, quelquefois mêlé de sang. Ce n'est qu'après l'amélioration de l'état général que la maladie locale disparaît peu à peu.

La *terminaison* la plus fréquente est le retour des parties à leur état normal ; quelquefois il subsiste pendant un certain temps une desquamation épidermique plus abondante ou une hypersécrétion de cérumen. Dans les cas chroniques il reste parfois une hypertrophie considérable du derme, ou même une hyperostose des parois avec rétrécissement considérable, ou bien une oblitération du conduit.

A l'otite externe syphilitique ou diphthéritique peuvent succéder des adhérences et des cicatrices des parois avec rétrécissement du conduit. Les ulcérations diphthéritiques peuvent produire une gangrène étendue de l'oreille externe et des parties voisines entraînant la mort.

Pronostic. — Il est en général plus favorable dans les cas aigus simples que dans les cas chroniques ; il varie d'ailleurs suivant la cause. L'état de la caisse et de la membrane du tympan ont une très grande importance à ce point de vue. Ainsi il peut arriver que l'otite externe guérisse, tandis que les lésions des parties profondes secondairement atteintes font des progrès et s'aggravent même au point de menacer la vie. Quelquefois, de la paroi supérieure, l'inflammation se propage aux cellules mastoïdiennes ou au sinus transverse (Gull, de Troeltsch). Dans un cas, rapporté par Toynbee, la paroi supérieure présentait des trous très larges pour le passage de vaisseaux sanguins communiquant avec le sinus transverse. C'est évidemment cette route que l'inflammation avait suivie pour s'étendre à ce sinus. Dans d'autres cas, l'inflammation se propage à la base du crâne, et il en résulte une méningo-encéphalite (Toynbee). Les vaisseaux et les tractus cellulaires qui, de la paroi postéro-supérieure du conduit se rendent à la base du crâne en traversant une mince lamelle osseuse, et qui sont plus développés chez l'enfant, favorisent beaucoup cette propagation. L'extension de l'inflammation de la paroi antérieure à l'articulation temporo-maxillaire est surtout facile quand il existe une lacune d'ossification de la paroi.

Un autre danger réside dans l'union intime du derme avec l'os. L'inflammation de la peau de la portion osseuse a la même importance qu'une périostite qui entraîne après elle l'altération de l'os, ce qui favorise la propagation aux parties voisines. L'inflammation du conduit cartilagineux peut encore gagner la glande parotide par les incisures de Santorini, mais il est plus fréquent de voir cette glande subir un gonflement sympathique. Ces dernières complications sont relativement rares, mais on doit toujours les avoir présentes à l'esprit en faisant son pronostic.

Le *traitement*, dans beaucoup de cas, ne diffère pas essentiellement de l'otite circonscrite. Souvent les soins de propreté suffisent à amener la guérison. Naturellement il faudra prescrire un traitement général, s'il existe une dyscrasie quelconque.

Le rétrécissement et l'oblitération du conduit externe (voy. p. 92 et 93) réclament ordinairement une intervention beaucoup plus énergique que dans l'otite externe circonscrite, car, s'il existe en même temps une otite moyenne, la rétention du pus dans la caisse peut mettre la vie en danger.

Dans les cas d'inflammation diffuse simple, après la disparition des grandes douleurs, on emploiera les astringents, par exemple, s'il y a gonflement notable, l'acétate de plomb (0,1 pour 30 d'eau distillée, 2 ou 3 fois par jour 10 gouttes tièdes dans l'oreille (voy. p. 53); s'il y a suppuration abondante, le sulfate de zinc (0,1 à 0,3 pour 30, comme plus haut); on pourra ajouter à ces médicaments $0^{gr},1$ de chlorhydrate de morphine. La pierre infernale en solution a souvent une action excellente au 15e ou au 10e. Si l'écoulement est fétide, on fera des injections avec une solution phéniquée à 1/2 ou 1 pour 100, avec de l'eau de chaux étendue, une solution de permanganate de potasse faiblement violette, etc. Le traitement antiparasitaire sera indiqué plus bas. L'inflammation diphthéritique réclame des cautérisations énergiques avec le crayon; on obtient aussi de bons résultats en remplissant une fois par jour le conduit avec de l'acide salicylique en poudre. Ce médicament a été essayé par le docteur Lichtscheindl, mon ancien chef de clinique, qui a obtenu des résultats excellents chez les enfants et les adultes; chez quelques malades seulement, il survint de violentes douleurs qui forcèrent à enlever la poudre à l'aide d'une irrigation.

Dans les cas de gangrène, il faut faire des cautérisations énergiques et soutenir les forces par les toniques, le vin, le quinquina.

3. **Lésions ulcéreuses.** — Ces lésions se limitent aux parties molles ou s'étendent aux parois osseuses sous forme de carie et de nécrose.

Les **ulcérations** des parties molles sont consécutives à une inflammation ou à un néoplasme. Dans le premier cas, elles succèdent à l'otite externe, à la diphthérie, à la variole, etc. Troeltsch a vu sur la paroi postérieure du conduit, près de la membrane tympanique, un ulcère à bords blanchâtres, taillés à pic. Le fond en était constitué par une lame osseuse blanche et lisse. Dans le second cas, on observe les ulcérations du cancer, du lupus, de la syphilis, etc.

Carie et nécrose. — Les lésions osseuses ne sont ordinairement pas primitives; elles succèdent à des inflammations venant du conduit ou des parties voisines. Une simple otite externe peut donc en être le point de départ. Ainsi Trœltsch a trouvé chez une femme ayant succombé à une fièvre typhoïde une otite externe avec deux séquestres sur la paroi antérieure.

Blake a constaté, à la suite d'une otite externe de deux mois, l'élimination d'un fragment osseux de 25 millimètres sur 12 provenant de la paroi postérieure.

Parmi les inflammations de voisinage, il faut mentionner avant tout les abcès mastoïdiens qui peuvent détruire la paroi postéro-supérieure du conduit. Le point osseux malade siège quelquefois sur la paroi supérieure immédiatement au-dessus de la membrane tympanique.

Les *symptômes généraux* ne diffèrent souvent pas de ceux d'une simple otite externe ou moyenne ; quelquefois seulement il survient des douleurs extrêmement violentes.

Symptômes locaux. — A la vue on ne constate souvent que les lésions propres à l'otite externe simple; ce n'est qu'avec la sonde que l'on parvient à sentir des parties ramollies dans la carie, rugueuses dans la nécrose; ou bien on sent l'instrument s'enfoncer à travers la paroi jusque dans les parties voisines. Les points malades se recouvrent souvent de granulations qui saignent facilement, tandis que d'autres fois l'ulcération présente des bords infiltrés. Les pertes de substance résultant de ces lésions peuvent rendre visibles des parties de la caisse cachées à l'état normal, principalement la tête du marteau et le corps de l'enclume, que l'on voit alors s'élever au-dessus du bord supérieur de la membrane et qui sont accessibles à l'exploration par le conduit auditif.

Lorsqu'un abcès mastoïdien a produit une perte de substance de la paroi postéro-supérieure, le pus refoulant les parties molles dans le conduit, on peut croire à une otite externe (voy. p. 103). Dans d'autres cas, l'ostéite engendre une périostite, c'est-à-dire une inflammation du revêtement cutané du conduit avec gonflement notable au niveau de la paroi postéro-supérieure.

La *marche* de la carie et de la nécrose est très lente ordinairement, surtout dans les affections constitutionnelles. Elle est en général favorable, surtout chez les enfants, même lorsque l'os s'élimine sur une grande étendue, ce qui n'est pas très rare. Ainsi on peut voir la partie supérieure de l'anneau tympanique et la paroi postérieure du conduit s'éliminer avec une partie des cellules osseuses dépendant de l'apophyse mastoïde. Ces lésions augmentent naturellement les dangers que comporte l'otite externe.

Traitement. — Outre les indications fournies par l'otite externe, il faut enlever les points nécrosés partiellement ou en totalité, surtout quand ils ne sont plus que lâchement unis avec les parties avoisinantes. Si le conduit est étroit ou fortement gonflé, l'extraction du séquestre peut réclamer des incisions pour faciliter sa sortie. Si la paroi postéro-supérieure fait une saillie notable et qu'il existe des symptômes d'abcès mastoïdien, il faudra pratiquer une incision profonde à travers les parties molles jusqu'à l'os et enlever les parties nécrosées qui peuvent exister à ce niveau. Après l'ablation du séquestre et la destruction par la curette des points cariés, il faut empêcher l'adhérence des parties contiguës et lutter énergiquement contre le rétrécissement par les moyens indiqués p. 92.

VI. — Néoplasmes

On trouve dans le conduit auditif le milium, l'athérome, les polypes, le papillome, le sarcome, le cylindrome, l'enchondrome, l'ostéome, l'angiome, le carcinome, le lupus et la syphilis.

1. **Polypes.** — C'est le néoplasme le plus fréquent. Nous en parlerons plus tard à propos des polypes de la caisse (voy. Ve chapitre).

2. **Productions osseuses.** — Elles occupent en général la portion interne du conduit, exceptionnellement la portion cartilagineuse. Tantôt le tissu osseux normal se condense ou s'épaissit (éburnéation et hyperostose), tantôt il se couvre d'ostéophytes pointus, quelquefois sphériques, qui, stimulés par l'inflammation du derme, s'étendent ordinairement sur une grande surface; dans d'autres cas, nullement rares, le néoplasme est circonscrit et constitue une véritable *exostose*[1]. Comme les autres exostoses du corps humain, celles du conduit sont composées de tissu compacte ou de tissu spongieux et ont la forme de tumeurs arrondies ou de nodosités plan-convexes (Rokitansky). Leur présence dans le conduit auditif est loin d'être rare; il constitue même un siège de prédilection pour ces tumeurs.

Les petites exostoses ne donnent pas lieu à des *symptômes subjectifs* et même les exostoses volumineuses ne produisent de la surdité que quand le conduit rétréci se trouve complètement fermé par des squames, du cérumen, ou par une goutte d'eau (Toynbee). Par contre, la surdité devient très notable quand l'exostose ferme complètement le conduit, et même la compression réciproque des parois peut donner lieu à des douleurs intenses.

Symptômes objectifs. — Les exostoses apparaissent tantôt sous forme de petits nodules, tantôt sous forme de grosses masses arrondies remplissant le conduit en totalité. Il n'est pas rare d'observer près de la membrane plusieurs exostoses sphériques laissant entre elles une fente plus ou moins large par laquelle on aperçoit une portion plus ou moins grande de la membrane. En augmentant de volume, les exostoses se touchent et suppriment complètement entre elles la lumière du conduit. Ces tumeurs se développent assez souvent dans les deux conduits en même temps, et présentent alors quelquefois une symétrie frappante de siège et de forme.

Les exostoses sphériques sont sessiles ou pédiculées à la manière des polypes (Kramer, Bonnafont, Welcker). Quand elles affectent la forme de

[1] D'après Rokitansky, tous les néoplasmes osseux faisant saillie dans une cavité ou dans un canal prennent le nom d'enostoses. Les exostoses du conduit osseux devraient donc s'appeler des enostoses.

nodosités plan-convexes, elles occupent une grande surface et peuvent même arriver jusqu'à l'orifice (Toynbee). Elles peuvent augmenter notablement de volume et rétrécir ou fermer totalement le conduit.

Étiologie. — Elles surviennent souvent sans cause connue. Suivant quelques auteurs, l'arthritisme et principalement la syphilis en favorisent le développement. Dans la plupart des cas que j'ai observés, rien ne permettrait de rapporter la maladie à l'une de ces deux causes. Seeligmann admettait que ces tumeurs étaient d'une remarquable fréquence dans les crânes américains allongés; Welcker ne trouve pas cette opinion fondée.

Sur la paroi supérieure du conduit auditif, immédiatement au devant de la membrane, on trouve quelquefois deux renflements osseux, dont l'un est situé en haut et en avant, l'autre en haut et en arrière et symétriquement dans les deux conduits. Ils correspondent aux points de soudure primitifs de l'anneau tympanique avec le temporal, et doivent être rapportés, d'après Moos, à un état irritatif dont ces parties ont été le siége pendant l'enfance. D'après Toynbee, les exostoses du conduit peuvent accompagner le développement d'enostoses dans les parties profondes de l'oreille.

Le *diagnostic* d'une exostose, si l'on s'en rapporte aux symptômes précédemment énumérés, n'est pas difficile, et l'on évitera sans peine de la confondre avec d'autres tumeurs par l'exploration à l'aide de la sonde (voy. p. 102). J'ai vu, dans mes cours, qu'une saillie considérable des parois osseuses, principalement de la paroi supérieure, était quelquefois prise pour une exostose. En outre, lorsqu'il existe une nécrose de la paroi supérieure, le manche du marteau étant porté fortement en dedans, la tête fait à travers la perte de substance de l'os une forte saillie que l'on peut prendre pour une exostose de la paroi supérieure. Un examen attentif fera voir que cette saillie est mobile et qu'elle se continue avec le manche du marteau.

Marche. La tumeur peut rester stationnaire ou grossir plus ou moins vite jusqu'au point d'oblitérer le conduit. Exceptionnellement il survient une guérison spontanée, comme Hinton l'a observé dans le cours d'une otite moyenne suppurée.

Traitement. Les exostoses qui ne ferment pas le conduit ne nécessitent pas de traitement; on se contente ordinairement de remédier à l'oblitération du conduit en enlevant par irrigation le cérumen ou l'épithélium qui en sont la cause. Si la peau qui recouvre l'exostose est très épaisse, le traitement dirigé seulement contre cet épaississement suffit quelquefois à produire une amélioration (Toynbee). Quand le conduit est très rétréci ou oblitéré, il est indiqué de diminuer ou d'enlever la tumeur. Suivant les circonstances, on aura recours à des procédés lents ou rapides, par exemple, lorsque derrière l'exostose il y a rétention de pus dans la caisse.

Il existe des moyens médicaux pour favoriser la résorption de la tumeur, et des moyens chirurgicaux pour l'enlever en totalité ou en partie. Parmi les premiers, il faut mentionner l'iode que recommande Toynbee. Il s'emploie pendant des mois à l'intérieur (0g 2 à 0g 3 par jour) et à l'extérieur sous forme de teinture d'iode ou de glycérine iodée en badigeonnages sur la tumeur et au pourtour de l'oreille, de manière à amener la diminution de l'exostose.

Les observations de Wreden confirment l'opinion de Toynbee sur la valeur de ce médicament. Le même résultat s'obtient d'une façon mécanique par des corps étrangers introduits dans l'oreille et exerçant une pression considérable sur la tumeur. Suivant Hinton, les bâtonnets d'ivoire sont moins irritants que les tiges de laminaire. Dans beaucoup de cas, cette compression détermine la nécrose et l'élimination des lamelles superficielles de l'os et par suite sa diminution de volume.

On peut produire directement la nécrose de l'os préalablement dénudé en employant les acides minéraux concentrés, mais ce procédé est extrêmement douloureux. D'après Clark, on peut aussi détruire l'exostose à l'aide d'aiguilles galvano-caustiques appliquées pendant le sommeil chloroformique. Hinton a guéri des exostoses par l'électrolyse en deux séances de trois à cinq minutes chaque. Au lieu de réduire la tumeur par des procédés mécaniques ou médicaux, on peut en pratiquer l'ablation avec le ciseau creux (Heinecke), avec une machine à perforer les dents (Mathewson), avec une lime queue de rat en introduisant ensuite dans le trou des mandrins de baleine (Bonnafont); on peut enfin scier la masse osseuse en totalité ou en partie et l'enlever ensuite au ciseau. Bonnafont put dans un cas briser simplement la tumeur au niveau de son pédicule[1].

3. **Angiomes.** — Chez un malade observé par Chimani, un anévrysme cirsoïde s'étendait sous forme de points et de traînées d'un rouge sombre depuis le pavillon jusqu'à la membrane le long de la paroi supérieure du conduit Hedinger mentionne un angiome qui remplissait le tiers externe du conduit. Ces angiomes réclament le même traitement que les angiomes du pavillon (voy. p. 83).

4. **Épithélioma.** — Il est en général secondaire et provient le plus souvent du dehors. Brunner a trouvé chez une femme de cinquante-six ans, sur la paroi antérieure du conduit, un épithélioma vraisemblablement primitif.

5. **Syphilis.** — Les principales manifestations de la syphilis dans le conduit auditif sont les macules et les papules, les condylomes, les ulcérations. D'après les observations de Stöhr, les condylomes apparaissent ordinairement au début de l'infection et siègent principalement dans la profondeur du conduit, rarement à l'entrée. On voit d'abord se produire des taches rouges qui s'infiltrent peu à peu de manière à donner naissance à des condylomes lobulés ou coniques; il se fait alors une ulcération su-

[1] Nous possédons en français une bonne monographie sur ce sujet due au docteur Delstanche fils. (*Note du traducteur.*)

perficielle, le condylome se détruit et il survient une cicatrice. Quand celles-ci sont nombreuses, il en résulte principalement dans le conduit osseux un rétrécissement annulaire (Stöhr). Quelquefois au bout de plusieurs semaines ou de plusieurs mois il survient une récidive. Schwartze a observé à l'entrée du conduit des ulcérations syphilitiques annulaires à fond blanc sale et avec infiltration considérable des bords. En même temps il existe dans le voisinage de l'oreille une tuméfaction ganglionnaire considérable.

Le *traitement* doit être général et local. Quelquefois les condylomes disparaissent peu à peu dans le cours d'un traitement par les frictions mercurielles. Le traitement local consiste dans l'ablation des tumeurs avec cautérisation consécutive de leur base. On tire encore de bons effets d'une solution de sublimé au 1/1000 (sublimé corrosif 0,05. Eau distillée ou alcool absolu 50). Remplir plusieurs fois par jour le conduit avec cette solution. Garder pendant cinq à dix minutes. D'autres fois on obtient une amélioration rapide avec l'onguent gris ou la vaseline mercurielle dont on renouvelle l'application tous les jours. Les ulcérations syphilitiques du méat guérissent en peu de temps sous l'influence de cautérisations énergiques.

VII. — Affections nerveuses.

Le conduit peut être le siège de troubles de la sensibilité et de lésions trophiques.

1. **Troubles de la sensibilité.** — Ils comprennent l'anesthésie et l'hyperesthésie du conduit.

L'anesthésie incomplète ou complète résulte d'une affection périphérique ou d'une lésion centrale. La première cause est la plus fréquente, et il n'est pas rare de voir des violentes douleurs dues à une otite externe, par exemple, entraîner une diminution de la sensibilité du conduit. Quant à l'anesthésie par lésion des centres nerveux, son existence est prouvée par une observation de Moos et une de Weber-Liel. Moos, dans un cas où on avait porté le diagnostic probable d'hémorrhagie bulbaire, vit survenir une surdité avec diminution de la sensibilité du conduit; Weber-Liel a vu un cas de tumeur cérébrale avec anesthésie complète du conduit jusqu'à la membraue tympanique exclusivement.

L'hyperesthésie résulte principalement d'une inflammation et peut même survenir plusieurs jours avant les autres phénomènes inflammatoires en un point déterminé du conduit. Comme j'ai pu l'observer maintes fois, les points hyperesthésiés occupent assez souvent la paroi supérieure du conduit cartilagineux et ne disparaissent quelquefois qu'au bout de plusieurs semaines, soit spontanément, soit par un traitement approprié.

Des individus nerveux ressentent quelquefois de vives douleurs dans le conduit quand leur oreille est exposée à un air froid. J'ai vu souvent cette douleur arrêtée par l'introduction d'un petit tampon. Chez un homme de vingt-quatre ans dont les oreilles étaient parfaitement saines, chaque fois que le conduit était libre il était le siège d'une douleur intense même pendant l'été ; par contre, s'il était bouché, cette douleur disparaissait rapidement ou ne se produisait pas.

Traitement. Contre l'hyperesthésie on ordonnera des embrocations narcotiques, des badigeonnages de laudanum ou simplement de glycérine ou de graisse ; il faudra souvent aussi recourir à un traitement général (bromure de sodium, quinine, valériane, électricité, etc.).

Parmi les troubles de la sensibilité il faut encore mentionner le **prurit** du conduit ; le grattage provoqué par de violentes démangeaisons peut déterminer une inflammation vive. L'irritabilité du conduit peut se traduire par l'excitation du nerf vague et donner lieu à de la toux et des vomissements réflexes par l'intermédiaire du rameau auriculaire. L'excitation nécessaire à la détermination de ce réflexe n'a nullement besoin d'être très intense ; chez un de nos malades l'action de l'air sur le conduit suffisait à provoquer la toux, de sorte que le malade devait toujours se boucher l'oreille droite qui était le siège de ce phénomène.

2. **Trophonévroses.** — Les troubles trophiques comprennent les anomalies dans la sécrétion cérumineuse se produisant chez les vieillards et chez les individus présentant des affections de l'oreille moyenne et de l'oreille interne ; il faut encore mentionner les inflammations sympathiques, déjà étudiées à propos de l'otite externe.

VIII. — Anomalies de contenu.

Ces anomalies comprennent les accumulations de sécrétions, les blocs épidermiques mêlés de poils, les produits inflammatoires, les séquestres, les tumeurs provenant du voisinage ou de l'oreille moyenne. On peut encore rencontrer dans le conduit des parasites végétaux et animaux, des animaux quelconques ou leurs larves venant de l'extérieur, enfin, des corps organiques et inorganiques les plus variés, comme des noyaux, des pierres, des perles, etc.

En dehors des bouchons de cérumen dont nous avons déjà parlé, les parasites et les corps étrangers ont une grande importance pratique ; nous en parlerons avec détail.

1. — **Masses épithéliales.** — Elles se présentent ordinairement sous forme d'agglomérations irrégulières, plus rarement les cellules épithéliales offrent une disposition concentrique, comme celle qui caractérise les cholestéatomes. Le conduit renferme alors d'énormes blocs épithéliaux formant des bouchons blanchâtres extrêmement adhérents et tellement gros qu'ils peuvent dilater le conduit et en atrophier les parois.

Il existe une forme particulière de blocs épithéliaux beaucoup plus rare : ces amas sont constitués par des lames d'un vert sombre, analogues aux feuilles de thé ; ainsi que Wreden l'a démontré le premier, elles sont composées de cellules épithéliales. Chez un vieillard atteint de catarrhe chronique des caisses, j'ai enlevé des masses de ce genre qui occupaient les deux conduits, le microscope y faisait reconnaître l'existence des cellules épithéliales accumulées.

2. **Parasites. — Parasites végétaux.** — La présence de parasites dans le conduit avait déjà été constatée autrefois par Mayer, Spencer, Kramer et Grove, lorsque Schwartze appela de nouveau l'attention sur ce sujet par un cas dans lequel les parasites avaient déterminé une vive irritation du conduit. Plus tard, Wreden étudia la question d'une manière plus approfondie et, avec Schwartze, émit l'opinion que les parasites pouvaient produire un état inflammatoire dans le conduit et sur la membrane tympanique.

Les parasites que l'on rencontre ordinairement dans l'oreille appartiennent au genre *aspergillus* dont on a trouvé plusieurs espèces dans cet organe, d'abord l'*aspergillus flavescens* et l'*a. nigricans* et dans quelques cas l'*ascophera elegans*[1]. Le siège de prédilection du parasite est la membrane tympanique et le tiers interne du conduit. Pour déterminer si les masses enlevées de l'oreille sont des parasites, on les traitera par une lessive de potasse à 8 pour 100 et on les examinera au microscope avec un grossissement de 300 à 400 D ; les végétaux colorés au carmin donnent une préparation magnifique (Wreden). Comme liquide conservateur on emploie la glycérine ; je possède une préparation d'aspergillus nigricans encore intacte au bout de deux ans.

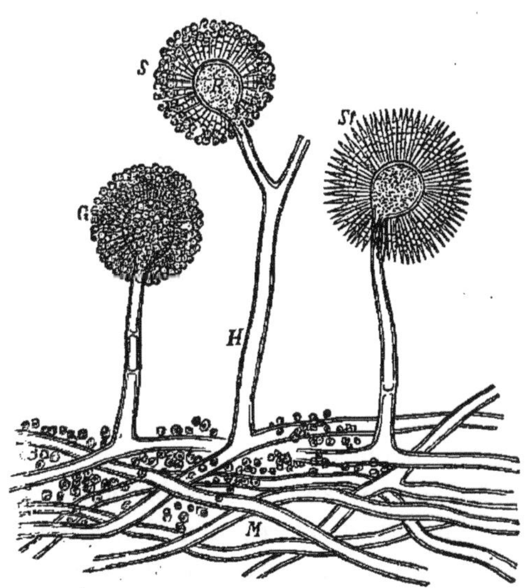

Fig. 46. — Formation d'aspergillus dans l'oreille.
G, chapelet de gonidies. — H, hyphes. — M, mycélium. — R, réceptacle. — S. spores. — St, stérigmes.

Pour cultiver ces parasites, on les enferme dans un vase de verre clos pendant un temps assez long ; sur quelques préparations à la glycérine, dans lesquelles j'avais eu soin d'emprisonner des bulles d'air, on voyait l'a. nigricans se multiplier en même temps que l'air disparaissait.

[1] Bezold a trouvé 18 fois dans l'oreille l'*aspergillus fumigatus* qui diffère des précédents principalement par ses petites dimensions, et que l'on n'a pas encore mentionné parmi les hyphomycètes de l'oreille. Il a observé aussi 3 fois le *trichothecium roseum*. (*Note du traducteur.*)

L'aspect d'une masse de ces parasites au microscope varie beaucoup suivant le mode et le degré de leur développement, aussi ne peut-on en donner qu'une description schématique.

Sur un mycélium d'un blanc sale, on voit s'élever de petits tubes à double contour, les hyphes, qui, suivant l'espèce d'aspergillus, tantôt présentent des ramifications (voy. fig. 46), tantôt ne se ramifient pas. Les hyphes portent des rameaux terminaux et quelquefois latéraux, ou bien se terminent simplement par un renflement, la tête (réceptacle) ; quelquefois ce renflement n'existe pas et le tube se termine par une extrémité pointue. Le réceptacle porte des prolongements implantés comme des poils (stérigmes ou acrospores), soit directement, soit par l'intermédiaire de rameaux latéraux (stérigmes de 2e ordre). Ce sont d'abord des cellules en pinceau qui se segmentent ensuite de la périphérie vers la base en petits corps arrondis, les spores. De cette manière une simple cellule produit peu à peu ce qu'on appelle un chapelet de gonidies. La couleur des spores varie suivant l'espèce d'aspergillus : elle est jaune ou noire et peut exceptionnellement être d'un rouge sang. Jusqu'ici on ne connaît qu'un cas où la masse parasitaire était rouge; pour Wreden, qui l'a publié, cette coloration caractérise le degré le plus élevé de développement de l'aspergillus.

Les *symptômes subjectifs* produits par le développement d'aspergillus dans l'oreille sont la douleur, les bourdonnements et la surdité. Tantôt la douleur manque, tantôt elle est extraordinairement violente et ne disparaît qu'avec l'élimination du parasite. Les bourdonnements ainsi que la surdité dépendent en partie de la pression exercée par les parasites sur la membrane tympanique, en partie de l'irritation qu'ils déterminent dans l'oreille.

Symptômes objectifs. — Les parasites apparaissent sur la membrane et sur le tiers interne du conduit sous la forme d'un dépôt blanchâtre (mycélium) sur lequel se détachent quelquefois nettement les réceptacles colorés des filaments fertiles. La saillie des hyphes donne à l'ensemble l'aspect du gazon ou du velours. Les réceptacles apparaissent sous forme de points jaunâtres dans l'a. flavescens et de points noirâtres dans l'a. nigricans. Quelquefois la masse des parasites n'est pas répartie sur toute l'étendue de la membrane tympanique, mais se limite à une petite portion de la membrane ou du conduit.

J'ai observé une fois sur la membrane tympanique cinq plaques disséminées à contours très nets et d'une coloration blanchâtre et deux autres sur le conduit près de la membrane. Quelques-unes étaient entourées d'une zone d'injection peu marquée. L'examen microscopique révéla la présence de l'asp. flavescens. Souvent j'ai vu les parasites occuper d abord un petit amas épidermique sur la membrane ou dans le conduit et s'étendre ensuite progressivement.

C'est sur la membrane que les parasites atteignent leur plus haut degré de développement; et ils sont d'autant moins développés qu'ils sont plus rapprochés de l'orifice du conduit. Pour ce motif, c'est surtout à la surface de la membrane que les réceptacles colorés se détachent le mieux sur la masse. Les parasites adhèrent si intimement à la membrane et aux parois du conduit qu'on ne peut d'abord les détacher que partiellement. Quand on a réussi à les enlever en totalité, on trouve souvent au-dessous la peau rouge et épaissie. Si la rougeur persiste, c'est signe qu'il se produit une récidive; la disparition de l'hyperémie indique, au contraire, une guérison définitive.

Étiologie. — La prolifération des parasites est éminemment favorisée par une lésion du revêtement de l'oreille externe, surtout par le gonflement de l'épiderme ramolli; les otorrhées profuses sont au contraire peu favorables à leur développement. On n'a pas encore constaté la présence de ces parasites chez les enfants; chez les femmes, ils sont incomparablement plus rares que chez les hommes (Wreden). Suivant Bezold, les instillations d'huile en favorisent beaucoup le développement.

La *marche* peut être aiguë ou chronique. Ordinairement la masse parasitaire se développe en quelques jours, de cinq à sept; après élimination, il reste une grande tendance aux récidives, ce qui fait que la maladie, dans son ensemble, peut être extrêmement longue.

Le *pronostic* est en général tout à fait bénin. Ordinairement le parasite occupe les couches superficielles. Cependant on l'a vu pénétrer dans le tissu même de la membrane tympanique (observation de Politzer) et après avoir détruit la membrane faire irruption dans la caisse et la remplir (Burnett).

Traitement. — Il consiste à enlever le plus rapidement possible les masses parasitaires et à s'opposer aux récidives. L'irrigation, je l'ai déjà dit, est tout à fait insuffisante au début, tandis qu'à la fin de la première semaine les parasites se détachent spontanément, ce qui facilite leur expulsion. On a recommandé contre cette affection les médicaments suivants: hypochlorite de chaux (0,1 pour 300-200 d'eau distillée). Ne dissoudre le médicament dans l'eau qu'au moment de s'en servir (Wreden). Tannin pur 1, alcool absolu 50 ou bien alcool absolu seul (Weber Liel). Extrait de saturne, 5-10 gouttes dans 30 d'eau distillée; acide salicylique à 2 pour 100 (Bezold); acide phénique 2 à 3 pour 100.

Suivant Trœltsch, on évitera les récidives en versant dans l'oreille une solution forte de permanganate de potasse, ou en insufflant alun et magnésie calcinée sur les points où siégeaient les parasites.

Chez un de mes malades, après instillation d'une solution de nitrate d'argent à 6 pour 100, les douleurs diminuèrent beaucoup et les masses fortement adhérentes se détachèrent rapidement. J'ai d'ailleurs vu dernièrement chez une jeune fille atteinte d'otite moyenne suppurée qui avait été traitée par le nitrate d'argent et l'acétate de plomb se développer, aussitôt après l'arrêt de l'écoulement, des masses d'aspergillus nigricans sur la membrane tympanique recouverte de lamelles épidermiques sèches.

Parasites animaux. — Jusqu'à présent on n'a trouvé dans le conduit que l'acarus folliculorum.

3. **Corps étrangers vivants.** — Parmi les différents animaux qui peuvent pénétrer dans le conduit, comme les insectes, les puces, les punaises, les mouches, etc., il faut mentionner principalement la *muscida lucilia* et la *muscida sarcophaga*.

Les mouches sont attirées par l'odeur du pus et pénètrent dans le conduit; elles le choisissent aussi quelquefois pour déposer leurs œufs. Les œufs de la muscida lucilia sont éclos au bout de vingt-quatre heures; la muscida sarcophaga donne naissance à un grand nombre de larves dans un espace de temps très court. La muscida lucilia ayant un développement très lent, ses œufs sont facilement entraînés quand l'otorrhée est profuse. La muscida sarcophaga éclôt dans le corps de la mère et naît sous forme d'une larve qui, grâce au système de crochets que portent ses mandibules, peut immédiatement s'accrocher solidement aux parties molles, c'est-à-dire aux parois du conduit. C'est pourquoi les larves de la muscida lucilia sont relativement rares dans l'oreille, et celles de la muscida sarcophaga beaucoup plus fréquentes (Blake).

Les larves de ces deux espèces de mouches se distinguent l'une de l'autre par leur abdomen, pointu chez la muscida lucilia, large au contraire chez la muscida sarcophaga. Chez toutes deux la tête se termine en pointe.

Les *symptômes subjectifs* sont très variables suivant que l'animal irrite ou non les parois du conduit et la membrane tympanique. Quelquefois le malade a seulement la sensation d'un corps en mouvement. Les mouches peuvent donner lieu à des bourdonnements intenses en voletant contre la membrane. Les punaises déterminent une irritation vive en se fixant par succion. D'autres animaux possédant un système de crochets peuvent, en blessant les parties molles, déterminer des symptômes subjectifs intenses, et surtout des douleurs atroces. C'est ce qui a lieu non pas pour le perce-oreille (*forficula auricularis*) que l'on redoute à tort comme pouvant s'introduire dans le conduit auditif, mais pour les larves de muscida qui sont quelquefois si nombreuses que le conduit en est littéralement semé.

Chose curieuse, ces larves, dans quelques cas rares, ne déterminent pas de douleur notable. J'ai vu à ma clinique deux nouveau-nés que l'on amenait pour un écoulement purulent mêlé de sang. L'inflammation du conduit et de la caisse était due à la présence de larves de muscida sarcophaga; dès qu'elles furent enlevées, l'otorrhée se tarit rapidement. Les deux enfants n'avaient pas manifesté la moindre douleur et n'avaient pas éprouvé la moindre agitation même pendant leur sommeil.

Les *symptômes locaux* varient naturellement beaucoup suivant l'anima qui occupe le conduit. Les mouches se font quelquefois reconnaître par leurs bonds contre la membrane. Des animaux petits, immobiles, peuvent passer inaperçus ou être pris pour des squames; c'est ce qui a lieu facilement pour les petites punaises.

Un individu fut réveillé au milieu de la nuit par de violents bourdonnements et de fortes douleurs; il vint me trouver au bout de quelques heures. Le conduit ne présentait aucune lésion, seulement sur la membrane on apercevait une sorte de disque brunâtre semblable à un fragment de cérumen ou à un amas d'épiderme. A un examen plus attentif, je remarquai autour du disque une zone d'injection suspecte. Or, les masses épidermiques ne déterminent rien de semblable. En effet, l'irrigation ramena une punaise qui s'était accolée par succion à la membrane et avait produit ainsi une irritation vive.

Quelquefois on ne constate la présence de ces insectes qu'en en ramenant quelques-uns par hasard par une irrigation ou bien en en voyant sortir de l'orifice du conduit. Les larves qui occupent la profondeur du conduit et aussi, comme il arrive quelquefois, la caisse, se reconnaissent en général facilement à leur extrémité anale de couleur noire, au grouillement dont ils sont animés et aux mouvements rapides qu'ils exécutent quand on les touche.

Si l'animal meurt dans le conduit, il peut y séjourner indéfiniment et n'y être découvert que par hasard ou bien même s'envelopper de cérumen et être pris pour un simple bouchon de cire.

Le *pronostic* est favorable, si on parvient rapidement à tuer ou à extraire l'animal. Si, par contre, la membrane tympanique est lésée et la caisse atteinte de suppuration, le pronostic dépend de la marche ultérieure de l'inflammation.

Le *traitement* consiste à tuer ou à extraire l'animal. Pour le tuer, on verse simplement dans l'oreille un liquide qui devra y séjourner plusieurs minutes. On pourra encore chasser l'animal vivant avec de la fumée de tabac. On peut aussi extraire les mouches à l'aide d'une petite boulette d'ouate ou de crins poussée jusqu'à la membrane (Rau). Le meilleur liquide pour tuer les sangsues est l'eau salée. Quant aux animaux qui adhèrent aux parties molles par succion ou à l'aide de crochets, on ne peut les extraire vivants par une irrigation. Il faut alors commencer par les étourdir à l'aide de fumée de tabac, de vapeurs de chloroforme, etc., ou les tuer avec de l'eau, de l'huile, etc. Pourtant, ces moyens ne sont pas toujours suffisants contre les larves de mouches, et l'animal mort est encore si fortement accroché qu'il faut l'extraire avec des pinces.

Les inflammations consécutives réclament un traitement approprié.

4. **Corps étrangers, végétaux et minéraux.** — Beaucoup d'autres corps étrangers, tels que des perles, des pierres, des noyaux de fruits, des épingles, etc., pénètrent dans le conduit bien plus souvent que des animaux vivants. Deleau mentionne à ce propos ce fait curieux d'un homme qui reçut dans l'oreille un grain d'avoine en passant devant un cheval qui toussait.

Les *symptômes* produits par les corps étrangers dépendent d'une part du traumatisme qu'ils exercent sur les parois, et d'autre part de leurs propriétés chimiques et mécaniques.

Symptômes subjectifs. — Ils sont quelquefois presque nuls, et souvent même ce n'est que par hasard qu'on trouve dans l'oreille des corps durs, irréguliers, comme des dents molaires, des cailloux, etc. D'autres fois, le conduit étant complètement oblitéré et la membrane tympanique déprimée, il survient de la surdité et des bourdonnements. Quand le corps est fortement enfoncé dans le conduit, par exemple, à la suite de tentatives d'extraction, l'irritation et la blessure des parties molles donnent lieu aux douleurs les plus vives.

Les phénomènes *réflexes* produits par les corps étrangers de l'oreille présentent un grand intérêt. On peut les diviser en réflexes intermittents ou passagers, et en réflexes continus (Israël). Parmi les *réflexes intermittents* il faut ranger la toux et les nausées se produisant par l'intermédiaire du rameau auriculaire du pneumogastrique, et cette névrose vaso-motrice analogue aux frissons uréthraux observée une fois par Israël chez un malade qui fut pris de frissons et chez lequel la température s'éleva au-dessus de 41 degrés.

Les *réflexes permanents* portent sur la motilité, la sensibilité, la nutrition ou l'intelligence.

Parmi les troubles *réflexes de la motilité*, il faut mentionner l'épilepsie (Boyer, Maclagan), les contractures et les paralysies. Fabrice de Hilden, Jones et Toynbee, ont observé des cas d'hémiplégie et Hillairet un cas d'hémiplégie convulsive.

Les troubles de la *sensibilité* se manifestent par de l'hyperalgésie ou de l'anesthésie en différents points du corps. Comme *lésions trophiques*, Boyer mentionne un cas d'atrophie du bras du côté de l'oreille malade.

Quant à l'influence que peuvent avoir les corps étrangers sur l'*intelligence*, le fait rapporté, p. 96, à propos des bouchons de cérumen, en est un exemple. Chez un enfant auquel Brown enleva 28 petits cailloux de l'oreille, cette opération fut le signal d'un relèvement notable de l'intelligence. En général, les troubles réflexes disparaissent avec l'extraction du corps étranger.

Symptômes objectifs. — Les malades qui viennent consulter présentent le plus souvent des symptômes qui ne sont pas dus seulement à la présence du corps étranger, mais qui résultent surtout des efforts infructueux qui ont été tentés pour les extraire. C'est ainsi que des corps occupant d'abord librement le conduit ont été enfoncés avec force, et l'on constate alors des lésions étendues avec inflammation considérable des parties molles résultant pour une petite part du corps étranger lui-même et pour une grande part des instruments employés. Lorsqu'il y a eu intervention brutale, la membrane peut être perforée et le corps étranger occuper la caisse où il détermine une inflammation violente. Dans d'autres cas, on n'observe sur la membrane et les parois du conduit que les altérations produites par la pression du corps étranger. Ainsi Toynbee a observé une dilatation du conduit produite par un tampon d'ouate. Dans le cas de Brown, les cailloux en séjournant trois ans dans le conduit avaient produit un enfoncement considérable de la membrane sur laquelle on voyait les impressions de quelques-uns d'entre eux.

D'autres fois le corps étranger séjournera pendant des années sans donner lieu aux moindres symptômes.

Le *diagnostic* est parfois très facile, quelquefois très difficile ou même au début impossible. Chez des enfants atteints d'une otite externe intense il n'est pas rare de trouver ultérieurement dans le conduit un corps étranger cause de tout le mal. Craignant d'être punis, les enfants n'en avaient pas parlé. Quand de petits objets ont pénétré dans la caisse à travers la membrane, le diagnostic peut être difficile ou même impossible. Les corps étrangers du conduit eux-mêmes peuvent ne pas être visibles dans certains cas, principalement quand ils occupent le sinus du méat (voy. p. 88), immédiatement en avant de la membrane; la paroi antérieure par sa saillie peut les cacher complètement à la vue.

Wreden rapporte que chez un individu qui affirmait sentir très nettement dans son oreille un petit bouton de verre introduit depuis plusieurs années l'examen le plus minutieux ne lui permit pas de le découvrir. Il le sentit enfin avec la sonde au point de réunion du conduit osseux et du conduit membraneux. Le bouton s'était enfoncé profondément dans la peau.

La *marche* varie avec les lésions produites par les tentatives d'extraction et avec la nature du corps étranger. Comme on l'a déjà dit, la gravité de la maladie, la terminaison fatale, ne doivent pas être ordinairement attribuées au corps étranger, mais au traitement mis en œuvre. Sabatier rapporte un cas où les tentatives faites pour extraire une boulette d'ouate produisirent de tels délabrements que le dix-septième jour l'individu succombait à un abcès du cerveau résultant de l'otite traumatique.

Il n'est pas rare de voir les corps étrangers tomber d'eux-mêmes ou séjourner dans l'oreille pendant des années sans révéler leur présence. Par contre, les corps ayant une action mécanique ou chimique, comme les objets pointus, anguleux, ou les substances caustiques, sont, il est vrai, capables de produire dans l'oreille des délabrements ou des inflammations considérables. Exceptionnellement des objets pointus qui ont pénétré dans la caisse à travers la membrane peuvent sortir d'eux-mêmes par la trompe. On trouve deux cas de ce genre dans la littérature médicale (Albers et *Medical Times*, 1859), dans lesquels une épingle était passée par la caisse et la trompe du conduit dans le pharynx nasal, d'où elle avait été rejetée par un effort de vomissement.

Traitement. — Il faut naturellement essayer d'enlever le corps étranger, mais en se souvenant que tout est préférable à une extraction violente: le cas de Sabatier doit servir d'avertissement. La première chose à faire est de s'assurer de la présence du corps étranger. Cette recommandation peut paraître superflue, et cependant on a souvent fait des tentatives d'extraction sans examen préalable, simplement sur l'affirmation du malade qui prétendait avoir quelque chose dans l'oreille. Ce n'est qu'après des tentatives infructueuses que l'on s'adresse à un médecin auriste qui trouve le conduit enflammé, plein de sang, excorié, quelquefois la membrane perforée, mais peut-être pas la moindre trace de corps étranger qui sera tombé spontanément avant les tentatives.

La présence du corps étranger étant reconnue, on pratiquera d'abord des irrigations sans se laisser entraîner à employer un autre instrument par la position en apparence favorable de l'objet. Suivant le conseil de Trœltsch, on peut lubrifier les parois avec de l'eau de savon ou de l'huile. De cette façon on enlèvera souvent avec facilité des corps étrangers même fortement enclavés.

Si on échoue par suite du gonflement inflammatoire, on devra d'abord recourir au traitement de l'otite externe (voy. p. 104 et 108). Quand les parois seront dégonflées, le corps primitivement enclavé peut devenir assez lâche pour tomber même spontanément.

Lorsqu'il existe des symptômes d'une affection du cerveau ou des gros vaisseaux au voisinage de l'oreille, lorsqu'il survient de violentes douleurs de tête, des vomissements, des frissons, alors seulement on doit procéder à l'extraction forcée du corps étranger pour remédier à la rétention possible du pus dans la caisse ; l'indication est même formelle.

Parmi les corps étrangers profondément introduits dans l'oreille, ceux qui augmentent de volume par gonflement, comme les graines les amandes, sont souvent très difficiles à extraire. Cette difficulté est principalement marquée quand ils ont dépassé le point de jonction rétréci des portions membraneuse et osseuse du conduit; occupant le segment interne plus large, ils se gonflent et ne peuvent plus franchir l'isthme du conduit auditif.

Si l'irrigation ne réussit pas à enlever ces corps étrangers, on peut procéder prudemment à leur extraction avec une pince à crochet, analogue à la pince iridienne. Trautmann recommande dans ce but sa pince articulée (voy. p. 4). Faute de mieux, on peut employer aussi des instruments en forme de cuiller ou de levier, voir même une simple épingle à cheveux recourbée. Leroy d'Étioles recommande une aiguille à extrémité articulée; on l'introduit entre le corps étranger et les parois du conduit, et, quand elle est arrivée au delà, la pointe est placée à angle droit et l'instrument ramené en arrière. Dans quelques cas, on peut aussi se servir du serre-nœud (de Trœltsch). Les objets obliquement fichés dans le conduit doivent être morcelés et retirés par fragments.

Plusieurs auteurs ont réussi à extraire les corps étrangers avec des substances agglutinantes. Clarke portait un morceau de diachylon au contact de l'objet et le ramollissait ensuite à l'aide d'une lentille. Walther employait un vernis très adhérent, Blake une solution alcoolique de gomme-laque avec de l'ouate; Engel et récemment Löwenberg ont employé la colle forte des menuisiers. Un pinceau trempé dans de la colle forte épaisse est introduit dans le conduit jusqu'au corps étranger au contact duquel on le laisse d'une demi-heure à une heure ; au bout de ce temps l'adhérence est complète et souvent une simple traction amène l'objet au dehors. On peut employer des procédés analogues pour extraire les objets en forme d'aiguilles; par exemple, on pourra employer une petite boulette de cire portée au bout d'une sonde. Rau recommande un petit barreau d'aimant.

Si l'objet a pénétré dans la caisse et ne peut être extrait à l'aide d'un instrument introduit par le conduit, on cherchera à le chasser par des injections d'eau pratiquées à travers la trompe (Deleau, de Trœltsch). De cette façon, Deleau jeune put faire sortir une petite pierre qui avait pénétré dans la caisse du tympan. Comme les injections, de simples douches d'air suffisent quelquefois à pousser le corps étranger hors de l'oreille (Rau). Meyer et Saarlanis enlevèrent un corps étranger par la raréfaction de l'air du conduit; l'aspiration était faite par un tuyau de plume hermétiquement introduit dans le canal.

Quand le corps étranger est enclavé et que les moyens indiqués ne réussissent pas, il faut essayer de le morceler; on enlève ensuite les fragments avec facilité à l'aide d'une irrigation. Déjà en 1604 Sassonia recommandait de perforer des haricots gonflés avec des instruments chauffés au rouge. Dans le même but, Voltolini conseille de réduire le corps étranger à l'aide du galvano-cautère. Par contre, les leviers et ciseaux que l'on emploie dans le même but doivent être proscrits surtout quand l'objet est déjà dans la caisse. Mieux vaut l'abandonner à lui-même que d'employer un moyen qui peut mettre la vie en danger.

Si un corps étranger est immobilisé dans la profondeur de l'oreille et qu'il y ait indication vitale à l'extraire, il peut être nécessaire de se frayer un chemin jusqu'à lui par un procédé chirurgical. Paul d'Égine recommande de pratiquer une incision en croissant derrière le pavillon et de détacher de l'os la paroi postérieure du conduit. De Trœltsch propose de détacher, chez les enfants, la paroi supérieure du conduit de l'écaille du temporal et d'aller avec un levier ou une aiguille à anévrysme courbe jusqu'à la membrane tympanique, ce qui chez eux est facile; par contre, chez les adultes, c'est la partie inférieure qu'il faut choisir comme point de sortie.

Langenbeck fit une fois l'extraction d'un corps étranger de la caisse en pratiquant derrière le pavillon une incision semi-lunaire jusqu'à l'os, dans la région mastoïdienne, et en détachant le périoste et le conduit cartilagineux. Il put ensuite retirer le corps de la caisse (Israël). D'après Gruber, on pourrait essayer d'extraire le corps étranger de la caisse par une ouverture pratiquée dans l'apophyse mastoïde.

Ces procédés, ainsi que toutes les tentatives douloureuses dans lesquelles la tête du malade doit être immobile, réclament l'emploi du chloroforme.

CHAPITRE III

MEMBRANE DU TYMPAN[1]

A. — Anatomie et Physiologie.

I. — Anatomie

1. **Description de la membrane.** — *Insertion.* — La membrane tympanique est enchâssée à la manière d'un verre de montre dans une rai-

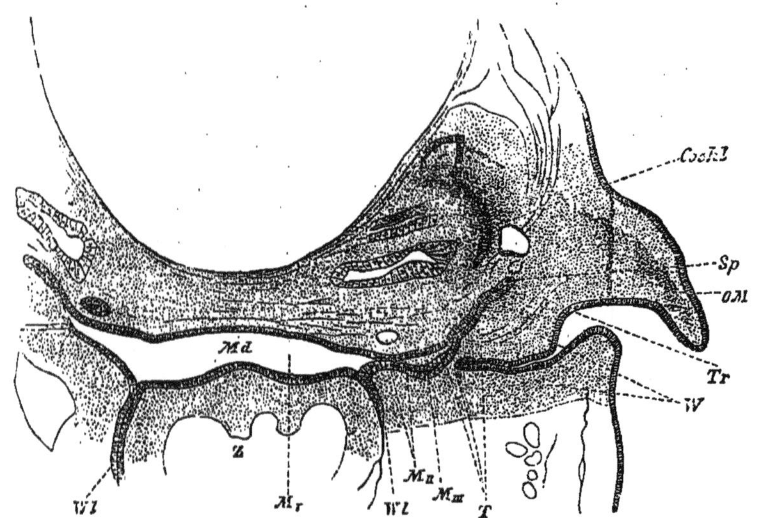

Fig. 47. — Coupe transversale pratiquée sur un embryon de lapin de dix-sept jours.

Md (M'), Cavité buccale. — M'', Point rétréci entre la cavité buccale et l'oreille moyenne. — M''', Oreille moyenne. — O^m, Pavillon. — Sp, Partie latérale effilée de l'oreille moyenne. — T, Membrane tympanique. — Tr, Ouverture infundi buliforme du conduit auditif. — W, Bourrelet saillant à l'entrée du conduit. — Wl, Rainures occupant chaque côté de la langue. — Z, Langue.

nure occupant l'anneau tympanique, rainure qui chez l'adulte se trouve à l'extrémité interne du conduit osseux. Ce n'est que tout à fait à la partie

[1] Le mot *tympan* indique l'oreille moyenne, moins la trompe et l'apophyse mastoïde. Malheureusement on l'emploie souvent, tantôt pour désigner la caisse, tantôt pour désigner la membrane, ce qui prête à la confusion. Aussi nous n'employons ce mot isolé que dans l'expression *tympan artificiel,* qui est consacré par l'usage, au lieu de *membrane tympanique artificielle.* (*Note du traducteur.*)

supérieure, entre les extrémités de l'anneau un peu écartées l'une de l'autre et encore reconnaissables chez l'adulte, que la lame horizontale du temporal vient limiter la membrane du tympan (voy. fig. 48).

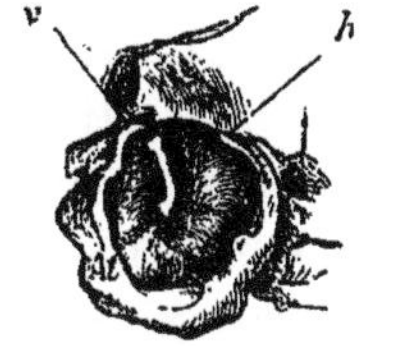

Fig. 48.

Membrane et anneau tympaniques chez un nouveau-né. — *At* Anneau tympanique. — *h*. Extrémité postérieure de de l'anneau. — V. Extrémité antérieure. — Oreille gauche.

Forme. — Elle varie beaucoup suivant les individus; ordinairement elliptique ou piriforme, elle présente une échancrure à concavité supérieure.

Dimensions. — La membrane, dont le développement est presque terminé au moment de la naissance, présente un diamètre de 8 à 10 millimètres, la hauteur dépassant ordinairement la largeur de 1/2 à 1 millimètre.

L'*épaisseur* normale est variable ($0^{mm},1$ environ); elle est plus grande chez l'enfant, par suite du développement considérable de la couche épidermique.

Inclinaison. — Chez l'embryon la membrane est sur le même plan que la paroi supérieure du conduit, et chez le nouveau-né elle est encore très horizontale. Ce n'est que quelque temps après la naissance quelle se rapproche de la verticale sans cependant jamais l'atteindre. D'après les mensurations de Trœltsch, elle fait avec la paroi supérieure du conduit un angle de 140 degrés et par suite un angle de 40 degrés avec la paroi inférieure.

Cette inclinaison de la membrane correspond à l'extrémité interne du conduit, qui est tronquée de haut en bas, d'arrière en avant et de dehors en dedans. Par suite, la partie postéro-supérieure du cercle tympanique est plus près du méat que la partie antéro-inférieure; la différence est chez l'adulte d'environ 6 à 7 millimètres. Chez les individus qui offrent de grandes dispositions musicales, la membrane tympanique aurait quelquefois une direction verticale très marquée (Bonnafont, Schwartze, Lucae, de Trœltsch).

Cette différence dans la position de la membrane, qui résulte principalement de l'âge, ne doit pas être négligée quand on veut estimer sa grandeur sur le vivant. On sait en effet qu'une surface paraît d'autant plus petite qu'elle est plus inclinée, et, par cette raison, nous sommes exposés à des erreurs d'appréciation chez les enfants. Bien que l'accroissement de la membrane soit déjà terminé chez le nouveau-né, nous la croyons plus petite chez lui que chez l'adulte, où elle est plus verticale et, par conséquent, peu ou pas raccourcie en perspective. Chez les adultes eux-mêmes, la différence de grandeur dépend moins des dimensions que de son inclinaison variable sur le plan horizontal. Lorsque cette inclinaison est très marquée, elle a aussi une certaine importance physiologique en favorisant non seulement la réflexion des rayons lumineux, mais encore celle des ondes sonores; par suite, chez le nouveau-né, par exemple, il parviendra moins d'ondes sonores au labyrinthe à travers la membrane que chez l'adulte, chez qui elle est verticale.

Courbure. — La membrane tympanique n'offre pas une surface plane ; elle présente en certains points des saillies, en d'autres points des dépressions. La plus forte convexité est produite par le marteau sur la moitié antérieure de la membrane, en haut par sa petite apophyse et plus bas par son manche dirigé en arrière et en bas. Le manche divise la membrane en un segment antérieur plus petit et un segment postérieur plus grand (voy. fig. 6, p. 5). A l'extrémité libre du manche qui descend au-dessous du centre de la membrane, se trouve le point le plus déprimé, l'*ombilic* (Umbo). Les deux parties de la membrane situées de chaque côté du manche sont légèrement déprimées, puis plus loin, vers la périphérie, on trouve une saillie ondulée, principalement marquée dans le segment antérieur et qui s'atténue peu à peu vers le cercle osseux. Il faut mentionner encore deux plis saillants partant de l'apophyse externe et se dirigeant l'un en avant, l'autre en arrière : on les désigne sous le nom de *pli antérieur* et de *pli postérieur*. Faiblement indiqués à l'état normal, ils peuvent être très marqués dans les cas pathologiques et acquérir alors une importance pratique particulière. Malgré ces saillies partielles, la membrane présente dans son ensemble une concavité dont le sommet correspond à l'ombilic.

Couleur. — Sur le vivant, la membrane présente une coloration composée due à la source lumineuse, à la coloration du conduit et de la caisse et à sa coloration propre. — Sur l'influence qu'exerce la coloration de la lumière, voy. p. 2.

Quand le conduit est hyperémié, il donne à la membrane un reflet rougeâtre. Les différentes parties de la caisse modifient notablement sa coloration. La petite apophyse et le manche du marteau se détachent nettement par leur couleur jaunâtre. Souvent l'extrémité inférieure du manche offre un renflement discoïde dû tantôt à une légère torsion du manche dont la face antérieure, au lieu de l'arête, vient au contact de la membrane, tantôt au renflement en spatule de son extrémité inférieure, sa direction restant rectiligne. Cette opacité discoïde est quelquefois due en partie à cette bande de cartilage, décrite pour la première fois par Gruber, qui recouvre en dehors l'apophyse externe et le manche du marteau, le dépasse un peu en bas et adhère intimement aux fibres de la membrane. Le marteau étant complètement cartilagineux chez l'embryon, cette bande en représente la partie qui n'a pas subi la transformation osseuse.

Outre cette opacité discoïde, on trouve à l'extrémité libre du manche une petite tache jaune falciforme (Schwartze) provenant de la surface du marteau qu'on aperçoit par transparence. D'après les dernières recherches de Trautmann, ce croissant se détache du manche par sa partie arrondie en haut, tandis que la partie inférieure se confond peu à peu avec l'extrémité du manche. Le côté convexe du croissant est tourné vers le manche, tandis que sa concavité, dont le sommet du cône lumineux occupe la partie moyenne, regarde la périphérie antérieure de la membrane. Souvent une partie de la paroi interne de la caisse se voit par transparence, ce qui produit, suivant la coloration de la muqueuse tympanique, des taches rouges, jaunes ou blanches sur la membrane; c'est le plus souvent au niveau de l'ombilic que cela a lieu, ce point n'étant éloigné de la paroi interne que de 2 millimètres environ à l'état normal et par suite arrivant presque à son contact au moindre enfoncement de la membrane; dans ce cas, l'opacité discoïde apparaît au niveau de l'ombilic comme un élargissement considérable de l'extrémité inférieure du manche. — Les taches produites par d'autres parties de la caisse seront étudiées ailleurs.

La coloration propre de la membrane tympanique normale présente des différences considérables suivant l'âge de l'individu. Chez l'enfant, par suite de l'épaisseur de la couche épidermique, elle est d'un blanc sale; chez l'adulte, par contre, d'un gris perle ou d'un gris neutre « auquel s'ajoute une légère teinte de violet et de jaune-brun clair » (Politzer); plus tard elle redevient un peu blanchâtre. La coloration grise de la membrane n'est pas également marquée en tous ses points : plus sombre dans la moitié inférieure, elle est plus claire dans la moitié postérieure.

Cône lumineux. — Dans la moitié antérieure, on trouve un reflet lumineux triangulaire très brillant (Wilde) qui a reçu le nom de cône lumineux de la membrane; son sommet est à l'ombilic et sa base élargie regarde la partie antéro-inférieure de la périphérie sans l'atteindre. Ce cône lumineux résulte de ce que la partie qu'il occupe sur la membrane est verticale et par suite réfléchit les rayons incidents dans l'œil de l'observateur (Politzer, Helmholtz). D'après Trautmann, le cône lumineux occupe le quart antéro-inférieur parce que celui-ci est incliné de 45 degrés sur la verticale et de 10° sur l'horizontale.

2. **Structure.** — *Anneau tympanique.* — A l'œil nu, on voit la partie périphérique dite *anneau tendineux* ou *cartilagineux* (bourrelet annulaire de Gerlach) se détacher nettement du reste de la membrane. Il se compose d'un tissu conjonctif enchevêtré, semé de cellules cartilagineuses et donnant naissance à une partie des fibres de la membrane (Lincke). Cet anneau fibro-cartilagineux est coloré en rouge, comme les cartilages articulaires des osselets de l'ouïe, sur les pièces conservées dans l'alcool (Huschke).

Comme l'anneau tympanique, dans la rainure duquel il s'insère, l'anneau cartilagineux est ouvert en haut et forme par conséquent un cercle incomplet. En examinant la membrane du dehors, on n'aperçoit pas ordinairement cet anneau dans sa totalité, mais seulement en partie. Les différences que l'on observe à ce sujet dépendent et de la saillie inégale des parois qui cachent les parties périphériques de la membrane, et de l'inégale profondeur de la rainure de l'anneau tympanique en ses différents points. L'épaisseur de l'anneau tympanique paraît ainsi varier considérablement suivant qu'il est plus ou moins caché dans la rainure. C'est dans les segments antéro-supérieur et postéro-supérieur qu'il y est le moins enfoncé, et à cet endroit il apparaît sous la forme d'un liséré blanchâtre. Si au contraire, on regarde la membrane tympanique par sa face interne, on aperçoit souvent l'anneau cartilagineux dans toute son étendue.

Couches de la membrane. — La membrane tympanique est formée d'une couche fibreuse très résistante, la membrane propre (*lamina propria sc. fibrosa*), recouverte en dehors par le derme, en dedans par la muqueuse de la caisse. On trouve donc dans cette membrane trois couches qui sont de dehors en dedans : la peau, la membrane propre et la muqueuse.

Le *peau* comprend un épiderme et un chorion sous-jacent renfermant les vaisseaux et les nerfs. De la paroi supérieure du conduit descend un faisceau conjonctif particulièrement épais qui atteint l'ombilic en suivant un trajet à peu près parallèle au manche du marteau ; on lui donnait autrefois le nom de « musc. levator tympani minor » [ou de *ligament externe du marteau*. Les papilles, attribut essentiel du derme, manquent dans la couche dermique de la membrane tympanique : par contre, il existerait, d'après Kessel, une couche glandulaire dans le tractus épais situé en arrière du marteau.

La *substance propre* se compose de plusieurs lamelles dont les fibres ont des directions variables ; la lamelle des fibres circulaires et celle des fibres radiées sont les plus importantes. La seconde se compose d'un système de fibres obliques et entre-croisées dont les extrémités terminales ont une direction radiée (de Trœltsch), de sorte que deux rayons se prolongeant n'appartiennent pas à la même fibre. Les fibres radiées naissent de l'anneau cartilagineux et en partie du revêtement périosto-cutané du conduit osseux ; elles s'insèrent au manche du marteau par l'intermédiaire de sa lame cartilagineuse (voy. plus haut). On trouve ensuite la lamelle de fibres circulaires. Ces fibres sont arciformes et naissent les unes de la périphérie de la membrane et du bourrelet annulaire, les autres dans l'épaisseur même de la membrane (de Trœltsch). Elles se terminent soit à la périphérie, soit au manche, soit dans le tissu même de la membrane. Très épaisse à la périphérie (0‴,026, Gerlach), presque double de la couche radiée, la couche circulaire s'amincit rapidement vers le centre où elle apparait comme une membrane presque homogène à direction arciforme faiblement marquée (de Trœltsch). Le rapport du manche n'est pas le même avec les fibres circulaires et les fibres radiées. Tandis que les fibres radiées se relient au manche du marteau, les fibres circulaires supérieures passent seules au devant du manche, les fibres inférieures passant en dedans (de Trœltsch).

Outre la couche radiée et la couche circulaire, Gruber décrit des « fibres descendantes » et « un système de fibres dentritiques ». Les *fibres descendantes* sont immédiatement sous-jacentes au derme et descendent du segment supérieur du bourrelet annulaire en convergeant vers le manche ; elles sont principalement abondantes sur la moitié postérieure de la membrane.

Les *fibres dentritiques*, par leur portion périphérique, sont comprises entre la couche circulaire et la couche radiée et, par leur portion centrale, se trouvent en dedans de la couche circulaire, par conséquent immédiatement sous la muqueuse. Elles naissent, d'après Gruber, le plus souvent de la moitié postérieure de la membrane sous forme de tractus se ramifiant et se distribuant sans aucune régularité, tantôt seulement sur une petite partie, tantôt sur la totalité de la membrane. D'après Kessel, ce système de fibres dentritiques est un réseau criblé de lacunes, émettant dans toute la membrane des tractus formant des cavités dans lesquelles s'engagent les vaisseaux lymphatiques.

La couche interne de la membrane tympanique est formée par la *muqueuse* de la caisse consistant en un épithélium pavimenteux et une couche mince de tissu conjonctif. A la périphérie de cette couche, Gerlach a observé des papilles ou des villosités qui, d'après Prussak, s'étendraient à toute la surface.

D'après cette description, on voit que l'on trouve dans la membrane tympanique, de dehors en dedans, les couches suivantes : un épiderme et un tissu conjonctif, comme couche externe ; des fibres descendantes, une couche radiée, une couche circulaire et des fibres dentritiques, comme couche moyenne ; un tissu conjonctif mince avec un épithélium vibratile, comme couche interne.

Jusqu'à présent, il n'a été question que de cette partie de la membrane qu'encadre l'anneau cartilagineux ; il reste à décrire ce petit segment situé au-dessus de l'apophyse externe, appelée *membrana flaccida Shrapnelli.* La *membrane de Shrapnell* est séparée en bas de la précédente par deux lignes allant de la petite apophyse aux extrémités antérieure et postérieure de l'anneau osseux que l'on aperçoit quelquefois sous forme de cordons blanchâtres au-dessus du pli antérieur et du pli postérieur (Prussak). En haut, la membrane de Shrapnell est tendue entre les deux extrémités du bourrelet annulaire et pénètre dans la paroi supérieure du conduit sous forme d'un renflement, ce qui donne à l'ensemble de la membrane un aspect piriforme.

La membrane flaccide est caractérisée par l'absence d'anneau cartilagineux et surtout par l'absence de la couche propre qui ne lui envoie que de rares trousseaux fibreux. La membrane de Shrapnell ne se compose donc que de deux couches : le derme et la muqueuse, et cette absence de la lame fibreuse, la plus épaisse des trois, explique son peu de résistance comparée à la membrane tympanique proprement dite.

Vaisseaux. Ils viennent du conduit et de la caisse et sont beaucoup plus abondants dans le derme que dans la muqueuse.

Artères. Le réseau artériel externe, très considérable, est fourni par l'auriculaire profonde. Celle-ci envoie, par différents points de la périphérie de la membrane, de petits rameaux vers le centre, tandis que de la paroi supérieure descendent vers l'ombilic plusieurs grosses branches, en fournissant de petits rameaux à la périphérie. Lorsque les vaisseaux s'injectent naturellement, on voit descendre de la paroi supérieure du conduit, le plus souvent en arrière, rarement en avant du manche, un ruban vasculaire assez large qui forme ordinairement avec le manche un angle aigu à sommet supérieur. Le réseau interne est formé par la tympanique interne et la tympanique externe. Celle-ci est un rameau de l'artère auriculaire profonde qui pénètre dans la caisse par la scissure de Glaser; la tympanique interne provient de la stylo-mastoïdienne et peut quelquefois aussi provenir directement de la carotide externe ou de la carotide interne (Henle).

Les *veines* de la couche dermique, qui sont au nombre de deux pour chaque artère, une de chaque côté, se jettent dans la veine jugulaire externe. Le sang veineux de la couche interne se rend en partie dans le plexus veineux de la trompe et de l'articulation temporo-maxillaire, en partie dans les veines de la dure-mère et dans le sinus transverse. D'après Kessel, la substance propre ne doit pas être considérée comme privée de vaisseaux; elle présenterait des rameaux perforants et des rameaux propres. Moos confirme l'existence des rameaux veineux perforants, mais n'a pu trouver de réseau vasculaire dans l'épaisseur de la couche fibreuse. En outre, Moos décrit un réseau capillaire anastomotique de la membrane par lequel non seulement à la périphérie, mais encore au niveau du marteau, les vaisseaux de la couche externe communiquent avec ceux de la couche interne. On trouve principalement marquée à la périphérie une couronne de vaisseaux veineux avec laquelle s'anastomosent les veines de la couche dermique et de la muqueuse. Le sang de la membrane tympanique peut, suivant Moos, passer par trois voies différentes de la caisse au conduit et inversement, d'abord par la périphérie de la membrane, puis par le manche du marteau et la membrane de Shrapnell, enfin par les rameaux perforants de la substance propre.

Les *lymphatiques* existent d'après Kessel dans les trois couches de la membrane; une partie d'entre eux s'ouvrent librement à sa face interne, ce qui lui permet de résorber les liquides de la caisse.

Nerfs. — La couche externe reçoit le rameau auriculo-temporal du trijumeau, dont les branches terminales descendent de la paroi supérieure du conduit sur la membrane tympanique et se divisent en filets nerveux très fins. La couche interne n'est que faiblement innervée par le plexus tympanique, anastomose du trijumeau et du glosso-pharyngien.

5. **Développement.** — Avec Reichert, il était jusqu'ici généralement admis que la membrane se formait aux dépens de cette masse qui en s'avançant peu à peu dans la première fente viscérale la divise en une partie externe et une partie interne, oreille externe et oreille interne. En réalité, comme nous l'avons déjà dit (voy. p. 89); la membrane provient du revêtement cutané externe; au niveau duquel elle se trouve primitivement

Cette partie du feuillet externe du blastoderme qui constitue la membrane tympanique se sépare du reste de la peau par l'apparition du conduit externe, en même temps qu'une cavité représentant la caisse se creuse en dedans d'elle. La membrane ne prend qu'à ce moment les caractères d'une cloison qu'elle n'a jamais à son origine, comme il est facile de le comprendre d'après notre description (voy. fig. 47).

Les recherches entreprises jusqu'à ce jour pour déterminer la part prise par les différents feuillets embryonnaires à la formation du tissu de la membrane ne donnent pas de résultats concordants. — Tandis que d'après Moldenhauer et Rauber la trompe et la caisse résultent d'une invagination du tube intestinal, mes recherches faites au laboratoire du professeur Schenk font penser que ces deux parties de l'oreille sont formées par un diverticulum de la cavité naso-buccale. Comme le tube intestinal est formé par le feuillet interne et la cavité naso-buccale est par contre revêtue par une invagination du feuillet externe du blastoderme, la membrane tympanique embryonnaire comprendrait les trois feuillets d'après Moldenhauer et Rauber, tandis que d'après mon opinion, qui est aussi celle de Schenk, elle ne comprendrait que deux feuillets : l'ectoderme (pour les couches externe et interne) et le mésoderme (pour la couche moyenne).

II. — **Physiologie.**

La fonction la plus importante de la membrane tympanique est de transmettre aux autres parties de l'appareil conducteur les vibrations qu'y déterminent les ondes sonores. Elle sert en outre d'organe protecteur de la caisse.

On comprendra toute l'importance qu'elle exerce sur la *transmission des sons* quand on saura que le passage direct des ondes sonores de l'air aux corps solides, qui est très difficile, devient très facile par l'intermédiaire d'une membrane tendue (J. Müller). La membrane tympanique est d'autant mieux appropriée à ce but qu'elle n'est pas plane, mais courbe. D'après les observations d'Helmholtz, les membranes courbes renforcent notablement le son, et Stern nous dit qu'un corps tendu suivant des lignes ou des surfaces courbes renforce le son de tous les diapasons. Comme le fait remarquer Politzer, il est complètement indifférent pour le renforcement du son que la membrane offre aux ondes sonores une surface convexe ou concave.

Les connexions de la membrane avec le marteau ont encore une grande importance au point de vue acoustique. Les membranes vibrantes se comportent en effet d'une façon tout à fait différente suivant qu'elles sont librement tendues ou bien en connexion avec un corps solide par leur portion mobile. Dans le premier cas, la membrane mise en mouvement par un système d'ondes ne revient au repos que lentement et par suite a besoin d'un certain temps, variable suivant l'intensité primitive du mouvement, pour pouvoir subir de la part d'un nouveau système d'ondes un nouvel ébranlement. Si donc deux sons différents agissent rapidement l'un après l'autre sur une membrane librement tendue, de telle sorte qu'elle vibre encore dans le sens du premier système d'ondes quand commence l'action du second, grâce à l'interférence des ondes sonores, il se produira des mouvements combinés ne correspondant à aucun des deux sons. Tout autrement se comportent les membranes qui sont reliées, comme celle du tympan, à un corps solide. Par la transmission de leurs mouvements au corps solide, elles reviennent rapidement au repos et même, quand les sons se succèdent rapidement, elles peuvent vibrer dans le sens de chaque système d'ondes.

La membrane tympanique possède encore cet avantage d'être faiblement tendue et de n'avoir qu'une faible résonnance propre : or, d'après Stern, la transmission est d'autant plus parfaite que le corps conducteur a des vibrations indépendantes plus faibles. Il est vrai que la membrane tympanique rend un son propre, son qui correspond au mi^6 (e^{IV}) (Wolf), c'est pourquoi Ch (*fa* dièze$_6$ + *ré*$_6$ + *la*$_5$), S (*ut*$_6$ — *ut*$_7$) et G doux (*ré*$_6$), sont particulièrement bien entendus (Wolf, voy. p. 40). Enfin, la membrane possède encore cette propriété importante de transmettre simultanément des sons déterminant des vibrations de différente durée (Politzer).

Quant au mécanisme des vibrations de la membrane, Helmholtz a fait voir que la disposition arciforme des fibres radiées est très favorable à l'incidence des ondes sonores. Les fibres mises en vibration transmettent au manche du marteau leurs mouvements très diminués d'amplitude, mais considérablement augmentés de force ; inversement, un faible mouvement du manche modifie déjà notablement la courbure de la membrane.

D'après les observations de Mach et Kessel, pendant la phase de condensation des ondes sonores, il se produit un pli annulaire qui parcourt la membrane de sa périphérie vers l'ombilic; pendant la phase de dilatation, il la parcourt dans le sens inverse. D'après Kessel, pendant les oscillations de la membrane on voit se tendre et se détendre le pli antérieur et principalement le pli postérieur. Dans les mouvements produits par un son de hauteur constante, le maximum de déplacement n'occupe pas le point le plus excavé de la membrane, mais son centre. Dans ce mouvement l'extrémité inférieure du marteau oscille de dehors en dedans et d'avant en arrière.

Les variations de tension de la membrane influent sur la transmission des sons et sur l'audition. Joh. Müller dit que l'augmentation de tension de la membrane élève le son fondamental, et que la saillie de la membrane (Pr. de Valsalva) atténue les bruits intenses, la voix haute, etc., tandis que les bruits légers sont notablement mieux entendus.

Comme le fait observer Kessel, ce sont des segments de la membrane qui s'accommodent aux sons élevés, et non la membrane dans sa totalité.

Des recherches faites sur les vibrations de la membrane montrent que, si l'on fait entendre à la fois un son fondamental et son octave, la membrane étant tendue, l'octave s'éteint rapidement sur le segment postérieur avant le son fondamental, qui s'éteint aussi lorsque la tension s'exagère, tandis que sur le segment antérieur, les mouvements du son fondamental et de l'octave semblent s'arrêter en même temps. Par contre, sous une traction légère, les vibrations de la membrane de Shrapnell ne s'atténuent pas, tandis que, sous une traction forte, celles qui correspondent au son fondamental s'éteignent d'abord. L'octave prédomine donc sur la membrane de Shrapnell, alors que le son fondamental s'éteint sur le segment postérieur.

Schmidekam et Hensen ont recherché comment l'audition est influencée par une pression exercée sur la membrane. Une pression modérée exercée avec la sonde sur la membrane élève la perception de la montre de 55 à 64 centimètres, et il semble à l'individu en expérience que sa voix est renforcée. Pendant l'immersion de la tête dans l'eau, la bouche et le nez restant libres, Schmidekam a observé un affaiblissement dans la perception des sons et l'impossibilité de déterminer la direction de la source sonore. En se remplissant d'eau les deux oreilles, Schmidekam perdait la faculté d'apprécier la force de sa propre voix, quand il parlait haut; il avait conservé l'appréciation exacte de sa voix murmurée ; en outre, il entendait avec une intensité excessive tous les bruits musculaires, par exemple, la contraction du muscle orbiculaire des paupières. Mais dans cette dernière expérience il ne put confirmer l'opinion de E. Weber, d'après laquelle, quand la membrane tympanique est chargée avec de l'eau, on rapporte toutes les excitations du nerf auditif à une source sonore située dans l'intérieur du corps.

La *résistance* de la membrane, d'après Schmidekam et Hensen, est beaucoup plus considérable que chez la plupart des animaux ; chez l'homme, elle supporte sans se rompre une colonne de mercure de 140 à 160 centimètres, tandis que celle du chien se rompt sous une colonne de 66 centimètres, celle du mouton sous une colonne de 34 centimètres.

L'*extensibilité* de la membrane est très considérable, comme le démontrent entre autres de nombreux cas pathologiques que nous étudierons plus tard. Une pression méthodique permet d'augmenter sa surface de 1/5 à 1/3 (Gruber).

La *direction de traction* de la membrane est opposée à celle de son muscle tenseur ; cet antagonisme sera étudié avec plus de détails à propos des perforations.

Les sons élevés produisent une injection des vaisseaux du manche (Bonnafont). Stricker et Kessel ont constaté que l'excitation électrique du bulbe amenait une forte contraction de ces vaisseaux chez la grenouille.

B. — Pathologie.

I. — Anomalies.

1. Anomalies de développement. — Elles sont liées à celles du conduit et de la caisse : c'est ainsi que, le conduit ou l'oreille moyenne étant rudimentaires, la membrane peut manquer ou être remplacée par une fermeture osseuse. Nulle part on ne trouve mentionné un cas indiscutable de malformation isolée de la membrane. De même, on admettait jusqu'ici que les lacunes occupant le bord supérieur de la membrane pouvaient dépendre d'un arrêt de développement; d'après les nouvelles recherches embryologiques, cette opinion est insoutenable (voy. p. 131). Quant aux faits de membranes doubles mentionnés par les auteurs, ils concernent les fausses membranes du conduit, dont nous avons déjà parlé p. 93.

2. Anomalies de direction. — La membrane peut quelquefois conserver presque complètement sa position horizontale primitive : ainsi de Troeltsch mentionne un cas dans lequel elle formait avec la paroi supérieure un angle de 167 degrés (140 degrés environ à l'état normal).

3. Anomalies de grandeur et de forme. — Dans la collection Loder, Köhler a trouvé quelques pièces dans lesquelles la membrane était plus grande ou plus petite qu'à l'état normal, de forme allongée ou triangulaire.

4. Anomalies de connexion. — La membrane peut contracter des adhérences pathologiques avec elle-même ou avec les parties voisines.

a. **Adhérences de la membrane avec elle-même.** — Gruber a décrit des adhérences réunissant les feuillets de ces poches produites par le plissement de la membrane quand elle a subi un relâchement très considérable. On observe alors des opacités se portant de l'apophyse externe en arrière et en bas ; quelquefois elles occupent le segment antérieur ou bien s'étendent circulairement sur la plus grande partie de la membrane (Gruber).

b. **Adhérences de la membrane avec la caisse.** — Les adhérences sont indirectes et se font alors par l'intermédiaire de fausses membranes la reliant au différentes parties de la caisse, ou bien elles sont directes, et la membrane adhère elle-même à la paroi tympanique interne, etc.

Symptômes subjectifs. — Les bourdonnements et la surdité proviennent en partie de l'obstacle qui s'oppose plus ou moins à la propagation des sons, en partie d'une augmentation de la pression intra-auriculaire amenant l'enfoncement de l'étrier dans le vestibule.

Symptômes objectifs. — Au niveau des parties adhérentes on observe souvent des opacités et des dépressions. Les fausses membranes s'aperçoivent plus ou moins distinctement suivant la transparence de la membrane et déterminent sur celle-ci des points et des bandes jaunâtres, ou blanchâtres. Quelquefois cependant, malgré la translucidité de la membrane, les tractus anormaux ne s'aperçoivent pas, ainsi qu'il est facile de le constater sur des préparations anatomiques.

L'enfoncement de la membrane au niveau de l'adhérence dépend du degré de tension des tractus cellulaires, et cet enfoncement peut manquer absolument, s'ils sont très lâches. Lorsque la membrane adhère à l'enclume, à la paroi labyrinthique, etc., elle offre un enfoncement variable quelquefois même en entonnoir; souvent une opacité en occupe le sommet et indique le point où l'adhérence se trouve.

Diagnostic. — Pour savoir s'il s'agit, dans un cas donné, d'une adhérence de la membrane ou d'un simple accolement à la membrane des parties que l'on voit par transparence, il faut condenser l'air de la caisse ou raréfier celui du conduit auditif (v. p. 6). De cette façon, par la saillie des portions libres de la membrane, les points fixes apparaissent profondément situés, ce qui les fait reconnaître pour des adhérences. D'après Trautmann, lorsque la membrane a contracté des adhérences, le reflet lumineux est modifié; quand les adhérences se font entre la partie inférieure de la membrane et la paroi interne de la caisse, le cône lumineux s'élargit notablement à la périphérie, tandis que, si elles se font au segment postérieur, il survient un reflet anormal, en forme de triangle, dont le sommet occupe l'extrémité postérieure du manche du marteau et la base se dirige vers le promontoire. Si, pendant les mouvements d'excursion de la membrane, le cône lumineux examiné avec une loupe ne subit pas le moindre changement, c'est qu'il existe une adhérence avec la paroi labyrinthique (Voltolini). Le diagnostic est plus difficile pour les fausses membranes qui permettent encore des mouvements de la membrane tympanique à leur point d'insertion. Dans ce cas, le renflement de la membrane peut produire des modifications notables du cône lumineux, tandis qu'on n'observe pas les dépressions en forme de fente ou d'entonnoir mentionnées plus haut. Le point adhérent ne semble un peu déprimé que quand la membrane est fortement renflée en dehors. Il faut cependant faire remarquer à ce sujet qu'il peut exister çà et là dans la membrane des parties plus fortement tendues; au moment où celle-ci se renfle, par suite de leur plus grande résistance, elles semblent situées au-dessous du niveau du reste de la membrane. On est surtout tenté d'admettre dans ce cas l'existence d'une fausse membrane quand cette résistance partielle est due à un épaississement donnant lieu à des opacités punctiformes ou linéaires.

Pour diagnostiquer si les différentes parties de la caisse qu'on aperçoit par transparence, comme la grande branche de l'enclume, la corde du tympan, le promontoire, etc., ne sont qu'accolées à la membrane ou lui adhèrent, il faut considérer attentivement la membrane tympanique au moment de son renflement. Si ces parties cessent d'être visibles, on peut rejeter toute idée d'adhérence; en effet, s'il y avait adhérence, les parties resteraient visibles et la membrane se déprimerait à leur niveau.

Dans un cas où la tête de l'étrier était visible par transparence, sauf pendant l'aspiration de la membrane à l'aide du speculum de Siegle, un examen ultérieur démontra que son aspect se modifiait, non pas parce qu'elle s'écartait de l'étrier, mais parce que les parties voisines de la membrane relâchée venaient recouvrir cet osselet.

Traitement. — On réussit quelquefois à rompre les adhérences par une insufflation d'air dans la caisse ou par une forte aspiration. La déchirure des synéchies peut produire sur la membrane des épanchements sanguins (Gruber, Schwartze). Dans d'autres cas, il faudra pratiquer la section des fausses membranes, détacher la membrane tympanique des points où elle se soude, ou bien faire la circoncision de sa partie adhérente. Pour détacher les fausses membranes on emploie le synechotome de Wreden (voy. p. 59).

c. **Anomalies de connexion de la membrane tympanique avec le manche du marteau.** — L'insertion du manche dans le tissu de la membrane peut se faire suivant une position inverse de la normale de haut en bas et d'arrière en avant (voy. le chapitre V); de plus, le manche peut être détaché. Cette anomalie se produit le plus souvent sur l'extrémité inférieure, rarement sur le manche tout entier; exceptionnellement c'est l'extrémité inférieure qui reste soudée à la membrane, le manche étant détaché (un cas de Moos). Le manche détaché fait saillie dans la caisse, tantôt librement, tantôt en restant partiellement relié à la membrane par des tractus cellulaires.

Symptômes. — En examinant la membrane tympanique, le manche semble brisé au point où il est détaché. En même temps, comme le fait remarquer Schwartze, la membrane peut être plate, concave ou partiellement renflée. Quelquefois ce n'est qu'après une douche d'air que l'on constate le décollement du manche, parce qu'il disparaît alors pour un certain temps (de Troeltsch). Cette anomalie ne doit pas être confondue avec les cas où, après la destruction de la membrane accompagnée d'enfoncement considérable du marteau, il se fait une néo-membrane au lieu et place de la membrane tympanique, néo-membrane avec laquelle le marteau n'a aucune connexion.

5. **Anomalies de courbure.** — Outre l'enfoncement de la membrane dû aux adhérences dont nous avons déjà parlé, il faut mentionner les

anomalies de courbure en général. Cette anomalie se traduit par une exagération de la concavité ou par la convexité de la membrane tympanique.

a. **Concavité exagérée.** — Elle est totale ou partielle ; elle consiste dans l'exagération de la concavité normale des différents segments de la membrane ou bien elle siége dans les parties normalement convexes.

Les *causes* en sont : les affections de la caisse, les altérations du tissu de la membrane et l'augmentation de la pression extérieure.

Pour les affections de la caisse, nous avons déjà parlé des adhérences. Il faut encore mentionner l'enfoncement de la membrane consécutif aux maladies de l'oreille moyenne (voy. plus bas) et la rétraction du muscle du marteau. Sur le cadavre, la membrane est assez souvent plus concave qu'à l'état normal ; cette particularité provient du raccourcissement du muscle tenseur dû à la rigidité cadavérique.

Parmi les altérations du tissu de la membrane qui en peuvent déterminer la dépression, il faut mentionner avant tout l'absence de couche propre par atrophie ou par cicatrice. De même la distension exagérée de la membrane par suite d'insufflations d'air fréquemment répétées peut en produire le relâchement et par suite la dépression. Ce relâchement survient encore lorsque la membrane a été longtemps déprimée à la suite d'une atrophie graduelle de la couche propre (de Troeltsch). Enfin, l'exagération de concavité survient encore quand la couche muqueuse de la membrane s'épaissit (Kramer, Toynbee, de Troeltsch) et lorsque la membrane est soumise à une pression de dehors en dedans.

Les *symptômes subjectifs*, surdité et bruits, qui peuvent résulter de la concavité exagérée de la membrane, proviennent tantôt d'une maladie concomitante de l'oreille moyenne, tantôt de l'accolement de la membrane à des parties d'une grande importance acoustique. Par exemple, une dépression considérable du quart postéro-supérieur peut charger l'étrier et produire de la surdité et des bourdonnements. La tension de la membrane étant dans ces cas modifiée, elle ne vibre plus comme à l'état normal ; c'est ce qui explique en partie les altérations de l'ouïe que l'on constate dans ces cas.

Symptômes objectifs. — Dans le cas de dépression partielle, on aperçoit de petites portions occupant un niveau inférieur à celui de la membrane ; ils sont plats ou infondibuliformes. Dans d'autres cas, c'est un segment tout entier, l'antérieur ou le postérieur, qui a subi une dépression. Il n'est pas rare d'observer, principalement sur le segment antérieur, un enfoncement considérable en forme de niche partiellement caché quelquefois par la face antérieure du manche. Lorsque l'enfoncement est très étendu et très considérable, la membrane subit une sorte de cassure (Knickung) qui résulte de ce que les parties périphériques, plus résistantes, ne suivent pas les parties centrales plus lâches dans leur enfoncement ; celles-ci, fortement déprimées, forment alors un angle avec les premières. Cette cassure, décrite d'abord par Politzer dans les cas d'oblitération de la trompe, s'observe assez souvent en bas près du cercle osseux et peut donner lieu à un reflet lumineux linéaire sous la forme d'un arc parallèle à la périphérie.

Les changements de position de la membrane produisent en outre un amincissement et même une disparition complète du cône lumineux normal, tandis que très souvent apparaissent en d'autres points des reflets lumineux pathologiques.

Les modifications de tout genre qui surviennent dans la position du manche, quand la membrane a subi des anomalies de tension et de courbure, offrent un grand intérêt. Quand elle est portée en dedans, ses parties les plus mobiles peuvent, de chaque côté du manche du marteau, s'enfoncer plus profondément que le manche lui-même. Il se forme alors deux niches, entre lesquelles le manche du marteau fait une sallie anormale. Dans d'autres cas, au contraire, l'apophyse externe et les parties supérieures du manche font seules une saillie notable, tandis que l'extrémité inférieure semble fortement portée en dedans. Quand la membrane est considérablement enfoncée, surtout dans les cas de rétraction du muscle tenseur, le manche peut être entraîné en dedans jusqu'à l'horizontale et par suite semble racourci en perspective (voy. plus haut). En outre, il peut subir une rotation autour de son axe vertical, de telle sorte que la membrane se trouve alors accolée non pas à l'arête externe, mais à la face antérieure ou à la face postérieure du manche du marteau. Par suite de son accolement à ces deux surfaces, l'image du manche devient beaucoup plus large qu'à l'état normal.

Lorsque la concavité de la membrane est augmentée, ses différentes parties sont dans une tension inégale, et le manche subit un déplacement latéral du côté des fibres plus fortement tendues, tantôt en avant, tantôt en arrière. Les rapports de grandeur entre les deux segments, antérieur et postérieur, sont ainsi changés. Le segment postérieur est ordinairement plus grand que l'antérieur; si le manche est porté en avant, ce segment s'agrandit encore, tandis que le segment antérieur diminue et peut même disparaître presque complètement par l'accolement du manche à la portion antéro-supérieure de la périphérie. Par contre, lorsque le manche est entraîné en arrière, le segment antérieur s'accroît aux dépens du postérieur.

Plis. — Lorsque la membrane est enfoncée, principalement lorsqu'en même temps le manche est incliné horizontalement, la saillie considérable de la petite apophyse détermine sur la membrane l'apparition de deux plis dont l'antérieur se porte de l'apophyse externe à la périphérie antéro-supérieure, et le postérieur du même point à la périphérie postéro-supérieure (voy. fig. 49). Quelquefois le pli postérieur ne consiste pas en une plicature proprement dite, mais en une saillie linéaire produite par l'inclinaison angulaire de la partie de la membrane située au-dessus du pli postérieur (de Trœltsch). Le pli postérieur, qui a une importance particulière pour diagnostiquer l'enfoncement de la membrane, se dirige tantôt en arrière, tantôt en bas ; quand il est très marqué, il décrit un cercle autour du manche et se termine dans le voisinage de l'ombilic. Quelquefois de la petite apophyse partent plusieurs plis postérieurs; cela est dû à la position très basse du manche et par suite de l'apophyse externe. Par contre, si l'apophyse courte est située très haut, dans le voisinage de la périphérie, cela peut empêcher l'apparition du pli postérieur (Gruber).

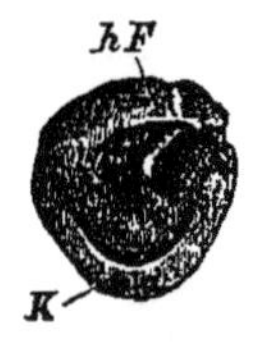

Fig. 49. Membrane tympanique fortement déprimée. h F, pli postérieur. — K, cassure de la membrane.

Quand le pli postérieur est très saillant, il peut cacher plus ou moins le manche porté en dedans et on peut alors le confondre avec lui. Lorsque l'arête externe du manche a une forme ondulée, ce qui détermine une saillie analogue sur la membrane, il peut se produire un pli partant du manche au-dessous de l'apophyse externe et se dirigeant vers la partie postérieure du cercle tympanique (Bing). Dans quelques cas, j'ai trouvé, outre les plis antérieur et postérieur, un autre pli partant de l'apophyse externe et se dirigeant directement en haut (pli supérieur).

L'exagération de la concavité amène enfin, dans l'aspect de la membrane, d'autres modifications dues à l'*apparition des parties contenues dans la caisse* auxquelles la membrane vient s'accoler. Outre les faces latérales du manche et la paroi interne de la caisse, il faut mentionner principalement la grande branche de l'enclume, le feuillet interne de la poche postérieure, la corde du tympan, la niche de la fenêtre ronde, puis le col du marteau, l'étrier, le tendon du muscle de l'étrier et différents points de la paroi interne et de la paroi inférieure. Comme, à propos de l'anatomie de la caisse, il sera question de tous ces organes d'une façon plus détaillée, nous ne parlerons ici que des opacités qu'ils déterminent sur la membrane tympanique (fig. 50 et 51).

La *branche verticale de l'enclume* apparaît sous forme d'une bande jaunâtre, parallèle au manche du marteau et dirigée de haut en bas et d'avant en arrière, mais ne descendant pas aussi bas que celle-ci. Suivant la position très variable qu'elle offre relativement à la membrane, son extrémité inférieure peut seule apparaître sous forme d'une petite tache blanchâtre située derrière le manche à la périphérie postéro-supérieure. Le *feuillet interne de la poche postérieure* apparaît en haut et en arrière sous l'aspect d'une opacité blanchâtre à concavité inférieure allant rejoindre le manche du marteau au-dessous de la petite apophyse. Dans certains cas, une partie de la grande branche de l'enclume constitue une languette se dirigeant en bas et dépassant le feuillet interne de la poche.

La *corde du tympan* (fig. 52), qui s'accole sur un petit parcours au bord libre du feuillet interne, apparaît à travers la membrane, sous forme d'une opacité linéaire se dirigeant obliquement de la partie postéro- supérieure du cercle osseux en avant et en haut et cachée partiellement par le manche du marteau. La *niche de la fenêtre ronde* apparaît près du bord postéro-inférieur sous forme d'un demi-cercle d'un gris sombre dont la convexité est tournée en avant et en haut.

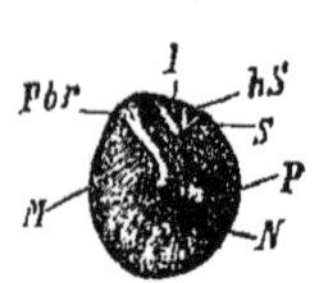

Fig. 50.

M.t., relâchée et accolée à la paroi interne de la caisse; on aperçoit par transparence différentes parties renfermées dans l'oreille moyenne. — hS, branche postérieure de l'étrier. — I, grande branche de l'enclume. — M, manche du marteau. — N, niche de la fenêtre ronde vue par transparence. — P, promontoire. — *Pbr*, processus brevis du marteau. — S, tendon du muscle de l'étrier.

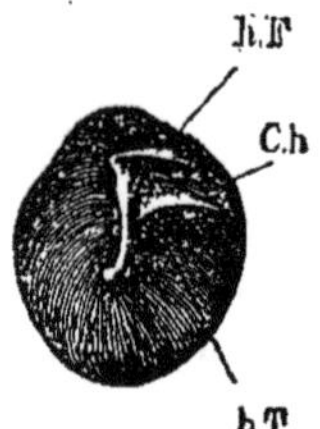

Fig. 51.

Mt., fortement portée en dedans. — *Ch*, corde du tympan vue par transparence, elle croise la branche verticale de l'enclume. — *h*F, pli postérieur. — *h*T, feuillet interne de la poche postérieure vu par transparence.

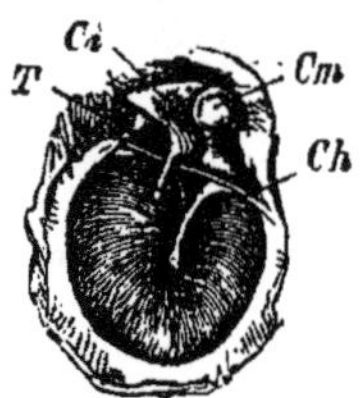

Fig. 52.

Corde du tympan et poche postérieure, vues de la caisse. *Ch*, corde du tympan. — *Ci*, corps de l'enclume. — *Cm*, tête du marteau. — T, feuillet interne de la poche postérieure.

Le *col du marteau* se voit au-dessus de l'apophyse externe et en dedans de lui sous forme d'une bande jaunâtre avec laquelle se continue l'arête supérieure de l'apophyse externe. De l'*étrier*, la membrane tympanique laisse apercevoir la tête quand il y a luxation ou subluxation de l'articulation correspondante; on trouve alors une opacité punctiforme ou discoïde dans le segment postéro-supérieur; quelquefois aussi une partie de la branche de l'étrier apparaît sous la forme d'un arc partant de l'étrier et se dirigeant en dedans et en arrière. Bien plus fréquemment que la branche postérieure, on aperçoit le *tendon du muscle de l'étrier* que l'on confond d'ailleurs souvent avec elle; il a la forme d'une ligne blanchâtre naissant de la tête de l'étrier et se dirigeant presque horizontalement en arrière. Quand le tissu de la membrane a subi un amincissement et qu'elle s'accole intimement à l'étrier et à l'enclume, ces parties se voient quelquefois si nettement par transparence qu'on les croirait à nu. Il faut encore mentionner une ligne mince, quelquefois tendue entre l'enclume et le manche du marteau; cette ligne indique la réunion membraneuse de ces deux osselets.

L'influence des parois de la caisse sur la coloration de la membrane a déjà été étudiée à la page 127.

Quand la membrane est considérablement enfoncée, elle peut s'accoler complètement à la paroi interne; le promontoire produisant alors un renflement considérable de ses parties centrales, on peut croire à l'existence d'un exsudat intra-tympanique.

Quelques points excavés de la caisse, principalement sur la paroi inférieure, produisent, comme la niche de la fenêtre ronde, des ombres de forme variable se traduisant sur la membrane par des taches sombres.

Dans des cas plus rares, il se produit sur les parties relâchées de la membrane des mouvements ondulatoires sous l'influence des moindres variations de tension dans la caisse et quelquefois de simples mouvements respiratoires ; ces mouvements peuvent donner lieu à des sensations désagréables dans l'oreille.

Comme on peut le voir d'après les symptômes objectifs précédemment énumérés, le *diagnostic* est le plus souvent facile à faire. Quand on ne peut, à l'aide d'une simple inspection oculaire, décider s'il s'agit d'un enfoncement considérable de la membrane ou d'une perforation, d'un exsudat, etc., on pratiquera l'insufflation de l'air dans la caisse ou l'aspiration de la membrane. Les modifications survenant alors dans la membrane, la disparition des parties de la caisse que l'on voyait nettement, permettront de faire le diagnostic. Rappelons ici qu'il est facile de confondre le pli postérieur avec le manche du marteau.

Traitement de la tension et du relâchement de la membrane tympanique. — Dans les cas de *tension exagérée*, le traitement est très souvent dirigé non pas contre l'anomalie de courbure, mais contre les états pathologiques de l'oreille qui en sont le point de départ. Nous ne parlerons pas ici du traitement de ces affections : nous voulons seulement mentionner les procédés spécialement employés contre les anomalies de tension.

Lorsque certaines parties de la membrane sont fortement tendues, principalement quand le pli postérieur fait une saillie notable, il faut en pratiquer l'incision (la section du pli postérieur a été d'abord pratiquée par Lucae et Politzer). Le relâchement ainsi produit peut avoir une influence favorable, non seulement sur la mobilité de la membrane, mais sur celle de tout l'appareil conducteur. Lorsque l'excès de tension s'étend à la membrane tout entière, Gruber en recommande l'incision multiple. Il n'est pas rare de voir le résultat favorable des incisions disparaître quand les plaies se cicatrisent ; cependant il peut être permanent même quand l'opération ne semble pas avoir modifié la membrane dans sa position ou dans sa tension.

Quand la membrane a subi un *relâchement* notable et qu'en se portant en dedans elle charge directement les osselets et trouble la fonction de l'ouïe, il faut rétablir une certaine tension, de manière à l'éloigner des organes d'une grande importance acoustique qu'elle touche ; ou bien il faut enlever chirurgicalement les parties relâchées. Dans le premier cas, Toynbee essayait de déterminer sur la membrane une réaction allant jusqu'à l'inflammation par des badigeonnages au nitrate d'argent ou par des instillations d'une solution de nitrate au 150e. On instille le soir et on laisse dans l'oreille trois gouttes de cette solution. Gruber recommande les pulvérisations astringentes sur la face interne de la membrane tympanique à l'aide du cathéter tympanique que l'on passe par la trompe ; dans ce but, on injecte une ou deux gouttes d'une solution concentrée d'alun ou de tannin (1:4) tous les jours une ou deux fois ou bien tous les deux ou trois jours. Politzer propose l'incision multiple du tissu relâché pour produire une vive réaction inflammatoire.

Récemment, Keown a proposé de recouvrir à plusieurs reprises les parties relâchées d'une couche épaisse de collodion.

Les astringents sont bien inférieurs à l'incision ou à la destruction par le galvano-cautère (Gruber) des parties relâchées ; avant l'opération on les rend saillantes à l'aide d'une douche d'air, de façon à éviter de blesser la caisse.

Quant aux relâchements produits par la pression de corps étrangers du conduit, ils disparaissent souvent d'eux-mêmes quand le corps étranger a été enlevé.

b. **Convexité de la membrane.** — Elle peut aussi être partielle ou totale. Dans beaucoup de cas, les parties relâchées donnent lieu à une convexité anormale quand elles se renflent pendant la douche d'air. Dans d'autres cas, le renflement partiel de la membrane est dû à une accumulation d'air sous la couche dermique (de Trœltsch). Cet auteur rapporte un cas où le manche était en grande partie caché par un sac d'air provenant du segment postérieur,

D'après Politzer, les saillies ampullaires peuvent résulter aussi d'un écartement des fibres de la couche propre à travers lesquelles la muqueuse fait hernie. Il n'est pas rare de voir pendant les insufflations la membrane de Shrapnell, généralement peu résistante, former une petite vésicule audessus de l'apophyse externe.

Les grands renflements sacciformes qui apparaissent sur les différents points de la membrane, principalement sur le segment postérieur plus lâche, peuvent être divisés en plusieurs petites saillies hémisphériques par des tractus plus résistants occupant l'épaisseur du tissu relâché.

Lorsqu'il existe des synéchies tympaniques, les parties voisines de l'adhérence peuvent quelquefois former une saillie considérable sous l'influence des insufflations d'air répétées dans la caisse. Quand le marteau est détaché de la membrane, il peut se produire après une douche d'air un renflement longitudinal occupant la place du manche ou bien une grosse saillie occupant une grande partie de la membrane. En outre, son renflement total ou partiel est dû assez souvent à un épanchement intra-tympanique et, dans ce cas, la saillie occupe le plus souvent le segment postérieur. Il faut encore mentionner les néoplasmes intra-tympaniques comme les polypes, les exostoses. La membrane devient encore saillante quand elle est fortement déprimée et qu'elle s'accole à la paroi tympanique interne; c'est alors principalement le promontoire, comme nous l'avons déjà dit, qui produit la convexité sous la forme d'une saillie jaunâtre hémisphérique.

Enfin, la membrane peut devenir convexe par suite d'une altération de son tissu lui-même : ainsi font les accumulations de sérosité et les abcès interlamellaires. L'hypertrophie et la calcification de la membrane donnent aussi lieu à une légère élévation du niveau de sa surface; il en est de même pour les néoplasmes prenant naissance sur la membrane. Les croûtes, les amas épidermiques, peuvent à ce sujet donner lieu à des erreurs.

Diagnostic. — Les renflements partiels sont faciles à reconnaître. Quand ils occupent tout un segment de la membrane, l'autre semble notablement déprimé. Dans de pareils cas, la position du manche du marteau suffit à décider le diagnostic, c'est-à-dire à indiquer s'il s'agit de la dépression d'un segment ou de la saillie de l'autre. Quand les deux segments antérieur et postérieur sont saillants, le manche semble occuper entre eux le fond d'une gouttière. La saillie totale ou partielle de la membrane peut simuler un polype, quand la partie renflée a un aspect rougeâtre et brillant. La marche ultérieure, ainsi que le sondage pratiqué avec prudence, permettent de faire le diagnostic différentiel.

Il est quelquefois plus difficile de déterminer à quoi est due la saillie de la membrane. On reconnaîtra facilement que le renflement est dû aux insufflations d'air, les parties relâchées revenant à leur position primitive aussitôt ou peu de temps après la douche. Les épanchements interstitiels sacciformes éprouvent souvent des modifications de tension pendant la douche d'air. Le renflement de la membrane et l'usage de la sonde empêcheront de confondre les exsudats intra-tympaniques avec la saillie du promontoire. Le diagnostic des anomalies de courbure par inflammation et néoplasmes de la membrane sera fait à propos de ces états pathologiques.

Traitement. — Le traitement étant toujours dirigé contre la cause de ces anomalies, il sera indiqué au chapitre correspondant.

C. **Aplatissement de la membrane.** — Il se produit par la diminution de la concavité qui occupe à l'état normal l'ensemble de la membrane ou de la convexité qui en occupe certains points. Outre les causes précédemment énumérées, il faut ajouter la suppression de l'action du muscle du marteau.

II. — Solutions de continuité.

Les solutions de continuité de la membrane se limitent à quelques couches ou s'étendent à toute son épaisseur : on peut donc les diviser en pénétrantes et non pénétrantes.

Solutions de continuité non pénétrantes. — Les solutions de continuité non pénétrantes peuvent occuper isolément l'une des trois couches de la membrane. L'excoriation ou la rupture de la couche externe sont dues aux influences mécaniques ; c'est le segment postéro-supérieur le plus rapproché de l'entrée du conduit qui est le plus exposé aux traumatismes. Enfin, les différentes inflammations occupant le conduit ou les couches profondes de la membrane peuvent aussi amener la rupture de la couche dermique.

Sur la couche moyenne on observe également des pertes de substance traumatiques, inflammatoires, ou par disparition lente de la substance propre, comme dans les cas d'atrophie de la membrane; les cicatrices sont aussi caractérisées par la disparition de la couche moyenne.

La couche interne peut comme la couche externe se rompre isolément ou avec la substance propre par suite d'inflammation. De plus, le décollement du manche du marteau produit la déchirure de la couche muqueuse et d'une partie de la couche propre. La division des couches moyenne et interne peut donner lieu pendant la douche d'air à une hernie de la couche dermique (de Trœltsch).

Il faut mentionner les exsudats interlamellaires, sanguins ou autres, qui séparent deux couches normalement adhérentes.

2. **Solutions de continuité pénétrantes.** — Les *perforations* de la membrane sont congénitales ou acquises. Congénitales, elles résultent d'une inflammation de l'oreille survenue pendant la vie intra-utérine et ne peuvent jamais être rapportées à un arrêt de développement (voy. page 131). Comme les perforations congénitales, les perforations acquises survenant après la naissance résultent de la destruction de la membrane ou d'un traumatisme.

a. **Destruction de la membrane.** — Elle résulte d'une inflammation ou survient graduellement par atrophie.

La perforation par *inflammation* se fait tantôt de dehors en dedans, tantôt en sens inverse, tantôt enfin des deux côtés, simultanément, comme il arrive dans le cas d'inflammation interlamellaire ; les couches externe et interne étant alors atteintes peu à peu en même temps se désagrègent dans les points correspondants. De plus, un exsudat interlamellaire peut donner lieu à une perte de substance par la pression qu'il exerce sur les parties voisines.

Enfin différents agents, comme les substances introduites bouillantes ou en fusion dans le conduit, le plomb fondu, par exemple, ou comme les caustiques (acide nitrique, Morrisson; ammoniaque caustique, Wreden ; perchlorure de fer liquide, Urbantschitsch), peuvent amener la destruction totale ou partielle de la membrane.

L'*atrophie* produit rarement à elle seule une perforation ; ordinairement ce sont des influences mécaniques, comme des corps étangers appliqués contre la membrane, qui provoquent d'abord une métamorphose régressive, puis, sa résistance étant très-affaiblie, y produisent une perforation. De même pour les exsudats, la cause est double et réside dans la désagrégation du tissu et dans la pression exercée par le liquide.

b. Perforation traumatique (rupture) de la membrane. — La membrane tympanique offre à l'état normal une grande résistance (voy. p. 134): le traumatisme doit donc être considérable pour produire une solution de continuité; par contre, la rupture devient très-facile quand la membrane a subi des modifications, et dans la plupart des cas où elle se rompt elle a subi des altérations qui ont diminué sa résistance. L'action du traumatisme peut être directe ou indirecte.

Action indirecte. C'est ainsi qu'agissent les ébranlements et les grandes variations dans la pression atmosphérique.

L'*augmentation de la pression atmosphérique* peut agir sur la membrane par la caisse ou par le conduit. La condensation de l'air dans le conduit peut être produite par un coup sur l'oreille, par l'entrée brusque d'un liquide, quand on plonge la tête dans l'eau, par exemple, par le séjour dans l'air comprimé, etc. Les coups n'ont pas besoin d'être violents pour produire la rupture de la membrane, si pendant la condensation l'orifice du conduit parfaitement clos empêche la colonne d'air de s'échapper.

Quand la rupture se fait de dedans en dehors, elle résulte de la condensation de l'air dans la caisse (voy. p. 30), comme pendant les douches d'air, le cathétérisme, ou le procédé de Politzer, quelquefois simplement pendant le mouchage, la toux, l'éternument ou le vomisssement.

Chez une femme qui était en traitement à ma clinique, il se produisit tout d'un coup pendant le cathétérisme une violente détonation; on constata alors sur le quart postéro-supérieur de la membrane l'existence d'un trou qui semblait fait à l'emporte-pièce.

Il paraît que chez les pendus il se produit une rupture de la membrane. Est-elle due à la condensation de l'air dans la trompe, ou bien à la compression brusque du voile du palais (Ecker)? C'est ce qu'il est bien difficile de décider.

L'*ébranlement* entraînant la rupture de la membrane peut être produit par les coups sur la tête, les chocs, les chutes ou les sauts. Comme les coups directement portés sur l'oreille, ce genre de traumatisme n'a nullement besoin d'être considérable pour produire la rupture.

C'est ainsi que chez un de mes malades une légère chute sur l'occiput avait produit une perte de substance arrondie sur le quart postéro-supérieur de la membrane. Frank raconte qu'un individu, à la suite d'une chute sur le derrière de la tête, ne présentait pas d'autre lésion qu'une rupture bilatérale de la membrane tympanique.

La rupture peut encore succéder à de violents mouvements de l'air, par exemple, aux bruits intenses, aux détonations, etc. Les *fissures du temporal* s'étendent quelquefois à la membrane, qui se déchire sur une étendue plus ou moins grande.

Action directe. — Les perforations directes sont produites par la pression qu'exercent des masses étrangères, et par des corps qui pénètrent la membrane en la perforant ou en la coupant.

La *pression* agit seule ou associée à l'altération du tissu. Il faut mentionner avant tout à ce sujet les collections intra-tympaniques, plus rarement les néoplasmes traversant la membrane pour pénétrer dans le conduit, et les corps étrangers de l'oreille externe chargeant la membrane. Si le conduit est rempli d'eau, on peut, en introduisant le doigt dans le méat, comprimer la colonne liquide et rompre la membrane (Toynbee). D'une façon analogue la membrane se rompt sous l'action d'un courant d'eau, pendant les irrigations, par exemple.

Presque sans exception, les solutions de continuité par pénétration se font par le conduit auditif; elles sont dues à différents objets introduits dans l'oreille, aiguilles à tricoter, crayons, plumes, etc.

La perforation de dedans en dehors est rare ; on en trouvera un exemple plus bas; il s'agit d'un épi d'avoine qui avait passé de la trompe dans la caisse, puis de là dans l'oreille externe.

Enfin les solutions de continuité par division se pratiquent encore dans un but thérapeutique ; on peut alors pratiquer une incision simple, ou bien enlever la membrane partiellement ou en totalité.

Symptômes subjectifs. — Ils dépendent souvent non seulement de l'état de la membrane, mais des altérations de la caisse. Que la perforation se fasse dans une membrane douée d'une faible mobilité, par exemple, très tendue, épaissie, il pourra même en résulter une amélioration de l'ouïe, tandis que dans d'autres cas, au contraire, principalement lorsqu'auparavant l'organe était sain, il survient des troubles fonctionnels très notables. Les grandes perforations n'entraînent pas toujours après elles une surdité marquée ; souvent, au contraire, comme déjà Rau le faisait remarquer, les petites perforations apportent plus d'obstacle que les grandes à la perception des sons, les ondes sonores se transmettant alors directement à l'étrier. La mobilité de la membrane tympanique subit, il est vrai, une diminution proportionnelle à la perforation, mais elle n'est pas supprimée, car des restes de la membrane, même petits, vibrent encore distinctement (Kessel).

Blake, à l'aide des verges sonores de König (voy. p. 42), a démontré que dans les cas de perforation la perception était augmentée pour les sons élevés, cette perception s'élevant de 35 000 à 60 000 vibrations[1] au-dessus de la limite normale. D'après Wolf, la difficulté à percevoir les consonnes augmente avec la grandeur de la perforation, tandis que les voyelles sont beaucoup mieux entendues. Plus le degré qu'occupe la note fondamentale d'une consonne est élevé dans l'échelle des sons, plus faiblement elle est perçue.

Souvent le diapason appliqué sur les os du crâne est notablement mieux

[1] Doubles, c'est-à-dire 70 000 et 120 000 vibrations simples (françaises). (*Note du traducteur.*)

entendu de l'oreille où siège la perforation, ce que Politzer attribue à la diminution de la mobilité des osselets et à une augmentation de la résonnance de la colonne d'air occupant le conduit et la caisse. Quelquefois du côté malade le son fondamental du diapason est entendu à la quinte (Politzer). D'après mes recherches, la perception ne dépend souvent que de la hauteur du son et du point d'application de l'instrument.

Les *sensations subjectives* consistent quelquefois en une violente détonation, quand la rupture survient brusquement. Du reste, elles manquent très souvent, principalement quand la perforation est grande, et ordinairement, quand elles existent, elles dépendent d'une lésion concomitante d'autres parties de l'organe. Quand la destruction est étendue, la rétraction consécutive du muscle tenseur de la membrane (voy. plus bas) peut donner lieu à la diminution de l'audition et à des sensations subjectives de l'ouïe.

Dans quelques cas, la perforation donne lieu à du vertige qui disparaît en bouchant l'oreille. On peut le rapporter à l'action du froid sur la caisse, comme pour les vertiges survenant pendant les irrigations d'eau froide. La rupture brusque donne lieu le plus souvent à une douleur vive et peut même produire la syncope.

Symptômes objectifs. — Les solutions de continuité présentent des variations considérables relativement à leur siège, leur nombre, leur forme et leurs dimensions.

Siège. — La plupart des perforations se trouvent à quelque distance de la périphérie où le tissu offre son maximum d'épaisseur et de résistance. Dans quelques cas, il est vrai, la solution de continuité occupe seulement la périphérie. C'est ainsi que j'ai vu chez une de mes malades, à la suite d'un chute sur la tête qui avait provoqué une hémorrhagie abondante par l'oreille, un décollement de la membrane à sa partie inférieure sans perte de substance proprement dite.

Plus souvent la perforation est limitée par le manche du marteau, dont l'extrémité libre fait saillie dans la perforation. Par contre, dans la plupart des cas, ces perforations sont séparées du manche par une bande de tissu plus ou moins large.

Les perforations occupent ordinairement la moitié inférieure de la membrane, sans que cependant elles soient très rares dans la moitié supérieure ou même au-dessus de l'apophyse externe dans la membrane de Shrapnell.

Lorsqu'il y a traumatisme, le corps enfoncé de dehors en dedans a laissé assez souvent sa trace sur le segment postérieur sous forme d'une excoriation linéaire s'étendant fréquemment jusqu'à la moitié antérieure où se termine par une perforation (Zaufal).

Lorsque la rupture succède à un ébranlement violent de la membrane ou à une condensation de l'air dans l'oreille externe, il n'est pas rare de voir la perforation occuper sur le segment postérieur une position par lèle au manche du marteau ; elle peut cependant se trouver aussi en avant ou au-dessous.

Nombre. — En général uniques, les perforations peuvent être exceptionnellement multiples, comme chez une jeune fille de douze ans chez laquelle un soufflet avait déterminé trois perforations occupant la moitié inférieure de la membrane ; la plus grosse siégeait au-dessous de l'ombilic, les deux autres plus petites étaient situées l'une en avant, l'autre en arrière du manche. On a même trouvé quatre et cinq trous sur la membrane (Hofmann).; dans d'autres cas, elle semblait même criblée (Bonnafont, deux cas de Schwartze, dont un cité d'après le journal de Krukenberg).

La *forme* dépend en partie de la cause ; la perforation peut être arrondie, irrégulière, linéaire, triangulaire, etc., mais il faut bien savoir que d'après la forme de la perte de substance il est impossible de conclure à celle du corps vulnérant.

Par suite de la rétractilité des fibres de la membrane, les corps quadrangulaires eux-mêmes peuvent produire des trous ronds, de même que des solutions de continuité primitivement linéaires peuvent se transformer en perforations larges et arrondies. D'ailleurs la tension extrêmement variable de la membrane produit, à cet égard, de grandes différences : c'est ainsi que les fissures peuvent ne subir aucun changement pendant des années. Dans un cas de ce genre observé par Politzer, les bords de la perforation ne s'écartaient l'un de l'autre que pendant les insufflations d'air dans la caisse.

Les fissures de la membrane se produisent quelquefois au bord d'une plaque calcaire, quand la membrane se renfle au moment de la douche d'air (Pagenstecher).

La forme la plus ordinaire est la forme ronde, soit circulaire, soit ovale ; elle peut être produite par la fusion des bords de plusieurs trous primitivement irréguliers. Le voisinage du manche du marteau influe sur la forme de la perforation : ainsi le manche en pénétrant dans la perforation peut lui donner un aspect cordiforme ou réniforme. Quelquefois elle représente un entonnoir dont la base, suivant le point de départ de la perforation, est dirigée tantôt du côté de la caisse, tantôt du côté du conduit. Dans des cas rares, la membrane est traversée par une fistule oblique. Il faut encore mentionner la perforation en gradins (Schreiber), résultant d'une perte de substance ou d'une rétraction inégales des différentes couches de la membrane.

La *grandeur* varie entre une destruction presque totale et un trou gros comme une tête d'épingle ou une fissure à peine visible. Une destruction absolument totale de la membrane et s'étendant à l'anneau cartilagineux (cas de Schwartze) est excessivement rare ; ordinairement, dans les cas les plus extrêmes, il subsiste un petit liséré à la périphérie ainsi que le long du manche.

Les grandes perforations s'accompagnent souvent de modifications notables dans la position du manche. Le muscle du marteau et la membrane tympanique ayant une action antagoniste, le manche et ce qui reste de la membrane sont entraînés fortement en dedans par le muscle ; il remonte alors quelquefois au-dessus du bord supérieur de la membrane et semble manquer quand on examine la caisse. Par contre, dans d'autres cas, malgré une destruction totale, le manche conserve presque sa position normale; cela indique ou que le muscle tenseur a subi des altérations, ou qu'il n'est pas en état de vaincre les obstacles qui s'opposent à ce déplacement; parmi ces obstacles, il faut mentionner l'ankylose ou la rigidité de l'articulation du marteau avec l'enclume, l'immobilité des restes de la membrane hypertrophiés ou calcifiés, enfin, suivant Kessel, l'excès de tension du ligament antérieur du marteau antagoniste du muscle tenseur.

Diagnostic. — Il se fait indirectement ou directement.

a. *Diagnostic sans examen de la membrane tympanique.* — Plusieurs symptômes rendent très probable une perforation de la membrane, ce sont : le bruit de perforation, la présence de bulles d'air dans les sécrétions, la possibilité de faire passer dans l'oreille externe, par la trompe, des liquides, de la fumée, etc., le passage de l'eau dans le pharynx nasal pendant l'irrigation de l'oreille, et la sortie de mucosités par le conduit. Tous ces symptômes ne sont pas, il est vrai, pathognomoniques, car ils peuvent aussi exister, la membrane étant intacte, lorsque l'oreille externe et l'oreille moyenne communiquent par un orifice occupant la paroi supérieure ou la paroi postérieure. L'observation clinique montre pourtant qu'une semblable communication est excessivement rare, et que dans la grande majorité des cas chacun de ces symptômes permet en réalité de conclure à l'existence d'une perforation.

Le *bruit de perforation* se produit sous forme d'un sifflement pendant l'insufflation de l'air dans la caisse, et est surtout marqué lorsque la perforation est petite; quand elle est grande, l'air sort de la caisse en produisant un son beaucoup plus faible. S'il existe en même temps une collection liquide intra-tympanique, l'air la soulève en y pénétrant, et l'on entend un bruit de perforation à grosses bulles.

Après la douche, on observe quelquefois dans la profondeur du canal de petites bulles d'air donnant lieu à des reflets lumineux intenses ou apparaissant comme des globules sombres, et pouvant alors simuler une perforation. Quand ces bulles d'air n'apparaissent qu'après une douche d'air ou pendant le bâillement (Politzer), elles peuvent être considérées comme un signe certain de perforation.

Un autre symptôme de perforation est l'apparition de sécrétions après la douche d'air dans le conduit auditif auparavant sec. Quand la membrane est perforée, il n'est pas rare que la douche d'air projette le liquide jusqu'à l'entrée du conduit auditif. En même temps, si la trompe est perméable, les liquides, la fumée de tabac, etc., refoulés dans la caisse, passent dans l'oreille externe. Le liquide injecté dans le conduit suit un chemin inverse et peut pénétrer dans le pharynx, ou, si le malade penche la tête en avant, s'écouler par le nez.

Les masses muqueuses en grumeaux ou en filaments que l'on trouve dans le bassin après les irrigations ne peuvent provenir du derme qui revêt le conduit; elles viennent nécessairement de l'oreille moyenne, et, sauf la réserve faite plus haut, prouvent l'existence d'une perforation.

Très souvent, dans les cas de perforation, le liquide accumulé dans l'oreille offre des *mouvements pulsatiles*, principalement marqués sur les points qui sont le siège d'un reflet lumineux. La pulsation consiste dans un mouvement rhythmique d'ascension et de descente du reflet lumineux, ou dans son déplacement latéral. Quelquefois dans le liquide ou même sur la muqueuse on voit apparaître et disparaître régulièrement un point lumineux. J'ai vu une fois deux reflets lumineux éloignés l'un de l'autre se déplaçant en sens inverse : l'un montait pendant que l'autre descendait.

Il ne faut pas confondre avec la pulsation le mouvement du liquide produit par le déplacement de la colonne d'air dans la caisse. Ainsi, chez un confrère qui présentait une perforation occupant le centre de la membrane, le liquide de la caisse subissait une élévation considérable pendant la phonation, et un reflet lumineux situé près de l'extrémité du manche se portait rapidement en arrière et en haut pendant la prononciation d'une lettre, et conservait cette position pendant tout le temps que durait la phonation.

La pulsation observée pour la première fois par Wilde dans les cas de perforation est souvent beaucoup plus nette quand la perforation est petite que quand elle est grande. Ce phénomène dépend des battements artériels de la caisse, qui produisent l'élévation et l'abaissement alternatifs de la muqueuse et par suite du liquide qu'elle supporte. Comme ordinairement ces mouvements ne proviennent que des vaisseaux tympaniques et dans la plupart des cas ne s'observent pas quand la membrane est intacte, les pulsations peuvent être considérées comme un symptôme assez certain de perforation. A la vérité, la membrane intacte peut présenter exceptionnellement des battements, comme l'a constaté d'abord Politzer, puis Schwartze et Moos; pourtant ces cas sont rares, mais ils diminuent toujours un peu la valeur de ce symptôme si fréquent dans les cas de perforation. Par contre, d'après Trautmann, la présence d'un *reflet lumineux pulsatile* doit être un signe certain de solution de continuité de la membrane.

Chez un malade qui présentait un épanchement intra-tympanique considérable, j'ai observé une pulsation très nette sur la membrane renflée en dehors, mais non perforée ; après la paracentèse, cette pulsation persistait avec les mêmes caractères sur l'exsudat séro-muqueux qui sortait entre les lèvres de la plaie.

Moos a observé que quelquefois le contenu d'un abcès du conduit auditif présente des battements très nets. Il faut donc penser à la possibilité d'une inflammation circonscrite de l'oreille externe.

Disons enfin, que quand la membrane est perforée, la colonne du manomètre auriculaire subit une ascension considérable pendant la condensation de l'air dans la caisse et peut même être projetée hors de l'instrument ; en outre, l'air passant de la caisse dans le conduit fait vaciller une flamme approchée de l'oreille (Lincke) ; de plus, d'après Toynbee, si le malade siffle pendant qu'on ausculte l'oreille malade, l'observateur entend le sifflement avec une intensité extraordinaire.

Quand la perforation est petite ou moyenne, j'ai vu souvent la lame de verre du speculum pneumatique se couvrir de buée pendant l'aspiration de l'air du conduit et par suite de l'air de la caisse. Ce phénomène se produit même quand on a soin de souffler de l'air frais dans le conduit auditif immédiatement avant l'aspiration. Le dépôt de buée se produit donc parce que l'air de la caisse, notablement plus chaud, est aspiré et vient frapper le verre, relativement plus froid. Quand la perforation est très large, au contraire, le conduit et la caisse constituent une chambre aérienne commune, de sorte que l'air frais soufflé dans le conduit refroidit également celui de la caisse : aussi dans ce cas le phénomène est-il nul ou très peu marqué.

b. *Diagnostic de la perforation par l'examen oculaire.* — Le plus ordinairement, une perforation se voit nettement. On constate sur un des segments, l'antéro-inférieur le plus souvent, l'existence d'une fossette avec reflet lumineux intense. Tantôt les bords sont éloignés de la paroi tympanique interne, tantôt la membrane affaissée arrive jusqu'au contact de cette paroi. Dans ce cas, ce n'est souvent qu'après l'avoir soulevée qu'on est en état de reconnaître distinctement la perforation. Ce soulèvement s'effectue en refoulant l'air de la caisse ou en aspirant celui du conduit; exceptionnellement on est obligé d'avoir recours à la sonde. Il est quelquefois très important, au point de vue du diagnostic différentiel, de faire saillir la membrane, parce que, lorsqu'elle est relâchée et accolée à la paroi interne de la caisse, elle laisse apercevoir la muqueuse avec une telle netteté que l'on serait tenté de croire à sa destruction totale, alors qu'elle est absolument intacte. Inversement, on peut croire à un affaissement de la membrane, alors qu'elle est presque totalement détruite. Dans ces cas douteux, il est très important de bien voir si ce que l'on prend pour le bord interne du conduit auditif se continue directement avec la caisse, ou bien s'il en est séparé par une fente. Dans le premier cas, c'est bien le bord interne du conduit que l'on voit et l'on peut conclure à l'existence de la membrane; dans le second, ce sont les bords d'une perforation que l'on a devant les yeux. Il se rencontre, il est vrai, des cas particuliers dans lesquels un œil même très exercé ne peut faire immédiatement le diagnostic.

Wilde appelle l'attention sur une ombre parfois nettement visible projetée par les bords de la perforation ou par le manche du marteau sur la paroi interne de la caisse, et qui se modifie ou disparaît suivant le déplacement de la tête de l'observateur pendant l'examen de l'oreille. Cette ombre prouve encore que la partie correspondante du manche du marteau ou de la membrane n'est pas accolée à la paroi interne.

Les petites perforations n'offrent ordinairement pas de difficultés pour le diagnostic; un œil peu exercé pourrait cependant les confondre avec de petites masses sombres accolées à la membrane : cérumen, épithélium, sang, ou avec des plaques atrophiques ou cicatricielles de couleur sombre. On évite ces erreurs par un examen attentif et en constatant l'absence des autres symptômes des perforations.

Quelquefois les perforations très petites ou les fissures sont complètement méconnues, et ce n'est que l'apparition d'un des symptômes précédemment mentionnés, le bruit de perforation, par exemple, qui prouve que la membrane n'est pas intacte. Il arrive aussi qu'une perforation dont l'existence est certaine ne peut être découverte malgré l'examen le plus minutieux, lorsqu'elle est excentriquement placée, par exemple, et cachée par un renflement des parois. Quelquefois les fissures ne se voient que pendant les insufflations d'air dans la caisse qui en décollent les bords. Le diagnostic est extrêmement difficile lorsque la solution de continuité consiste en une fissure placée dans le champ du cône lumineux où elle ne détermine qu'une dentelure fine (Trautmann).

Dans certains cas, d'après la forme de la perforation et l'aspect de ses bords, on peut reconnaître la direction suivant laquelle s'est faite la déchirure de la membrane. Ainsi, quand les bords sont déjetés en dedans, le traumatisme aura eu une direction centripète; s'ils sont renversés en dehors, la rupture a eu lieu de dedans en dehors. Chez un pendu, Ogston a trouvé une rupture de la membrane dont les bords étaient renversés en dehors.

Réaction inflammatoire. — Dans les cas de perforation traumatique, ou il ne se fait pas de réaction pendant les premiers jours, ou bien elle se limite assez souvent à ses bords ou à son voisinage immédiat. Dans d'autres cas, on observe tous les symptômes d'une myringite diffuse.

Marche et terminaison. — La marche dépend des causes dont l'action peut se prolonger et du genre de la perforation elle-même. Quand il existe une suppuration du conduit et de la caisse, la perforation persiste jusqu'à ce que la suppuration soit tarie. Il est vrai que quelquefois, alors que la suppuration persiste et qu'il s'accumule encore du pus dans la caisse, on voit la perforation se fermer; mais la membrane se bombe à nouveau et ne tarde pas à se rompre une seconde fois. Une remarque intéressante à faire à ce propos, c'est que les perforations peuvent abandonner leur siége primitif et se porter sur d'autres points de la membrane (Politzer, Schalle).

La perte de substance peut s'agrandir ou demeurer stationnaire, ou bien encore subir une diminution pour se fermer enfin complètement.

a. *Agrandissement de la perforation.* — L'agrandissement ne résulte qu'exceptionnellement de la fusion de petites lacunes par fonte des parties intermédiaires. C'est ainsi que de Troeltsch a vu la membrane se détruire du centre à la périphérie par l'apparition successive de plusieurs perforations se réunissant ensemble.

Ordinairement la perforation s'accroît par la destruction de ses bords, et une perforation très petite peut donner lieu à la destruction presque totale de la membrane; c'est ce que l'on observe principalement dans la scarlatine. Quelquefois l'agrandissement de la perforation se fait par la destruction de ses bords irréguliers et fissurés qui s'arrondissent graduellement.

Comme les formes graves de l'otite moyenne avec perforations, les abcès tympaniques interlamellaires peuvent en quelques jours on en quelques semaines produire une perforation étendue ou même une destruction de la membrane. Exceptionnellement les perforations totales sont produites d'un seul coup par un traumatisme. Ainsi Schalle rapporte un cas où la membrane tout entière avait été projetée dans la caisse par un soufflet. Burnett a observé un cas d'arrachement de toute la membrane.

Il ne faut pas confondre l'agrandissement avec les variations de diamètre de la perforation, variations dues, d'après Politzer, à une accumulation variable de pus sur ses bords.

b. *État stationnaire.* — Même après l'arrêt complet de la suppuration, il n'est pas rare de voir la perforation rester stationnaire, sans aucune tendance à la guérison. On trouve alors les bords épaissis, calleux et cicatriciels. Quelquefois ils s'appliquent aux parois de la caisse, principalement à la paroi interne, et s'y soudent, ou bien ils sont reliés à ces parois par de fausses membranes.

c. *Diminution et fermeture de la perforation.* — On sait quelle grande vitalité possède la membrane du tympan, et on l'a vue se régénérer complètement après avoir été totalement détruite. Deux mois après son excision complète, Kessel a trouvé une membrane de nouvelle formation. — Moos mentionne une destruction de la moitié postérieure de la membrane, dont la réparation était complète au bout de 15 jours[1].

La régénération peut même se faire alors que la perforation existe déjà depuis des années. Politzer parle d'une destruction presque totale de la membrane, datant de dix-huit ans; la largeur de la perforation se réduisit à quatre millimètres.

Lorsqu'il y a eu rupture, les bords déprimés, quelquefois totalement renversés (Wendt), peuvent se redresser peu à peu, ce qui permet à des perforations même considérables de se fermer rapidement. Quelquefois le tissu ne se répare que partiellement, et des tractus conjonctifs de nouvelle formation divisent la grande perforation en plusieurs petites.

[1] Nous venons d'observer un cas du même genre. Un porte-plume introduit dans l'oreille avait détruit tout le segment postérieur de la membrane. Au bout de douze jours d'un traitement convenable, l'otite moyenne suppurée traumatique consécutive avait disparu et la membrane était complètement régénérée. (*Note du traducteur.*)

La fermeture se fait par première intention ou par la production d'un tissu de cicatrice.

Le retour à l'état normal est fréquent lorsque la perte de substance a les bords peu lâches ou offre la forme d'une fente; il peut cependant avoir lieu quand la destruction est considérable. Quelquefois une partie du tissu se régénère complètement, tandis qu'il se produit une cicatrice sur d'autres points. De la même manière que les perforations, une grande cicatrice peut ultérieurement être décomposée en plusieurs petites par des bandes de tissu conjonctif qui se sont complètement régénérées, et par suite plusieurs cicatrices isolées ne peuvent nullement faire conclure à l'existence antérieure de perforations multiples.

Les *cicatrices tympaniques* sont caractérisées par l'absence de couche propre; elles comprennent seulement la couche dermique régénérée et la muqueuse.

Il est difficile de dire si la muqueuse se régénère réellement dans tous les cas. D'après Rokitansky, la régénération des muqueuses est excessivement rare, même quand la destruction est très étendue. Le nouveau revêtement muqueux ne résulte pas alors d'une nouvelle production de muqueuse, c'est le tissu conjonctif sous-jacent qui en se rétractant entraîne la muqueuse et lui fait recouvrir les parties dénudées. De même, pour les perforations de la membrane tympanique, il serait donc très possible que la couche dermique, agent de la cicatrisation, entraîne avec elle la muqueuse. En tout cas, de nouvelles recherches sont nécessaires pour savoir si cette pellicule grisâtre qui se voit dans certains cas à la base de la perte de substance (Politzer) résulte réellement d'une régénération proprement dite de la muqueuse.

La cicatrice tympanique, par suite de l'absence de la couche fibreuse, la plus résistante des trois, ne se trouve au niveau ni de la face externe, ni de la face interne de la membrane. En outre, comme elle est plus mince, elle laisse passer les rayons lumineux en plus grand nombre que la membrane normale, qui plus épaisse les refléchit facilement: aussi la cicatrice vue du dehors semble notablement plus sombre que les parties voisines. Il n'est pas rare aussi de la voir présenter un léger éclat qui pouvait faire croire à l'existence d'une perforation.

Un autre caractère des cicatrices est la délimitation très nette de leurs bords qui tranchent sur le reste de la membrane.

Il faut cependant faire remarquer que, lorsqu'il y a réparation partielle de toutes les couches, les limites peuvent s'effacer graduellement et la cicatrice perdre son aspect caractéristique, de façon qu'on ne peut plus la distinguer d'une plaque atrophique (voy. plus haut). Chez un malade que j'ai observé pendant longtemps, il existait une cicatrice récente très étendue au-dessous de l'ombilic; les bords en devinrent peu à peu indistincts, jusqu'à ce que toute trace de la cicatrice disparût. Ces observations prouvent que sur la membrane tympanique comme sur les autres parties du corps il faut distinguer des cicatrices temporaires et des cicatrices permanentes.

Quelquefois il se dépose des sels dans le tissu cicatrisé et la cicatrice se trouve transformée en une plaque calcaire (Moos).

Traitement. — Dans les cas récents, le traitement n'est pas dirigé contre la solution de continuité de la membrane, mais contre la maladie de l'oreille externe ou de l'oreille moyenne qui l'a déterminée. Quant à la perforation elle-même, on doit s'efforcer tantôt de la conserver, tantôt d'en obtenir la fermeture.

a. *Conservation de la perforation.* — Comme on le verra à propos des affections de l'oreille moyenne, le traitement a souvent pour but la conservation d'une perforation spontanée ou artificielle. Mais ces tentatives échouent ordinairement devant l'énorme force de régénération de la membrane, et tous les moyens proposés, tels que le sondage répété, les corps étrangers introduits dans la perforation, l'emploi du galvano-cautère, etc., ne réussissent pas toujours à obtenir une ouverture permanente. C'est pour cela que Wreden recommandait de pratiquer l'ablation de l'ombilic avec l'extrémité libre du manche du marteau (sphyrotomie).

b. *Fermeture de la perforation.* — Quand une perte de substance reste stationnaire, il est ordinairement difficile d'obtenir la réunion des bords. Parmi les moyens préconisés dans ce but, il faut mentionner leur avivement par le nitrate d'argent (Hubert-Valleroux) ; cette manœuvre doit être renouvelée tous les deux jours ; Schwartze remplace le nitrate d'argent par le cautère actuel. On a aussi cherché à obtenir la fermeture en déterminant un état inflammatoire dans la membrane par l'incision ou par la circoncision des bords de la perforation (Gruber). Dans quelques cas, la réaction ainsi produite peut amener réellement la diminution et même la fermeture de la perforation.

Ainsi chez un malade porteur d'un tympan artificiel il se produisait une légère inflammation des bords de la perforation, chaque fois qu'il l'avait porté pendant plusieurs heures : la perforation déjà stationnaire diminua notablement [1].

Récemment Berthold a essayé la *myringoplastie* avec succès. Il avivait les bords avec du taffetas d'Angleterre qu'il collait sur la perforation et arrachait au bout de quelques jours. Sur la surface ainsi privée de son épiderme il appliquait une greffe prise sur le bras, et cette greffe se soudait avec la plaie.

Comme Gruber le fait observer, lorsqu'il existe plusieurs petites lacunes séparées seulement par des tractus, la guérison est beaucoup plus difficile que quand la perforation est unique et considérable : aussi favorisera-t-on la cicatrisation en détruisant toutes ces cloisons.

[1] La fermeture des perforations stationnaires sous un revêtement protecteur, un disque de papier, par exemple, se produit certainement par le même mécanisme. (*Note du traducteur.*)

Fermeture artificielle. — Lorsqu'on ne peut obtenir une fermeture naturelle de la perforation, il faut mettre autant que possible la caisse à l'abri des influences extérieures, car l'irritation qu'elles produisent amènerait constamment la récidive d'une otite moyenne suppurée antérieure. Il est donc nécessaire de fermer le conduit avec de l'ouate ou de la charpie chimiquement pures. D'autres moyens sont encore préférables. On peut, par exemple, introduire une petite boulette d'ouate dans le conduit jusqu'à la perforation (Itard, Deleau, Tod, Yearsley), et recouvrir la perforation avec une pellicule mince (Banzer, 1640, Leschevin, 1763); dans ce but, Lincke se servait d'un petit tube à travers lequel on poussait jusqu'à la membrane un morceau de papier à battre l'or. Quand Toynbee eut remarqué que le *tympan artificiel* (voy. p. 56) non seulement protège les parties profondes, mais peut encore produire une amélioration considérable de l'ouïe, la fermeture artificielle des perforations se pratiqua sur une grande échelle.

Cette amélioration n'est pas due à l'augmentation de la puissance vibratoire de la membrane, mais, comme Erhard l'a démontré le premier, à la pression qu'exerce la plaque de caoutchouc sur la membrane et les osselets. Ainsi qu'il a déjà été dit, il se produit, principalement dans le cas de perforation étendue de la membrane, un déplacement du marteau dont la tête peut venir s'appliquer à la partie supéro-externe de la caisse, ce qui diminue notablement ses oscillations. Par une pression de dehors en dedans il est quelquefois possible d'isoler la tête du marteau et de rendre à la chaîne des osselets une partie de sa mobilité. Ce qui prouve bien que l'amélioration de l'ouïe résulte de la pression exercée sur ces parties, c'est cette observation déjà connue avant le tympan artificiel de Toynbee et mentionnée par Yearsley, qu'une petite boulette de papier ou d'ouate appliquée contre la membrane peut augmenter notablement la perception des sons. Toynbee lui-même raconte que dans un cas il a obtenu un meilleur résultat par l'application d'une petite ampoule de caoutchouc remplie d'air que par son tympan artificiel.

La pression nécessaire à l'amélioration de l'ouïe est souvent extrêmement faible. Déjà Toynbee nous dit que cette amélioration peut résulter de l'introduction d'une goutte d'eau dans l'oreille[1]; d'après Erhard, elle succède quelquefois à l'insufflation d'une très petite quantité de poudre sur la membrane.

D'après les recherches de Lucae, le tympan artificiel exagère d'autant plus la pression intra-labyrinthique qu'il est appliqué plus au-dessous de l'apophyse externe. D'ailleurs, une pression exercée sur la membrane tympanique intacte peut augmenter notablement l'audition (Ménière, Pomeroy,

[1] Nous en avons observé un exemple curieux. Un jeune homme atteint d'otite moyenne suppurée avec une perforation de la grosseur d'une tête d'épingle s'écria tout à coup, après une irrigation, qu'il entendait très bien. Nous constatâmes alors qu'une goutte d'eau, sur laquelle siégeait un reflet lumineux intense, fermait complètement la perforation. Par le procédé de Valsalva, le malade chassa le liquide, et l'amélioration de l'ouïe cessa immédiatement. Depuis il ne s'est pas représenté à la clinique. (*Note du trad.*)

de Troeltsch). L'action favorable produite par cette pression s'étend aussi à la perception osseuse, qui peut se rétablir sous son influence (Moos). Quelquefois l'amélioration persiste encore quelque temps après l'enlèvement du tympan artificiel (Moos, Lucae).

L'emploi du tympan artificiel et des procédés destinés à fermer le conduit auditif ou les perforations de la membrane est contre-indiqué dans les cas de suppuration abondante, dont ordinairement on doit attendre auparavant la suppression complète.

Politzer, dans la pratique des pauvres, remplace le tympan artificiel par un petit morceau de caoutchouc fixé à un fil de fer. Hartmann emploie une baleine mince et étroite entourée d'ouate et dont les deux extrémités libres sont réunies et liées ensemble ; on introduit dans le conduit l'extrémité pliée et on la pousse jusqu'à la membrane. Hassenstein recommande la boulette d'ouate de Yearsley, introduite à l'aide d'un petit porte-ouate de 25 à 30 centimètres, analogue au porte-tampon. Comme le tympan artificiel, la boulette d'ouate porte un fil atteignant l'orifice du conduit.

III. — Anomalies d'épaisseur.

La membrane devient plus épaisse par hypertrophie de son tissu ou par l'insertion de différentes substances dans son épaisseur. Elle s'amincit lorsque son tissu subit une régression ou que ses pertes de substance se réparent incomplètement.

L'anomalie d'épaisseur atteint ordinairement la totalité ou la pluralité des couches, et ne se limite que rarement à une seule ; de plus, elle occupe la membrane en totalité ou en partie. Elle succède ordinairement aux affections de l'oreille externe ou moyenne ; outre ces inflammations propagées, il faut mentionner comme causes les anomalies de tension de la membrane donnant lieu à des troubles de nutrition, puis les inflammations idiopathiques de la membrane, auxquelles il faut ajouter, pour l'épaississement, la persistance de l'aspect opaque, grisâtre, qui est normal chez le nouveau-né, et qui par conséquent chez l'adulte est dû à un arrêt de développement (Politzer).

Bien que toutes les couches soient généralement atteintes ensemble, l'affection est souvent plus marquée sur l'une ou sur l'autre. L'aspect de la membrane varie par suite très notablement : aussi est-il nécessaire d'indiquer les particularités qui caractérisent les lésions de chaque couche.

1. Épaississement de la membrane tympanique. — a. Épaississement de la couche externe. — Dans cette couche, l'épiderme peut s'épaissir seul ou en même temps que le derme.

Épaississement de l'épiderme. — Il résulte de l'inflammation de la membrane (eczéma, irritation par un corps étranger, myringite, etc.); et il est principalement favorisé par un conduit large et rectiligne qui protège mal la membrane contre les influences extérieures.

Lorsque les cellules épidermiques subissent une prolifération abondante, l'épaississement est tantôt général, tantôt circonscrit. Elle est alors divisée comme en petits segments et offre l'aspect d'une mosaïque.

D'autres fois on trouve sur la membrane de petites squames épidermiques semblables à des poussières de farine. Dans quelques cas, les lamelles épidermiques primitivement blanchâtres prennent peu à peu une coloration sombre, brunâtre. Exceptionnellement il se dépose de petits prismes d'arragonite (chaux cristallisée) dans la couche épidermique (Lucae).

L'épaississement de cette couche ne résulte pas toujours d'une prolifération cellulaire : elle provient aussi de l'imbibition des cellules par un liquide introduit dans l'oreille ou sécrété par elle.

Diagnostic. — Un état pathologique de la couche épidermique se reconnaît facilement à l'effacement ou à la disparition du triangle lumineux. En outre, son épaississement, comme celui des autres couches d'ailleurs, détermine des opacités très marquées.

Épaississement du derme. — Il est principalement marqué sur cette bande épaisse qui descend de la paroi supérieure et longe le manche du marteau. Quand il est considérable, il peut déterminer des modifications de courbure dans la membrane ; le manche devient indistinct et peut même complètement disparaître. Enfin les opacités simples de la couche dermique peuvent résulter de la dilatation des vaisseaux (Politzer).

Conséquences. — L'épaississement de l'épiderme et du derme exerce quelquefois une influence notable sur l'audition : aussi faut-il chercher à enlever les couches épidermiques en excès et à ramener le derme à son épaisseur normale.

Traitement. — Pour enlever les squames très adhérentes, on pratiquera des instillations fréquentes d'eau tiède ou d'une solution de bicarbonate de soude à 2 ou 5 pour 100.

Contre l'hypertrophie du derme, quand elle ne disparaît pas avec la maladie de l'oreille externe ou moyenne qui lui a donné naissance, on recommande les badigeonnages avec la glycérine iodée, les solutions faibles de nitrate d'argent à 2 ou 3 pour 100 (Schwartze) et même des solutions fortes de ce sel (1 : 6). On badigeonnera la membrane une fois par jour avec un de ces liquides jusqu'à ce qu'il se produise une réaction (rougeur, gonflement, douleur) ; on interrompt pour reprendre aussitôt après la disparition de ces symptômes. Moos, outre le nitrate d'argent, emploie les instillations de sublimé au 500e.

b. Épaississement de la couche propre. — L'épaississement de la couche muqueuse résulte de l'hypertrophie de son tissu, ou du dépôt de substances étrangères dans son épaisseur. Cetta dernière cause sera étudiée ailleurs.

L'*hypertrophie* de la substance propre atteint ordinairement les deux couches ensemble, mais il n'est pas rare de la voir atteindre isolément la couche circulaire ou la couche radiée. Dans le cas où les deux couches sont simultanément atteintes, l'épaississement est partiel et siège surtout sur le segment postérieur, où il détermine une opacité semi-lunaire partant en général de l'apophyse externe et descendant en bas et en arrière. Comme pour l'arc sénile de la cornée, ce sont principalement les individus âgés qui offrent un épaississement circulaire de la membrane occupant la périphérie. Cet arc sénile résulte d'un élargissement de l'anneau cartilagineux, ou bien, parallèle à cet arc, il en est séparé par une mince bandelette de tissu sain ou moins opaque. Politzer a démontré que dans ces opacités les fibres sont séparées par un détritus moléculaire et des cellules adipeuses[1].

Les épaississements circonscrits de forme complètement irrégulière s'observent en différents points de la membrane; ils sont uniques ou multiples. L'hypertrophie de la substance propre est souvent localisée à la couche radiée ou à la couche circulaire, et les opacités sont alors circulaires ou radiées.

Lorsque la membrane est épaissie en totalité, elle offre un aspect blanchâtre et quelquefois un reflet tendineux. En même temps les contours du manche peuvent apparaître très nettement et le triangle lumineux lui-même est quelquefois pour ainsi dire normal, ce qui prouve que la couche externe n'a pas pris part à l'hypertrophie de la couche moyenne.

c. **Épaississement de la couche interne.** — Cette lésion constitue une manifestation partielle de l'épaississement diffus de la muqueuse tympanique, ou bien succède aux affections des autres couches de la membrane. Dans un cas, de Troeltsch observa une hypertrophie si considérable du tissu conjonctif sous-muqueux de la membrane, que l'on pouvait préparer une véritable couche lamineuse en dedans de la couche des fibres circulaires. La calcification de la muqueuse a déjà été mentionnée.

Cette lésion peut nuire à la mobilité de la membrane et en produire la dépression : elle donne lieu à des opacités par elle-même, les deux autres couches étant translucides ; si celles-ci sont également hypertrophiées, on ne peut, par l'inspection de la membrane, constater l'épaississement de la muqueuse.

Le *diagnostic* est très souvent impossible, car les opacités que l'on constate peuvent aussi bien dépendre de la couche moyenne que de la couche interne. En outre, des dépôts sur la surface libre de la muqueuse produisent des opacités comme en produit l'épaississement de la membrane elle-même.

[1] Cet état graisseux, dû à la dégénérescence de la membrane, ne doit pas être confondu avec un dépôt passager de graisse, analogue à celui que Kessel a constaté sur la membrane tympanique d'un chat examiné immédiatement après un repas.

Dans beaucoup de cas, on rapportera plutôt l'opacité à l'existence d'un dépôt sur la face interne de la membrane; cette face est en effet quelquefois couverte de mucus en petits grumeaux. Lorsque la membrane est normale ou peu opaque, ces grumeaux apparaissent comme des taches blanchâtres ou des lignes dentelées, principalement à la partie supérieure (Hinton).

Chez un syphilitique atteint de fausses membranes du conduit auditif et des amygdales, Gottstein observa à la partie supérieure du cercle tympanique une tache grisâtre large de deux millimètres, qu'il reconnut pour une fausse membrane appliquée à la face interne de la membrane tympanique; il existait une otite moyenne suppurée avec perforation.

Les déplacements de ces taches, leur apparition et leur disparition sous l'influence des douches d'air, plaident en faveur d'un dépôt sur la muqueuse.

Sur une préparation où la périphérie antéro-supérieure était le siège d'une opacité mal délimitée, je trouvai en ce point une lamelle osseuse qui provenait de la partie antéro-supérieure du cercle tympanique et qui, intimement unie à la membrane, descendait jusqu'au manche du marteau.

Nous avons déjà parlé des opacités dues à l'accolement des parties renfermées dans la caisse et aux fausses membranes.

Marche des opacités tympaniques. — Les opacités partielles s'accroissent graduellement ou restent stationnaires : exceptionnellement elles disparaissent spontanément.

Ainsi, chez une femme atteinte de catarrhe chronique de la caisse, j'ai vu apparaître des opacités circonscrites dans la membrane faiblement enfoncée : c'étaient des taches d'un gris jaunâtre, mal délimitées, qui se montrèrent peu à peu en quelques semaines sur deux points du quart postéro-supérieur et sur un point du quart antéro-supérieur. Ces taches perdirent graduellement leur coloration jaunâtre, persistèrent pendant plusieurs mois sans modification sous forme de plaques grisâtres, puis s'éclaircirent au point que la membrane semblait en cet endroit couverte d'une buée légère, et enfin disparurent sans laisser de traces. Le derme n'avait subi aucune modification.

D'après Brenner, les opacités disparaissent par le traitement galvanique, principalement quand le pôle négatif est appliqué à l'oreille. En cent séances, cet auteur avait réduit une opacité totale à l'état d'une petite tache ayant la forme d'un croissant. Hagen en seize séances rendit à la membrane son aspect normal.

2. **Amincissement de la membrane. — Amincissement de la substance propre.** — L'amincissement simple de la couche moyenne résulte du relâchement, et sa disparition, de l'atrophie de la membrane. Nous avons déjà mentionné l'absence de couche propre dans les cicatrices.

Comme l'hypertrophie de la membrane, son atrophie peut résulter de son enfoncement prolongé consécutif à des maladies de l'oreille moyenne, et on doit alors la rapporter à un trouble nutritif. Une pression prolongée exercée sur la membrane, par un bouchon de cérumen, par exemple, en produit quelquefois l'atrophie partielle (Moos, Schwartze) ; enfin, la myringite peut se terminer par atrophie. Schwartze a mentionné l'inflammation chronique de la muqueuse comme cause de disparition de la substance propre. D'après Beck, l'atrophie de la membrane chez les vieillards résulte d'une métamorphose régressive de la muqueuse.

Symptômes objectifs. — Une atrophie partielle se reconnaît à la coloration sombre et à l'enfoncement de la membrane. Quand l'atrophie est étendue, la membrane peut être transparente, vitreuse, et la partie atrophiée ne devient pas opaque dans l'alcool (Zaufal). D'après Trautmann, quand il existe une atrophie totale, le cône lumineux perd sa forme et est remplacé par des reflets lumineux irréguliers allongés ou punctiformes ; ce qui donne à la membrane en ces points l'aspect d'un papier de soie froissé (Schwartze).

Quand le degré d'atrophie est léger, le cône lumineux est conservé dans sa forme générale, tandis que ses différentes parties subissent des modifications variables suivant le point qui est le siège de l'atrophie (Trautmann). Dans un cas d'atrophie totale progressive, Moos a vu le manche du marteau disparaître peu à peu par suite de la rétraction du muscle tenseur qui accompagnait le relâchement de la membrane.

Pour le *diagnostic de l'atrophie*, il faut se demander si les parties sombres ou déprimées ne seraient pas des cicatrices qui, ainsi qu'on le sait, ne possèdent plus de substance propre.

En général, les plaques atrophiques se confondent insensiblement avec les parties saines environnantes, tandis que les cicatrices ont des bords très nets ; de plus, ces plaques sont généralement multiples, tandis que les cicatrices sont ordinairement uniques.

Quelquefois pourtant, on l'a déjà vu, les cicatrices peuvent avoir des bords peu nets de tous les côtés ou d'un seul côté, et on peut en trouver plusieurs sur la même membrane. D'autre part, il peut n'exister qu'une plaque atrophique, ou bien ces plaques ont les bords très nets, comme on le voit assez souvent, surtout sur une plaque atrophique se produisant au-dessous du pli postérieur (Gruber). Par suite, l'aspect de la membrane seul ne permet pas de faire le diagnostic différentiel avec certitude. Dans ces cas, les commémoratifs ont une certaine valeur, et, si le malade raconte qu'il a été atteint d'otorrhée, le segment sombre doit être plutôt considéré comme une cicatrice que comme une plaque atrophique ; par contre, on ne peut prendre en considération une réponse négative, car une otite moyenne suppurée avec perforation peut exister ou avoir existé à l'insu du malade.

On peut encore croire à une atrophie partielle, alors que la membrane est parfaitement saine : ainsi du tissu compris entre des parties opaques ou calcifiées semble plus sombre qu'à l'état normal, sans être autre chose que du tissu sain. De même, certaines portions de la membrane prennent l'aspect d'une cicatrice quand elles correspondent à des parties profondes de la caisse. Outre l'opacité déjà mentionnées que détermine la niche de la fenêtre ronde dans le quart postéro-inférieur, on trouve quelquefois une tache sombre analogue sur le segment antérieur ; elle correspond à l'enfoncement quelquefois considérable de la paroi tympanique interne dans la région de la trompe osseuse.

Il n'y a lieu de recourir à un *traitement* que quand la membrane relâchée et enfoncée appuie sur des parties d'une grande importance acoustique et donne lieu par suite à des troubles de l'audition (voy. p. 158).

IV. — Hyperémie et hémorrhagie.

Hyperémie. — L'hyperémie succède très souvent aux affections de l'oreille moyenne et du conduit auditif, ou bien elle résulte d'une affection idiopathique de la membrane. En outre, la congestion passive de la caisse ou du conduit se propage très facilement à la membrane tympanique : ainsi un simple tampon ou un speculum laissés pendant quelque temps dans l'oreille suffisent à produire l'hyperémie de la membrane par arrêt de la circulation veineuse. De la même manière, de violents mouvements expiratoires, la toux, l'éternument, produisent la rougeur de la membrane ; il en est de même quand il y a irritation de la trompe, comme par le sondage ou le cathétérisme.

C'est surtout dans le catarrhe récent de la caisse que se produit l'hyperémie de la membrane, et les vaisseaux du manche du marteau sont alors fortement injectés. Par suite des nombreuses anastomoses existant à la périphérie (voy. p. 130), la membrane est entourée d'un anneau rouge s'étendant au conduit auditif externe, et ses limites sont alors complètement effacées.

Outre le faisceau vasculaire considérable situé derrière le manche, on voit parfois une mince traînée rouge descendre de la paroi supérieure du conduit sur la membrane, en avant du marteau ; ces deux faisceaux peuvent s'anastomoser par l'intermédiaire d'un vaisseau croisant transversalement le manche du marteau (Politzer). Lorsque l'hyperémie est intense, on voit les vaisseaux irradier de l'ombilic vers la périphérie, et réciproquement ; à un degré encore plus élevé, toute la membrane est d'un rouge écarlate. Cet aspect radié a quelquefois une valeur diagnostique, lorsqu'on ne sait si la rougeur que l'on aperçoit est celle de la membrane tympanique, ou bien celle de la muqueuse vue à travers une perforation. Si le vaisseau n'a pas une direction radiée, et s'il se dirige directement de haut en bas, il appartient à la paroi interne de la caisse ; si au contraire on aperçoit des vaisseaux radiés, ils appartiennent à la membrane tympanique.

Pour faire le diagnostic différentiel entre la rougeur de la caisse vue par transparence à travers la membrane et la congestion de la membrane, on soulèvera la membrane tympanique par une insufflation d'air dans la caisse.

Hémorrhagies. — Elles se font à la surface ou entre les lamelles de la membrane. Elles sont consécutives aux hyperémies, aux traumatismes, et se produisent aussi spontanément; Passavant a trouvé de petites ecchymoses sur la membrane très hyperémiée chez des malades atteints de fièvre typhoïde.

Les hémorrhagies traumatiques peuvent succéder à un décollement ou un arrachement brusque de masses adhérentes à la membrane; quelquefois même de simples irrigations peuvent déchirer les vaisseaux; il en est de même naturellement pour les corps étrangers et les instruments. Les hémorrhagies peuvent être dues à des causes agissant sur la membrane par la caisse. Par exemple, elles succèdent à la déchirure de fausses membranes adhérentes ou au décollement de la membrane tympanique fixée à différents points de la caisse. Quelquefois elles succèdent à une pression exercée sur la face interne de la membrane. Ainsi Gottstein a vu plusieurs fois un polype presser de dedans en dehors sur la membrane intacte et produire une tache hémorrhagique au niveau de laquelle elle se romp plus tard.

L'entrée de l'eau dans la caisse pendant la douche nasale peut également déterminer des ecchymoses sur la membrane (Gruber). Après de forts ébranlements, on y voit souvent aussi se produire des épanchements sanguins considérables (Zaufal).

Plusieurs fois j'ai vu apparaître des ecchymoses tympaniques immédiatement après la douche d'air; dans un de ces cas, la membrane était comme semée de petites hémorrhagies (vibices).

Les *symptômes objectifs* d'une hémorrhagie sont très variables suivant que le sang s'épanche dans les tissus ou à la surface. Quelquefois l'épanchement interstitiel prend une forme ampullaire. Ainsi Bing décrit des bulles sur la membrane tympanique dans les inflammations violentes de l'oreille moyenne; elles peuvent atteindre un volume tel qu'une ou deux suffisent pour en couvrir toute la surface; on voit particulièrement de petites ampoules pendre comme des sacs de la moitié supérieure de la membrane.

J'ai observé un cas où, après l'enlèvement par irrigation d'un bouchon de cérumen faiblement adhérent à la membrane, on apercevait une bulle d'un éclat métallique, d'un gris de plomb, et limitée exactement à cette partie de la membrane que renfle la petite apophyse du marteau.

A l'autopsie des varioleux, Wendt a observé des hématomes sur la muqueuse de la membrane tympanique.

Les épanchements interlamellaires apparaissent sous forme de points, de stries, de taches. Il est souvent impossible de distinguer les hémorrhagies qui se font entre les lamelles de celles qui occupent la muqueuse. Celles-ci ne peuvent être reconnues avec certitude comme occupant la surface libre de la muqueuse que si elles se déplacent ou disparaissent par une injection d'air ou d'eau dans la caisse.

D'après Zaufal, les épanchements sanguins libres siègent souvent au niveau du manche, du cercle tympanique ou de la ligne d'insertion des plis ; ou bien ils remplissent les poches de la membrane et s'aperçoivent quelquefois à travers elle sous forme de taches d'un rouge clair.

Marche. — Dans l'hématome tympanique, le sang liquide, après la rupture de son enveloppe ordinairement très fine, peut se répandre à la surface. Ceux qui occupent la couche épidermique disparaissent quand elle s'élimine (Zaufal). Les autres épanchements interlamellaires subissent assez fréquemment une résorption, tantôt complète, tantôt se terminant par une pigmentation produisant des points sombres isolés ou en groupes. Enfin un épanchement interlamellaire peut subir une *migration* et quitter la membrane pour gagner le conduit. Cette migration observée pour la première fois par de Troeltsch n'a pas encore trouvé d'explication satisfaisante. Kessel supposait qu'il s'agit d'un transport du sang par les lymphatiques ; mais, comme le fait déjà remarquer Zaufal, cette hypothèse n'est pas applicable à tous les cas, puisqu'on voit des épanchements considérables se déplacer en bloc. Ce déplacement ne résulte pas non plus de la pesanteur, puisqu'on le voit souvent se faire de bas en haut. Zaufal attribue ce phénomène à la capillarité, Politzer à un accroissement excentrique de la membrane. Rappelons à ce propos que les perforations elle-mêmes se déplacent quelquefois.

Ordinairement la migration est excentrique et se fait vers la périphérie ; quelquefois pourtant elle se fait suivant une autre direction, par exemple, de haut en bas.

Chez une de mes malades, la tête de l'étrier ayant été décollée de la membrane, il se produisit un épanchement qui du quart postéro-supérieur se porta en bas et en avant vers l'ombilic, puis revint en haut et en arrière pour atteindre lentement la périphérie postéro-supérieure en quelques semaines; il diminua alors peu à peu et finit par disparaître complètement. De Troeltsch mentionne un cas dans lequel l'épanchement se porta du segment postérieur au segment antérieur.

Dans ces migrations l'épanchement peut dépasser les limites de la membrane et passer dans le conduit auditif, dans lequel il chemine vers l'extérieur jusqu'à ce qu'il soit entièrement résorbé.

L'épanchement dans l'épaisseur de la muqueuse laisse quelquefois après lui une pigmentation grisâtre de cette couche analogue aux pigmentations de la muqueuse intestinale à la suite du choléra infantile (Schwartze).

V. — Inflammation de la membrane tympanique (myringite).

Cette inflammation, que Kramer a le premier décrite avec soin, est très fréquente en tant que consécutive ; elle est rare, au contraire, comme affection idiopathique.

Consécutivement, elle succède aux inflammations diffuses, et plus rarement aux inflammations circonscrites du conduit auditif, ainsi qu'aux différentes affections de l'oreille moyenne.

La *myringite primitive* est ordinairement limitée à un seul côté; elle reconnaît des *causes* mécaniques, chimiques et thermiques; elle se produit aussi spontanément sans cause appréciable. Les causes mécaniques sont les blessures de la membrane par les corps étrangers, le dépôts des cérumen, etc. Les causes chimiques comprennent les différents irritants introduits dans l'oreille, l'ail, l'huile de croton, le chloroforme, etc. Schwartze a vu survenir une myringite à la suite du badigeonnage de la membrane avec une solution de nitrate d'argent, une autre fois avec de la teinture d'iode. Parmi les causes thermiques, il faut mentionner l'eau froide et l'air froid introduits dans l'oreille.[1]

Enfin, la myringite peut être produite par des agglomérations de parasites (*myringomycosis* [2], Wreden), principalement quand ils pénètrent profondément dans le tissu de la membrane, ce dont Politzer a donné la démonstration histologique. Les ébranlements de la membrane, qui peuvent déterminer une solution de continuité, sont aussi cause de myringite. Parmi les affections générales, il faut mentionner la syphilis, dans le cours de laquelle on voit quelquefois survenir une myringite; enfin plusieurs autres états constitutionnels sont des causes prédisposantes.

La myringite est partielle ou totale ; de plus, tantôt elle se limite à certaines couches, tantôt toutes les couches sont atteintes.

Les *symptômes subjectifs* sont très variables : ainsi, tandis que l'inflammation propagée de l'oreille externe ou de l'oreille moyenne à la membrane tympanique ne se révèle par aucun signe particulier, on voit survenir, dans les myringites primitives, des douleurs, de la surdité et des bruits, d'une façon plus ou moins marquée. La douleur, dans certains cas, est modérée et intermittente ; d'autres fois, elle est extrêmement violente et s'étend de l'oreille à toute la moitié correspondante, ou bien seulement à un point déterminé de la tête, assez fréquemment la région de la tubérosité pariétale. Ce symptôme n'est pas particulier à la myringite; on l'observe aussi fréquemment dans les inflammations de la caisse.

D'après Wreden, l'arrachement d'une couche de parasites adhérente à la membrane tympanique s'accompagne des plus violentes douleurs; ces douleurs disparaissent complètement après l'ablation des masses parasitaires. Troeltsch rapporte un cas dans lequel les douleurs produites par une myringite disparurent au moment de l'apparition brusque d'un écoulement sanguin par l'oreille.

Le malade éprouve aussi quelquefois dans l'oreille une sensation de plénitude et de pression.

La surdité, ordinairement très faible dans la myringite simple, et proportionnée aux altérations de la membrane, dépend en partie de l'épais-

[1] Mycomyringite (Duplay). (*Note du traducteur.*)

sissement de la membrane tympanique dont la mobilité est ainsi diminuée, en partie de sa congestion considérable qui s'étend à la caisse et de là au labyrinthe. Dans un cas rapporté par Bœck, l'ouverture d'un abcès tympanique rétablit la perception osseuse supprimée.

Les bruits auditifs sont tantôt intermittents, tantôt continus ; ils sont irréguliers ou rhythmiques (pulsatiles) et ne diffèrent pas de ceux que l'on observe ordinairement dans les affections de l'oreille moyenne.

Le bruit de claquement mentionné par Kramer dans la myringite, que Lincke rapporte avec raison aux contractions spasmodiques du muscle tenseur de la membrane, ne peut pas être considéré comme un phénomène particulier à la myringite.

Symptômes objectifs. — Quand il y a blessure de la membrane, on voit souvent sur le point lésé seul de la rougeur et du gonflement avec sécrétion d'un liquide purulent. Dans d'autres cas, l'inflammation part de ce point pour s'étendre à toute la membrane. Lorsque l'inflammation est diffuse, la membrane offre les différents aspects déjà décrits à propos de l'étude des lésions des différentes couches : opacités épithéliales, rougeur, gonflement et parfois ecchymoses. C'est le manche et la petite apophyse qui disparaissent en dernier lieu, et, grâce aux amas d'épiderme et à l'imbibition des lamelles par la sérosité, la surface semble inégale et tomenteuse. Quelquefois entre les territoires où l'épiderme est épaissi on voit briller des surfaces rouges où le derme est dénudé.

Parfois il se produit dans les couches superficielles de la membrane des *bulles* qui s'étendent en même temps jusqu'au conduit auditif externe. Des bulles de ce genre se rencontrent dans l'eczéma et le pemphigus ; elles peuvent résulter aussi de la cautérisation des couches superficielles par le crayon, comme je l'ai observé plusieurs fois sur un collègue.

Par suite de la présence de petites bulles, la membrane peut offrir un aspect perlé (myringite bulleuse, Politzer).

L'exsudat interlamellaire peut être plus profondément situé et consiste alors, soit en sérosité qui se résorbe peu à peu, soit en un liquide contenant beaucoup de leucocytes, constituant un abcès tympanique. Les *abcès tympaniques* prennent souvent leur point de départ dans ces tumeurs rouges, hémisphériques, que l'on voit occuper principalement le segment supérieur. La rougeur fait graduellement place à une coloration d'un jaune sale en même temps que les phénomènes inflammatoires s'atténuent sur le reste de la membrane, de sorte que l'abcès interlamellaire arrivé à son développement complet se détache nettement des parties voisines. Ces abcès tympaniques interlamellaires, décrits pour la première fois par Wilde, ont leur siège de prédilection sur le quart postéro-supérieur de la membrane. Lorsqu'ils occupent une grande surface, la membrane est renflée sur une grande étendue où elle offre une coloration jaunâtre. La coll'apparition d'une otorrhée qui souvent est pour le malade la première manifestation de la maladie.

Après l'évacuation du pus, la membrane présente souvent une surface inégale, rouge, et est partiellement recouverte de lamelles épithéliales. Quelquefois on observe des ulcérations superficielles, dont la base est constituée tantôt par la couche propre, tantôt par la muqueuse; si cette couche vient à se détruire ou à se rompre, l'ulcération se transforme en une perforation.

A ces symptômes du côté de la membrane il faut ajouter la tuméfaction douloureuse qui occupe quelquefois les glandes lymphatiques situées sous le lobule.

Le *diagnostic* de la myringite en général est très facile, dès que l'examen démontre avec certitude que la surface que l'on a sous les yeux est réellement constituée par la membrane tympanique et non pas par la muqueuse de la caisse. Par contre, il peut être très difficile et même impossible de déterminer si la myringite est primitive, lorsque la maladie s'est propagée à l'oreille moyenne ou externe. Ce n'est que quand il n'existe aucune trace d'inflammation dans le conduit ni dans la caisse que l'on peut poser le diagnostic de myringite primitive. La myringite traumatique se reconnaît facilement, surtout dans les premiers jours.

On évitera de prendre pour des polypes ces renflements rouges et piriformes dont nous avons parlé. Le diagnostic différentiel se fera par les modifications relativement rapides survenant dans leur forme et leur grosseur, par l'exploration à l'aide de la sonde et par le liquide qui sortira entre les lèvres d'une incision exploratrice.

D'autre part, les vésicules siégeant sur la membrane peuvent être confondues avec les renflements que produisent les exsudats intra-tympaniques, et de même les abcès tympaniques avec saillie de la membrane peuvent être pris pour le renflement de la membrane produit par du pus renfermé dans la caisse. Mais les bulles occupant la couche dermique se caractérisent souvent par leur enveloppe mince, qui laisse apercevoir leur contenu séreux jaunâtre. En outre, leur délimitation très nette prouve que toutes les couches de la membrane ne participent pas au renflement. De plus, les bulles superficiellement placées se laissent déprimer par la sonde, et cette dépression persiste pendant quelque temps, ce qui n'a pas lieu pour les exsudats intra-tympaniques. D'après Bœck, cette particularité est caractéristique des abcès tympaniques interlamellaires.

La douleur produite par l'exploration n'offre rien de caractéristique, la sensibilité au contact pouvant être la même pour les sacs que pour les abcès. Disons encore que les abcès sont souvent multiples et les sacs uniques.

Enfin, l'ouverture de la tumeur prudemment faite démontrera s'il s'agit d'un abcès ou d'un sac produit par un exsudat de la caisse ; dans le premier cas, l'incision ne donne passage qu'à quelques gouttes d'un liquide jaunâtre, et un examen ultérieur ne révèle pas l'existence d'une perforation. Par contre, après l'ouverture d'un sac, il s'écoule une bien plus grande quantité de liquide qu'on ne l'aurait cru d'après la saillie de la membrane. De plus, on constate tous les symptômes d'une plaie pénétrante, l'écoulement du liquide n'ayant pu se produire qu'après la division de toutes les couches de la membrane.

L'apophyse externe, qui dans la myringite apparaît souvent comme un point jaunâtre, ressemble, au milieu du tissu rouge gonflé qui l'environne, à une pustule entourée d'une zone rouge (Politzer) ; on l'en distingue facilement par la résistance qu'elle donne à la sonde.

La *marche* d'une myringite dépend beaucoup des affections constitutionnelles concomitantes ; par exemple, chez les tuberculeux et les scrofuleux, elle est extrêmement lente : elle dépend aussi du malade et du traitement mis en œuvre. La myringite a d'une façon générale une marche aiguë ou chronique.

Myringite aiguë. — Dans cette forme il se fait une régression rapide des symptômes inflammatoires, principalement lorsque la maladie succède à une irritation venue du dehors.

Dans les cas favorables la myringite partielle se limite au point primitivement atteint jusqu'à guérison complète. D'autres fois, au contraire, une inflammation partielle donne naissance à une inflammation diffuse qui n'a pas toujours une marche favorable et peut amener diverses altérations des tissus (voy. plus bas).

La myringite diffuse se termine dans les cas favorables par la guérison complète ; le liquide épanché entre les lamelles se résorbe en même temps que le gonflement diminue, on voit réapparaître l'apophyse externe et le manche du marteau ; l'hyperémie se limite peu à peu aux vaisseaux du manche jusqu'à ce que ceux-ci deviennent eux-mêmes invisibles ; c'est ordinairement au niveau de l'ombilic que la membrane récupère d'abord sa coloration grise qui de là s'étend lentement à toute la membrane ; le cône lumineux ne reprend son éclat normal que tout à fait en dernier lieu, ce qui indique la guérison complète.

Dans des cas moins favorables, il se fait une perforation par destruction ou par rupture que favorisent le gonflement et le ramollissement des tissus.

La perforation peut se produire en un point ou simultanément en plusieurs. Les ulcérations peuvent aussi donner lieu aux perforations en gagnant en profondeur ; ce résultat est plus rapide sur une membrane auparavant normale, c'est-à-dire mince, que sur une membrane déjà épaissie par une inflammation antérieure.

Les bulles superficielles qui se produisent quelquefois dans la myringite peuvent se rompre au bout de quelques heures, ou bien la sérosité qu'elles renferment se résorbe rapidement et leur paroi s'affaisse. Les abcès interlamellaires déchirent souvent leur revêtement extérieur, d'où résulte une ulcération; ou bien la rupture se fait à la fois en dedans et en dehors, ce qui produit une plaie pénétrante de la membrane. Quand l'abcès interlamellaire est très-étendu, il peut se produire en peu de temps une perforation considérable.

La marche ultérieure des perforations a été déjà étudiée.

Une autre terminaison de l'abcès consiste dans l'épaississement et la résorption partielle du pus accumulé, point de départ d'une calcification de l'ancien foyer. Les abcès tympaniques sont la cause la plus fréquente, sinon la cause unique, des calcifications de la membrane. L'atrophie et l'hypertrophie constituent souvent une terminaison de la myringite. Les inflammations concomitantes de l'oreille externe et de l'oreille moyenne ont une grande influence sur la marche ultérieure de la myringite. Dans le cas de myringite parasitaire les récidives sont très fréquentes dans le premier et le deuxième mois de la maladie.

Myringite chronique. — Cette forme a une marche beaucoup plus défavorable ; elle succède à la forme aiguë ou bien survient d'emblée ; d'autres fois elle subsiste comme affection indépendante après guérison d'une otite externe ou moyenne.

Symptômes. — Les symptômes subjectifs sont ordinairement beaucoup moins marqués pendant la forme aiguë, tandis que les symptômes objectifs, suppuration, gonflement et hypertrophie, sont beaucoup plus marqués.

Par néoplasie conjonctive, les couches deviennent plus épaisses et plus rigides, et sur la surface libre on observe une prolifération conjonctive sous forme d'excroissances polypeuses et de polypes. Nasiloff décrit un cas de « *myringite villeuse* » dans lequel le tissu épaissi semblait creusé de canaux, tandis que sur la surface se trouvaient disséminées des villosités conjonctives. Chaque villosité possédait une anse de vaisseaux capillaires et était recouverte d'épithélium pavimenteux. La substance propre était refoulée par le tissu conjonctif de nouvelle formation.

Dans un autre cas de myringite villeuse, Kessel constata un épaississement considérable du derme et de la substance propre et un épaississement peu marqué de la muqueuse; la surface externe de la membrane était couverte de villosités revêtues d'épithélium cylindrique dont les filaments terminaux pénétraient dans les villosités. En outre, les anciens vaisseaux étaient dilatés et il s'en était produit de nouveaux. Comme le fait observer Kessel, ces villosités, ainsi que celles décrites par Nasiloff, sont analogues aux polypes muqueux du conduit auditif externe.

Dans deux cas, Politzer observa sur le quart postéro-supérieur de la membrane une production de granulations qui s'étendit plus tard au conduit auditif. J'ai observé un cas où le segment antérieur de la membrane était couvert de végétations polypeuses se continuant avec d'autres siégeant dans le conduit osseux.

Ces états pathologiques de la membrane ne disparaissent qu'avec beaucoup de lenteur, ainsi d'ailleurs que la myringite chronique. La guérison complète est rare ; il subsiste tantôt des épaississements et des calcifications, tantôt des atrophies et des perforations. Ces modifications sont souvent très inégalement marquées sur les différents points, de telle sorte que l'on peut observer sur la même membrane des parties normales à côté de parties atteintes d'inflammation intense.

De Rossi a vu dans la myringite chronique des inflammations très considérables se terminer par une desquamation épithéliale prolongée (*myringite sèche*).

Traitement. — Quand une myringite partielle ou diffuse a une intensité modérée, l'expectation suffit; on protégera la membrane en bouchant le conduit, et on évitera tout ce qui peut la congestionner; on ordonnera les boissons froides et, s'il est nécessaire, un purgatif salin. Le traitement antiphlogistique est nécessaire contre les degrés élevés de l'inflammation; on appliquera des compresses d'eau modérément froide sur toute la région temporale, le conduit étant bouché avec soin, et d'autres compresses froides sur les vaisseaux afférents (voy. p. 50), enfin des sangsues au-dessous de l'apophyse mastoïde et sur le tragus. Contre les douleurs vives, on emploiera les moyens décrits pages 104-105. Si la membrane est très rouge et très gonflée, on recourra aux scarifications (Gruber) et même à l'incision de toutes les couches (Schwartze). Les incisions transversales pratiquées sur la peau du conduit auditif (Gruber) ont aussi une action favorable sur la maladie, surtout quand on les pratique sur la paroi supérieure que parcourent les vaisseaux principaux de la membrane.

Les instillations astringentes doivent être proscrites au début, surtout quand les douleurs sont vives; ce n'est que plus tard (dans la 2e semaine environ) que l'on pourra recourir à l'acétate de plomb, au sulfate de zinc, au nitrate d'argent, etc. (voy. Traitement de l'otorrhée). Ces médicaments seront employés en installations; ou bien, dans le cas où le poids de la colonne liquide produirait de la douleur, on les appliquera avec un pinceau. Pour éviter les épaississements ultérieurs de la membrane, Wilde préconise le mercure non pas à l'intérieur, mais sous forme de pommade comme l'iodure de potassium; cette pommade sera appliquée au pourtour de l'oreille, dès le début de la maladie.

Contre la *myringite chronique*, outre les moyens déjà mentionnés, on emploiera des solutions astringentes concentrées, le crayon, les badigeonnages avec le laudanum de Sydenham et une série d'autres médicaments sur lesquels nous reviendrons à propos des granulations polypeuses.

Schwartze combat les suppurations invétérées symptomatiques d'une myringite chronique sans perforation par les badigeonnages à l'acide chromique (1 : 2 d'eau distillée). Ce médicament produit une sensation de brûlure assez violente. Contre le gonflement consécutif des tissus, on emploiera les astringents et le crayon.

VI. — Néoplasmes.

1. **Cornes cutanées.** — Ces productions constituent une forme particulière de prolifération épidermique.

Dans un cas décrit par Buck, les trois quarts supérieurs de la membrane étaient occupés par une corne cutanée ayant la forme d'une plaque jaunâtre nettement délimitée et épaisse d'une ligne. Politzer a observé chez une femme de quarante-cinq ans une végétation cornée située derrière l'ombilic ; il ne put l'enlever avec le stylet. J'ai observé jusqu'ici ces productions chez deux femmes dont l'une était atteinte d'un catarrhe chronique de l'oreille moyenne, et l'autre d'une perforation ancienne occupant le quart postéro-supérieur. Dans le premier cas, le manche et la petite apophyse étaient couverts par une corne rugueuse d'un brun sombre et d'une épaisseur de trois à quatre millimètres ; je ne pus l'enlever à l'aide d'une pince à crochets qu'avec beaucoup de difficulté ; elle se reproduisait toujours in situ au bout de quelques semaines. Dans le second cas on voyait une production cornée survenir sur les bords de la perforation et la recouvrir si solidement que, même en enfonçant fortement la sonde, on ne pouvait produire en ce point la moindre dépression. Sa couleur était également brunâtre, sa surface inégale et sa résistance telle, que les instruments pointus n'y pénétraient qu'avec difficulté. Pendant plusieurs semaines on ne put l'enlever, malgré des instillations répétées ; on finit par l'arracher avec une pince à crochets. Il se produisit également une récidive, mais je pus soulever facilement la corne de nouvelle formation.

2. **Productions épithéliales perlées.** — J'ai observé ce genre de néoplasmes sur la membrane tympanique dans quatre cas de catarrhe chronique de la caisse. Ces tumeurs d'un blanc brillant, uniques ou multiples, de la grosseur d'une tête d'épingle environ, offraient une membrane d'enveloppe très résistante, renfermant une sorte de bouillie jaunâtre. Celle-ci, vue au microscope, se montrait constituée par des débris d'épithélium pavimenteux et un détritus granuleux ; dans un cas seulement on trouvait en outre quelques cristaux de chlolestérine.

Plus tard, Politzer en observa un cas ; la tumeur perlée se composait cette fois principalement de cristaux de cholestérine.

Ces tumeurs ne semblent pas avoir une importance particulière et les autres parties de la membrane n'en sont nullement influencées. Chez un de mes malades, un examen ultérieur ne put faire découvrir aucune trace des six perles existant auparavant ; chez un autre, je pus observer le déplacement de ces perles vers la périphérie et leur migration dans le conduit. Après discision de l'enveloppe et évacuation du contenu, je n'observai pas de récidive.

3. **Cholestéatomes.** — Comme cholestéatome apparaissant sur une membrane tympanique imperforée, Küpper rapporte une observation dans laquelle un petit bloc composé de couches concentriques était superficiellement enchâssé dans la région de l'ombilic. Wendt a démontré microscopiquement l'existence de cholestéatomes primitifs prenant naissance dans le revêtement endothélial des gaînes qui enveloppent les travées de la substance propre.

Sous le nom de *sebaceous tumor*, Hinton décrit une tumeur de la grosseur d'un pois prenant naissance à la surface interne de la membrane tympanique, au-dessus de l'apophyse externe et consistant en un feuillet d'enveloppe et en masses épithéliales imbriquées comme les tuniques d'une plante bulbeuse.

4. **Papillomes.** — Cette classe comprend les végétations polypeuses et les condylomes.

5. **Fibromes.** — Quelquefois dans le tissu de la membrane on trouve la substance propre refoulée en un point occupé par une masse fibreuse circonscrite; cette masse est enveloppée par les éléments normaux de la membrane dont elle est indépendante (Gruber).

6. **Ossification.** — Dans des cas rares, la membrane est le siège d'une véritable ossification. Hyrtl, le premier, en a observé un exemple chez un marsupial; Mücke et Bochdalek, ainsi que Politzer, ont constaté le fait chez l'homme. Dans le cas de Politzer la partie ossifiée se trouvait au milieu de parties calcifiées.

Politzer pratiqua l'examen microscopique de sa pièce; dans le cas de Mücke et Bochdalek cet examen ne fut pas fait; la membrane presque totalement ossifiée se composait de deux feuillets osseux, séparés l'un de l'autre par le manche du marteau (voy. Lincke, *Otologie*, 1er vol., p. 596).

L'observation de Politzer fut confirmée plus tard par Schwartze et Wendt. Par contre, celles des auteurs anciens comme Cassebohm (1734), Lœseke (1764), Everard Home (1800), etc., sont peu précises et doivent plutôt concerner des calcifications.

7. **Kystes.** — Troeltsch en a constaté l'existence dans la membrane tympanique. A la face interne Politzer a trouvé une fois des productions kystiques. Chez un malade dont la membrane tympanique était détruite, j'observai un kyste bleuâtre, de la grosseur d'un pois, qui naissait de l'apophyse externe.

8. **Tubercules.** — D'après Schwartze, on en trouve quelquefois dans la membrane d'enfants atteints de tuberculose miliaire. Ils forment des taches d'un jaune rougeâtre, grosses à peu près comme une tête d'épingle et à bords nettement circonscrits. A la face interne de la membrane, ils font saillie sur la muqueuse. Dans la tuberculose pulmonaire chronique des adultes, Schwartze également a souvent trouvé sur la membrane des points jaunâtres, résistants et légèrement saillants, qui s'ulcéraient rapidement.

VII. — Produits inorganiques.

Calcification de la membrane tympanique. — Elle succède à l'inflammation de la membrane, ou résulte de la calcification partielle d'un abcès; d'autres fois il se fait un dépôt calcaire dans la membrane sans aucune inflammation antérieure (Moos); dans des cas rares, il se produit un dépôt calcaire dans du tissu de cicatrice (Moos).

Je traite en ce moment une femme chez laquelle la membrane tympanique est le siège d'une calcification étendue. Sur le quart antéro-inférieur existe une cicatrice dans laquelle se trouve une petite zone calcifiée complètement entourée de tissu cicatriciel.

La chaux se présente généralement à l'état amorphe; elle peut pourtant exister sous la forme cristalline (de Troeltsch).

Siège. — Dans la substance propre, les particules calcaires se déposent à l'intérieur des gaînes tubulaires des fibrilles (Wendt) et la calcification se limite souvent à une seule couche de la lame fibreuse, ce qui peut donner lieu à une calcification circulaire ou radiée (Toynbee). D'après les observations de Troeltsch, c'est ordinairement la couche circulaire qui est atteinte. Très souvent en un certain point de la membrane la substance propre est comprise tout entière dans la calcification, qui peut s'étendre à toutes les couches de la membrane, d'où résulte une saillie du côté de la muqueuse et de l'épiderme. Exceptionnellement la calcification reste limitée à la couche externe ou à la couche interne (2 cas de Lucae).

Forme. — La surface atteinte a ordinairement la forme d'un cercle ou d'un arc; quelquefois la lésion occupe une moitié de la membrane ou la membrane entière. Vers la périphérie et vers le manche, la lésion s'arrête brusquement, bien que dans quelques cas le manche puisse être enveloppé par la plaque calcaire jusqu'à l'apophyse externe (Schwartze, et un cas personnel). Dans les perforations très étendues, le reste de la membrane peut être complètement calcifié. Quelquefois on trouve sur les deux membranes des calcifications symétriques.

Nombre. — La lésion peut être disséminée, de telle sorte que trois, quatre zones calcaires, et plus, occupent en même temps la membrane.

La *grandeur* varie du point calcaire isolé à la plaque occupant toute la membrane. Quelquefois on voit se former une grande plaque calcaire par le dépôt de particules très rapprochées les unes des autres.

Ordinairement, le *développement* est très lent et réclame plusieurs mois (Schwartze); il peut être cependant rapide et se faire en quatre semaines (Moos) et même en deux et trois (Wendt).

Symptômes subjectifs. — La surdité et les bourdonnements qui coexistent fréquemment dépendent le plus souvent d'une affection concomitante du reste de l'appareil conducteur. Il est vrai que dans ce cas la puissance vibratile de la membrane est diminuée ou supprimée. Ainsi Kessel a constaté sur une membrane calcifiée dans son segment antérieur que les lignes de vibrations étaient irrégulières. D'autre part, ainsi que l'ont fait déjà observer Politzer, Schwartze et Chimani, l'audition peut rester normale malgré une calcification étendue de la membrane.

Symptômes objectifs. — La plaque calcaire apparaît le plus souvent comme une surface entièrement circonscrite d'un blanc brillant et qui fait saillie en apparence, et quelquefois en réalité au-dessus du niveau de la membrane.

Dans un cas de Troeltsch, une calcification limitée aux fibres radiées donnait lieu à des opacités striées de couleur grise. De plus, Moos a publié une observation de calcifications radiées, de couleur blanchâtre, genre de calcification que Toynbee a mentionné le premier.

Si la lésion se limite à la substance propre et que par conséquent la plaque calcaire se trouve recouverte en dehors par la couche dermique, les états pathologiques de cette couche peuvent en modifier notablement la coloration blanchâtre, et la zone calcaire peut être complètement cachée par le derme tuméfié. Dans les cas d'hyperémie de la couche externe, on trouvera donc fréquemment la surface calcaire jaunâtre, quelquefois elle reste blanche, mais elle est parcourue par un ou plusieurs petits vaisseaux. Il en est de même quand on sonde cette surface blanche que l'on croit immédiatement sous le stylet, les vaisseaux du derme d'abord invisibles s'hyperémiant pendant cette manœuvre.

Une plaque calcaire cachée par le derme tuméfié réapparaît peu à peu avec les progrès du dégonflement, et on pourrait croire que l'on est en présence d'une plaque calcaire en voie de formation. L'apparition rapide de cette plaque, et marchant de pair avec le dégonflement du derme, permettra de faire le diagnostic.

Chez un malade de Zaufal, le segment postérieur de la membrane était le siège d'une saillie jaunâtre de la grosseur d'une lentille, analogue à un abcès tympanique interlamellaire; après la disparition des phénomènes inflammatoires, trois jours après la première observation, on trouvait en ce point une plaque calcaire.

Toynbee a vu se déposer du pigment dans des parties calcifiées de la membrane.

Le *diagnostic* est ordinairement facile à faire au premier examen ou dans les premiers jours. Une calcification se distingue d'une opacité simple par ses limites très nettes, sa coloration ordinairement d'une blancheur éclatante, et par la façon dont elle tranche sur les parties voisines. Un œil peu exercé évitera de prendre le disque blanc de l'extrémité du manche pour une plaque calcaire (voy. p. 127).

Il n'existe pas de *traitement* pour les plaques calcaires.

CHAPITRE IV

TROMPE D'EUSTACHE[1]

A. — Anatomie et physiologie.

I. — Anatomie.

Description. — La trompe d'Eustache, canal de communication du pharynx avec la caisse, comprend, comme le conduit auditif arrivé à son

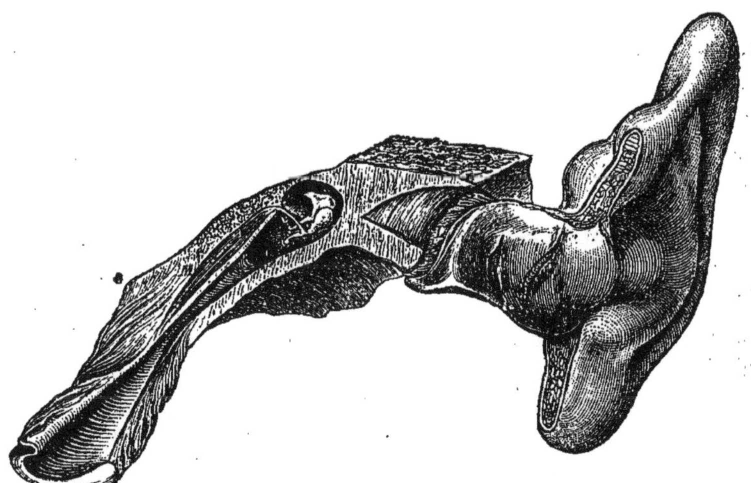

Fig. 53. — Canal de la trompe ouvert : on a enlevé la paroi membraneuse et réséqué la paroi osseuse supérieure. Sur la figure on voit nettement l'extrémité inférieure renflée du cartilage tubaire et le crochet cartilagineux; autour de celui-ci la paroi membraneuse détachée du cartilage a été rejetée en arrière. — M, muscle tenseur de la membrane tympanique prenant naissance dans la région de l'isthme tubaire. Côté gauche.

développement complet, une portion osseuse et une portion membrano-cartilagineuse ; mais, à l'inverse du conduit auditif, la portion osseuse con-

[1] La trompe de l'oreille désignée sous le nom de trompe d'Eustache aurait été découverte, suivant Wildberg par Alcmaeon, et décrite pour la première fois d'une façon complète par Eustachius. D'après Brugsch, dans les inscriptions de l'ancienne Egypte, remontant vraisemblablement à plus de trois mille ans, on trouve cette mention que chaque oreille est pourvue de deux canaux par lesquels pénètre l'air vital.

stitue le tiers environ, et la portion cartilagineuse les deux tiers de la longueur totale du canal. Ces deux portions se réunissent au niveau du point le plus étroit du canal, l'isthme de la trompe. Les mensurations de Trœltsch ont donné 30 millimètres pour la largeur de la trompe, 11 millimètres pour la portion osseuse, et 24 millimètres pour la portion cartilagineuse. D'après Hyrtl, la longueur de la trompe varie de 35 à 45 millimètres.

Elle se termine par deux orifices, l'orifice pharyngien (ostium pharyngeum) et l'orifice tympanique (ostium tympanicum).

Direction. — La trompe est dirigée de dedans en dehors et d'avant en arrière, de telle sorte que l'orifice pharyngien est situé à 7 ou 8 ''' en avant de l'orifice tympanique et à 11 ou 12 ''' au-dessous (Huschke).

En outre, la trompe est tordue sur elle-même en spirale, de manière que la surface antérieure et externe de la trompe cartilagineuse devient inférieure et la face postéro-interne devient supérieure (Huschke). D'après de Trœltsch, la trompe de l'enfant a au contraire une direction plus horizontale.

Rapports. — Partant du pharynx, la trompe longe la grande aile du sphénoïde, sur laquelle elle occupe quelquefois une fossette particulière (Huschke) jusqu'au voisinage de la scissure de Glaser, où commence la trompe osseuse qui est située au-dessous de la gouttière du muscle du marteau et au-dessus du canal carotidien.

Ce dernier voisinage a une certaine importance pratique, surtout parce que, d'après Friedlowsky, la disparition partielle des parois osseuses de ce canal met la carotide en contact intime avec la trompe, de telle sorte que pendant certaines manœuvres ce vaisseau peut être blessé.

La trompe présente la forme d'un double cône aplati s'élargissant d'une part vers la caisse et de l'autre vers le pharynx.

L'amincissement du cartilage tubaire de l'orifice pharyngien vers l'isthme n'est pas égal en tous les points; le bord postéro-inférieur s'amincit rapidement et forme avec le reste du cartilage se dirigeant vers la trompe osseuse, environ à la réunion de son tiers inférieur avec son tiers moyen, une concavité dirigée en arrière et en bas, ou même un angle obtus.

Dimensions. — D'après Huschke, la hauteur de l'orifice pharyngien est de 3 à 4''' (9mm d'après de Troeltsch), sa largeur 1 1/2 à 2''' (5mm); au niveau de l'isthme le canal a 1 1/2''' (2mm) de haut et 1/3 à 1/4''' (1mm à peine) de large; l'orifice tympanique mesure 2 1/2''' (5mm de haut, 3mm de large). Suivant les observations de Troeltsch, l'isthme tubaire est chez l'enfant de 3mm : il a donc 1mm de plus que chez l'adulte.

Étudions maintenant séparément les deux segments de la trompe.

Trompe membrano-cartilagineuse. — Comme on le voit, ce segment de la trompe comprend une partie cartilagineuse et une partie membraneuse. Le meilleur moyen d'étudier le rapport réciproque de ces deux parties est de pratiquer des coupes transversales comme le conseille Rüdinger. On remarque ainsi très nettement que la portion cartilagineuse regarde en arrière et en haut vers la paroi pharyngée postérieure et la base du crâne, tandis que la portion membraneuse regarde en avant et en bas, par conséquent vers les fosses nasales.

Le *cartilage* présente sa plus grande épaisseur en bas; il s'amincit peu à peu vers le haut où il se termine par un crochet limitant le canal tubaire en haut et en avant, en présentant une courbure en bec-de-corbin (fig. 53). On distingue donc dans le cartilage deux parties : l'une située en dedans et en arrière, l'autre située en dehors, en haut et en avant.

Sur des coupes pratiquées de l'orifice pharyngien à l'isthme tubaire, j'ai constaté que le crochet n'était que peu ou pas marqué au niveau de l'orifice pharyngien, et qu'en ce point son inclinaison sur la lame du cartilage se rapprochait de l'angle droit, tandis qu'à quelque distance de l'orifice il offre une véritable courbure en bec-de-corbin. Ces coupes démontraient de plus la segmentation du cartilage en plusieurs pièces reliées par du tissu conjonctif; cette particularité mentionnée déjà par Haller, mais étudiée seulement dans ces derniers temps par Zuckerkandl, s'observe assez fréquemment; pourtant il existe beaucoup plus souvent dans le cartilage des fissures par lesquelles le revêtement extérieur pénètre profondément dans sa substance. Ces fentes déjà observées par Henle se rencontrent si fréquemment, que je crois pouvoir les considérer comme normales chez l'homme.

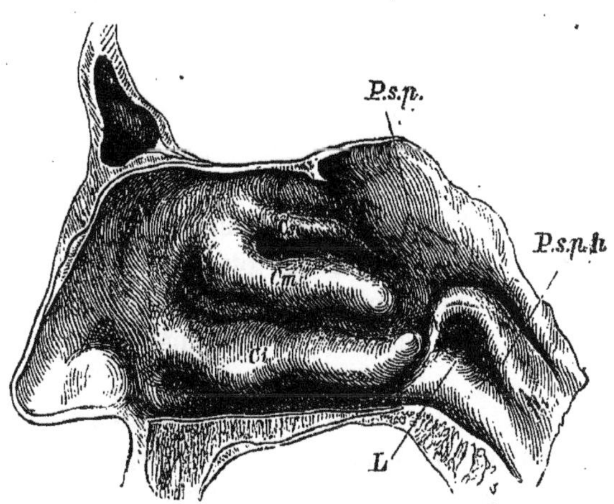

Fig. 54. — Coupe longitudinale à travers le nez et le pharynx nasal; l'orifice pharyngien est situé derrière le cornet inférieur. — *Ci*, cornet inférieur. — *Cm*, cornet moyen. — *Cs*, cornet supérieur. — L, bourrelet du muscle élévateur du voile occupant le plancher de l'orifice pharyngien. — *Psp*, pli salpingo-palatin. — *Psph*, pli salpingo-pharyngien.

Les deux parties du cartilage tubaire présentent très souvent des prolongements cartilagineux qui sur la partie latérale forment fréquemment des appendices en crête de coq. Enfin on rencontre presque sur chaque trompe, ou au voisinage du cartilage, ou dans l'épaisseur de la membrane, des cartilages accessoires (Zuckerkandl) en forme de bâtonnets ou d'îlots et reliés à la trompe par du tissu conjonctif.

b. — La *paroi membraneuse* part de l'extrémité libre du cartilage tubaire latéral et rejoint le plancher de la trompe en transformant la gouttière en un canal dont la paroi postérieure et supérieure, quelquefois aussi inférieure, est formée par le cartilage, et la paroi antérieure par le feuillet membraneux.

L'*orifice pharyngien* offre une importance pratique particulière.

D'après mes mensurations, la distance entre son extrémité antérieure et l'épine nasale antéro-supérieure varie chez l'adulte entre 5cm3 et 7.5; de l'extrémité postérieure du 3e cornet à l'orifice pharyngien la distance est de 0cm1 à 1cm5.

Quant à la position de l'orifice pharyngien, Kunkel assure que pendant la vie fœtale il se trouve au-dessous de la voûte palatine, chez les nouveau-nés, au même niveau, chez les enfants de quatre ans, à 4mm, et chez les adultes à 10mm au-dessus. En même temps, par une rotation du maxillaire supérieur en arrière et en bas, l'orifice pharyngien se rapproche peu à peu du cornet inférieur.

D'après les recherches de Zuckerkandl, ce changement de position que subit la trompe dépend exclusivement de l'accroissement de la portion nasale sous-orbitaire. Par suite de cet accroissement graduel, la voûte palatine et le voile descendent peu à peu, ce qui fait croire que l'orifice pharyngien s'élève. Les différences individuelles qui se produisent alors expliquent les variations considérables que l'on observe dans la position de l'orifice pharyngien.

J'ignore quelle est l'étendue des variations individuelles pendant la période de développement embryonnaire. Les mensurations faites sur trois embryons humains que j'ai en ce moment à ma disposition m'ont donné les résultats suivants : 1. Embryon de trois mois et demi. L'extrémité postérieure de l'insertion du 3e cornet sur les deux moitiés de la tête se trouve éloignée de l'orifice pharyngien de 3mm. Les deux orifices pharyngiens se trouvent immédiatement au-dessus du plan horizontal passant par la voûte palatine. 2. Embryon de quatre mois et demi. L'orifice pharyngien des deux côtés est à 3mm 1/2 du cornet inférieur; une ligne horizontale passant par la voûte palatine le rencontre. 3. Embryon de cinq mois et demi. La distance entre le 3e cornet et l'orifice pharyngien est de 4mm à droite et 5mm. à gauche. La ligne horizontale tirée comme précédemment croise à droite l'orifice pharyngien, tandis qu'à gauche elle le laisse un peu au-dessus d'elle [1].

La paroi latérale du pharynx située en arrière de l'orifice pharyngien se creuse en dehors pour former la *fossette de Rosenmüller*, dont la limite antérieure est constituée par le cartilage tubaire postérieur.

Situation. — L'orifice pharyngien est ordinairement dirigé obliquement

[1] Cette position asymétrique des deux orifices n'offre rien d'extraordinaire. En comparant les deux moitiés de la tête de l'embryon, on observe quelquefois des différences essentielles dépendant tantôt d'un développement inégal des deux moitiés, tantôt de leur position asymétrique. Relativement à la première cause, j'ai déjà mentionné ailleurs que la première fente viscérale s'efface inégalement vite, et que l'oreille externe n'est pas identique des deux côtés pendant la période embryonnaire ; l'embryon que l'on voit fig. 45 (p. 91) en est un exemple. Ainsi du côté droit, qui n'est pas représenté sur la figure, le rebord du conduit auditif externe n'est pas encore complet, tandis que sur le côté gauche il est déjà fermé ; en outre, la rupture de la fermeture épithéliale du méat (voy. p. 93) ne se fait pas toujours en même temps des deux côtés. Sur l'asymétrie des deux moitiés de la face, voir les travaux récents de Fox (*Mémoires du laboratoire d'Embryologie* du professeur Schenk, à Vienne, 4e fasc., 1880).

de haut en bas, de dehors en dedans et d'avant en arrière, exceptionnellement il est presque horizontal ou vertical. Sa *forme* et son *calibre* sont très variables et diffèrent souvent d'un côté à l'autre chez le même individu; il peut être piriforme, triangulaire, ellipsoïde, réniforme, fissuraire, etc. Chez les nouveau-nés, il présente assez fréquemment la forme d'une fente (de Troeltsch); cependant je l'ai trouvé chez eux assez souvent circulaire. Sa forme et sa largeur dépendent de l'épaisseur variable de la lame cartilagineuse, de la courbure de cette lame et de l'épaisseur de la trompe membraneuse.

Il faut aussi mettre en ligne de compte les variations dans les rapports anatomiques de l'aile interne de l'apophyse ptérygoïde avec la trompe membraneuse. Ainsi que je l'ai observé, l'aile interne se termine tantôt immédiatement au niveau du cartilage postérieur, tantôt se prolonge plus bas et plus en arrière, le long de la paroi membraneuse. Par suite la paroi membraneuse, surtout quand elle est peu épaisse, plonge en avant dans la fosse ptérygoïde, tandis que dans d'autres cas l'aile du sphénoïde, se portant en bas, renfle la paroi membraneuse.

L'orifice pharyngien présente deux bourrelets faisant saillie dans le pharynx nasal et qu'on appelle les lèvres de la trompe ; la postérieure, notablement plus épaisse, est formée par le cartilage médian, l'antérieure par le cartilage latéral. Chez l'enfant, elles sont peu développées. De ces bourrelets naissent des plis de la muqueuse : du bourrelet antérieur naît un pli court et verticalement descendant, le pli salpingo-palatin (pli du crochet, Zaufal) ; de l'extrémité inférieure du cartilage naît le pli salpingo-pharyngien (pli du bourrelet tubaire, Zaufal) qui, souvent très marqué, se porte en arrière et en bas (voy. fig. 54).

Structure du cartilage tubaire. — Les auteurs ne sont pas d'accord à ce sujet, les uns le considérant comme du fibro-cartilage, les autres comme du cartilage hyalin. D'après mes recherches, le cartilage tubaire de l'homme, au point de vue de la substance fondamentale comme de la disposition des cellules cartilagineuses, présente une structure très variable suivant les âges. Chez le nouveau-né les cellules sont très rapprochées et laissent voir difficilement la substance fondamentale hyaline, tandis que dans un âge plus avancé on trouve des îlots de cellules séparés par une substance fondamentale striée et granuleuse. Ces îlots se forment régulièrement d'abord au milieu du cartilage médian et ne gagnent que plus tard la périphérie ; ils se montrent d'abord dans le cartilage postérieur et plus tard dans le crochet tubaire. Indépendamment des modifications qui surviennent dans le tissu cartilagineux en général par les progrès de l'âge, on peut d'après le groupement des cellules dire si la préparation examinée provient d'un nouveau-né, d'un individu jeune ou d'un adulte. Mêmes modifications dans les cartilages accessoires qui d'ailleurs, comme j'ai pu m'en assurer, concordent avec le cartilage tubaire par le reste de leur structure.

Sur les coupes transversales du cartilage tubaire, on trouve, en dehors des fissures déjà mentionnées, des coupes de canaux qui contiennent tantôt des glandes et du tissu conjonctif (Kölliker, Rüdinger), tantôt de petits vaisseaux.

Muqueuse. — Le cartilage est revêtu de la muqueuse du pharynx, qui se prolonge dans la trompe où elle recouvre aussi le tissu fibreux qui sous le nom de trompe membraneuse relie le crochet tubaire au plancher du cartilage postérieur.

Au niveau de l'orifice pharyngien et à une faible distance, la muqueuse offre de gros plis longitudinaux. Ils forment sur le plancher un bourrelet qui ferme comme une soupape la trompe ouverte à son orifice pharyngé (Moos). Ils s'atténuent en allant vers la trompe osseuse et vers le cartilage antérieur; d'après Rüdinger et Mayer ils manquent complètement au-dessous du crochet cartilagineux; cependant, d'après Moos, on trouve encore des plis longitudinaux faiblement marqués au-dessous du cartilage antérieur, du moins au niveau de l'orifice pharyngien, et mes préparations confirment cette manière de voir.

Glandes. — Il existe sur le plancher de la trompe de nombreuses glandes muqueuses. De plus, chez l'enfant la muqueuse renferme un grand nombre de follicules clos, accumulés surtout en énorme quantité dans la partie moyenne de la trompe cartilagineuse (tonsille tubaire de Gerlach). Le revêtement de la muqueuse consiste en un épithélium cylindrique à cils vibratiles[1] dont les mouvements sont dirigés de la caisse vers le pharynx. D'après Moos, la trompe renferme toujours à l'état normal des cellules caliciformes.

Trompe osseuse. — La trompe membrano-cartilagineuse se continue directement au niveau de l'isthme avec la portion osseuse, le cartilage dépassant l'isthme de 2^{mm} d'après Weber-Liel, de façon qu'en réalité l'isthme, n'étant pas de nature osseuse, n'est pas inextensible. La portion osseuse plus courte se termine dans le tiers supérieur de la caisse par l'orifice tympanique infundibuliforme. Sa *muqueuse*, très délicate, ressemble plutôt à celle de la caisse; elle est épaisse au niveau de l'orifice tympanique et renferme quelquefois des glandes muqueuses en grappe (de Troeltsch).

Calibre de la trompe. — Au repos, le canal n'est ouvert qu'au niveau de l'orifice pharyngien, puis sur une certaine longueur sous le crochet tubaire (Rüdinger) et dans la trompe osseuse. Dans tous les points de la portion moyenne de la trompe cartilagineuse, les parois tubaires sont en contact réciproque à l'état normal et le canal est par suite fermé.

Connexions de la trompe. — La trompe cartilagineuse est en connexion intime avec les parties qui l'avoisinent: ainsi dans sa partie supérieure le cartilage tubaire, au point de réunion du cartilage postérieur et du cartilage antérieur, se soude avec cette masse fibro-cartilagineuse qui

[1] D'après Klein, le pharynx nasal du nouveau-né renferme encore des cellules à cils vibratiles qui plus tard seront remplacées par un épithélium pavimenteux stratifié.

occupe la base du crâne, le fibro-cartilage basilaire. D'après Rebsamen, un repli très vasculaire de la dure-mère traversant la fissure pétro-sphénoïdale atteint la partie convexe du crochet cartilagineux qu'il accompagne jusqu'à la trompe osseuse.

Un fait très important au point de vue fonctionnel, c'est l'insertion sur

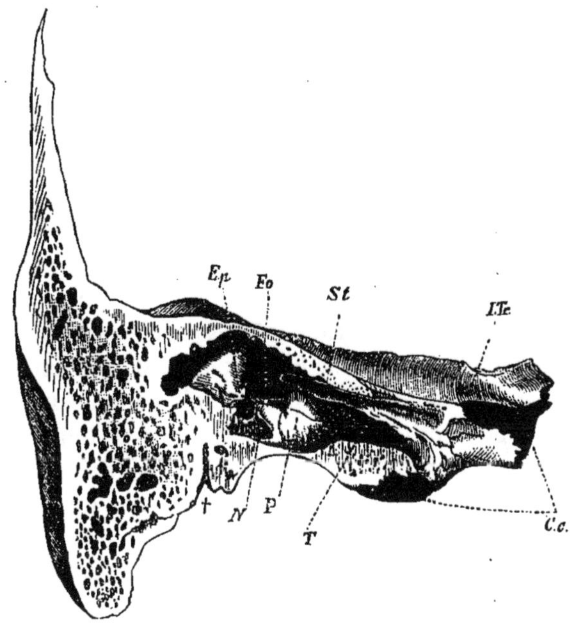

Fig. 55. — Canal osseux de la trompe avec son embouchure dans la caisse (orifice tympanique). — *Cc*, canal carotidien. — *Ep*, éminence pyramidale. — *Fo*, fenêtre ovale. — *I. Tr*, impression du trijumeau. — *N*, niche de la fenêtre ronde. — *P*, promontoire. — *St*, semi-canal pour le muscle tenseur de la membrane tympanique. — *T*, trompe osseuse. — †, canal de Fallope ouvert à la sortie du temporal (trou stylo-mastoïdien).

la trompe cartilagineuse d'une série de muscles, de fascias et de ligaments, qui constituent l'*appareil moteur de la trompe*. Le plus important de tous est le muscle tenseur du voile du palais, muscle sphéno-salpingo-staphylin.

1. **Muscle sphéno-salpingo-staphylin ou tenseur du voile.** — Le muscle tenseur du voile (abducteur de la trompe, de Troeltsch; dilatateur de la trompe, Rüdinger) naît de la lame interne de l'apophyse ptérygoïde du sphénoïde et par une grande partie de ses fibres du cartilage tubaire latéral, ainsi que de la trompe membraneuse. Dans sa marche descendante, une partie de sa surface externe devenant graduellement tendineuse se soude dans la fosse ptérygoïde à l'aponévrose du muscle ptérygoïdien interne (Weber-Liel), puis il contourne le crochet ptérygoïdien par un tendon non pas fusiforme, comme on le dit généralement, mais ordinairement large, qui se confond d'une part avec l'aponévrose palatine, d'autre part gagne, en avant le bord postérieur de la voûte palatine

(Tourtual). Le tendon est relié lâchement au crochet ptérygoïdien par du tissu conjonctif.

L'insertion de plusieurs fibres musculaires à ce crochet (Weber-Liel) n est pas constante. Dans certains cas quelques fibres tendineuses, et même, comme je le vois sur une préparation, un fort faisceau tendineux, s'insèrent au bord supérieur de la fente ptérygoïde. Les fibres qui se terminent en ce point proviennent, sur les préparations que j'ai examinées, de l'extrémité pharyngée du cartilage tubaire postérieur.

La *fonction* de l'abducteur de la trompe consiste à décoller le crochet cartilagineux et la paroi membraneuse du cartilage postérieur : par conséquent, pendant la contraction de ce muscle, la trompe s'ouvre et se dilate. Les fibres musculaires naissant du cartilage latéral et s'insérant dans la fente ptérygoïdienne sont principalement aptes à produire l'abduction énergique de ce segment de la trompe. D'une façon analogue agissent les faisceaux musculaires dont le tendon, après avoir contourné le crochet ptérygoïdien, s'insère au bord postérieur de la voûte palatine. Enfin une certaine influence sur le décollement des parois cartilagineuse et membraneuse revient encore à ce tissu fibreux qui, d'après mes observations, se porte de la paroi membraneuse quelquefois comme un véritable ligament à l'expansion aponévrotique du tendon du muscle tenseur du voile et entre avec lui en connexion intime. La contraction du muscle tend ce tissu fibreux et par là détache la paroi membraneuse du cartilage. Le muscle abducteur de la trompe est très souvent en connexion directe avec le muscle tenseur de la membrane tympanique; je reviendrai sur cette particularité à propos de ce dernier muscle.

2. **Muscle pétro-salpingo-staphylin ou élévateur du voile.** — Ce muscle naît sur le temporal du canal carotidien, et quelquefois de la trompe membrano-cartilagineuse avoisinante. Le muscle relié à la trompe membraneuse par du tissu conjonctif descend vers le voile du palais et là se divise en deux parties, dont la plus petite se porte en avant vers les choanes et s'insère à l'épine nasale postérieure ainsi qu'au bourrelet fibreux de la voûte palatine, tandis que la portion la plus grande descend dans le voile et atteint, d'après Luschka, l'arc palatin opposé, de telle sorte que les deux élévateurs du voile s'entre-croisent au niveau des arcs. Le corps du muscle détermine sur le plancher de l'orifice pharyngien une légère saillie et descend obliquement de façon que le bourrelet qu'il détermine croise très souvent le pli salpingo-pharyngien (Luschka).

Fonctions. — Le muscle est avant tout un élévateur du voile; en outre, il rétrécit l'orifice pharyngien de la trompe par l'élévation du plancher tubaire. Cependant, dans l'acte de la déglutition l'élévateur du voile n'est pas, à proprement parler, l'antagoniste du tenseur du voile, le premier entrant en action dès le premier temps de la déglutition, le second n'y entrant que plus tard (Voltolini, voy. plus bas). Outre la déglutition, la phonation, les inspirations profondes et les mouvements de succion, déterminent une élévation du voile et la saillie du corps du muscle élévateur au niveau de l'orifice pharyngé (Zaufal, Lucae, Michel).

3. **Muscle salpingo-pharyngien.** — Un autre muscle en connexion avec la trompe d'Eustache est le muscle salpingo-pharyngien (Albinus). Il naît de l'extrémité pharyngée du cartilage tubaire postérieur et se porte en arrière vers les muscles du pharynx. Ce muscle, que Tourtual considère comme une portion du muscle salpingo-pharyngien, est ordinairement faiblement développé et peut même manquer complètement. Cependant je l'ai rencontré quelquefois sous la forme d'un muscle plat, bien développé, s'insérant sur le cartilage postérieur depuis l'orifice pharyngien jusqu'à la trompe osseuse. Par sa contraction il tire en arrière la lame cartilagineuse médiane et constitue un rétracteur de la trompe,

4. **Fascias.** — Entre les muscles tenseur et élévateur du voile se trouve un feuillet de tissu conjonctif décrit par Trœltsch sous le nom de *fascia salpingo-pharyngien*. Il naît sous la forme d'une crête de la paroi membraneuse de la trompe et se porte en dehors et en bas. Il s'attache au crochet ptérygoïdien et, se portant en bas et en arrière, atteint la paroi latérale du pharynx où il entre en connexion avec le muscle constricteur supérieur du pharynx. Ce fascia donne naissance à quelques fibres du muscle tenseur du voile qui, avec le constricteur supérieur, entraîne la trompe membraneuse en bas et en dehors.

Il existe un autre fascia, bien décrit par Weber-Liel, le *fascia salpingo-ptérygoïdien*, en connexion avec le muscle ptérygoïdien interne; il recouvre le cartilage latéral et la trompe membraneuse en même temps que le tenseur du voile. Le muscle ptérygoïdien interne, en se contractant, tend ce fascia et la trompe membraneuse à laquelle il adhère, ainsi que le muscle tenseur du voile; par suite, le ptérygoïdien interne fait partie de l'appareil moteur de la trompe. Chez les oiseaux, c'est par le ptérygoïdien interne que s'ouvre la trompe (Toynbee).

D'après Zucker-Kandl, ces deux fascias tubaires servent principalement à protéger le plexus veineux ptérygoïdien interne contre les tiraillements.

5. **Ligament salpingo-pharyngien.** — Ce ligament, décrit pour la première fois par Zuckerkandl, naît de la face postérieure du cartilage médian de la trompe et se rend en arrière aux muscles constricteurs du pharynx. Pendant la contraction des constricteurs supérieur et moyen, il tire fortement en arrière le cartilage médian, et au point de vue fonctionnel on pourrait le désigner sous le nom de ligament rétracteur de la trompe.

Zuckerkandl dit qu'on trouve quelquefois dans ce ligament des fragments disséminés de cartilage; je l'ai une fois vu transformé en une lame de cartilage large de dix-sept millimètres qui se portait en arrière sur une longueur de vingt millimètres et envoyait aux constricteurs de courts tractus fibreux représentant ce qui restait du ligament salpingo-pharyngien proprement dit.

Artères de la trompe. — La trompe d'Eustache reçoit l'artère pharyngienne ascendante, rameau de la méningée moyenne (artère maxillaire interne), et de petits rameaux de la maxillaire interne ; elle reçoit en outre des rameaux grêles de l'artère méningée moyenne, de la petite méningée et de la carotide interne, rameaux qu'elle émet avant son entrée dans le canal carotidien et dans ce canal.

Parmi les *veines*, la portion du plexus veineux rétro-maxillaire accolée à la partie médiane de la trompe offre une importance particulière. D'après Zuckerkandl, auquel nous devons une description très exacte de ce plexus, cette portion connue sous le nom de plexus ptérygoïdien interne longe le cartilage tubaire latéral jusqu'à la base du crâne, où il s'anastomose d'une part avec le sinus caverneux (Theile), d'autre part avec une veine à la face supérieure du rocher (Nuhn). Ces veines intimement unies au plexus avoisinant l'articulation temporo-maxillaire et la paroi antérieure du conduit auditif se jettent dans la veine faciale ou dans la jugulaire interne. Comme le fait remarquer Zuckerkandl, lorsqu'il y a réplétion considérable, ce plexus veineux peut refouler le cartilage latéral contre le cartilage médian, d'où résulte un rétrécissement de la lumière de la trompe.

Les *vaisseaux lymphatiques* de la trompe sont mal connus ; d'après Sappey ils communiquent avec les fosses nasales. Dans les cas de lymphadénome de la trompe, on voit se tuméfier aussi les ganglions lymphatiques du cou sur les côtés du larynx et à la bifurcation de la carotide.

Les *nerfs* qui se rendent à la trompe d'Eustache sont fournis par le nerf ptérygoïdien interne du trijumeau pour le muscle dilatateur de la trompe, tandis que l'orifice pharyngien reçoit des filets du nerf pharyngé supérieur (2e branche du trijumeau). Les recherches expérimentales de Politzer ont démontré que l'électrisation du trijumeau déterminait une contraction du muscle abducteur de la trompe d'où résultait un élargissement de l'orifice pharyngien d'arrière en avant. Le muscle élévateur du voile est innervé par le pneumogastrique. La trompe osseuse reçoit des filets grêles du plexus tympanique ; parmi eux, il en est un plus volumineux que, d'après Krause, on peut suivre jusqu'à la trompe cartilagineuse.

Développement. — Tandis que Baer et primitivement aussi Rathke et Valentin faisaient provenir la trompe de la cavité pharyngienne, Reichert admettait que l'oreille externe et l'oreille moyenne se développent aux dépens de la première fente viscérale ; Rathke et Valentin se rallièrent plus tard à cette opinion. Comme on l'a déjà vu (p. 151), mes recherches dans leur ensemble plaident en faveur de l'opinion de Baer, tandis que Moldenhauer et Ranber considèrent la trompe comme un diverticulum du tube intestinal. Par contre, dans ces derniers temps, Kölliker a prétendu qu'une partie de la première fente viscérale participe à la formation de la trompe et de la caisse.

Le cartilage de la trompe apparaît au troisième mois, d'après Valentin, au quatrième, d'après Kölliker.

II. — Physiologie

La fonction la plus importante de la trompe consiste dans la *ventilation de la caisse*. Mettant en communication la caisse avec le pharynx nasal, la trompe établit l'équilibre de pression entre ces deux cavités, l'air résorbé par les vaisseaux de l'oreille moyenne étant constamment renouvelé (relativement à la perméabilité de la membrane tympanique à l'air, voy. chap. V). Comme l'a démontré le premier Toynbee expérimentalement, la trompe est complètement fermée à l'état de repos, et l'air ne peut la traverser que quand ses parois accolées s'écartent l'une de l'autre. Pourtant la fermeture est à l'état normal si légère, que l'ouverture de la trompe peut succéder aux moindres variations dans la pression atmosphérique, même aux mouvements respiratoires (Politzer, Lucae, Schwartze). L'air passe alors plus facilement de la caisse dans le pharynx que du pharynx dans l'oreille moyenne (Funke, Politzer, Lucae). D'après les recherches manométriques d'Hartmann, l'air pénètre dans la caisse sous une pression de 10 à 40^{mm} Hg, il passe au contraire de l'oreille dans le pharynx par une diminution de pression de — 40 — 20 — 15, et même de — 6^{mm} Hg.

Pendant la *phonation*, le voile du palais s'élève dans le pharynx nasal et rétrécit l'orifice de la trompe ; ce mouvement est moins marqué avec a, très net avec i, ou, etc. D'après Voltolini, la partie de l'orifice pharyngien visible par le nez offre alors une occlusion complète. Zaufal, au contraire, admet que l'orifice pharyngien s'agrandit pendant la phonation.

J'ai rapporté (p. 51) une observation dans laquelle un exsudat intra-tympanique subissait un mouvement d'ascension très net pendant la phonation ; on peut expliquer facilement ce phénomène en admettant que le rétrécissement de l'orifice pharyngien du canal de la trompe, l'exsudat était refoulé du pharynx vers la caisse. Comme l'exsudat conservait son niveau supérieur tant que durait la phonation, on peut en conclure de plus qu'il ne s'agissait pas du choc d'une onde sonore produit par la phonation, mais d'un rétrécissement prolongé du canal tubaire.

Pendant la *déglutition* il se produit d'abord, par l'élévation du voile, une fermeture (peut-être seulement un rétrécissement) de l'orifice pharyngien (Lucae), tandis qu'au deuxième temps de la déglutition, comme le remarque Voltolini, au moment de la descente du sac pharyngien, le tenseur du voile du palais se contracte et la trompe s'ouvre.

La trompe sert aussi de *canal d'écoulement* pour les sécrétions occupant la caisse. Leur évacuation est favorisée par la direction des cils vibratiles de l'épithélium tapissant les parois de la trompe; la position élevée de l'orifice tympanique qui occupe le tiers supérieur de la caisse constitue au contraire une condition défavorable à cet écoulement. Chez l'enfant, cet écoulement est plus facile, grâce à la largeur relative de l'orifice tympanique, à la brièveté de la trompe et à la largeur absolue de l'isthme, quoique l'orifice pharyngien soit plus étroit et la trompe plus horizontale.

Relativement à la trompe considérée comme *tuyau acoustique*, il faut faire observer qu'au repos les parois sont absolument adhérentes en un certain point de la trompe cartilagineuse, et qu'étant ainsi un tuyau fermé elle ne permet pas de transmission aérienne. Cette transmission peut, il est vrai, se faire quand la trompe s'ouvre pendant l'expérience de Valsalva (Funke), ou pendant l'acte de la déglutition (Politzer); mais elle n'a réellement pas d'importance. D'après Mach et Kessel, pour que les ondes sonores aient leur maximum d'effet utile sur les vibrations de la membrane tympanique, il est même nécessaire que la trompe soit fermée; autrement, les ondes sonores agissant sur la membrane par deux côtés opposés, les vibrations de celles-ci seraient diminuées.

D'après les recherches expérimentales de Lucae, une partie des ondes sonores pénétrant dans la caisse par le conduit auditif s'échappe au dehors par la trompe.

B. — Pathologie.

I. — Anomalies.

1. **Arrêt de développement.** — L'*absence* totale de trompe n'a été observée qu'une seule fois jusqu'à présent dans un cas de malformation de l'oreille (Gruber). Sur une pièce où manquait la caisse, Wreden a constaté l'absence d'orifice tympanique. La trompe osseuse à son extrémité supérieure offrait une fermeture osseuse. L'orifice pharyngien peut aussi manquer par suite d'un arrêt de développement (Lucae).

2. **Anomalies de direction.** — Voltolini parle d'une trompe coudée suivant un certain angle. D'après Schwartze, ces coudes ne sont pas rares et ils peuvent acquérir une importance pratique relativement au sondage de la trompe.

Quand ce canal offre une direction normale, une sonde introduite dans la caisse par l'orifice pharyngien passe sous le muscle tenseur de la membrane et se dirige en arrière (de Troeltsch). Suivant Voltolini, elle se porte d'avant en arrière à une ligne environ de la membrane et parallèlement à elle; elle est placée au-dessus du promontoire et rencontre quelquefois l'étrier ou la grande branche de l'enclume, ou bien elle passe entre les deux branches de cet osselet.

Voltolini rapporte un cas dans lequel une sonde introduite dans la trompe avait pénétré plus haut par suite d'un coude du canal et s'était fichée dans la muqueuse de la paroi tympanique interne ; dans une seconde expérience faite sur la même pièce, la sonde pénétra dans le canal carotidien. Une autre fois, chez un malade, la sonde perfora la membrane derrière l'apophyse externe du marteau et pénétra dans le conduit auditif. Dans un troisième cas rapporté par Voltolini, la sonde, pendant les différents sondages, se dirigeait tantôt vers la voûte, tantôt vers le plancher de la caisse. L'autopsie démontra que la sonde prenait ces directions variables parce qu'il existait une cloison osseuse transversale à l'orifice tympanique; une fois la sonde avait passé au-dessus, tandis qu'une autre fois elle avait passé au-dessous.

3. **Anomalies de situation.** — Ces anomalies peuvent être congénitales ou acquises. Elles sont plus fréquentes pour l'*orifice pharyngien* que pour les autres parties de la trompe : cet orifice est en effet quelquefois situé plus haut, plus bas, plus en arrière ou plus en dehors qu'à l'état normal: ainsi Voltolini a vu un malade dont la trompe gauche s'abouchait dans le pharynx, plus bas et plus en dehors que la trompe droite (voy. p. 179).

L'*orifice tympanique* peut être situé plus haut qu'à l'état normal dans la caisse (Voltolini). Chez le cheval, d'après de Troeltsch, il est normalement plus élevé que chez l'homme.

L'*orifice pharyngien* peut être *dévié* soit parce qu'il subit une traction de la part de cicatrices occupant le pharynx nasal, soit parce qu'il est refoulé par des tumeurs occupant cette cavité. C'est ainsi que Loewenberg l'a vu refoulé en arrière par un bourrelet qui s'était développé entre la trompe et le troisième cornet.

4. **Anomalies de calibre. — a. Rétrécissements.** Ils peuvent être congénitaux ou acquis.

a. *Rétrécissements congénitaux.* Rosenthal (1819) a rapporté un exemple de rétrécissement du canal tubaire dont le diamètre maximum atteignait à peine une demi-ligne. Chez un sourd-muet, Moos constata une oblitération osseuse de la caisse qui ne s'ouvrait dans la trompe que par un orifice n'admettant qu'une pointe d'aiguille. — Dans un cas de Lucae, la trompe osseuse était réduite à l'état d'une fente de l'étroitesse d'un cheveu. — Toynbee a appelé l'attention sur les rétrécissements considérables que subit la trompe osseuse par le renflement de ses parois. Cet auteur a observé un cas où la dilatation du canal carotidien avait produit un rétrécissement si considérable de la trompe cartilagineuse, qu'un crin ne pouvait la franchir qu'avec difficulté.

Zuckerkandl a vu le rétrécissement de la trompe osseuse résulter de la largeur anormale du canal du muscle du marteau (Rüdinger), et très souvent de la saillie que fait dans la trompe l'os tympanique, qui était comme enclavé entre l'écaille du temporal et la paroi externe du canal, ou bien renflé en massue à son extrémité antérieure où il offrait une forte convexité rétrécissant le canal de la trompe. Zuckerkandl a vu ces parties renflées quelquefois excavées et communiquant avec la trompe par des orifices très fins. Quand l'os tympanique offre une forte courbure en dehors, la trompe osseuse peut même présenter un rétrécissement en forme de sablier.

Le rétrécissement congénital peut atteindre l'orifice pharyngien et être très considérable (cas de Gruber). On a trouvé plusieurs fois l'orifice pharyngien petit, et ses lèvres étaient rudimentaires (Lœwenberg, Voltolini).

Chez une femme d'une trentaine d'années, dont le pharynx nasal était d'ailleurs normal, j'ai vu l'orifice pharyngien n'ayant pas dépassé le degré de développement qu'il présente chez les enfants. L'orifice était étroit et les lèvres rudimentaires comme chez un enfant de cinq ans.

b. *Rétrécissements acquis.* — Ils succèdent aux compressions des parois venant de l'extérieur ou aux altérations de la muqueuse.

D'après de Trœltsch, le réseau veineux qui occupe l'épaisseur du fibro-cartilage basilaire peut exercer une pression sur le cartilage médian, de même que de l'autre côté le plexus ptérygoïdien interne peut produire un rétrécissement passager de la trompe par la compression de son extrémité antérieure (Zuckerkandl). Les différents néoplasmes du pharynx nasal peuvent, en comprimant l'orifice pharyngien, le rétrécir considérablement et même le fermer complètement. De Trœltsch a observé souvent ce rétrécissement par suite de la tuméfaction considérable de l'extrémité postérieure du troisième cornet. D'après Lincke, Lusardi aurait vu aussi une exostose provenant de la cloison du nez produire cette occlusion.

Quant au rétrécissement du canal par des lésions propres, il faut mentionner l'accumulation de sécrétion à ses orifices ou dans son intérieur, les néoplasmes qui naissent de ses parois et font saillie dans son canal, et enfin l'épaississement de la muqueuse qui souvent se limite aux orifices, principalement à l'orifice pharyngien. La stase dans la veine cave supérieure produit encore l'œdème du bourrelet tubaire et le rétrécissement de l'orifice pharyngien (Schwartze). Terminons en mentionnant les cicatrices qui proviennent d'ulcérations diphthéritiques, syphilitiques, scrofuleuses, tuberculeuses, varioleuses, etc.

Les hypertrophies circonscrites occupant le canal tubaire ainsi que les rétrécissements inodulaires semblent être très rares. D'après Lincke, qui d'ailleurs ne rapporte aucun cas à l'appui de son opinion, ceux-ci se limitent le plus souvent à une petite surface et ne sont jamais annulaires.

Le rétrécissement du conduit par dilatation insuffisante de la trompe est dû à la suppression complète ou partielle de l'action des muscles tubo-pharyngiens sur la trompe (voy. plus bas).

b. Oblitération. — L'oblitération peut résulter des mêmes causes que le rétrécissement de la trompe.

Chez un malade dont le palais était le siége d'un abcès migrateur dû à une otite moyenne suppurée, Gruber pouvait, en exerçant une compression sur cet abcès, déterminer des mouvements très nets dans le pus occupant le conduit auditif. Par conrte, il ne pouvait inversement refouler le pus dans le pharynx, signe que l'orifice pharyngien de la trompe devait être oblitéré par l'abcès.

Chez un sourd-muet, la trompe offrait une oblitération osseuse depuis la caisse jusqu'à sa partie moyenne (Beck). Wever rapporte un cas dans lequel tout le canal était rempli par une masse fibreuse. Suivant Trœltsch et Magnus les plis de la muqueuse occupant les orifices pharyngien et tympanique peuvent agir à la façon de soupapes s'ouvrant et se fermant alternativement. Enfin, différents corps étrangers peuvent obturer complètement le canal en pénétrant dans son intérieur ; c'est ainsi que Moos et Wolf entre autres rapportent plusieurs cas dans lesquels des corps lancés dans la trompe en avaient produit la fermeture complète.

c. **Adhérences.** — L'adhérence des parois de la trompe se produit à l'un des orifices ou en un point du conduit. L'adhérence peut être médiate ou immédiate et produire une fermeture partielle ou complète.

Les *adhérences indirectes* des parois sont dues aux fausses membranes que l'on rencontre plus fréquemment aux orifices que dans le canal.

Troeltsch et Schwartze ont décrit une fermeture membraneuse de l'orifice tympanique. Dans un cas observé par Troeltsch, il existait une fausse membrane fermant complètement cet orifice; on pouvait la refouler comme une valvule de la trompe vers le pharynx. Une autre fois l'orifice tympanique était fermé par une membrane percée de deux petits trous.

Toynbee et Wendt ont trouvé des fausses membranes dans l'intérieur du conduit. Sur des coupes transversales pratiquées à travers la trompe, j'ai vu quelquefois des tractus cellulaires tendus entre les parois.

Les *adhérences directes* ont été observées à l'orifice tympanique par Otto (1816), Gruber, Virchow, Lindenbaum et Schwartze. Dans un cas de Gruber, la soudure de l'orifice résultait d'un arrêt de développement; dans les autres cas elle résultait de cicatrices consécutives à la syphilis, la diphthérie et la scrofule. La soudure des parois de la trompe a été observée par Toynbee dans un cas d'otite moyenne suppurée; la soudure de l'orifice tympanique a été observée par Schwartze dans un cas de carie.

Symptômes subjectifs. — Lorsque la trompe est rétrécie ou oblitérée, les malades se plaignent très souvent d'une sensation de plénitude dans l'oreille et de la résonnance de leur propre voix, sensation qui peut être telle que les malades ne parlent plus qu'à voix basse. Ce renforcement dans la perception se produit aussi, le nerf acoustique étant parfaitement intact, pour un diapason appliqué sur les os du crâne. Enfin, pour des raisons qui trouveront leur explication plus tard, il survient de la surdité et des bruits.

Dans un cas rapporté par Toynbee, la congestion et le gonflement de la muqueuse pharyngée avaient déterminé la fermeture du pavillon des deux trompes avec une surdité qui, en quelques heures, devint presque absolue. Chez un malade qui depuis plusieurs mois éprouvait une sensation de plénitude dans la tête, de la surdité et des bruits d'oreille analogues au bruit d'une chaudière, tous ces symptômes disparurent tout à coup au moment où le cathéter tympanique que j'introduisais dans la trompe en atteignit la partie moyenne; il eut en ce point à franchir un obstacle, et j'eus la sensation qu'il perforait une membrane. Dans un cas observé par Guy, le sondage de la trompe porta l'audition de six pouces à trois pieds.

Les *symptômes objectifs* de l'imperméabilité de la trompe se constatent par l'inspection de la membrane, l'exploration manométrique et l'exploration tactile de la trompe.

Inspection oculaire. — La membrane est souvent déprimée en dedans et offre l'aspect qui caractérise son augmentation de concavité, aspect qui a déjà été décrit. En même temps, d'après Politzer, le centre de la membrane en se portant en dedans offre sur des parties périphériques une inclinaison angulaire (Knickung), ce qui donne lieu à l'apparition d'une ligne coudée circulaire (voy. p. 138). D'après Hinton au contraire, malgré la fermeture de la trompe, la membrane pourrait offrir une convexité en dehors (!).

Auscultation. — Pendant les insufflations d'air dans la caisse, on entend un bruit sibilant. Quand les parois de la trompe sont tuméfiées, un courant d'air régulier pénètre inégalement par saccades (de Trœltsch). Dans les cas de rétrécissements valvulaires, le résultat est variable : tantôt l'air insufflé pénètre sans obstacle, tantôt la trompe est momentanément imperméable. Quand les parois ne sont que légèrement agglutinées, le courant les décolle quelquefois, ce qui produit un léger bruit de claquement ou une petite détonation. Inversement pendant une douche d'air, un bouchon muqueux peut venir obturer la trompe et par là empêcher toute entrée ultérieure de l'air dans l'oreille. Souvent on n'entend l'air entrer dans la caisse que pendant la déglutition : c'est la preuve que le contact est très intime entre les parois de la trompe qui ne se séparent que pendant une contraction énergique des abducteurs. D'après Weber-Liel, lorsqu'il y a parésie de l'appareil moteur de la trompe, il existe une disproportion entre les bruits d'auscultation et l'exploration par la sonde, celle-ci pénétrant très facilement dans la trompe, tandis que l'air parvient très difficilement et avec un bruit sourd dans la caisse.

Quelquefois, quoique le cathéter soit bien placé, il ne pénètre pas d'air dans la caisse ; ce phénomène est tantôt passager, par exemple, lorsque la trompe est le siège d'une tuméfaction d'intensité variable, ou quand elle est obstruée par du mucus; tantôt il est permanent et il faut en conclure qu'il existe une soudure ou une oblitération permanente. Si l'orifice pharyngien en est le siège, on peut en démontrer l'existence par la rhinoscopie.

Par le *manomètre* on détermine quelquefois le siège du rétrécissement et le degré du trouble fonctionnel (Hartmann). Si, par exemple, pendant l'expérience de Valsalva ou de Politzer, il faut une pression de 100 millimètres Hg à droite, de 160 à gauche, pour que l'air pénètre dans la caisse, tandis qu'après l'introduction du cathéter il suffit d'une pression de 10 à 20 millimètres, cela prouve que l'obstacle siège à l'orifice pharyngien et que dans l'exemple cité il est plus grand à gauche qu'à droite (voy. p. 30).

D'après Toynbee, la forme des lèvres de la trompe peut avoir une influence sur l'entrée de l'air dans la caisse; grâce à leur forme particulière, elles sont quelquefois comprimées l'une contre l'autre par l'air et mettent ainsi obstacle à son passage.

Relativement à l'*exploration tactile* de la trompe et à sa perméabilité, on a déjà étudié ailleurs le sondage et son importance comme moyen diagnostique (voy. p. 30 et 187).

Kramer a constaté une fois à l'aide de la sonde la présence de deux points rétrécis dans la trompe, à une certaine distance l'un de l'autre. Comme le fait observer Schwartze, grâce aux coudes du canal ou à la saillie de ses parois, on est exposé à de fréquentes erreurs; et l'on admet des rétrécissements, surtout dans la partie moyenne de la trompe, bien plus souvent qu'on n'en constate en réalité sur les pièces anatomiques.

Injections. — Quant aux injections de liquides dans la caisse[1] à travers une trompe rétrécie, les recherches de Wreden ont démontré que par un rétrécissement de $0^{mm},5$ à $0^{mm},8$ les liquides ne pénètrent jamais dans la

[1] Tandis que Kramer conteste qu'un liquide injecté dans une trompe normale puisse pénétrer jusque dans la caisse, la membrane tympanique étant intacte, des recherches expérimentales ont fourni d'abord à Schwartze et Th. Weber, puis à Gruber et Burger, des résultats opposés. Wreden professe à ce sujet une opinion intermédiaire. Il conclut de ses recherches que quelques gouttes chassées à travers le cathéter ne pénètrent que jusqu'à la trompe osseuse, et ne peuvent arriver dans la caisse que si on les pulvérise à travers le cathéter tympanique, tandis que les liquides pénètrent souvent dans la caisse par des injections massives. Quelques observations faites sur le vivant mettent en réalité hors de doute la possibilité de faire pénétrer du liquide dans la caisse à travers le cathéter. Par exemple, on connaît deux cas où le liquide injecté dans la caisse par le cathéter s'apercevait à travers une cicatrice de la membrane tympanique (Politzer, Lucae), un cas dans lequel la membrane tympanique était colorée en rouge par du sang projeté de l'orifice pharyngien dans la caisse par le cathéter (Gottstein), etc. Bien que de pareils faits soient décisifs et démontrent avec certitude que les liquides peuvent pénétrer dans la caisse à travers le cathéter, il est cependant encore fort douteux que les quelques gouttes que l'on pulvérise ordinairement à travers le cathéter pénètrent toujours ou du moins souvent jusque dans la caisse. Outre les recherches de Wreden mentionnées déjà plus haut, les observations faites sur le vivant démontrent que ce résultat est en réalité assez rarement obtenu par la méthode ordinaire de cathétérisme. Que l'on observe ce qui se passe pendant ces injections: le liquide entraîné par l'air dans la trompe donne lieu à de gros râles muqueux; le malade ne sent rien dans l'intérieur de l'oreille, tandis qu'il sent souvent le liquide glisser dans le pharynx; en employant un fort courant d'air et en enfonçant profondément un cathéter fortement courbé dans l'orifice pharyngien, les râles deviennent plus forts et à plus petites bulles en même temps que le malade éprouve une sensation dans les parties profondes de l'oreille ; puis un jour, en pratiquant l'injection de la façon habituelle, le médecin qui ausculte remarque que pendant la douche d'air ces râles muqueux entendus si souvent font place à un fort sifflement qui semble très près de son oreille ; au même moment, le malade éprouve une douleur quelquefois violente dans la région de la caisse et sent un poids considérable dans l'oreille ; en même temps la membrane offre une rougeur intense. A ce moment il est certain qu'une partie du liquide injecté a pénétré dans la caisse, tandis que vraisemblablement pendant les autres séances il n'en est pas passé une goutte au delà de la trompe cartilagineuse. A la vérité, un médecin exercé, en employant un cathéter très courbe qu'il enfonce bien dans la trompe, a plus de chances de faire pénétrer le liquide mais bien souvent une injection tympanique n'est en réalité qu'une injection tubaire.

caisse et que, quand le diamètre atteint 0,8 à 1mm, pour qu'une injection réussisse il faut souvent qu'elle soit massive.

Traitement. — Quand la perméabilité de la trompe est diminuée ou supprimée, le traitement doit être dirigé en première ligne contre la *cause*, si elle subsiste encore. Cette cause réside principalement dans les *affections du pharynx nasal.* Il n'est pas rare de trouver des *croûtes* ou des masses qui adhèrent à l'orifice pharyngien, et après leur enlèvement la trompe se montre perméable.

Dans un cas de ce genre, Lœwenberg trouva sur la croûte le moulage exact de l'orifice pharyngien. Chez un malade de Kessel, après l'injection de sulfate de zinc dans l'embouchure de la trompe, le malade éprouva une sensation de grattement dans le cou et expectora une masse friable, blanche, de la forme d'un os de sèche ; la surdité et la résonnance de la voix disparurent à l'instant.

Les *accumulations du mucus* occupant le segment pharyngé de la trompe sont projetées souvent par la douche d'air dans le pharynx, tandis que celles qui sont plus rapprochées de l'oreille moyenne pourront être projetées dans la caisse. Lorsque le mucus est visqueux, on peut en faciliter l'élimination par des solutions de chlorure de sodium, de bicarbonate de soude et les vapeurs d'eau.

Toynbee, dans les cas d'obstruction catarrhale de la trompe, attache une grande importance aux préceptes d'hygiène, à l'exercice au grand air, aux gargarismes, aux frictions et aux lavages du corps à l'eau froide, ces frictions devant être continuées jusqu'à ce que la peau du dos et du cou devienne d'un rouge vif; l'alimentation doit en même temps être très douce, et la chambre à coucher du malade bien aérée.

Lorsque le gonflement de la muqueuse a diminué le calibre de la trompe, la *douche d'air* a une action très favorable; elle n'est pas seulement dirigée contre les altérations secondaires qui se produisent dans la caisse, mais elle agit comme une sorte de massage; en comprimant les parois tuméfiées, ainsi que le fait observer de Troeltsch, elle les dégonfle et favorise la résorption des exsudats interstitiels. Contre le gonflement catarrhal du segment pharyngé, Pappenheim recommande des *insufflations de poudres* dans l'embouchure de la trompe.

Les rétrécissements de la trompe par le tissu conjonctif hypertrophié offrent une grande résistance au traitement. On pratique alors la *dilatation* à l'aide de différents corps susceptibles de se gonfler, cordes à boyaux, bougies de laminaire, que l'on passe à travers le point rétréci et qu'on laisse à demeure de cinq à quinze minutes et plus (voy. plus haut).

Il ne faut pas oublier que la bougie peut subir un gonflement considérable dans ses parties situées au delà du point sténosé ou même au delà de l'isthme, et que par suite on risque en la retirant de blesser la muqueuse ou même on ne peut pas la retirer du tout, et l'on court le danger de la briser. Pour parer à cette éventualité, il est bon de déplacer de temps en temps la bougie mise en place, et de l'enlever dès que l'on éprouve une résistance un peu notable.

Wilde se sert de sondes d'ivoire dont la partie calcaire a été d'abord enlevée par un acide et dont la pointe a été humectée quelque temps avant de s'en servir. La sonde devient ainsi molle et flexible, tout en étant plus résistante que la corde à boyau. Kramer recommande les bougies de gomme, et conseille en outre de les enduire d'une pommade au précipité, ou de les plonger dans une solution de sublimé ou de nitrate d'argent, de façon à mettre simultanément en œuvre le traitement médical et le traitement chirurgical.

Pour employer les solutions de nitrate d'argent, on peut plonger l'extrémité d'une corde à boyau pendant un quart d'heure dans une solution concentrée de nitrate d'argent, et on ne l'emploie qu'après séchage complet.

Les adhérences des parois ne peuvent être *opérées* qu'aux points où la vue peut contrôler les manœuvres, comme à l'orifice pharyngien. Sur les autres points, une pareille intervention serait dangereuse, parce qu'on risquerait de blesser des organes importants, et principalement la carotide. Pour rétablir l'accès de l'air dans la caisse, Itard le premier a pratiqué une *ouverture de la membrane tympanique.*

D. **Ouverture anormale de la trompe.** — Cette anomalie peut être passagère ou permanente. On trouve le canal tubaire béant dans les formes atrophiques du catarrhe pharyngo-nasal, dans les cas de spasme et de contracture des muscles pharyngo-palatins, ainsi que dans l'atrophie sénile (Rüdinger).

Symptômes subjectifs. — Très souvent le malade sent l'air inspiré pénétrer librement dans la caisse. Bien que cette allégation puisse répondre à un fait très réel, il faut cependant reconnaître que cette sensation existe quelquefois aussi chez des malades dont on trouve la trompe parfaitement fermée (Kramer).

Chez un malade qui à chaque expiration un peu forte éprouvait la sensation désagréable d'un courant d'air pénétrant dans la caisse, cette sensation disparaissait momentanément après pulvérisation d'une solution de nitrate d'argent à un demi pour cent dans le pharynx nasal, et après l'application des courants d'induction (une électrode dans la trompe, l'autre sur les parties latérales du cou.

Un autre symptôme subjectif consiste dans le renforcement de sa propre voix (*autophonie*). Poorten a pu produire artificiellement ce phénomène en introduisant un cathéter tympanique au delà de l'isthme tubaire jusque dans la trompe osseuse, c'est-à-dire en ouvrant le canal de la trompe.

Symptômes objectifs. — Lorsque la caisse communique librement avec le pharynx, les moindres variations dans la pression aérienne, par exemple, celles qui se produisent pendant la respiration, s'étendent du pharynx à l'oreille moyenne, et quand la membrane tympanique offre peu de résistance, comme dans le cas de cicatrice et d'atrophie, elles déterminent des *mouvements respiratoires* très nets.

Les mouvements respiratoires de la membrane tympanique ont été mentionnés pour la première fois par Toynbee, qui affirme avoir vu à plusieurs reprises la membrane animée de mouvements pendant la respiration. Leur étude complète a été faite par Lucae, Schwartze et Politzer. Comme le fait observer Lucae, ces mouvements sont variables; on trouve plus fréquemment la saillie en dehors de la membrane à l'inspiration et sa dépression à l'expiration, tandis que l'inverse, c'est-à-dire l'enfoncement à l'inspiration et le renflement à l'expiration s'observe plus rarement. La cause de ces variations réside, d'après Lucae, dans les différences individuelles des mouvements du voile pendant la respiration. Celui-ci en effet tantôt s'élève pendant l'inspiration et s'abaisse pendant l'expiration, tantôt inversement s'élève pendant l'expiration et s'abaisse pendant l'inspiration, ou bien reste immobile. Comme l'air du pharynx, à chaque élévation du voile du palais, est refoulé partiellement vers la trompe, cela explique, d'après Lucae, les mouvements variables de la membrane.

Mais ces mouvements ne sont pas un symptôme pathognomonique de l'ouverture de la trompe, car il est possible que de simples oscillations de l'air renfermé dans ce canal et séparé du pharynx, ainsi que le déplacement d'une colonne de liquide occupant la trompe (Mach et Kessel), refoulent l'air de la caisse et en même temps une membrane tympanique peu résistante. D'après Hartmann, les mouvements respiratoires de la membrane ne doivent être rapportés à une communication de la caisse et du pharynx que quand il y a concordance entre les variations de pression dans le pharynx et la caisse. Suivant l'opinion d'Hartmann, l'ouverture de la trompe serait indiquée par l'enfoncement de la membrane pendant l'inspiration et par son renflement pendant l'expiration, tandis que les mouvements contraires indiquent des variations dans la pression intra-tympanique, mais nullement une communication entre l'oreille et le pharynx.

Un des symptômes les plus certains de cette communication consiste dans la pénétration de l'air du pharynx dans l'oreille sous une pression excessivement faible.

E. **Dilatation du canal tubaire.** — Cette dilatation peut être totale ou partielle. La dilatation *totale* se produit pendant la vieillesse et dans les cas de catarrhe chronique scléreux de l'oreille moyenne (Schwartze).

La dilatation *partielle* se produit quelquefois aux orifices. L'*orifice pharyngien* peut subir une dilatation mécanique de la part de tumeurs, ou bien offrir une anomalie de développement consistant en une largeur excessive.

Sur une de mes pièces anatomiques, l'orifice pharyngien de la trompe, le pharynx étan normal, est si large que l'extrémité du petit doigt peut y être facilement introduite. Zuckerkandl a décrit une dilatation énorme de l'orifice pharyngien, d'une longueur de 1cm6, et d'une largeur de 1cm4; cet orifice se continuait en bas avec une cavité (recessus salpingo-pharyngeus) qui offrait 2cm2 de long et 1cm4 de large, et s'étendait jusqu'à la face supérieure du voile.

L'*orifice tympanique* peut aussi offrir une grande largeur congénitale ou acquise. Dans un cas de carie de la caisse, Schwartze l'a vu dilaté au point d'être trois fois plus large qu'à l'état normal.

La dilatation de la *trompe osseuse* a quelquefois pour cause des anomalies de la voûte du tympan et de l'os tympanique. Comme l'a vu Zuckerkandl, la partie descendante de la voûte tympanique et la partie ascendante de l'os tympanique peuvent manquer isolément ou ensemble, ou bien être faiblement développées. L'extrémité antérieure de l'os tympanique peut présenter une excavation profonde dirigée vers le canal tubaire; une autre fois, au contraire, c'est le plancher de la trompe qui est anormalement excavé, ou bien la trompe est dilatée aux dépens du canal musculaire.

5. **Anomalies de connexion.** — Il y a anomalie de connexion par défaut ou par excès.

a. Dans le premier cas, on a vu (observation de Lœwenberg) la lame cartilagineuse médiane parcourue par une fente ouverte en arrière et large de 1 centimètre à 1 centimètre 1/2, dont les bords étaient revêtus d'une muqueuse qui semblait normale. Peut-être y avait-il là un développement insuffisant du tissu conjonctif destiné à combler les incisures si fréquentes dans cette lame cartilagineuse.

Dans la trompe osseuse, qui souvent n'est séparée de la carotide que par une mince lame osseuse, par suite de l'arrêt du développement des parois du canal carotidien (Friedlowsky) ou de la carie des parois (Wendt), la trompe et la carotide peuvent se trouver réunies.

b. Dans le second cas, outre la réunion membraneuse des deux parois de la trompe, les orifices peuvent se trouver en connexion anormale avec les parties environnantes.

Dans un cas de Troeltsch, la paroi antérieure de la trompe osseuse était réunie à la partie antérieure de la périphérie de la membrane tympanique par des replis épais et blanchâtres de la muqueuse. P. Langer regarde comme un exemple probable d'anomalie congénitale un cas où les deux orifices pharyngiens étaient reliés par un repli réuni à un second parcourant transversalement toute la voûte du pharynx.

II. — Hyperémie et hémorrhagie.

L'**hyperémie** de la trompe succède ordinairement à celle du pharynx et de la caisse, et présente par conséquent son maximum au niveau des deux orifices.

L'**hémorrhagie** a été observée à l'orifice pharyngien par Wendt dans la variole. D'après Schwartze, les épanchements sanguins peuvent oblitérer l'orifice pharyngien sous forme de bouchons. On trouve assez souvent du pigment dans la trompe comme trace des hémorrhagies.

III. — Inflammation de la trompe (Salpingite).

1. **Catarrhe de la trompe.** — Les affections catarrhales de la trompe se propagent du pharynx à l'orifice pharyngien, ou de la caisse à l'orifice tympanique de la trompe. Elles restent limitées à cet orifice, ou bien s'étendent à tout le canal. Il faut cependant remarquer ici que les affections de la caisse consécutives au catarrhe du pharynx ne résultent pas toujours de la propagation directe du catarrhe par la trompe, mais peuvent être produites par certains états pathologiques de la caisse même. Comme l'a déjà remarqué Toynbee dans ses recherches anatomo-pathologiques, lorsque les deux orifices sont malades, il n'est pas rare de trouver le milieu de la trompe complètement normal.

Les *symptômes subjectifs* sont ceux que nous avons déjà étudiés à propos du rétrécissement et de l'oblitération de la trompe. Dans plusieurs cas, les patients se plaignent d'une douleur vive dans l'oreille qui, suivant la direction de la trompe, s'irradie depuis l'angle du maxillaire supérieur le long des parois latérales du cou et subit de grandes exacerbations pendant la déglutition. Cette douleur ne provient probablement que de la portion pharyngée de la trompe; du moins la plupart des individus chez lesquels on introduit une sonde jusqu'à l'isthme de la trompe rapportent dans l'oreille la douleur qui en résulte.

Bürkner a vu un cas dans lequel une salpingite aiguë produisait une surdité intense, de la céphalalgie, des vertiges et une accélération des mouvements du cœur.

Lorsque l'orifice pharyngien est le siége d'une inflammation vive, il survient quelquefois une forte douleur dans la région du larynx. Inversement, dans la périchondrite laryngée, l'inflammation de l'épiglotte produit souvent des sensations douloureuses dans la région de la trompe. Il s'agit probablement d'une sensation irradiée le long du pneumogastrique.

Symptômes objectifs. — Ils se constatent par la vue, l'auscultation, et l'exploration tactile et manométrique.

Inspection oculaire. — Dans le cas de catarrhe de l'orifice pharyngien, on le trouve extrêmement tuméfié, épaissi et assez souvent rempli de sécrétions qui le cachent complètement. Suivant Moos, une réduction de l'orifice pharyngien à 2^{mm} 1/2 de largeur (5^{mm} environ à l'état normal) et 1^{mm} 1/2 de profondeur (5 à 6^{mm} 1/2) permet de conclure à l'existence d'un catarrhe ancien de la trompe. En étudiant quelques cas de ce genre, cet auteur trouva les lésions suivantes : effacement des plis de la muqueuse et obstacle à l'ouverture de l'orifice, chute partielle de l'épithélium, disparition des cellules caliciformes, hyperplasie du tissu conjonctif sous-muqueux, hypertrophie des glandes avec rétention partielle de leur contenu par oblitération du canal excréteur, apparition de glandes nouvelles et atrophie des anciennes.

La sécrétion occupant la trompe et principalement sa portion pharyngée, qui renferme une immense quantité de glandes muqueuses, est souvent extrêmement visqueuse et offre un aspect vitreux, analogue aux bouchons muqueux de l'orifice externe du col utérin (Wendt). Kessel a pu à l'aide d'un pinceau extraire de l'orifice pharyngien une masse vitreuse d'une grande viscosité ayant la longueur du canal tubaire.

Les phénomènes d'*auscultation* mentionnés à propos du rétrécissement et de l'oblitération de la trompe (voy. p. 233) s'observent quelquefois aussi dant le catarrhe. Ajoutons seulement que le mucus accumulé peut donner lieu à de nombreux râles; les rhoncus très sonores et perceptibles sans otoscope se produisent dans le pharynx, tandis qu'un râle plus faible, perceptible seulement à l'otoscope, et qui semble éloigné de l'oreille qui ausculte, doit plutôt prendre naissance dans la trompe. Quelquefois il se produit seulement au début de la douche d'air un râle sonore qui n'est pas suivi d'autres râles. Cela prouve qu'il existait dans la trompe une masse du mucus que le courant d'air a chassée.

Pour l'*exploration manométrique et tactile*, nous renvoyons aux pages 33 et 34.

2. **Inflammation pseudo-membraneuse (croup de la trompe).** — Küpper rapporte un cas de diphthérie du pharynx dans lequel une fausse membrane tubulaire remplissait la trompe; après l'avoir enlevée, on trouvait la muqueuse tomenteuse et hyperémiée. Wendt a observé une fausse membrane de la trompe dans un cas de variole.

3. **Diphthérie.** — Wreden, dans un cas de diphthérie du pharynx, a vu la lésion diphthéritique s'étendre de l'embouchure du pharynx à l'isthme tubaire.

4. **Ulcérations.** — Elles sont rares dans la trompe; Wendt en a trouvé dans la variole; on en observe quelquefois de nature syphilitique, scrofuleuse, diphthéritiqué et typhique (Seidl).

A l'orifice pharyngien, Schwartze a trouvé maintes fois de petites ulcérations folliculaires, par suite de la suppuration des follicules du pharynx nasal. Selon le même auteur, dans les cas de carie du temporal avec suppuration ichoreuse on trouve encore des érosions à l'orifice pharyngien. D'après Schwartze, la tuberculose peut entraîner des ulcérations avec destruction du bourrelet tubaire. Kessel a rapporté un cas de destruction de l'extrémité pharyngée du cartilage tubaire, probablement de nature syphilitique.

IV. — Néoplasmes.

1. **Néoplasmes conjonctifs.** — De petites *granulations* analogues celles de la pharyngite granuleuse peuvent occuper l'embouchure de la trompe. Lœwenberg en a le premier démontré l'existence par la rhinoscopie. Dans les cas très marqués, le pavillon peut être plus ou moins rempli de granulations polypeuses.

De Troeltsch mentionne un cas dans lequel de petites végétations polypeuses prenaient naissance dans le pavillon de la trompe. Sur une pièce examinée par Voltolini, un polype implanté sur l'orifice tympanique descendait d'une part dans le conduit auditif externe et de l'autre remplissait la trompe jusqu'à l'orifice pharyngien; Schwartze a observé un condylome à l'orifice pharyngien.

2. **Hyperostoses et exostoses.** — Elles se développent quelquefois dans la trompe osseuse sous l'influence de la syphilis.

Des ossifications disséminées du cartilage tubaire ont été décrites par Moos et Zuckerkandl. Sur une de mes pièces, la plus grande partie de la trompe membraneuse est transformée en une lamelle osseuse.

3. **Tubercules.** — Schwartze en a constaté la présence à l'orifice pharyngien.

4. **Calcification du cartilage.** — Wendt en a observé des exemples ; Moos et Weber-Liel ont vu le cartilage tubaire calcifié chez les vieillards.

V. — Anomalies de contenu.

Outre les sécrétions accumulées dans la trompe, les tumeurs et les séquestres, il faut mentionner l'agglomération de nombreux *cristaux*, principalement de chlorure de sodium, observée par Pappenheim. On trouve encore dans la trompe différents corps qui y ont été introduits ou qui y ont pénétré par hasard.

Moos et Wolf ont constaté la pénétration de débris alimentaires dans la trompe pendant l'acte du vomissement. Dans quelques cas relatés par Wendt, des bougies de laminaire se sont brisées dans son intérieur. Ces fragments de bougies, après avoir subi un gonflement considérable, furent rejetés spontanément au milieu d'efforts de vomissement, une fois au bout de quelques minutes, une autre fois au bout de 24 heures.

Fleischmann (1835) trouva sur un cadavre une barbe d'épi d'orge fichée dans la trompe. Andry rapporte un cas dans lequel un lombric avait pénétré dans ce canal. Chez une de nos malades, un épi d'avoine, et, dans un cas rapporté par Albers, une aiguille, avaient parcouru le canal tubaire tout entier.

Chez ma malade, le corps étranger de la trompe provoquait des douleurs si vives qu'elle ne put prendre que des liquides pendant plusieurs semaines ; en outre, il existait une anorexie complète, due peut-être à une irritation des filets tubaires du pneumogastrique. L'épi d'avoine long de trois centimètres avait pénétré, grâce à ses barbes, de la bouche dans le pharynx nasal, et de là dans la trompe jusqu'à la caisse. Au bout de neuf semaines, une otite moyenne purulente étant survenue, l'épi sortit spontanément dans le conduit auditif par la perforation.

ANNEXE DU CHAPITRE IV

NEZ ET PHARYNX NASAL

L'étude des maladies de la trompe a montré quelle influence exerce l'état du nez et du pharynx sur l'organe de l'ouïe. Aussi la connaissance de la pathologie de ces cavités s'impose-t-elle au médecin auriste, et l'on comprendra qu'un résumé doive trouver sa place dans cet ouvrage.

A. — Anatomie et physiologie du nez et du pharynx nasal.

I. — Fosses nasales.

1. **Anatomie.** — Les fosses nasales sont *limitées en haut* par le squelette du nez, la lame criblée de l'éthmoïde et le sinus sphénoïdal, *en dehors* par la face interne du corps du maxillaire supérieur, par sa branche montante, par l'unguis, puis par la lame papyracée de l'ethmoïde, la lame verticale du palatin et l'apophyse ptérygoïde du sphénoïde, *en dedans* par la cloison formée en avant par le cartilage quadrangulaire de la cloison, *en arrière* par la lame verticale de l'éthmoïde et le vomer. — L'orifice antérieur (*orifice piriforme*) est unique sur le squelette, les orifices postérieurs s'appellent les *choanes*. Le plancher des fosses nasales se relève en avant et forme une saillie transversale à son point de réunion avec les narines, le niveau de celles-ci étant un peu plus élevé. La *largeur* des fosses nasales est de 15^{mm} environ dans tous ses points (Henle), la *hauteur* maximum de 45^{mm}, dans la partie moyenne.

Sur la paroi externe se trouvent *trois cornets* dont le supérieur et le moyen appartiennent à l'ethmoïde, et l'inférieur constitué par un os isolé est comme accroché dans l'orifice de l'antre d'Highmore. Ces trois cornets forment dans les fosses nasales *trois méats* entre le plancher et le cornet supérieur.

Dans les méats viennent s'aboucher plusieurs *sinus* et *canaux :* dans le supérieur, le plus petit, les *cellules ethmoïdales supérieures ;* dans le moyen, en avant, l'orifice du *sinus frontal* caché par le cornet moyen, plus en arrière les *cellules ethmoïdales antérieures*, et enfin, environ au milieu du méat, le *sinus maxillaire*. Celui-ci a son orifice situé un peu plus haut que le bord inférieur du cornet moyen, à un pouce et demi des narines, et a la forme d'une fente obliquement ascendante. Selon Henle, ce sinus s'ouvre assez fréquemment par un second orifice arrondi, très petit, vers le milieu de la ligne d'attache du cornet inférieur. Dans le méat inférieur, qui est le plus large, s'ouvre le *canal lacrymal*. De chaque côté du septum, sur le plancher, se trouvent les deux orifices du *canal incisif* ou *palatin*, qui d'abord bifide en haut devient unique en bas; il se termine en cul-de-sac, ou bien la muqueuse palatine est comme criblée de petits trous. Mentionnons encore le *sinus sphénoïdal* qui, d'après Michel, s'abouche dans les fosses nasales à un ou deux centimètres au-dessus du bord des choanes, en face de l'extrémité postérieure du cornet moyen. L'*orifice sphénoïdal* se trouve sur la paroi antérieure du sinus, près de la voûte; suivant Michel, il n'existe le plus souvent qu'à gauche.

La *cloison* est rarement parfaitement verticale, et elle est le plus souvent déviée à gauche. Sur 117 crânes, Theile l'a trouvée 88 fois anormale, soit par suite d'une déviation latérale, soit grâce à l'existence de crêtes saillantes qu'elle présentait dans le voisinage du plancher; quelquefois elle est contournée en forme d'S. Dans certains cas, la cloison fait de chaque côté une saillie convexe (voy. aussi p. 10), ce qui doit résulter de l'écartement des deux lamelles qui composent primitivement la cloison et qui ne se soudent complètement qu'à l'époque de la puberté.

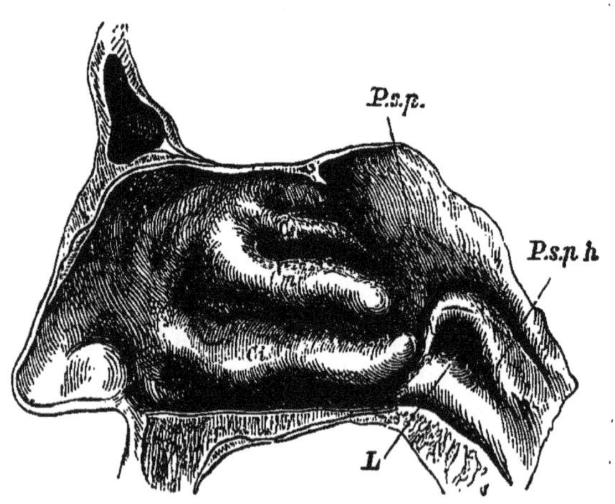

Fig. 56. — Coupe longitudinale à travers le nez et le pharynx nasal; l'orifice pharyngien est situé derrière le cornet inférieur. — *Ci*, cornet inférieur. — *Cm*, cornet moyen. — *Cs*, cornet supérieur. — L, bourrelet du muscle élévateur du voile occupant le plancher de l'orifice pharyngien. — *Psp*, pli salpingo-palatin. — *Psph*, pli salpingo-pharyngien.

Revêtement. Dans la *région olfactive*, qui comprend les parties supérieures des fosses nasales, la muqueuse se distingue par une couche d'épithélium cylindrique très épaisse dans laquelle sont disséminées des cellules olfactives. La *région respiratoire* placée au-dessous est tapissée par la membrane de Schneider sur laquelle existe, comme dans les sinus, un épithélium à cils vibratiles animés de mouvements d'avant en arrière. La muqueuse du nez se distingue de celle des sinus par son épaisseur et sa richesse en glandes muqueuses très nombreuses, surtout dans la région respiratoire, et dont les orifices apparaissent sous forme de petits points sur la cloison et les parois latérales.

Vaisseaux. Les *artères* viennent de la maxillaire interne et de l'ophthalmique : elles sont donc fournies également par la carotide externe et la carotide interne. Les vaisseaux sont moins nombreux dans la muqueuse olfactive, très abondants, au contraire, dans la muqueuse respiratoire. Par sa vascularité, la muqueuse du troisième cornet ressemble à du tissu caverneux. D'après Kohlrausch, elle renferme, principalement à son extrémité postérieure libre, un tissu érectile qui est susceptible de prendre un développement considérable. Le cornet osseux sert de support à ce corps érectile ; il est criblé de trous par lesquels passent les anastomoses reliant les veines de la face interne à celles de la face externe du cornet (Voltolini).

Lymphatiques. Les lymphatiques du nez communiquent avec l'espace subdural ; du moins, d'après Schwalbe, l'injection poussée dans cet espace se répand dans les canaux lymphatiques du nez. Les recherches d'Axel Key et Retzius prouvent que les canaux lymphatiques du pharynx nasal communiquent avec les gaînes du nerf olfactif, gaînes formées par la dure-mère et l'arachnoïde. Les canaux lymphatiques s'étendent jusqu'à la surface de la muqueuse où ils présentent d'étroits orifices qui permettent au liquide cérébro-spinal de s'y épancher. En injectant des liquides colorés dans l'espace subdural et l'espace subarachnoïdien, Axel Key et Retzius ont démontré qu'une faible pression suffisait à le faire apparaître à la surface libre de la muqueuse nasale[1]. Ces auteurs observèrent les mêmes dispositions dans les sinus frontaux.

Nerfs. Outre le nerf olfactif, la cavité nasale renferme les nerfs trijumeau et sympathique. Les filets terminaux du nerf de l'odorat sont en connexion avec les cellules olfactives et se répandent dans la région olfactive, principalement sur le cornet supérieur et la cloison. D'autre part, la région respiratoire est innervée par de nombreux rameaux de la première et de la deuxième branche du trijumeau et par les filets du sympathique.

2. **Fonctions.** — Comme l'indiquent déjà les expressions région olfactive, région respiratoire, la cavité nasale ne doit pas être seulement considérée comme l'organe de l'olfaction, mais aussi comme une portion de l'arbre respiratoire d'une grande importance fonctionnelle. D'après les auteurs susmentionnés, la région olfactive est en connexion intime avec le liquide cérébro-spinal. Enfin les fosses nasales ont aussi une grande importance physiologique pour la résonnance de la voix. Relativement à la région respiratoire, il faut remarquer que le courant d'air inspiré passe par le méat inférieur où non seulement il s'échauffe, mais encore se charge d'une grande quantité de vapeur d'eau. Pour cette fonction les glandes mucipares que l'on trouve dans le nez et le pharynx ne sont pas suffisantes ; d'après Kessel elles sont puissamment aidées par le liquide cérébro-spinal. Le courant d'air passant par le méat inférieur exerce une aspiration sur les méats sus-jacents et les sinus (Braune et Classen). Hartmann a démontré

[1] C'est peut-être cette particularité anatomique qui expliquerait ce cas étrange observé par Giraud, à Londres (1841), cas dans lequel un enfant fut guéri tout à coup d'une hydrocéphalie chronique après l'écoulement par le nez d'une sérosité extrêmement abondante.

expérimentalement qu'en insufflant de l'air dans le nez le liquide accumulé dans les sinus est aspiré dans les fosses nasales.

Disons enfin que, d'après Kratschmer, les *réflexes* partis du nez produisent le rétrécissement des narines, l'arrêt de la respiration en expiration, et l'arrêt du cœur, suivi d'une série de pulsations ralenties (voy. p. 20).

II. — Pharynx nasal.

1. **Anatomie.** — *Limites :* La cavité naso-pharyngienne est limitée *en haut* par le sphénoïde et la portion basilaire de l'occipital, *en arrière* par la colonne vertébrale; *en bas* par le voile du palais, qui sépare de la bouche la partie antérieure du pharynx nasal, tandis que plus en arrière ces deux cavités communiquent pendant le repos du voile. *En avant*, la cavité naso-pharyngienne est limitée par les choanes, dont elle est séparée quelquefois par un bourrelet ou un sillon (Luschka). Sur la *paroi externe*, formée par les parties molles, on trouve l'embouchure de la trompe et en arrière le diverticulum connu sous le nom de fossette de Rosenmüller.

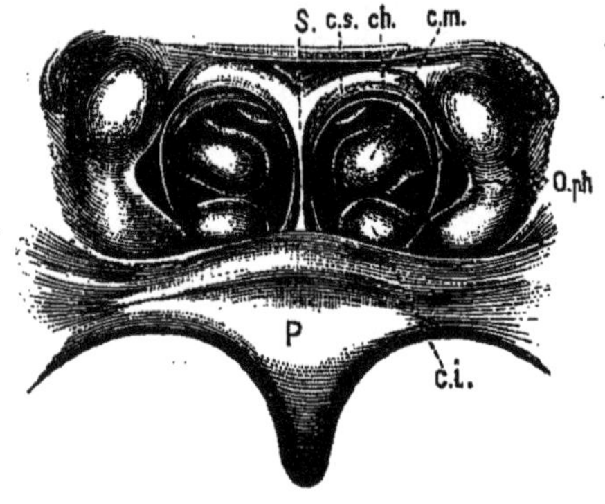

Fig. 57. — *ch*, choane. — *cs*, cornet supérieur. — *cm*, cornet moyen. — *ci*, cornet inférieur. — *Oph*, orifice pharyngien de la trempe. — *P*, voile du palais. — *S*, septum.

Muscles. Outre les muscles palato-tubaires (voy. p. 223) et le muscle stylo-pharyngien il faut encore mentionner les trois constricteurs, muscles pairs qui des parois latérales se portent à la paroi postérieure où ils convergent sur la ligne médiane.

La *muqueuse* du pharynx nasal est semée de nombreuses *glandes*. Elle possède en outre une couche glandulaire décrite pour la première fois par Kölliker et Luschka et connue sous le nom de *tonsille pharyngienne*. De la voûte du pharynx elle descend de chaque côté sur la paroi latérale jusque dans la fossette de Rosenmüller au delà de l'orifice de la trompe; de petites portions de cette glande forment à la voûte du pharynx des îlots enclavés dans le fibro-cartilage basilaire. Cette glande, qui remplace à ce niveau la muqueuse, est tantôt fragmentée en follicules, tantôt agglomérée, et forme un réseau dont les mailles sont remplies de corpuscules lymphatiques (tissu adénoïde de His). La tonsille pharyngienne présente à sa surface des dépressions qui lui donnent un aspect crevassé et qui la divisent en crêtes et en bourrelets. Ces crêtes ont ordinairement une direction strictement antéro-postérieure (Wendt). Les fossettes punctiformes que l'on trouve ordinairement dans la tonsille pharyngienne se reconnaissent à un examen plus attentif comme les canaux excréteurs des glandes acineuses (Meyer). En avant et en arrière, la tonsille pharyngienne est séparée nettement de la muqueuse au-dessus de laquelle elle proémine (Wendt). Dans la partie postérieure, on trouve quelquefois une dépression sacciforme (*bourse pharyngienne*, Meyer) qui se dirige vers le corps de l'occipital; son extrémité supérieure est reçue dans une petite fossette située en avant du tubercule pharyngien.

Les *artères* proviennent de la carotide externe, les *veines* qui forment en divers points des plexus considérables se jettent dans la veine jugulaire interne et les veines vertébrales. Les *lymphatiques* communiquent en partie avec ceux des fosses nasales et avec les ganglions des parties latérales du cou et de la nuque. Par suite, dans les cas d'inflammation du pharynx, il se produit souvent une tuméfaction de ces glandes.

Les *nerfs*, qui forment en certains points un enchevêtrement épais, le plexus pharyngien, proviennent du trijumeau, du glosso-pharyngien, du pneumogastrique et du ganglion supérieur du grand sympathique.

2. **Fonctions.** — Comme le nez, le pharynx nasal a une grande importance physiologique pour la respiration et la résonnance de la voix. A l'état normal, pendant la *phonation*, le pharynx nasal est complètement fermé du côté du pharynx buccal (Passavant), le voile du palais s'accolant à la paroi postérieure du pharynx. Selon Passavant, cette fermeture est rendue plus hermétique par la présence sur la paroi postérieure du pharynx d'un bourrelet transversal formé par le constricteur supérieur dans la région de l'arc antérieur de l'atlas.

D'après Voltolini, pendant la prononciation de la voyelle « a » la fermeture du voile n'est pas toujours complète ; il subsiste une petite fente ; suivant lui le bourrelet transversal doit être considéré comme faisant partie d'un sphincter qui détermine la fermeture complète de la valvule palatine.

Pendant chaque mouvement de *déglutition*, le voile du palais se relève horizontalement et s'applique au bourrelet transversal. Les muscles élévateurs du voile le relèvent en arrière, tandis que d'autre part les muscles pharyngo-palatins rectifient les bords courbes des deux arcs palato-pharyngiens et avec l'aide des muscles glosso-staphylins les rapprochent jusqu'au contact. Par l'action simultanée des muscles pharyngo-palatins et des deux élévateurs, le voile devient horizontal et s'applique avec la luette à la paroi postérieure du pharynx.

Pendant la phonation et la déglutition, il se produit des mouvements très énergiques du bourrelet tubaire et du voile du palais, mouvements qui ont été étudiés en détail par Zaufal et Michel à l'aide de la rhinoscopie antérieure.

D'après les dernières recherches de Zaufal, les deux replis du bourrelet (plis salpingo-pharyngiens) servent à fermer complètement en bas le pharynx nasal; pendant la déglutition, la phonation, les mouvements de vomissement, etc., ils se portent en dedans jusqu'au contact avec celui du côté opposé; l'espace en forme de gouttière resté libre vers la paroi pharyngée postérieure est rempli par l'élévation en dôme du voile du palais, dôme dont le bourrelet du muscle azygos forme le point le plus élevé. Au bourrelet de l'azygos s'accole un léger renflement de la paroi pharyngée postérieure dans la région du constricteur supérieur. Les arcs palato-pharyngiens et la luette servent pour ainsi dire à doubler la fermeture du pharynx nasal produite par les plis salpingo-pharyngiens, le bourrelet de l'azygos et le constricteur supérieur.

B. — Maladies du nez et du pharynx nasal.

I. — Anomalies.

1. **Anomalies de calibre. — Rétrécissement.** — Le rétrécissement des fosses nasales peut être congénital ou acquis.

Le *rétrécissement congénital* consiste dans une réduction du diamètre transversal du nez ou dans un développement exagéré des cornets. Dans la plupart des cas, un côté se rapetisse aux dépens de l'autre, la cloison étant souvent déviée ou bien offrant des courbures ou des saillies. Ces saillies arrivent quelquefois au contact des cornets du côté opposé, sur lesquels ils peuvent même creuser des fossettes (Michel, Zuckerkandl).

Dans un cas observé par Gairal (1838), le méat inférieur était séparé du méat moyen par une saillie osseuse partant du vomer.

Le *rétrécissement acquis* provient ordinairement d'une tuméfaction de la muqueuse nasale, principalement sur le cornet inférieur, où elle acquiert quelquefois des proportions considérables; chez les enfants, par exemple, elle peut remplir complètement le méat inférieur. En outre la cavité du nez peut être réduite ou complètement supprimée par des tumeurs.

Conséquences. — Il en résulte une anosmie complète ou incomplète, le courant d'air inspiré nécessaire à l'odorat passant par un autre chemin. Chez les nouveau-nés qui ne respirent que par les fosses nasales (Kussmaul), l'oblitération du nez peut même menacer la vie. Cet état des fosses nasales influe aussi sur l'audition, comme Lucae l'a fait voir, car, pendant chaque mouvement de déglutition le nez étant bouché, il se fait une aspiration de l'air renfermé dans la caisse et la membrane tympanique se déprime. Cette tuméfaction peut se faire à volonté en fermant les narines pendant que l'on déglutit; c'est ce qu'on appelle l'*expérience de Toynbee*[1].

Pour le *diagnostic*, on a recours à l'examen des fosses nasales de la façon déjà indiquée, et on fera souffler et inspirer le malade par chaque narine, l'autre étant soigneusement bouchée.

Traitement. — Lorsque la perméabilité du nez est diminuée, les mouvements respiratoires forcés recommandés par de Trœltsch donnent souvent

[1] Ou expérience négative de Valsalva. (*Note du traducteur.*)

d'excellents résultats, surtout chez les enfants. Pour cela on fait fermer au malade la bouche et une narine, et on le fait respirer avec force par l'autre de 5 à 10 minutes plusieurs fois par jour.

Lorsque la muqueuse est notablement épaisse, Hoppe recommande l'emploi de bougies dilatatrices, par exemple, de cylindres creux en bois ou en corne; si le rétrécissement est très considérable, il a recours à une dilatation forcée qui d'après lui ne produit jamais de fracture des cornets et de la cloison, et ne peut que les couder. Après l'opération, on remplit d'ouate la narine correspondante. Le malade garde le lit et s'applique des compresses froides sur la région du nez. La dilatation forcée est généralement suivie de suppuration.

Lorsqu'il y a gonflement simple de la muqueuse, on obtient quelquefois de bons résultats en tamponnant tout le méat inférieur avec de l'ouate qu'on laisse en place plusieurs heures.

Il est très intéressant de constater la contractilité considérable de la muqueuse fortement tuméfiée du troisième cornet sous l'influence d'une forte irritation. Ainsi la cautérisation d'une surface large comme une tête d'épingle produit souvent une contraction si considérable de la muqueuse le long de tout le cornet, que le méat inférieur quelquefois complètement supprimé redevient libre, ce qui permet d'explorer les parties profondes du pharynx nasal.

Dilatation. — Quand cette anomalie est *acquise*, elle résulte de néoplasmes qui ont agi mécaniquement, de la disparition de la muqueuse à la suite d'un catarrhe chronique, de l'atrophie des cornets, de lésions ulcéreuses.

Symptômes. — Lorsque les cavités nasales ont une largeur trop grande, les sécrétions accumulées dans le nez ne sont pas chassées par le courant d'air et par suite de leur stagnation peuvent subir une décomposition qui donne lieu à la *punaisie* (Zaufal)[1].

On trouve les fosses nasales très larges; on en voit bien les différentes parties par la rhinoscopie antérieure qui permet d'apercevoir souvent très nettement la paroi postérieure et les parois latérales avec le bourrelet tubaire.

Le *traitement* se borne à des irrigations journalières de la cavité nasale pharyngienne pour enlever les sécrétions accumulées[2].

Chez un malade dont la fosse nasale droite était le siège de polypes occupant toute la région respiratoire, après opération à l'aide du galvano-cautère, la fosse nasale, d'abord très large, avait repris sa largeur normale au bout de six mois, sans récidive[3].

[1] Voir à ce sujet notre article sur l'ozène (in *Revue des sciences médicales* dirigée par G. Hayem, XV, 2, 15 avril 1880, p. 648). (*Note du traducteur.*)

[2] Comme traitement causal, Gottstein recommande l'introduction dans les fosses nasales de tampons d'ouate; ils leur rendent leur calibre normal en les retrécissant. (Voir *Revue des sciences médicales*, loc. cit.) (*Note du traducteur.*)

[3] C'est dans ces cas que l'on observe l'ozène passager depuis l'époque de l'opération jusqu'au retour de la fosse nasale à des dimensions normales. (*Note du traducteur.*)

2. **Anomalies de connexion.** — Il faut mentionner à ce sujet les *cloisons membraneuses* qui relient le septum aux cornets. Dans mes observations, il s'agissait toujours du cornet inférieur.

Sur le cadavre d'une femme d'âge moyen, les fosses nasales étaient complètement normales, sauf un ruban d'une largeur de dix centimètres qui de chaque côté, environ vers le milieu de la fosse nasale, allait du septum au cornet inférieur.

Dans les cas de néoplasme du nez il se produit des adhérences conjonctives ; la tumeur reliée à la cloison et aux parois latérales par de nombreuses brides membraneuses forme une masse immobile qui peut remplir la fosse nasale.

Occlusion. — Dans des cas rares, la cavité nasale est complètement fermée par une membrane ou une cloison osseuse. C'est ainsi que Lindenbaum a observé une occlusion membraneuse des choanes. Delens trouva à 15 millimètres environ des narines une fermeture membraneuse presque complète, et la fosse nasale ne communiquait avec le pharynx nasal que par une ouverture large de 1 millimètre. Emmert, Luschka et Fraenkel décrivent une occlusion osseuse des choanes.

Dans le pharynx nasal, Lucas-Championnière observa, à la suite d'une angine simple, une adhérence complète du voile à la paroi postérieure du pharynx. L'ouïe notablement affaiblie revint à son état normal après l'opération.

Traitement. — La fermeture membraneuse de la cavité nasale peut être détruite par le galvano-cautère ou par une incision suivie de l'introduction d'un corps étranger ; s'il y a fermeture osseuse, il faut pratiquer une ouverture dans la cloison.

Communication anormale. — Il peut exister une communication anormale entre les deux fosses nasales, lorsque la cloison présente une perforation congénitale (Hyrtl) ou acquise.

Dans le cas de division de la voûte palatine, il y a communication anormale entre le nez et la bouche. Alors, comme l'a observé Dieffenbach, la fonction des muscles palato-pharyngiens peut être notablement entravée, d'où résulte un affaissement des parois de la trompe, lequel disparaît après l'opération avec la surdité concomitante. La surdité peut être due en partie à l'inflammation du pharynx, qui dans les cas de division du voile est plus exposé aux influences extérieures. C'est ainsi que dans un cas de division du palais observé par Rau la surdité disparut complètement avec la guérison du catarrhe tubaire sans opération.

II. — Inflammations du nez et du pharynx nasal.

1. **Catarrhe.** — Le **catarrhe aigu** consiste en une rougeur et un gonflement de la muqueuse, quelquefois avec hémorrhagies superficielles ou interstitielles ; la sécrétion est au début séro-muqueuse et même pendant quelque temps franchement séreuse, plus tard muco-purulente.

Le catarrhe aigu peut atteindre le nez ou le pharynx nasal, ou bien les deux simultanément, et s'étendre aux sinus et aux canaux latéraux.

Les *symptômes subiectifs* diffèrent suivant le degré de la maladie et quelquefois n'offrent pas une bien grande intensité. On peut voir au début survenir un mouvement fébrile, puis un chatouillement dans le nez qui provoque des éternuments prolongés. Les malades sont très sensibles aux odeurs fortes, tandis que plus tard la sensibilité de l'odorat est émoussée ou supprimée. Quand le catarrhe est intense, il y a de la céphalalgie et des douleurs dans le maxillaire supérieur. Comme le remarque de Troeltsch, les douleurs de tête si fréquentes dans cette maladie, et qui se limitent souvent à la moitié de la tête, s'expliquent très facilement par la richesse des fosses nasales en filets nerveux (voy. plus haut).

Quand le gonflement est notable, l'air passe difficilement par le nez et la voix devient sourde et aphone. Il existe souvent une sensation de plénitude dans l'oreille et quelquefois de la surdité, ce qui prouve que l'inflammation a atteint l'orifice pharyngien de la trompe. La congestion et le gonflement considérables du nez déterminent parfois des *sensations subjectives de l'ouïe* qui dépendent en partie d'un réflexe provenant du trijumeau. Ainsi j'ai observé deux cas dans lesquels, après une cautérisation de la muqueuse tuméfiée sur les cornets moyen et inférieur, les bruits avaient complètement disparu.

Dans un cas de tuméfaction et d'injection du cornet moyen avec bourdonnements continus, les bruits disparurent immédiatement après cautérisation de l'extrémité postérieure du cornet à l'aide du crayon ; le malade revint au bout de deux jours, et le bourdonnement ne s'était pas reproduit.

De Troeltsch a vu le gonflement considérable du troisième cornet s'accompagner de *vertiges*.

Symptômes subjectifs. — Dans le catarrhe naso-pharyngien aigu, la muqueuse n'offre souvent qu'une faible rougeur, qui s'atténue ou s'éteint même complètement au niveau des orifices de la trompe. La tonsille pharyngienne fait une forte saillie sur la muqueuse et est nettement séparée du bord choanal supérieur. Par la tuméfaction du tissu adénoïde, la fossette de Rosenmüller est moins profonde, tandis que l'orifice pharyngien est rétréci au point d'être réduit à une fente, ou bien est recouvert de mucosités. La paroi postérieure est rouge et gonflée, partiellement ou dans sa totalité; la surface du voile est souvent inégale et même bosselée. Quant aux cornets, c'est surtout la muqueuse de l'extrémité postérieure du troisième qui, très tuméfiée, passe à travers les choanes sous la forme d'une masse gélatineuse, grisâtre, en bouchant quelquefois l'orifice pharyngien (de Troeltsch). Il n'est pas rare de trouver la cloison épaissie et arrivant au contact des cornets. Dans quelques cas, les follicules du pharynx font une saillie notable.

Le gonflement peut être tel sur le troisième cornet que le méat inférieur s'efface complètement.

Marche. — Le catarrhe aigu disparaît en quelques heures, quelques jours ou quelques semaines, ou bien devient chronique. Quand l'amélioration se produit, la sécrétion de séreuse devient séro-muqueuse et se supprime avec les symptômes précédemment mentionnés.

Comme *complications* il faut mentionner l'apparition d'un eczéma aux narines, d'où peut résulter un érysipèle consécutif et la propagation du catarrhe au canal nasal et à l'oreille moyenne.

Traitement. — Ordinairement le catarrhe aigu disparaît de lui-même, ou ne réclame qu'un traitement prophylactique. Quand le nez est bouché, on peut recourir aux moyens déjà mentionnés plus haut.

Dans plusieurs cas, en appliquant les pôles d'une machine d'induction assez forte sur les deux ailes du nez, j'ai obtenu une amélioration très notable en quelques séances (chaque séance durait cinq minutes). Zaufal est arrivé au même résultat en appliquant les électrodes sur la muqueuse tuméfiée (communication orale).

La solution de Brand constitue un bon remède abortif. Rp. Acide phénique 5. Alcool 15. Ammoniaque liquide 5. Eau distillée 10. Mêlez. En aspirer quelques gouttes.

Contre le chatouillement ou les douleurs, Fraenkel recommande les applications locales de morphine soit sous forme de poudre dont on prise des doses de 1 centigramme, soit sous forme de solution dont on verse une cuillerée à café plusieurs fois par jour dans les narines (5 à 15 centigrammes dans 50 grammes d'eau). Les inhalations de vapeurs d'eau salée sont aussi quelquefois très favorables.

Pour évacuer les mucosités, on a recours aux insufflations d'air dans le nez (« douche nasale sèche » de Lucae) ; comme on l'a déjà vu, ces douchent servent aussi à aspirer les sécrétions accumulées dans les sinus. Pour cette douche, on emploiera de préférence l'olive nasale (voy. p. 23), qui ferme une narine tandis que l'autre reste ouverte.

Quand la sécrétion est abondante, on peut recourir aux astringents, si la maladie se prolonge. Le tableau de Waldenburg nous indique les doses suivantes : alun ou tannin 0,25 — 2,5 pour 100 d'eau distillée; nitrate d'argent 0,02 — 1 pour 100. Michel recommande le nitrate d'argent mélangé à la poudre de talc dans la proportion de 1 à 20 que l'on insuffle dans le nez par l'arrière-gorge à la dose de 1 à 3 cuillerées à café, suivant la réaction produite. Cette méthode doit être préférée à l'insufflation par le nez.

S'il y a complication du côté de l'oreille, on aura recours au procédé de Politzer, en développant peu de force pour éviter la douleur ; quelquefois la douche d'air est contre-indiquée au début pour cette raison.

Catarrhe chronique. — Le catarrhe chronique affecte deux formes bien distinctes, la forme *hypertrophique* et la forme *atrophique*. Dans la première, la muqueuse est notablement épaissie, infiltrée, la tonsille pharyngienne très-saillante, les follicules sont gonflés, les glandes dilatées, et en différents points on trouve des granulations qui peuvent confluer et former des plaques étendues. Dans la seconde forme, au contraire, les fosses nasales sont très larges et l'on constate les symptômes que nous avons déjà étudiés.

Les sécrétions peuvent être extrêmement abondantes, ou bien au contraire la muqueuse peut offrir une surface sèche, brillante (*catarrhe sec*). Elles sont ordinairement très visqueuses, et par la grande quantité d'albumine qu'elles contiennent elles forment des croûtes qui peuvent acquérir un volume considérable. La stagnation des mucosités produit une odeur fétide par suite de leur décomposition.

Symptômes subjectifs. — Dans la *forme hypertrophique* on observe les symptômes déjà étudiés à propos du rétrécissement des fosses nasales. Quelquefois le malade éprouve une sensation de sécheresse désagréable, tandis que d'autres fois les croûtes produisent une irritation en agissant comme corps étranger, et le malade cherche à s'en débarrasser en crachant; ces efforts peuvent même déterminer des nausées. Quand les sinus et les canaux sont pris, on observe les phénomènes mentionnés plus haut de céphalalgie, etc. Relativement aux symptômes de douleur et de dépression intellectuelle, il faut faire remarquer que, en dehors de l'action directe du catarrhe sec sur les nerfs du nez et du pharynx nasal, le rapport intime du liquide cérébro-spinal avec les fosses nasales peut expliquer la tristesse et la paresse d'esprit qui accompagnent assez fréquemment le catarrhe nasal.

Lorsque la sécrétion est profuse, elle peut descendre en grande quantité dans l'estomac et donner lieu à de la dyspepsie.

Symptômes objectifs. — Dans le *catarrhe hypertrophique*, l'hyperémie est ordinairement peu marquée; on trouve parfois quelques vaisseaux variqueux et flexueux. Par contre, l'épaississement de la muqueuse est considérable et peut en certains points supprimer complètement le calibre de la fosse nasale. C'est surtout le troisième cornet qui subit une tuméfaction énorme, régulière ou lobulée; ses deux extrémités forment quelquefois des appendices sacciformes, l'un vers les narines, l'autre jusqu'au delà de l'orifice pharyngien de la trompe. La cloison peut quelquefois, d'après Michel, offrir des excroissances en crête de coq et même dans certains cas être le siège exclusif du catarrhe.

Les mucosités liquides ou concrètes peuvent remplir complètement quelques parties des fosses nasales, ou fermer les sinus.

Sur les parois du pharynx, on trouve quelquefois des sécrétions rouillées comme les crachats pathognomoniques de la pneumonie (de Troeltsch). Parfois les mucosités sont semées de points grisâtres ou noirâtres comme les crachats des priseurs. Il s'agit là probablement de grains de pigments, restes d'une hémorrhagie antérieure.

Le tissu hypertrophié semble régulièrement étalé sur les parois; tantôt il est circonscrit et forme des nodules proéminents particulièrement nombreux sur la paroi pharyngée postérieure (*pharyngite granuleuse*). Wendt a observé sur cette paroi une surface villeuse due à des papilles de nouvelle formation. Très souvent on trouve dans le pharynx nasal quelques follicules hypertrophiés ou suppurés (*catarrhe folliculaire*).

Sur les parois supérieure et latérale, il n'est pas rare de trouver des lacunes et des fentes dont on fait sortir par pression un liquide muqueux, gélatineux. Les lacunes sont des glandes muqueuses dilatées, les fentes des follicules ayant subi une dilatation kystique (Wendt). On trouve souvent des érosions et de petites pertes de substance sur la muqueuse du pharynx et sur la tonsille pharyngienne (Wendt).

Marche. — Le catarrhe chronique guérit ou passe à la forme atrophique. Les symptômes qui accompagnent cette forme ont déjà été étudiés. Le syptôme subjectif consiste en une grande sécheresse des muqueuses, peut-être par suite de la disparition des glandes.

Conséquences. — Le catarrhe chronique peut amener de la *surdité* et des *bourdonnements*, comme nous l'avons vu en étudiant les maladies de la trompe, soit par gonflement de son embouchure, soit par suite de son occlusion par des mucosités, soit par propagation directe du catarrhe à l'oreille moyenne. Ajoutons encore l'*insuffisance des muscles tubaires* (voy. chap. V). Par suite des lésions catarrhales, ces muscles sous-jacents à la muqueuse deviennent facilement insuffisants; mais, même en supposant que le muscle ne perde qu'une faible partie de sa contractilité, grâce au gonflement de la muqueuse, ils ont à surmonter une plus grande résistance qu'à l'état normal : d'où l'ouverture incomplète de la trompe. Il est vrai que la compensation peut se produire par hypertrophie consécutive des muscles; mais ordinairement le catarrhe chronique en entraîne plus souvent l'atrophie, atrophie qui favorise encore le relâchement des parois de la trompe.

L'insuffisance des muscles palatins donne lieu à une inégalité dans les mouvements des deux moitiés du voile quand le catarrhe est inégalement réparti sur la muqueuse, un côté se relevant fortement pendant la phonation, pendant que l'autre reste presque immobile. D'autres fois le voile présente des deux côtés des mouvements faibles ou nuls.

Traitement. — Il comprend : 1° l'évacuation des mucosités; 2° le traitement de la muqueuse malade; 3° le renforcement des muscles devenus insuffisants.

1° *Élimination des sécrétions.* — Elle se fait par les procédés qui ont été déjà étudiés en détail, p. 62 et suivantes. Disons seulement que la douche pharyngo-nasale employée seule d'une façon méthodique et prolongée peut faire disparaître les catarrhes les plus rebelles.

2° *Traitement médical et galvano-caustique.* — Au traitement médical de la muqueuse conviennent les médicaments astringents, résolutifs et caustiques, dont le succès est très variable suivant les cas. Voici les médicaments qui s'emploient le plus : tannin en solution (1/2 à 1 pour 100, en augmentant graduellement) ou en poudre mélangé avec du sucre dans la proportion de 1 à 15 ou à 10; sulfate de zinc 1 : 1000-500 d'eau distillée; alun en solution ou en poudre sans être mélangé avec du sucre; acétate de plomb 1 : 6 de sucre de lait, gros comme une ou deux fois la pointe d'un couteau à insuffler dans chaque narine au moment d'une inspiration; nitrate d'argent mélangé à 8 ou 10 parties de sucre pour insufflation ou bien en solution à 1/4, 1/2, 1, 2 pour 100, dont on pulvérise de 8 à 10 gouttes avec l'appareil de Richardson modifié par de Troeltsch[1] (voy. p. 64).

Dans certains cas de catarrhe chronique, le nitrate d'argent est bien supporté en solution encore plus concentrée. Cela dépend peut-être de ce que la réaction est très variable suivant les individus[2] et en partie de ce que les mucosités contiennent plus ou moins de chlorure de sodium. En effet, tandis que dans certains cas une partie du liquide injecté ressort du nez sans modifications, chez beaucoup de malades on voit les gouttes ressortir blanchies par le précipité de chlorure d'argent.

D'après Michel, on retire d'excellents résultats des insufflations de nitrate d'argent (1 : 10-6 de poudre de talc) que l'on pratique par la bouche et par le nez tous les deux jours, à la dose de une à deux cuillerées à café.

Contre l'*écoulement blennorrhéique*, Stœrk recommande le mélange suivant : salicylate, bicarbonate de soude, chlorure de sodium, parties égales. En charger la pointe d'un couteau et faire dissoudre dans 30 grammes d'eau.

Dans la *syphilis*, Fraenkel recommande : sublimé 0.01-0.05 pour 100 d'alcool ou de glycérine en douche, et 1-2 pour 100 en badigeonnages; ou bien : calomel 2.5, oxyde rouge de mercure 1, sucre blanc 15, une prise 5 ou 6 fois par jour (Trousseau). L'iodure de potassium (4-8 pour 360) et la teinture d'iode (4-8 pour 360) sont excellents, principalement dans les cas de gommes ramollies (Sigmund).

Contre la *scrofule*, la solution de Lugol trouve son emploi. Prenez : iode pure 0.1-0.2, iodure de potassium 0.4-0.8, eau distillée 300 ; ou bien on se servira de teinture d'iode diluée ou de glycérine iodée (iode pure 0.05,KIO.5, glycérine 50-30) pour badigeonnages. Les parties très tuméfiées peuvent être aussi touchées avec le crayon.

[1] Pour les médicaments qui attaquent le métal, je remplace les tubes métalliques par un double tube de caoutchouc durci de quatre millimètres environ d'épaisseur; les tubes argentés conviennent particulièrement aux solutions argentiques.

[2] Chez une malade, aussitôt après badigeonnage du nez avec une solution de nitrate d'argent, il survenait une douleur violente dans le maxillaire supérieur au-dessus des incisives; le lendemain matin elle ressentait dans la bouche un goût horrible. Il existait un dépôt brun sur les incisives supérieures qui allait du tiers inférieur de la face antérieure à toute la face postérieure, remontait le long de la gencive et s'étendait comme une traînée brune jusqu'au milieu de la voûte palatine. Les mêmes symptômes se manifestèrent ultérieurement pour chaque médicament, nitrate d'argent, alun, tannin, en solution ou en substance. De plus, l'abondance de cette sécrétion anormale ne dépendait que de la concentration du médicament. Chose remarquable, ce dépôt ne recouvrait que les dents qui étaient le siège de la douleur.

Le traitement le plus actif contre le gonflement énorme de la muqueuse est *la galvanocaustique*, par laquelle les formes les plus invétérées du catarrhe chronique hypertrophique sont considérablement améliorées ou même guéries en quelques séances. Dans ce but, on applique contre la muqueuse tuméfiée un galvano-cautère plat qui produit une eschare large, ou bien on trace une ligne avec un galvano-cautère pointu, de façon à produire une eschare linéaire. De cette manière, en quelques séances toutes les parties hypertrophiées sont détruites; on peut répéter la cautérisation après la chute de l'eschare. En outre, Michel emploie l'anse galvano-caustique pour enlever l'extrémité postérieure du troisième cornet très-hypertrophiée.

Dans le coryza chronique, Catti emploie des *bougies médicamenteuses* au tannin, au sulfate de cuivre, à l'acétate de plomb, etc. On laisse la bougie pendant plusieurs minutes dans la fosse nasale où la gélatine fond peu à peu.

Contre le *catarrhe sec*, Waldenburg emploie borax 1, glycérine, 5.

Quand il existe de la *fétidité*, il faut avant tout débarrasser avec soin les fosses nasales des mucosités qui les encombrent; dans ce but on emploie de grandes quantités des liquides déjà mentionnés : permanganate, chlorate de potasse ou acide phénique (1/2-2 0/0).

Sigmund recommande les irrigations avec le chlorate de potasse 4-12, le permanganate 1-2, l'acide phénique 1-3, pour 360 d'eau, deux fois par jour. S'il survient de la douleur, on ajoutera 8-24 de teinture d'opium ou 01-03 de chlorhydrate de morphine.

Michel recommande dans les cas d'ozène, affection qu'il considère comme localisée principalement dans les sinus [1], de comprendre ces cavités dans le traitement. On verse le liquide, principalement une solution de chlorate de potasse, dans une fosse nasale, et avant qu'il soit ressorti de l'autre côté on ferme les narines avec les doigts, et on penche en avant la tête que l'on tient en bas pendant plusieurs minutes, ce qui a pour but de favoriser l'entrée du liquide dans les sinus, principalement dans les sinus ethmoïdaux et sphénoïdal, pour en évacuer les sécrétions et permettre au médicament d'agir sur leur muqueuse.

Traitement de l'insuffisance musculaire. — Outre les procédés destinés à faire disparaître le catarrhe, il faut mentionner les contractions énergiques de ces muscles pour les fortifier directement et dégorger les glandes. C'est à de Troeltsch que revient le mérite d'avoir fait comprendre toute l'importance d'une gymnastique méthodique des muscles tubaires. Cette gymnastique se fait par les *bains pharyngés* (page 65) et l'électricité.

Traitement électrique. — On passe une électrode par le nez ou par la bouche dans le pharynx, tandis que l'autre est appliquée également dans le pharynx ou sur les parties latérales du cou. Si l'on veut obtenir des contractions très énergiques, il faut pousser une électrode dans la trompe

[1] Cette opinion a été réfutée principalement par le résultat de plusieurs autopsies. (Voy. notre article, *loc. cit.*) (*Note du traducteur.*)

à travers un cathéter. On emploiera le courant galvanique et le courant faradique ; dans le premier cas, il sera bon de renverser le courant de temps en temps pour produire des contractions plus fortes.

2. **Inflammation suppurative.** — La pharyngite suppurée, bien décrite pour la première fois par Bamberger, est caractérisée par une rougeur et un gonflement considérables de la muqueuse, qui présente souvent des taches hémorrhagiques. La sécrétion est muco-purulente.

Les *symptômes subjectifs* sont ordinairement très marqués et consistent en des douleurs intenses occupant le pharynx et que les mouvements de la tête et principalement ceux de déglutition exaspèrent au plus haut point. Il n'est pas rare de les voir s'irradier vers l'oreille, où ils peuvent prédominer de façon à simuler une inflammation de cet organe. Il existe en outre un mauvais goût dans la bouche, des nausées, des vomissements et quelquefois une fièvre intense avec délire (Bamberger). La maladie se termine tantôt par un abcès circonscrit, tantôt par la résolution en quelques jours ou en quelques semaines, ou bien par un catarrhe chronique.

Le *traitement* consiste en boissons froides, en pilules de glace et en compresses froides (voy. p. 50) ; on pourra même recourir au sac de glace ; en outre, quand l'inflammation est vive, il est bon d'appliquer des sangsues à l'angle de la mâchoire. Les scarifications sont indiquées, s'il y a une tuméfaction considérable de la muqueuse et s'il se forme un abcès.

Le massage donne souvent de bons résultats : on l'exécute avec les doigts que l'on promène de haut en bas depuis l'articulation du maxillaire inférieur jusqu'à la clavicule sur les parties latérales du cou. Au début la sensibilité est vive et les doigts ne peuvent pas appuyer, mais au bout de quelques minutes le malade supporte une pression assez notable. On graisse la peau au préalable. Ce massage sera répété plusieurs fois par jour et ne dépassera pas chaque fois cinq à dix minutes.

III. — Néoplasmes.

1. **Polypes du nez.** — Ils sont muqueux et naissent de la muqueuse, ou bien fibreux et naissent du tissu conjonctif sous-muqueux. Les polypes du nez proviennent généralement du cornet moyen sous forme de tumeurs grisâtres, quelquefois rougeâtres, variables en nombre et en volume, qui remplissent plus ou moins la ou les fosses nasales. La muqueuse est ordinairement gonflée et sécrète abondamment.

Les *symptômes subjectifs* résultent de l'occlusion des fosses nasales et du catarrhe ; on les a déjà étudiés. Voltolini mentionne les accès d'asthme comme conséquence des polypes du nez.

J'ai observé un malade atteint d'asthme nocturne, chez lequel la maladie disparut graduellement après des cautérisations énergiques, à l'aide du galvano-cautère, de l'extrémité postérieure du cornet moyen fortement tuméfié.

Relativement au *diagnostic*, on aura égard à la couleur grisâtre, à la mobilité de la tumeur pédiculée, à son insertion sur le cornet moyen. Le gonflement en masse de l'extrémité antérieure du troisième cornet ne sera pas pris pour un polype, grâce à l'emploi de la sonde. Le cornet moyen tuméfié ressemble beaucoup à un polype rougeâtre, et le diagnostic ne peut encore se faire qu'avec la sonde. De même le tissu érectile du troisième cornet forme souvent à son extrémité postérieure une saillie grisâtre analogue à un polype.

Le *traitement* consiste dans l'ablation du polype avec destruction de sa base d'implantation. On se sert dans ce but de l'anse galvano-caustique que l'on glisse jusqu'à sa base. A défaut de galvano-cautère, on emploiera non pas des pinces avec lesquelles on produit de vives douleurs et des hémorrhagies sans enlever la totalité des tumeurs et éviter les récidives, mais avec l'anse froide[1] en se servant du miroir et du speculum, et, s'il est nécessaire, du speculum de Zaufal (page 10). On détruit les points d'implantation avec les caustiques ou le galvano-cautère. Lisfranc faisait déjà remarquer que ce sont les petits polypes laissés en place qui produisent les récidives : on les enlèvera donc avec le plus grand soin[2].

2. **Végétations adénoïdes du pharynx nasal.** — Par suite de l'hypertrophie de la tonsille pharyngienne, il se développe sur la voûte et les parois latérales du pharynx des excroissances que Meyer a nommées végétations adénoïdes.

L'attention avait déjà été appelée sur ces néoplasmes par Czermak, Voltolini, Semeleder, Lœwenberg, etc. ; mais c'est Meyer qui le premier en a fait une étude complète.

La prolifération du tissu adénoïde est égale en tous les points, ou bien elle se produit partiellement sous la forme de crêtes ou de stalactites. C'est ainsi qu'on voit souvent descendre de la voûte une grosse crête qui divise le pharynx en deux parties latérales à la manière d'une cloison (Meyer). Quand le tissu adénoïde de la voûte subit une prolifération considérable, les végétations affectent le plus souvent une forme lobulée et cachent le bord supérieur des choanes, ou bien descendent jusqu'à leur bord inférieur; d'autre part l'embouchure de la trompe est quelquefois englobée complètement dans la tumeur. D'autres fois l'hypertrophie affecte la forme de bourrelets ou de saillies arrondies qui peuvent rétrécir considérablement l'embouchure de la trompe. De cette embouchure descendent quelquefois en avant et en bas de gros bourrelets constitués le plus souvent par la simple tuméfaction des plis salpingo-palatin et salpingo-pharyngien (voy. p. 180).

[1] Le serre-nœud de Zaufal, par exemple, construit par Lüer. (*Note du traducteur.*)

[2] Voir à ce sujet : Zaufal. *Emploi général du serre-nœud dans les polypes du nez*, in *Prager medic. Wochenschirft*, 1877, nos 48, 49, 50 (analys. dans *Revue d'Hayem*, XV, 2, p. 654). (*Note du traducteur.*)

Chez un malade dont la muqueuse du pharynx était d'ailleurs peu gonflée, j'ai trouvé une tumeur d'un rose pâle, du volume d'une noix environ, et provenant de la paroi latérale gauche; c'était le pli salpingo-pharyngien énormément tuméfié et lobulé à sa surface.

Les dépressions qui occupent normalement la paroi latérale, et principalement la fossette de Rosenmüller, peuvent être comblées par le tissu hypertrophié. Les autres parties du pharynx nasal présentent une tuméfaction énorme, quelquefois principalement marquée sur le voile et sur les arcs palato-pharyngiens. La muqueuse normalement jaunâtre sur le plancher de l'orifice pharyngien est tantôt peu modifiée, tantôt parcourue par de petits vaisseaux, tantôt uniformément rouge. La muqueuse nasale est le siège d'un catarrhe chronique qui détermine souvent un épaississement considérable de l'extrémité postérieure du troisième cornet. Dans 52 pour 100 des cas, Meyer a trouvé de la pharyngite granuleuse sur la paroi postérieure du pharynx.

La surface des végétations est crevassée, criblée de lacunes provenant des conduits excréteurs des glandes tubulées ou en grappes; le revêtement muqueux a une épaisseur variable et offre généralement un épithélium à cils vibratiles. La tumeur est en général très vasculaire; dans quelques cas, c'est le tissu conjonctif qui constitue la masse principale de la végétation. Le microscope fait voir des mailles du tissu conjonctif très délicates qui renferment des corpuscules lymphoïdes ou sont entourées par eux.

La *fréquence* des végétations adénoïdes est considérable dans le jeune âge et diminue rapidement après la vingtième année. Elles exercent une influence particulière sur l'organe de l'ouïe : ainsi Mayer, sur 175 cas, a vu 130 fois les oreilles consécutivement atteintes et le plus souvent des deux côtés : dans 1/4 des cas, il s'agissait d'otite moyenne suppurée. D'une façon générale parmi les malades en traitement pour une affection auriculaire, Meyer a trouvé des végétations adénoïdes dans 7 1/4 pour 100 des cas.

Les *symptômes* résultent en partie de l'oblitération du nez et en partie du catarrhe naso-pharyngien qui existe presque constamment. Ils sont quelquefois si caractéristiques que l'aspect du malade suffit à faire soupçonner l'existence de ces végétations : la bouche est entr'ouverte, la physionomie sans animation, les traits du visage effacés, le regard atone, le nez pincé, les ailes tombantes ; les voyelles sont sourdes, les nasales ne peuvent être prononcées (« prononciation morte » Meyer) ; dans le chant, les notes élevées sont défectueuses (après l'opération, la voix peut monter de plus d'un ton) ; le malade ne peut se moucher, il se plaint d'une sensation de corps étranger dans le nez et de céphalalgie violente. Souvent l'irrigation des fosses nasales ne réussit pas et le liquide ne ressort pas par l'autre narine; dans 15. 6 pour 100 des cas observés par Meyer, il y avait des hémorrhagies par la bouche et des crachats sanglants. Les troubles de l'ouïe très fréquents sont aussi très variables ; au moindre catarrhe ils s'exaspèrent notablement.

Inspection. — On trouve la paroi postérieure couverte d'un mucus gris-verdâtre, visqueux. La fente qui existe normalement entre le voile et la paroi postérieure est fermée par la tumeur ou la tuméfaction de ces parties, de sorte que la respiration doit se faire par la bouche. Le voile est souvent très épaissi.

A l'*auscultation* de l'oreille, on entend pendant la douche un bruit de gargouillement souvent interrompu ; une insufflation d'air par les narines fait souvent sortir les mucosités accumulées dans le nez. On constate la tumeur du pharynx nasal par la rhinoscopie ou l'exploration digitale, plus rarement par le simple examen du pharynx par la bouche ; dans quelques cas, comme le dit Michel, on peut apercevoir la tumeur par les narines, même sans speculum.

Le *traitement* a une grande importance non seulement pour l'état du pharynx nasal, mais pour celui de l'oreille, car l'affection de l'oreille moyenne dépend souvent absolument des végétations adénoïdes. Cela est bien visible dans les cas où la guérison seule du pharynx nasal amène une amélioration considérable dans l'état de l'oreille.

Le traitement doit dans beaucoup de cas être chirurgical; quelquefois, surtout quand l'hypertrophie est légère, le traitement du catarrhe pharyngien ou bien le badigeonnage de la tumeur avec la teinture d'iode ou la glycérine iodée, le crayon ou la potasse caustique maniée avec beaucoup de prudence, suffisent à amener une amélioration très notable. L'ablation des végétations lobulées se fait surtout très bien avec l'anse galvano-caustique; on peut employer le couteau annulaire (Meyer); on emploie encore le grattage avec les curettes ou même simplement l'ongle du doigt. Un instrument très commode pour l'ablation des végétations allongées et dont le maniement ne réclame pas une adresse particulière est la pince de Lœwenberg et de Catti, construite dans le genre de la pince choanale de Stœrk (p. 66). Les petites végétations disparaissent souvent spontanément après avoir été écrasées.

Ces opérations peuvent déterminer souvent une céphalalgie qui dure plusieurs heures, et quelquefois même une otite moyenne suppurée; le galvano-cautère n'est ordinairement suivi que d'une réaction légère.

J'ai observé un cas de guérison spontanée chez un enfant de onze ans. La tonsille pharyngienne avait subi une hypertrophie médiocre et le nez était atteint de catarrhe chronique. A la suite d'une scarlatine, tout était revenu à l'état normal, probablement par suite de l'affaissement des vaisseaux, l'enfant étant devenu très anémique pendant sa maladie [1].

[1] Nous possédons en français une excellente monographie sur ce sujet : *Les tumeurs adénoïdes du pharynx nasal*, par le docteur B. Lœwenberg, Paris, 1879. (*Note du traducteur.*)

IV. — Névroses

1. **Hyperesthésie.** — Parmi les névroses du nez et du pharynx nasal, l'hyperesthésie de la muqueuse offre un certain intérêt pratique, car elle peut entraver ou même rendre impossible l'exploration et le traitement chirurgical. Elle est telle chez certains individus qu'ils ne peuvent même pas se gargariser par suite des nausées, des vomissements et de la toux; de même elle peut faire obstacle au cathétérisme, qui devient souvent impossible.

Un confrère, à chaque tentative de cathétérisme, faisait de violents efforts de vomissement et éprouvait une sensation de compression dans le larynx. Chez une malade hystérique, il se produisait un mouvement de projection en arrière et à droite. L'exploration du nez démontrait que l'attouchement du cornet moyen donnait lieu au même mouvement de manège.

Traitement. — On modifie souvent cet état en touchant fréquemment les points hyperesthésiés et en agissant sur le moral du malade. On émousse aussi cette sensibilité en pratiquant des badigeonnages avec une solution de bromure de potassium, ou, suivant Bruns, des pulvérisations de tannin (0,2 — 0,5 : 30 d'eau), ou des badigeonnages avec de la glycérine faiblement diluée.

2. **Troubles vaso-moteurs.** — Dans les névralgies du trijumeau, il se produit souvent du côté malade un véritable rhume de cerveau en relation directe avec les accès de névralgie. Prévost a vu qu'une irritation du ganglion sphéno-palatin à son extrémité inférieure produisait une sécrétion abondante de mucus du côté correspondant, avec une élévation de température de 2°.

Parmi plusieurs observations de ce genre que j'ai pu recueillir, il en est une (voy. Courbes auditives, IX, planche VIII) dans laquelle il se produisait alternativement de chaque côté une névralgie de la deuxième branche du trijumeau accompagnée d'un catarrhe nasal violent du même côté.

Une autre variété de névrose vaso-motrice est constituée par le *coryza intermittent* dont j'ai observé de nombreux exemples.

Chez une malade de ma clinique, il se produisait régulièrement depuis cinq ans un coryza intermittent qui durait de onze heures du soir à onze heures du matin environ. L'accès débutait par un violent éternument qui se prolongeait quelquefois pendant deux heures et était suivi d'un écoulement séreux très abondant par les deux narines. L'exploration du nez et du pharynx nasal ne faisait reconnaître aucune altération de la muqueuse. Je fis respirer chaque jour à la malade deux gouttes de nitrite d'amyle, et au bout de la troisième inhalation les accès cessèrent complètement et ne revinrent qu'au bout de deux ans, d'ailleurs à un bien plus faible degré ; je fis alors faire une nouvelle inhalation, et depuis lors (un an et demi) les accès ne se sont pas reproduits. — Une malade de vingt et un ans, tous les mois à l'époque de ses règles, était atteinte pendant cinq à huit jours d'un catarrhe nasal aigu avec sécrétion profuse, accompagné de toux, de surdité et de bruits. Je lui fis faire une inhalation de nitrite d'amyle le premier jour de l'attaque, il en résulta un soulagement très marqué ; le lendemain une nouvelle inhalation fit disparaître tous les symptômes, qui ne reparurent plus pendant les cinq jours que durèrent encore les règles.

5. **Névroses des muscles tubaires.** — Les parésies et les paralysies de ces muscles, particulièrement, ont une importance considérable sur la fonction de l'ouïe.

a. *Parésie et paralysie.*—Grâce à cet état des muscles, la trompe s'ouvre difficilement ou ne s'ouvre pas. La *cause* est centrale ou périphérique. D'après Weber-Liel, ce sont le plus souvent des névroses du trijumeau qui déterminent des troubles dans la motilité des muscles tubaires et une affection consécutive de l'oreille moyenne. De même les névroses du facial, du glosso-pharyngien, du pneumogastrique, du spinal, du grand sympathique et du plexus cervical, peuvent entraîner l'atrophie, la dégénérescence graisseuse et la transformation conjonctive des muscles.

Ces troubles ne sont pas rares dans les affections rhumatismales, la diphthérie, la tuberculose, la fièvre typhoïde, l'anémie, quelquefois dans l'atrophie musculaire progressive et la faiblesse constitutionnelle; d'après Weber-Liel, la parésie résulte quelquefois d'un développement congénital insuffisant de ces muscles.

Les *symptômes subjectifs*, en dehors de ceux que l'on observe du côté de l'oreille et que nous étudierons plus tard, consistent en une fermeture incomplète du pharynx nasal, et en une fatigue dans le cou survenant rapidement quand le malade chante, parle, etc.

Quant aux *symptômes objectifs* que l'on constate dans la parésie des muscles tubaires, ils ont déjà été étudiés plus haut.

Le *traitement* doit être dirigé contre la faiblesse constitutionnelle, la névrose qui a produit la maladie et la parésie des muscles (à ce sujet, voir p. 213).

b. *Spasmes.* — Le spasme proprement dit des muscles tubaires et principalement du tenseur du voile donne lieu à un bruit de claquement perceptible par le malade et par le médecin, bruit que le malade rapporte dans l'oreille. Ce claquement dans l'oreille fut attribué par Joh. Müller à la contraction du tenseur de la membrane tympanique, bien que déjà Hyrtl en 1857 admît que ce bruit pouvait bien être produit par les muscles tenseur et élévateur du voile. Les recherches de Politzer et de Luschka ont mis depuis hors de doute que le décollement des parois de la trompe par l'abducteur de la trompe (tenseur du voile) doit être considéré comme la cause de ce bruit.

Boek a constaté chez un malade un claquement isochrone aux contractions du larynx et du voile du palais et produit par le décollement des lèvres antérieure et postérieure de la trompe. On a observé à maintes reprises des bruits de claquement pendant les mouvements d'élévation du voile. Dans un cas de ce genre, je pus, en exerçant une pression sur le voile du palais avec le doigt, arrêter complètement pendant quelque temps un claquement qui s'entendait à une distance de cinquante centimètres.

On peut aussi produire ce bruit à volonté par la tension des muscles pharyngo-palatins, par les mouvements de déglutition, les mouvements latéraux de la tête, le bâillement, la mastication, et par la contraction volontaire des muscles tubaires.

Lorsqu'il se produit des *contractures* du muscle tenseur du voile, il peut en résulter une ouverture du canal tubaire qui dure plus ou moins longtemps et pendant laquelle on constate les symptômes caractéristiques qui surviennent quand la trompe est béante (p. 194).

Traitement. — Les spasmes des muscles tubaires cèdent ordinairement à l'électricité appliquée localement.

CHAPITRE V

CAISSE DU TYMPAN

A. — ANATOMIE ET PHYSIOLOGIE

I. — Anatomie.

a. Parois de la caisse. — Description. — La caisse possède 6 parois : interne, externe, supérieure, inférieure, antérieure et postérieure.

La *paroi interne* (voy. fig. 58) présente en haut une gouttière, rare-

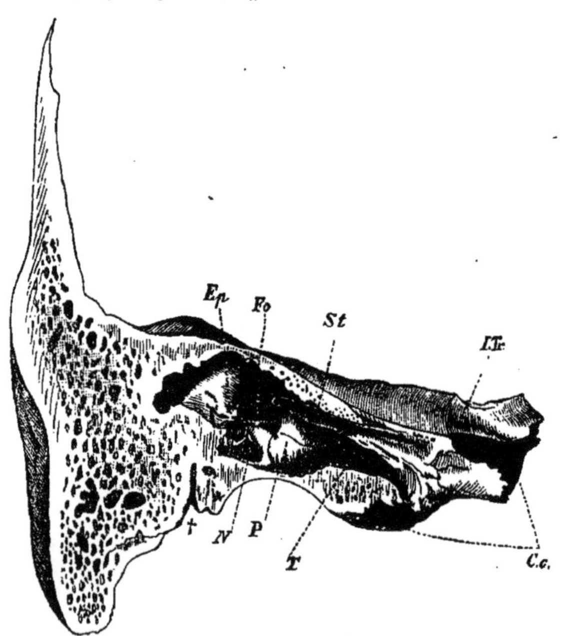

Fig. 58. — Côté droit. — *Cc*, canal carotidien. — *Ep*, éminence pyramidale. — *Fo*, fenêtre ovale. — *I. Tr*, impression du trijumeau. — *N*, niche de la fenêtre ronde. — *P*, promontoire parcouru par quelques sillons destinés aux nerfs et aux vaisseaux. — *St*, semi-canal pour le muscle tenseur de la membrane tympanique. — *T*, trompe osseuse. — †, canal facial ou de Fallope à sa sortie du temporal (trou stylo-mastoïdien).

ment un canal complet (*semi-canal pour le muscle tenseur de la membrane*), qui se porte en arrière, au-dessus de la trompe osseuse, et se termine par une apophyse dirigée en arrière et en dehors, quelquefois en avant et en bas, en faisant une saillie très considérable dans la caisse; c'est le processus cochlearis, ou *bec de cuiller*.

Dans beaucoup de cas, les deux lamelles osseuses constituant la gouttière du muscle tenseur se soudent immédiatement en avant de l'extrémité libre du bec de cuiller, ce qui donne à ce bec la forme d'un cornet constitué de toute part par des parois osseuses. Le bec de cuiller est tantôt à quelques millimètres en avant de la fenêtre ovale, tantôt exactement au-dessus de son extrémité antérieure, tantôt enfin un peu arrière.

La *fenêtre ovale* consiste en un trou ovalaire allongé (foramen ovale) situé dans la moitié supérieure de la paroi interne, et fermé par la base de l'étrier et le ligament annulaire. La fenêtre ovale a une longueur de 3mm environ et une largeur de 1mm 1/2. Sa direction est tantôt horizontale, tantôt oblique d'arrière en avant et de bas en haut. Cette fenêtre occupe le fond d'une fossette (pelvis ovalis), *niche de la fenêtre ovale*, dont la profondeur et l'étendue varient suivant les individus. Les bords de cette fossette sont souvent moins à pic sur la partie inférieure de la fenêtre, tandis qu'en haut ils forment un large bourrelet; quelquefois la fossette ovale se continue en arrière, sans délimitation, avec une dépression de la paroi tympanique postérieure. La fossette s'élargit ordinairement de sa base vers son orifice, c'est-à-dire de dedans en dehors; pourtant elle peut quelquefois même présenter un rétrécissement au niveau de son orifice; dans ce dernier cas, l'étrier ne peut être complètement aperçu qu'après l'ablation des bords de la niche.

Au-dessus de cette fossette on trouve une saillie longitudinale formée par le *canal de Fallope* (prominentia canalis Fallopii); il peut recouvrir et cacher la fenêtre ovale.

Le canal de Fallope commence dans la fossette antéro-interne du méat auditif interne. Il parcourt le rocher de dedans en dehors, jusqu'à la paroi tympanique interne; en ce point il se coude brusquement en arrière, passe au-dessus de la fenêtre ovale, décrit un arc le long de la paroi postérieure de la caisse de haut en bas et d'avant en arrière, et se termine au niveau du trou stylo-mastoïdien (voy. fig. 58). Le canal de Fallope offre donc trois directions différentes : la première de dedans en dehors, la deuxième d'avant en arrière et la troisième de haut en bas. Comme l'avaient déjà observé Ludwig Joseph, et plus tard Vrolik et Rüdinger, jusqu'au quatrième mois de la vie intra-utérine, depuis son premier coude jusqu'au trou stylo-mastoïdien, c'est simplement une gouttière qui n'est fermée que plus tard par du tissu osseux. Chez les nouveau-nés, je l'ai toujours trouvé encore ouvert au-dessus et un peu en avant du trou ovale, sur une étendue variable. Toynbee a constaté que ce canal pouvait présenter une ouverture ovalaire permanente au-dessus de cette fenêtre; j'ai constaté souvent une lacune du même genre au niveau du premier coude. C'est en arrière et au-dessus du trou ovale que le canal demi-circulaire est le plus saillant dans la caisse.

En arrière et au-dessous de la fenêtre ovale, sur la paroi tympanique interne, on trouve une seconde ouverture, la *fenêtre ronde* (foramen rotundum, sc. triquetrum), qui est fermée par une membrane, la *membrane tympanique secondaire* ou membrana rotunda. Le trou rond présente une forme très variable; il est quelquefois presque circulaire, quelquefois arrondi ou triangulaire, la pointe du triangle regardant en haut; quelquefois il forme un angle aigu, ou bien il est ovale, arqué, etc. La largeur varie, sur les pièces que j'ai mesurées, entre 1mm5 et 3mm2; l'extrémité supérieure était distante de l'extrémité antérieure de la fenêtre ovale de 1mm5 à 4mm; de l'extrémité postérieure de 1mm5 à 3mm.

Comme la fenêtre ovale, la fenêtre ronde occupe le fond d'une dépression qui a reçu le nom de *niche de la fenêtre ronde*. Entre les deux fenêtres, on voit la paroi tympanique interne faire une saillie considérable dans la caisse par suite de la présence du premier tour de spire du limaçon; à ce niveau, la paroi tympanique n'est pas éloignée de plus de 2mm de l'ombilic. Cette saillie désignée sous le nom de *promontoire* est parcourue par des sillons, des gouttières ou des canaux (voy. la figure) destinés à recevoir les filets nerveux du plexus tympanique.

La *paroi externe* est constituée par la membrane tympanique et un ourlet osseux périphérique d'une largeur variable suivant les individus (fig. 52, p. 141).

La *paroi supérieure* (*voûte du tympan*) est formée par une lamelle osseuse comprenant l'os tympanique en dedans et en dehors la lame horizontale de l'écaille du temporal. Le point de réunion de ces deux lames osseuses a reçu le nom de *fissure pétro-squameuse;* cette fissure, encore nettement visible chez l'enfant, ne s'efface ordinairement que très tard. La voûte a souvent une telle minceur qu'elle est transparente, auquel cas la caisse n'est séparée de la fosse cérébrale moyenne que par une véritable feuille osseuse. Quelquefois cependant elle a une épaisseur considérable et se laisse facilement décomposer en deux lamelles superposées séparées par du tissu spongieux.

La *paroi inférieure* est constituée par une étroite portion de la face inférieure du rocher; sa forme et son épaisseur sont très-différentes suivant les individus. C'est ainsi que le plancher de la caisse peut être plat, concave ou convexe. Cette forme dépend souvent des dimensions très variables du golfe de la veine jugulaire et le plancher peut être très saillant par suite du développement considérable de ce golfe. Dans ce cas, la caisse n'est séparée de la fosse jugulaire que par une mince lamelle osseuse. Par contre, sur d'autres préparations le plancher est formé par une forte couche de tissu compacte, ou bien, comme la voûte, par deux lamelles séparées par du tissu spongieux.

Il ne faut pas croire que la voûte de la fossette jugulaire, quand elle a subi un développement ordinaire, soit toujours imprimée sur le plancher de la caisse; la voûte de la fossette et le plancher de la caisse peuvent s'adosser par leur surface concave et rétrécir ainsi notablement la couche de tissu spongieux qui prend la forme d'une lentille biconcave.

Dans nombre de cas, le plancher de la caisse est parcouru par des travées osseuses qui s'entre-croisent et forment des cellules osseuses de grandeur variable. D'après Hyrtl, ces lacunes sont particulièrement développées chez les ruminants.

La *paroi antérieure* présente en haut le *canal musculo-tubaire*, divisé par une lamelle osseuse en une partie supérieure destinée au muscle du marteau et une inférieure pour la trompe. Une petite partie de cette paroi est formée par la paroi postérieure du canal carotidien.

La *paroi postérieure* présente en haut une ouverture qui constitue l'entrée des cellules mastoïdiennes (*aditus ad cellulas mastoideas*), et qui est quelquefois fermée par une membrane mince; au voisinage de cet orifice la paroi osseuse présente quelquefois du tissu spongieux. En bas et en dedans se trouve une petite apophyse en forme de pyramide, l'*éminence pyramidale*, qui pénètre dans la caisse en se dirigeant en avant et en dehors.

L'éminence pyramidale, qui offre à son extrémité une petite ouverture circulaire destinée à la sortie du muscle de l'étrier, est plus ou moins marquée suivant les individus et quelquefois à peine visible; ce qui est de règle, d'après Hyrtl, chez certaines espèces de singes.

D'après mes observations, cette apophyse est un siège de prédilection pour les aiguilles osseuses qui quelquefois de ce point se portent de chaque côté sous forme d'ailes, lesquelles en se soudant avec d'autres aiguilles venant à leur rencontre forment de petits ponts osseux. Ceux de ces ponts osseux qui se dirigent vers la fenêtre ovale ont déjà été mentionnés par Meckel.

L'éminence pyramidale avoisine deux fossettes, dont l'une placée en avant et en dedans s'étend quelquefois plus en arrière derrière l'apophyse pyramidale (*sinus tympanique*). L'autre située en haut et en dedans tantôt se continue sans interruption avec la fenêtre ovale, tantôt en est séparée par une lamelle osseuse. Cette fossette avoisinant l'apophyse pyramidale est reliée quelquefois, ainsi que je l'ai remarqué, aux cellules mastoïdiennes par de petits orifices. Quand ces fossettes sont très marquées, on trouve sur la paroi tympanique postérieure une dépression considérable en forme de niche qui est cachée en dehors par la portion descendante du canal de Fallope.

Dimensions. — Le diamètre longitudinal de la caisse est, suivant Troeltsch, de 13^{mm} (mesuré de l'orifice tympanique aux cellules mastoïdiennes); sa plus grande hauteur est de 15^{mm}, sa hauteur au niveau de l'orifice tympanique = 5 à 8^{mm}; la plus faible distance de la membrane tympanique à la paroi interne, c'est-à-dire au promontoire, est de 2^{mm}; au niveau de l'orifice de la trompe, la caisse a une largeur de 3 à 4^{mm} 1/2.

Développement. — Au moment de son apparition la caisse se présente, comme l'extrémité du canal tubaire, dilatée en forme de bouteille (voy. p. 131).

Le développement ultérieur montre que cette cavité primitive ne cor-

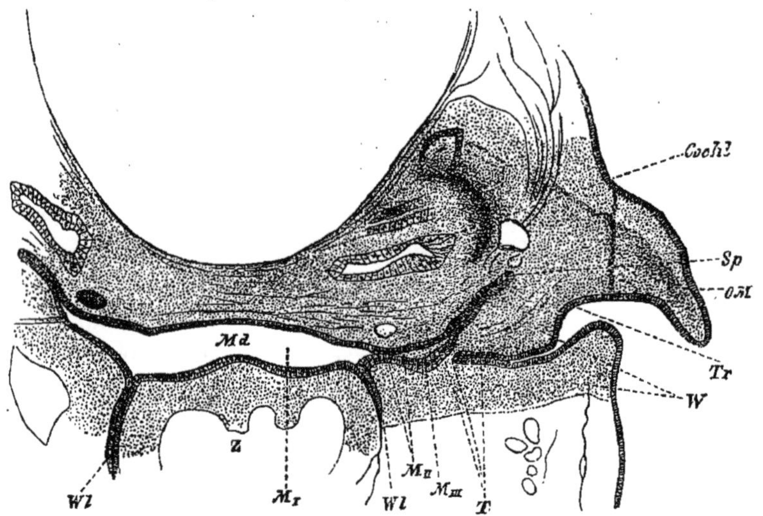

Fig. 58. — Coupe transversale d'un embryon de lapin de dix-sept jours.

Md (M_I), cavité buccale.—M_{II}, point rétréci entre la cavité buccale et l'oreille moyenne. — M_{III}, oreille moyenne. — *T*, membrane tympanique. — *Tr*, entrée du méat auditif externe. — *W*, bourrelet saillant à l'entrée du conduit auditif externe. — *Wl*, fissures de chaque côté de la langue. — *Z*, langue.

respond qu'à la portion antérieure de la caisse arrivée à son état définitif, tandis que la portion postérieure, plus considérable, résulte vraisemblablement d'une cavité qui se forme par résorption (Gruber). Ce développement si différent des deux portions antérieure et postérieure de la caisse explique peut-être pourquoi on ne trouve de glandes muqueuses que dans la première, tandis que la seconde s'en est montrée jusqu'ici dépourvue.

La caisse est primitivement remplie d'un tissu conjonctif embryonnaire (de Troeltsch) qui englobe complètement les osselets (Kölliker). D'après mes recherches, la membrane et la partie inférieure du manche du marteau sont simplement accolées à ce tissu fœtal sans lui être reliées par aucun tractus conjonctif. Ce *coussinet embryonnaire* disparaît ordinairement quand apparaissent les mouvements respiratoires, de douze à vingt-quatre heures après la naissance. Cependant, ainsi que je m'en suis assuré maintes fois, il peut être complètement résorbé avant le début de la respiration (de Troeltsch, Zaufal) et il est ordinairement remplacé par un liquide séro-sanguinolent. Si la résorption de ce tissu est incomplète, il reste dans la caisse des adhérences constituées par des brides ou des membranes.

b. Osselets de l'ouïe. — Description. — La caisse renferme trois osselets : le marteau, l'enclume et l'étrier; le marteau est relié à la membrane tympanique, l'étrier au labyrinthe, tandis que l'enclume réunit ces deux os l'un à l'autre.

J'ai examiné à ce point de vue cinquante préparations et j'ai constaté que ces osselets avaient une forme et un volume très variables.

Le *marteau* (malleus), dont la longueur est de 7 à 9^{mm}, présente du côté de la voûte du tympan une extrémité renflée ou *tête* (caput mallei) qui se relie en bas au *col* (collum). Du col part la petite apophyse ou *apophyse externe* (processus brevis), dont la grandeur varie de 1^{mm} 2 à 2^{mm} 6. L'apophyse externe est dirigée en haut et offre en même temps une convexité antérieure variable; son sommet relié à la membrane tympanique est tantôt pointu, tantôt mousse, tantôt déprimé en cupule. De la petite apophyse naît le *manche* (manubrium) qui se dirige en bas et dont la longueur varie de 4^{mm} 2 à 5^{mm} 6 ; il est ordinairement concave en avant, plus rarement convexe; quelquefois son extrémité inférieure est fortement incurvée en avant. Le manche offre deux arêtes et deux faces; l'*arête externe* adhère à la membrane, et l'*interne* est tournée vers la paroi labyrinthique. La face *antérieure* regarde la paroi tympanique antérieure, la *postérieure* regarde la paroi postérieure. L'arête externe est tantôt complètement rectiligne, tantôt ondulée. L'*extrémité inférieure* est souvent élargie, la face antérieure subissant un petit mouvement de spirale en dehors; dans d'autres cas il n'y a pas de torsion de ce genre et l'extrémité libre se termine en pointe ou en disque. De l'extrémité inférieure du manche au bord inférieur de la membrane il y a une distance de 2^{mm} 6 à 4^{mm} 2. De la face antérieure du manche, en dedans de l'apophyse externe, part l'*apophyse longue* (processus Folianus) qui se porte en avant; chez le nouveau-né, son extrémité antérieure est encore enclavée dans la scissure de Glaser; chez l'adulte on l'a décrit ordinairement comme une petite saillie osseuse, et cependant sa longueur peut atteindre 5^{mm}8. La tête du marteau présente une surface articulaire pour l'enclume, le cartilage descend de la face postérieure jusqu'à la face interne de la tête dont il recouvre une partie.

L'*enclume* (incus), qui a la forme d'une dent molaire, se divise en corps, en branche horizontale ou courte et en branche verticale ou longue. Le *corps* offre sur sa face antérieure et supérieure deux surfaces articulaires faisant presque un angle droit entre elles et destinées à recevoir la tête du marteau. En arrière et en bas, le corps présente une échancrure circulaire et rejoint en arrière la courte apophyse et en bas la grande branche. L'*apophyse courte* a son bord inférieur dirigé en arrière assez horizontalement, tandis que le bord supérieur partant du bord de l'enclume se dirige obliquement en arrière et en bas. L'extrémité postérieure de la petite apophyse se termine par une pointe, une extrémité mousse ou un renflement brusque. Sur sa face terminale interne, on trouve une gouttière, une surface plate ou une surface rugueuse. La *grande branche* est rarement complètement verticale, mais le plus souvent concave en avant, et en dedans, surtout dans son tiers inférieur; comme le manche du marteau, sa face antérieure présente une légère rotation en dehors. De la grande branche de l'enclume part à angle droit une petite apophyse osseuse se dirigeant en dedans et en haut. Elle naît ordinairement à l'extrémité inférieure de la branche, ou même un peu au-dessus; quelquefois elle est formée par la branche verticale qui s'incurve de dehors en dedans en totalité. J'ai trouvé le pédicule de cette apophyse tantôt court et mince, tantôt large ($0^{mm},6$) avec une surface supérieure et une inférieure de longueur inégale, ce qui donne une position oblique à l'*os lenticulaire* qui la coiffe (ossiculum Sylvii).

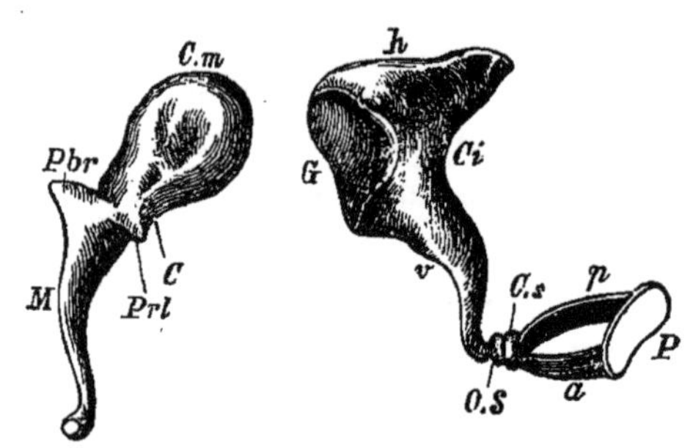

Fig. 60 et 61. — Marteau, enclume reliée à l'étrier (côté droit). — Marteau : *C*, col; *Cm*, tête; *M*, manche. *Pbr*, apophyse courte; *Prl*, apophyse longue (rudimentaire). — Enclume : *Ci*, corps; *G*, surface articulaire pour la tête du marteau; *h*, branche horizontale ou apophyse courte; *Os*, osselet de Sylvius (os lenticulaire); *v*, branche verticale (grande branche). — Etrier : *a*, branche antérieure; *Cs* tête; *p*, branche postérieure; *P*, base de l'étrier.

L'*étrier* (stapes) est relié à l'os lenticulaire; sa tête offre une dépression pour s'articuler avec lui. L'étrier fait avec la grande branche de l'enclume non pas un angle droit, mais un angle légèrement aigu ouvert en haut, en dehors et en avant. L'étrier comprend une tête, un col, deux branches, dont l'une est dirigée en avant (crus anterius), l'autre en arrière (crus posterius); elles s'insèrent toutes deux à la base de l'étrier (basis stapedis).

La *tête* est droite ou bien inclinée en avant, plus rarement en arrière; quelquefois il n'existe pas de col et elle occupe alors le point de réunion des deux branches; le col peut être remplacé par une large lamelle osseuse. Le *col* est creux ou plein et d'une longueur variable. La branche postérieure est ordinairement plus courbée que l'antérieure, qui peut même être complètement droite. L'insertion des deux branches à la base se fait près du bord inférieur et souvent à une certaine distance des bords latéraux. Dans nombre de cas, les deux branches sont reliées au niveau de leur bord supérieur par une crête qui longe la face externe de la base et la divise en un segment supérieur plus petit et un segment inférieur plus grand. En dehors, du côté de la tête de l'os, les deux branches se réunissent en formant un arc dans lequel est souvent tendue une membrane mince (*membrane obturatrice de l'étrier*) qui en ferme complètement l'ouverture. La base de l'étrier a une longueur de $2^{mm}6$ à $3^{mm}5$ et une largeur de $1^{mm}2$ à $2^{mm}5$. Le bord inférieur de la base est légèrement concave ou presque rectiligne, tandis que le bord supérieur est fortement convexe. L'extrémité postérieure est ordinairement mousse, l'antérieure est toujours pointue. La base est généralement un peu convexe du côté du vestibule; du côté de la caisse, au contraire, elle présente la forme d'une cupule à bords retroussés.

Connexions des osselets de l'ouïe. — Les osselets sont en connexion entre eux et avec les parties voisines. Ils sont reliés entre eux par des *articulations*. Le marteau s'articule avec l'enclume et l'enclume avec l'étrier. Ces articulations ont été étudiées plus haut. Ajoutons que les surfaces articulaires offrent une couche mince de cartilage hyalin et qu'il existe une capsule fibreuse. Dans la cavité articulaire du marteau et de l'enclume, suivant Pappenheim, il s'enfonce un repli de la capsule, et, d'après Rüdinger, une masse fibro-cartilagineuse y forme un ménisque constant; il en est de même pour l'articulation de l'enclume avec l'étrier, d'après Rüdinger.

Les *connexions du marteau* se font avec la membrane tympanique, puis avec les parois externe, antérieure et supérieure de la caisse. De la tête du marteau part une série de fibres presque horizontales rejoignant la paroi externe au-dessus de la membrane tympanique; c'est le *ligament externe du marteau.* Les fibres les plus postérieures de ce ligament sont désignées par Helmholtz sous le nom de *ligament postérieur*, car prolongées en avant par la pensée elles rencontrent le ligament antérieur et constituent avec lui le « *ligament axile du marteau* » (Helmholtz). Le *ligament antérieur* naît du col du marteau et avec la longue apophyse se porte en avant pour pénétrer dans la scissure de Glaser. Le ligament antérieur doit être considéré comme un reste de cette bande cartilagineuse qui sous le nom de cartilage de Meckel relie originairement le marteau au maxillaire inférieur. D'après de Verga, du cartilage de Meckel naît d'une part le ligament antérieur du marteau, d'autre part le ligament latéral interne du maxillaire inférieur. Le ligament antérieur ne provient pas de la transformation de la longue apophyse; on peut s'en convaincre facilement en examinant des embryons arrivés à la dernière période de leur développement, on trouve chez eux simultanément l'apophyse longue et le cartilage de Meckel; de même chez l'adulte la persistance de l'apophyse antérieure dans sa longueur primitive ne se fait pas aux dépens du ligament antérieur.

Le *ligament supérieur du marteau* descend de la voûte de la caisse à l'extrémité supérieure de la tête du marteau. La tête étant plus ou moins éloignée de la voûte, la longueur de ce ligament est très variable; il peut même complètement manquer quand la tête touche la voûte.

Connexions de l'enclume. — Le corps de l'enclume est relié à la paroi supérieure de la caisse par le ligament supérieur de l'enclume qui, comme le précédent, offre de grandes variétés dans ses dimensions. La branche horizontale de l'enclume est fixée à la paroi postérieure de la caisse tantôt par des fibres résistantes (*ligament postérieur de l'enclume*), tantôt par une sorte d'articulation. Dans ce dernier cas, la branche horizontale s'enfonce dans une fossette creusée dans la paroi postérieure. Au point de réunion, Rüdinger a trouvé une couche de cartilage hyalin.

Les bords de la *base de l'étrier* sont cartilagineux (Toynbee) ainsi que ceux de la fenêtre ovale (Magnus); ils sont réunis entre eux par un ligament (*ligament annulaire*) se composant, d'après Eysell et Buck, de fibres élastiques radiées dont la largeur augmente peu à peu du pôle postérieur vers le pôle antérieur (Eysell).

Développement. — D'après l'opinion primitive de Rathke et Valentin, le marteau et l'enclume naissent d'un petit mamelon qui se trouve en arrière et au-dessous du renflement formé par la paroi labyrinthique, c'est-à-dire par la vésicule cérébrale, renflement aux dépens de laquelle se développe l'étrier. Plus tard, Reichert admit que la chaîne des osselets provenait du premier et du deuxième arc viscéral; suivant ce mode de développement, ces osselets se forment indépendamment l'un de l'autre et ne s'unissent que plus tard. D'après les nouvelles recherches de J. Gruber, l'étrier, conformément à l'opinion ancienne, se développe aux dépens de la vésicule cérébrale elle-même et ne s'en différencie que plus tard, au moment où la fenêtre ovale prend naissance. Mes recherches démontrent en outre que le marteau et l'enclume proviennent d'une masse commune, conformément à l'opinion primitive de Rathke et Valentin, masse qui ne se divise que plus tard en deux parties articulées ensemble, le marteau et l'enclume. Cette division s'effectue à une période relativement avancée de la vie fœtale, quand les contours du marteau et de l'enclume sont déjà distincts (embryon humain de 2 à 3 mois). D'après les derniers travaux de Gruber, c'est l'articulation de l'étrier et de l'enclume qui se développe d'abord; celle du marteau et de l'enclume ne se forme que plus tard.

L'*ossification* des osselets de l'ouïe commence au quatrième mois de la vie intra-utérine; c'est sur l'étrier qu'elle commence le plus tard, c'est sur lui également qu'elle est d'abord presque terminée (toutefois à l'exception de la base), tandis qu'au moment de la naissance on trouve encore dans l'intérieur du marteau et de l'enclume des cellules cartilagineuses; on les rencontre même encore chez l'adulte, d'après Prussak. Le marteau possède en outre sur l'apophyse externe et sur le manche une couche cartilagineuse assez épaisse que nous avons déjà étudiée à propos de la membrane tympanique (voy. p. 127). En outre, chose remarquable, la croissance des osselets est complètement terminée au moment de la naissance.

c. Muscles de la caisse. — La caisse renferme deux muscles : le muscle du marteau (m. tensor tympani), et le muscle de l'étrier (m. stapedius).

1. Le *muscle tenseur de la membrane* naît au niveau de l'orifice antérieur du canal carotidien, à la voûte du cartilage tubaire et au bord avoisinant de la grande aile du sphénoïde. Comme de Troeltsch l'a fait voir le

premier, ce muscle est en connexion avec le tenseur du voile, soit par des fibres musculaires, soit par une expansion tendineuse qui va rejoindre la portion moyenne du muscle tenseur du voile (Rüdinger, Rebsamen, Meyer).

J'ai vu une préparation dans laquelle le muscle tenseur tympanique tout entier se continuait par un tendon uniforme relié en totalité avec le ventre moyen du muscle tenseur du voile. Par contre, sur beaucoup de préparations je n'ai pu trouver de connexion fibreuse ou musculaire entre ces deux muscles.

Le muscle du marteau, dans le chemin qu'il parcourt pour entrer dans son canal (fig. 55, p. 182), passe par-dessus une mince lamelle osseuse,

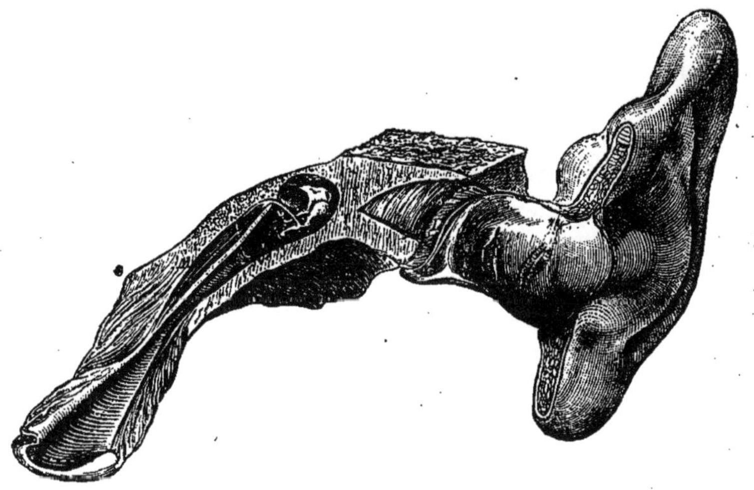

Fig. 62. — *M*, muscle tenseur tympanique prenant naissance dans la région de l'isthme de la trompe; le tendon du muscle sort du bec de cuiller situé sur la paroi interne de la caisse, et la traverse obliquement pour s'insérer à l'arête interne et à la face antérieure du manche du marteau (côté gauche).

la cloison tubaire, qui sépare la trompe osseuse du demi-canal du muscle tympanique, et, renfermé dans ce dernier, gagne le bec de cuiller où il se transforme en un tendon tantôt cylindrique, tantôt plat, qui se coude brusquement en dehors vers le marteau; suivant la position variable de l'apophyse cochléaire, le tendon du muscle tenseur se porte directement de dedans en dehors, ou bien obliquement vers le manche du marteau. L'insertion du tendon a généralement lieu sur une largeur de $0^{mm}7$ à 1^{mm}.

Quelquefois ce tendon envoie un petit faisceau en avant ou vers la poche tympanique antérieure (de Troeltsch). La gaîne qui entoure le tendon peut entrer en connexion avec le ligament antérieur ou l'apophyse longue. Quant à son point d'insertion sur le manche, j'ai trouvé sur soixante préparations des variations très grandes : dix-neuf fois il s'insérait sur la face antérieure du manche, immédiatement en avant de l'arête interne; vingt fois sur l'arête interne qui s'élargit en haut (Politzer) et sur la face antérieure (Gruber). Deux fois le tendon s'insérait à l'arête interne et à la face postérieure (Politzer); sur deux autres préparations, à la face postérieure seule. Dix fois le tendon circonscrivait l'arête interne en s'insérant à la fois à la face antérieure et à la face postérieure. L'insertion du tendon se fait le plus souvent dans une direction inclinée sur l'axe du manche. Dans quelques cas le tendon semble divisé en deux faisceaux superposés, comme l'avaient déjà vu Casserius et Veslingius.

2. Le *muscle de l'étrier* remplit par sa partie charnue la cavité de l'éminence pyramidale.

Il occupe d'abord le côté interne du nerf facial (Kölliker) et ne passe au devant de lui que dans un stade ultérieur de son développement. Primitivement en contact direct avec le nerf, il n'en est séparé que plus tard par une mince cloison osseuse dans laquelle on trouve encore chez l'adulte des fissures qui les font communiquer ensemble (L. Joseph, Politzer).

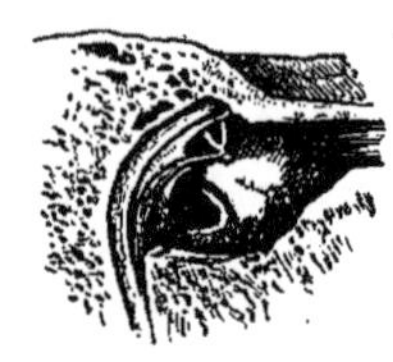

Fig. 65. — Etriers avec son muscle. Celui-ci mis à nu par l'ouverture de l'éminence pyramidale est accolé au nerf facial (côté droit).

Au sommet de l'éminence pyramidale, les faisceaux musculaires se réunissent en un *tendon* mince qui pénètre dans la caisse par l'orifice de cette éminence et gagnent l'étrier. L'*insertion* du tendon se fait le plus souvent au bord postérieur de la surface articulaire de la tête de l'étrier, quelquefois cependant sur le col à 0.5 ou 1^{mm} de ce point. D'après Rüdinger, quelques fibres tendineuses du muscle de l'étrier s'attachent aussi à la tête articulaire de l'os lenticulaire, ce qui n'a sans doute pas lieu quand le tendon s'insère très bas sur le col.

d. Revêtement de la caisse. — La caisse est revêtue par une *muqueuse* fine recouverte d'un épithélium à cils vibratiles. De Troeltsch le premier a trouvé des glandes dans la partie antérieure de la caisse au voisinage de l'embouche de la trompe (voy. p. 225). Il n'existe pas de périoste que l'on puisse séparer de la muqueuse, aussi la muqueuse en remplit-elle les fonctions. Nous avons déjà vu ses connexions avec la membrane tympanique (p. 130). La muqueuse présente un repli qui du marteau se porte en avant vers la scissure de Glaser et recouvre les organes qui ont la même direction (apophyse longue du marteau, ligament antérieur du marteau, artère tympanique inférieure et corde du tympan). Ce repli de la muqueuse limite avec la membrane un espace ouvert en bas que l'on désigne sous le nom de « *poche tympanique antérieure* » (de Troeltsch). En arrière du marteau, il existe une membrane à concavité inférieure qui naît de la partie postéro-supérieure du cercle tympanique et s'attache en avant et en bas au manche du marteau. Cette membrane, d'une hauteur de 3 à 4^{mm} et d'une longueur de 4^{mm} environ (de Troeltsch), forme avec la membrane du tympan une cavité ouverte en bas, analogue à la poche antérieure, et que l'on appelle « *poche tympanique postérieure* ».

Les anciens anatomistes admettaient que cette poche était comme l'antérieure formée par un repli de la muqueuse, tandis que d'après les recherches de Troeltsch sa paroi interne renferme des fibres de la couche propre de la membrane tympanique, dont il peut par conséquent être considéré comme un feuillet accessoire. L'importance pratique de ce feuillet que l'on aperçoit par transparence a été déjà mentionnée à propos des opacités tympaniques (voy. p. 140). Outre les poches antérieure et postérieure, il existe encore, d'après Prussak, une *poche supérieure;* elle est formée en dehors par la membrane de Shrapnell, en dedans par le col du marteau, et son entrée se trouve en arrière au-dessus de la poche postérieure.

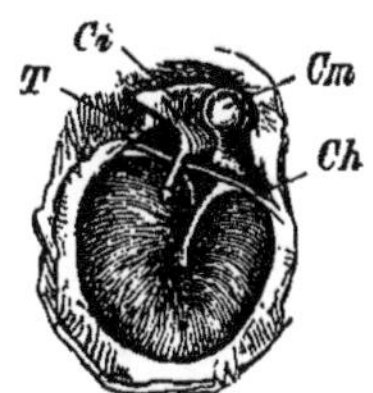

Fig. 64. — Aspect du feuillet interne de la poche tympanique postérieure. — *Ch*, corde du tympan. — *Ci*, corps de l'enclume. — *Cm*, tête du marteau. — *T*, feuillet interne de la poche postérieure.

Les *vaisseaux* de la caisse sont très nombreux et présentent des rapports intimes avec les réseaux du voisinage. Outre leurs anastomoses avec les vaisseaux du conduit auditif externe (p. 131), il en existe d'autres entre les méninges et la face inférieure de la voûte du tympan; de plus, la caisse offre des rapports vasculaires avec le labyrinthe, et à travers les fenêtres ronde et ovale (Buck en a donné la démonstration microscopique pour la fenêtre ovale) et à travers la paroi osseuse elle-même (Politzer); de même les vaisseaux de la caisse sont reliés à ceux de l'apophyse mastoïde et à ceux de la muqueuse du pharynx (par la trompe d'Eustache). Enfin la scissure de Glaser permet aux vaisseaux de la caisse de communiquer avec le plexus temporo-maxillaire.

Les *artères* de la caisse proviennent de la carotide interne et de la carotide externe. 1° La *carotide externe* envoie par l'artère pharyngienne ascendante de petits vaisseaux à la partie antérieure de la caisse et au muscle du marteau. L'auriculaire postérieure fournit la stylo-mastoïdienne qui, dans son parcours à travers le canal de Fallope, envoie des ramuscules à la caisse et au muscle de l'étrier. Avec l'artère stylo-mastoïdienne s'anastomosent un ramuscule de l'artère vidienne et dans quelques cas un petit rameau provenant de l'artère occipitale (Henle); l'artère stylo-mastoïdienne s'anastomose aussi avec la tympanique antérieure, l'artère stapédienne et la pétreuse inférieure. La maxillaire interne envoie plusieurs rameaux à la caisse, et parmi eux la tympanique antérieure qui pénètre dans la caisse par la scissure de Glaser et s'anastomose finalement avec l'artère stylo-mastoïdienne.

Un rameau rarement très développé de la maxillaire interne, l'artère méningée accessoire (Hyrtl), passe sous le nom d'artère stapédienne entre les deux branches de l'étrier et s'anastomose avec la stylo-mastoïdienne; quelquefois le petit rameau traverse aussi la voûte de la caisse pour pénétrer dans les méninges (Otto, Hyrtl). L'anastomose de l'artère stapédienne avec l'artère stylo-mastoïdienne est constante, d'après Zuckerkandl. Quelquefois l'artère stapédienne ne provient pas de la maxillaire interne, mais de la carotide interne, avant son entrée dans le canal carotidien.

Le rameau le plus considérable de l'artère maxillaire interne, l'artère méningée moyenne, fournit au muscle du marteau et envoie un rameau, l'artère pétreuse surperficielle, à l'artère stylo-mastoïdienne, et un autre rameau à l'hiatus du canal de Fallope. Dans sa marche ultérieure, la méningée moyenne envoie une artère dans la caisse à travers la voûte du tympan. La caisse reçoit à travers la scissure de Glaser un petit rameau de l'artère temporale.

2° La *carotide interne* envoie des branches à la paroi antérieure de la caisse et au promontoire (Huschke, Langer); l'artère stapédienne, qui provient quelquefois de la carotide interne, a déjà été mentionnée.

Les *vaisseaux de la chaîne des osselets* sont nombreux. D'après Kessel, l'artère principale du marteau se divise sur la face antérieure de la tête en deux branches dont l'une forme un réseau pour la tête et l'autre descend dans l'intérieur du manche. Ce rameau intérieur envoie latéralement des filets à la surface externe du manche où ils s'abouchent avec un second réseau vasculaire situé sous la couche sous-muqueuse. Chez l'embryon, où les parties centrales des osselets sont encore cartilagineuses, il n'existe qu'un réseau périphérique. Mêmes dispositions, d'après Kessel, pour le réseau vasculaire central de l'enclume. Eysell a observé des vaisseaux qui de la grande branche de l'enclume se portent vers l'os lenticulaire où ils décrivent des anses.

D'après Prussak, les artères terminales de la caisse se jettent presque directement dans les veines sans anastomoses, disposition défavorable à la formation d'une circulation collatérale dans les cas de troubles circulatoires.

Les *veines* de la caisse se jettent en partie dans la veine méningée moyenne, en partie dans les plexus veineux de la trompe et du maxillaire inférieur. D'après Zuckerkandl, il est très probable que ce dernier communique avec la caisse par des veines qui traversent la scissure de Glaser. De petites veinules rejoignent le plexus qui entoure la carotide dans le canal carotidien, plexus que l'on doit considérer d'après Rektorzik comme une prolongation du sinus caverneux. De même les veines de la caisse communiquent très vraisemblablement avec le sinus pétreux supérieur (de Troeltsch).

Les vaisseaux de la chaîne des osselets qui y remplissent presque complètement les canaux de Havers et les espaces médullaires sont en grande partie veineux (Rüdinger).

Les *nerfs* de la caisse proviennent du trijumeau, du facial, du glossopharyngien et du sympathique.

Le *trijumeau* envoie un filet au muscle tenseur de la membrane par le nerf ptérygoïdien interne; ce muscle reçoit un deuxième rameau du ganglion otique; en outre le trijumeau prend part à la formation du plexus tympanique (voy. plus bas).

Le *facial* qui, au niveau de sa première courbure (ganglion géniculé), reçoit le grand nerf pétreux superficiel provenant du ganglion sphéno-palatin, communique avec le plexus tympanique par un rameau anastomotique (Henle), lequel abandonne le facial au niveau du ganglion géniculé ou dans son voisinage et descend vers la caisse. Dans sa marche ultérieure, il envoie un filet au muscle de l'étrier, s'anastomose avec le nerf auriculaire du pneumo-gastrique qui croise obliquement l'extrémité inférieure du canal de Fallope, et émet généralement avant sa sortie du trou stylo-mastoïdien la corde du tympan, qui quelquefois occupe un canal particulier en dehors du canal facial (Blumenbach).

La *corde du tympan* qui naît à angle aigu du facial pénètre dans la caisse par la paroi postérieure; là, elle se porte en haut à l'extrémité libre du feuillet interne de la poche postérieure, mais avant que ce feuillet ne s'insère au manche du marteau elle s'élève et passe entre la grande branche de l'enclume et le col du marteau auquel elle adhère intimement, et se dirigeant en avant abandonne la caisse par la scissure de Glaser pour s'unir au nerf lingual, branche du trijumeau.

Le *glosso-pharyngien* envoie au niveau de son ganglion pétreux rameau (rameau de Jacobson, ou rameau tympanique) à travers le plancher de la caisse jusqu'au promontoire, où il forme le *plexus tympanique* en s'unissant au petit nerf pétreux superficiel du ganglion otique (trijumeau) et aux petits nerfs pétreux profonds du plexus sympathique de la carotide interne. Les mailles du plexus tympanique occupent sur la paroi interne des canaux complètement ou incomplètement fermés, des gouttières ou des sillons.

e. Position topographique des différentes parties de la caisse par rapport à la membrane tympanique et au conduit auditif. — Les rapports topographiques de la chaîne des osselets et des parois de la caisse relativement à la membrane tympanique sont très variables. L'*apophyse externe du marteau* est quelquefois très rapprochée de la partie supérieure du cercle osseux ; dans d'autres cas elle est située très bas, et on aperçoit alors une partie du col du marteau. La *grande branche de l'enclume* située derrière le marteau peut descendre jusqu'à la moitié inférieure et même jusqu'au tiers inférieur du manche. D'autres fois cependant on n'aperçoit que l'extrémité inférieure au niveau de la portion supérieure du cercle tympanique sous la forme d'un petit point; enfin elle peut être située tout entière au-dessus du cercle osseux et alors, même quand la membrane est détruite, on ne peut l'apercevoir dans le quart postéro-supérieur. La position de la branche de l'enclume relativement au manche du marteau n'est également pas fixe; elle peut en être très rapprochée ou très éloignée, au point d'être située tout près de la partie postérieure du cercle tympanique.

L'*étrier* par suite de sa position élevée dans la caisse ne se voit pas du conduit, ou bien on aperçoit seulement sa tête et par suite son point de éunion avec la grande branche de l'enclume, au niveau du cercle postéro-supérieur de la membrane. Par contre, quand l'étrier est situé très bas, on peut distinguer ses branches ou du moins sa branche postérieure; dans ces cas, on peut suivre le tendon du muscle de l'étrier, quelquefois jusqu'au sommet de l'éminence pyramidale; beaucoup plus fréquemment on ne reconnaît que le tendon qui de l'étrier se porte en arrière. On ne doit pas e confondre avec la branche postérieure, beaucoup plus rarement visible que lui. La branche se reconnaît à ce que se courbant en quittant la tête de l'étrier elle disparaît bientôt à la vue, tandis que le tendon a une direction horizontale.

A la paroi interne de la caisse, quand la membrane tympanique est absente, l'œil qui regarde de bas en haut aperçoit quelquefois le *bec de cuiller*. Quant à la *niche de la fenêtre ovale*, même observation que pour l'étrier. ans le voisinage de l'extrémité libre du manche du marteau, le *promonoire* fait une saillie plus ou moins rapprochée de lui. Dans le quart postéro-nférieur, près de la périphérie, il n'est pas rare d'apercevoir une fossette ur la paroi interne, c'est la *niche de la fenêtre ronde*. Elle peut être placée très en arrière et par suite invisible par le conduit; dans d'autres circonstances, par exemple, quand elle est verticalement située, on peut du onduit l'apercevoir avec sa membrane; c'est un point sur lequel Kramer vait déjà appelé l'attention. Lorsqu'il existe une perforation de la moitié férieure de la membrane, on voit souvent nettement le *plancher de la caisse* t ses cellules osseuses; sur la paroi antérieure, on aperçoit quelquefois en artie l'*orifice tympanique de la trompe*.

II. — Physiologie.

La fonction la plus importante de la caisse consiste dans la transmission u labyrinthe des ondes sonores arrivant dans la caisse par la membrane ympanique ou par d'autres voies. Cette transmission a lieu en partie par a chaîne des osselets, en partie par l'air.

Transmission des ondes sonores par la chaîne des osselets. — Politzer a émontré le premier expérimentalement qu'il se fait un affaiblissement rogressif des ondes sonores pendant leur transmission du marteau à étrier. Buck a constaté que les mouvements de l'enclume étaient moitié lus faibles que ceux du marteau, et ceux de l'étrier moitié plus faibles que ux de l'enclume, et par conséquent que les ondes sonores n'avaient plus ur l'étrier que le quart de leur intensité primitive. Suivant Politzer, les sselets vibrent plus faiblement sous l'influence des sons graves que sous lle des sons élevés; mais d'autre part, quand les sons deviennent ès aigus, on constate de nouveau une diminution dans l'intensité des ouvements. Pendant la propagation des ondes sonores de la membrane à étrier, elles se condensent en passant de la membrane plus grande à l'étrier us petit (Politzer).

Les mouvements des osselets ne sont démontrables que quand les vibrations sont relativement très intenses. Comme le fait observer Riemann, les mouvements de l'étrier, qui pour un certain son sont encore visibles à 10 pouces de distance, ne sont plus constatables à une distance de 20000 pouces que quand ils sont grossis au moins 2000 fois. Ces mouvements ont une amplitude si faible, qu'un contact intime entre les osselets est absolument nécessaire pour leur production, un corps ne pouvant communiquer aucun mouvement à un autre corps, si celui-ci est placé au delà de son amplitude.

Comme l'ont prouvé les recherches d'Helmholtz, le marteau et l'enclume sont reliés ensemble à la manière d'une clef de montre dont les dents permettent un écartement dans un certain sens des surfaces articulées, tandis que dans l'autre elles s'accrochent solidement. Le marteau en se portant en dehors s'écarte un peu de l'enclume, tandis qu'en se portant en dedans il lui communique le moindre de ses mouvements.

Le fait que pendant la condensation de l'air dans la caisse le manche du marteau se porte un peu en dehors avec la membrane sans que l'enclume subisse un déplacement de même grandeur avait déjà été démontré expérimentalement par Politzer, avant les recherches d'Helmholtz.

Les *mouvements du marteau* se font autour d'un axe formé par le ligament antérieur et le ligament postérieur du marteau, lesquels constituent ainsi le ligament axile de Helmholtz.

La section du muscle tenseur de la membrane relâche ce ligament (Helmholtz). Il existe une série de fibres qui vont du marteau à la poche postérieure; elles constituent un ligament d'arrêt pour les mouvements de la membrane et du marteau en dehors; des fibres de ce genre existent aussi dans le ligament supérieur du marteau (Helmholtz). La *branche verticale de l'enclume* exerce une pression constante sur la tête de l'étrier; cette pression de dehors en dedans persiste après division de l'articulation de l'encolure avec l'étrier (Helmholtz), et c'est seulement on isolant l'étrier que l'on voit baisser la pression labyrinthique (Lucae).

Les *mouvements* de la base de l'*étrier* pendant les vibrations des osselets sont tels que son bord supérieur s'enfonce plus profondément dans le vestibule que son bord inférieur (Mach et Kessel). Riemann fait observer que la faible largeur du ligament annulaire n'apporte pas d'entrave aux mouvements de la base de l'étrier, tandis qu'une plus grande largeur atténuerait les vibrations. D'ailleurs, d'après les recherches de Weber-Liel, le ligament annulaire présente aussi des vibrations indépendantes; sous l'influence de la voix murmurée, on voit très nettement se déplacer des reflets lumineux siégant sur ce ligament, sans que l'on puisse constater la moindre modification sur la base de l'étrier.

Outre la chaîne des osselets, la *membrane de la fenêtre ronde* subit aussi des mouvements. Ces mouvements sont consécutifs aux oscillations de la base de l'étrier dans la fenêtre ovale, ou bien ils en sont indépendants et sont produits par la transmission aérienne. Voici comment les mouvements de l'étrier agissent sur la membrane ronde : à chaque enfoncement de cet osselet dans le vestibule, il se produit sur le liquide labyrinthique une pression qui se propage jusqu'à la membrane ronde qui fuit du côté de la caisse; au contraire, la membrane ronde s'affaisse dans le canal du limaçon quand l'étrier, pendant une certaine phase de son oscillation, se porte en dehors. Cette dernière condition est réalisée chaque fois que l'air est condensé dans la caisse, ou raréfié dans le conduit auditif, en admettant que les osselets soient entre eux dans leurs rapports normaux, que le marteau adhère à la membrane tympanique et que celle-ci soit mobile.

On voit d'après ce qui précède que les mouvements en dehors de l'enclume et de l'étrier sont atténués par la conformation particulière de l'articulation du marteau avec l'enclume. Lorsque cette articulation est détruite au moment où la pression s'élève dans la caisse, la membrane ronde ainsi que la base de l'étrier restent immobiles (Lucae).

Comme Buck, Burnett et Weber-Liel l'ont expérimentalement démontré, la membrane ronde peut être ébranlée par l'intermédiaire de l'air, c'est-à-dire indépendamment de la chaîne des osselets. Weber-Liel a trouvé que dans ce cas les mouvements de la membrane ronde sont plus faibles du côté du canal du limaçon que du côté de la caisse.

Fonctions du muscle tenseur de la membrane. — Comme l'indique son nom, ce muscle tend la membrane tympanique. Pendant sa contraction, le manche du marteau se porte de dehors en dedans et d'avant en arrière ; la petite apophyse s'incline en bas et un peu en avant, en même temps qu'elle subit, d'après Gruber, une rotation en arrière (quand le tendon s'insère à la face antérieure du manche). Cette rotation du manche est arrêtée par le ligament antérieur (Kessel), qui par suite peut être considéré comme un antagoniste du muscle du marteau (voy. p. 151).

Étant donné l'union intime d'une part du marteau et de la membrane et d'autre part des osselets entre eux, les contractions du muscle tenseur entraînent en dedans non seulement la membrane, mais la chaîne des osselets tout entière et par suite enfoncent profondément la base de l'étrier dans la fenêtre ovale. Ces contractions augmentent donc la tension de la membrane et de la chaîne des osselets, et diminuent leur mobilité, et par suite le liquide labyrinthique reçoit des chocs plus faibles. Diminution de la conductibilité pour les ondes sonores, atténuation des ébranlements qu'elles impriment au liquide labyrinthique, tels sont les effets produits par les contractions du muscle tenseur tympanique, que l'on peut par conséquent considérer comme protecteur du nerf auditif contre les bruits intenses (Toynbee). D'après Toynbee, cette atténuation se produit involontairement pour les bruits dont on redoute l'intensité. La tension de ce muscle est influencée par les contractions des muscles tubaires, et à ce sujet il faut mentionner en première ligne les rapports du muscle tenseur du voile du palais avec le muscle tenseur de la membrane tympanique. Ce sont eux qui expliquent d'après Politzer la surdité qui se produit pendant le bâillement ; à ce moment en effet le tenseur du voile se contracte, et cette contraction entraîne celle du tenseur de la membrane. De même les bourdonnements qui accompagnent cette surdité prouvent que l'appareil de transmission des ondes sonores a subi un déplacement en dedans par la contraction du muscle tenseur. Cette influence qu'exercent les contractions des muscles tubaires sur le muscle du marteau se produit, ainsi que je l'ai déjà démontré, à la moindre contraction des muscles du cou, par exemple, par de simples mouvements de la tête ; ils se manifestent en partie par des modifications qualitatives et quantitatives dans la perception des sons, en partie par l'apparition de bourdonnements.

Quand la tension du muscle du marteau augmente, le son fondamental est le plus souvent atténué, et l'on entend très distinctement les harmoniques du son (Politzer, Mach et Kessel, Schapringer, Blake et Shaw, etc.). Lucae, par contre, a constaté que pendant cette contraction les sons graves devenaient très prédominants.

Voici le résultat des recherches que j'ai faites à ce sujet, et pour lesquelles j'ai employé le bruit produit par un appareil d'induction et différentes notes fournies par des diapasons : la plupart des individus en expérience prétendaient qu'en inclinant fortement la tête ou en contractant volontairement les muscles palato-tubaires, c'est-à-dire, en somme, pendant la contraction du muscle du marteau, le sifflement aigu compris dans le bruit produit par l'appareil d'induction était très affaibli ou même n'était plus perceptible, tandis qu'aussitôt après les sons élevés reparaissaient tout d'un coup très nettement. Je fis alors des expériences plus précises avec différents diapasons. Un certain nombre des individus en expérience déclarèrent alors que pendant la tension des muscles salpingo-staphylins le son se modifiait bien, mais qu'ils n'étaient pas en état de préciser cette modification. D'autre part, il en était pour qui le son s'élevait très nettement et d'autres pour qui il s'abaissait ; pour quelques-uns enfin la qualité du son n'était pas modifiée, mais bien son intensité, qui était plus souvent augmentée, plus rarement diminuée.

Une comparaison faite alors avec les bruits de l'appareil d'induction montra que les sons élevés, sifflants, contenus dans ces bruits au moment de la tension musculaire, pouvaient aussi disparaître pour les individus chez lesquels le son du diapason ne subit qu'une modification quantitative, ou chez ceux qui entendaient encore les sons élevés du diapason, même avec plus de netteté.

Il y avait donc contradiction absolue entre les résultats fournis par le diapason et par l'appareil d'induction. Mais cette contradiction pourrait bien n'être qu'apparente, les sons graves étant beaucoup plus intenses dans les appareils d'induction que j'emploie ordinairement que les sons élevés sur lesquels il me fallait assez fréquemment attirer l'attention des individus en expérience. Il serait donc très possible que pendant l'affaiblissement de la perception des sons, même quand cet affaiblissement est plus marqué pour les sons graves que pour les sons élevés, il se produise une disparition des sons élevés, tandis que les sons graves, bien qu'affaiblis [1], sont encore nettement perceptibles, grâce à leur grande intensité primitive.

Je ferai observer encore une fois que chez plusieurs individus dont quelques-uns étaient musiciens, non seulement les bruits, mais les sons du diapason, paraissaient notablement plus graves.

Le *muscle du marteau* peut aussi être *contracté volontairement*, sans

[1] Un fait qui prouve bien l'atténuation des sons graves contenus dans le bruit pendant la contraction des muscles staphylo-pharyngiens est le suivant : si l'on rend ces sons à peine perceptibles en bouchant l'oreille ou en éloignant la source sonore, ils disparaissent complètement dès que l'on incline fortement la tête.

qu'il existe en même temps la moindre tension des muscles staphylo-pharyngiens, ainsi que Politzer l'a constaté le premier; la membrane offre alors quelquefois une dépression très nette.

Wolf a rapporté un fait très curieux : on tirait un son intense d'un appeau à une certaine distance de son oreille, puis on répétait la même manœuvre tout près de son oreille; le son lui semblait alors plus élevé d'un demi-ton. Wolf attribue cette particularité à la *contraction réflexe du muscle tenseur de la membrane tympanique.*

Les recherches expérimentales de Burnett montrent que l'élévation de la pression intra-labyrinthique au delà d'une certaine limite trouble la fonction physiologique des osselets et de la fenêtre ronde; cette perturbation se produit plus vite sous l'influence des sons élevés que des sons graves. Toutes les fois que la pression intra-auriculaire augmente, les oscillations deviennent inégales pour les sons aigus et pour les sons graves, à l'avantage de ceux-ci. Lucae a observé qu'une pression exercée sur la fenêtre ronde affaiblit le son fondamental.

Fonctions du muscle de l'étrier. — Ce muscle, par ses contractions, déplace la base de l'étrier en faisant sortir son extrémité antérieure de la fenêtre ovale et en enfonçant dans le vestibule son extrémité postérieure. Une partie du ligament annulaire joue alors le rôle de ligament axile et reste immobile (Eysell). Pendant ce mouvement de sonnette, la tête de l'étrier refoule en dehors la grande branche de l'enclume et par suite le marteau avec la membrane. Le muscle de l'étrier est donc antagoniste du muscle tenseur de la membrane tympanique. D'après Toynbee, le muscle de l'étrier est le muscle qui écoute, parce qu'en tirant l'étrier hors de la fenêtre ovale il le rend plus mobile et lui permet d'osciller sous l'action la plus légère.

Réflexes. — Par les nerfs sensibles de la caisse, il se produit d'après Benedict une action réflexe sur la circulation du cerveau et principalement du bulbe.

B. — Pathologie[1].

I. — Anomalies.

1. **Anomalies par défaut.** — Il peut y avoir *absence totale* de caisse, par exemple, lorsqu'elle est remplacée par une masse osseuse ou représentée par une fente.

Il peut y avoir *absence partielle*, par exemple, quand l'éminence pyramidale ou la paroi externe du canal de Fallope n'existent pas, ce qui n'est pas rare. La gouttière du muscle du marteau peut manquer complètement; on a observé maintes fois l'étroitesse ou l'absence des fenêtres et du

[1] La pathologie des osselets et celle des muscles intrinsèques seront étudiées en même temps à la fin de ce chapitre.

promontoire. Moos a vu une fois le promontoire remplacé par une concavité occupant la paroi interne de la caisse.

2. **Anomalies par excès.** — Chez les monstres bicéphales, la caisse est double; Cassebohm et Barkow ont décrit les premiers cette anomalie. Hyrtl, dans un cas de ce genre, a constaté la soudure des deux manches du marteau, tandis que les deux enclumes et les deux étriers étaient indépendants.

3. **Anomalies de grandeur.** — Claudius a trouvé sur les hémiacéphales une caisse extraordinairement profonde et dans laquelle la membrane tympanique était à une distance exagérée du promontoire. La cause en résidait dans l'écartement existant entre l'anneau tympanique et la paroi interne de la caisse, par suite de l'accolement de la carotide à cet anneau. La tête de l'étrier avait subi un allongement proportionnel de telle sorte qu'elle atteignait presque la longueur d'une de ses branches. — Les fenêtres labyrinthiques peuvent être plus grandes qu'à l'état normal, ainsi que le prouve un cas de Hyrtl concernant la fenêtre ronde.

II. — Solutions de continuité.

Elles occupent les parois de la caisse et sont dues soit à des actions mécaniques, soit à des inflammations; exceptionnellement, elles sont dues à des arrêts de développement. Elles n'occupent que quelques couches, ou bien elles sont pénétrantes.

1. **Traumatismes.** — Le traumatisme agit brusquement ou lentement par usure. Dans la première catégorie, nous trouvons les *corps étrangers* pénétrant dans la caisse à travers la membrane et venant blesser, outre la membrane, d'autres parois, et principalement la paroi labyrinthique.

On a observé maintes fois des fractures et des éclatements des parois produits par des projectiles (de Troeltsch, Moos, Zaufal, Trautmann, etc.). Ces solutions de continuité peuvent succéder aux traumatismes agissant sur le crâne. Quelquefois une fracture de la base du crâne atteint le rocher et la voûte de la caisse pour de ce point s'étendre à la membrane et au conduit auditif osseux. Chez un malade de Voltolini, un coup porté sur le côté gauche de la tête avait produit une fissure bilatérale parcourant les temporaux et séparant de chaque côté la fenêtre ronde du limaçon.

Symptômes objectifs des fractures. — Un symptôme très important de la fissure de la voûte tympanique ou de la paroi labyrinthique, c'est l'apparition d'un *écoulement* séro-sanguinolent ou franchement *séreux* par l'oreille, écoulement qui provient du liquide cérébro-spinal[1].

[1] L'écoulement de la substance cérébrale dans la caisse et le conduit auditif a été observé par Guillemain, Paris, 1779; Gislain, Paris, 1843; Bruns (citations du *Traité de chirurgie* de Bruns), puis par Wendt et Roser.

Comme le prouve déjà le résultat des injections de Hyrtl, le liquide cérébro-spinal communique avec le labyrinthe, et rien n'empêche que par suite de la rupture de la paroi interne de la caisse ce liquide ne s'épanche en même temps que le liquide labyrinthique[1].

Des cas d'écoulement de sérosité par l'oreille à la suite de traumatismes ont été souvent observés; Fedi rapporte l'histoire d'un malade chez lequel il s'écoula par l'oreille une sérosité abondante à la suite d'un traumatisme. Le liquide contenait une grande quantité d'albumine et très peu de sels. Le malade guérit; l'autopsie pratiquée trois ans après démontra l'existence d'une cicatrice linéaire sur la membrane tympanique et une fracture de l'étrier qui avait mis en communication la caisse et le labyrinthe. Hilton parle d'un malade chez lequel un liquide séreux s'écoulait de l'oreille avec abondance, principalement quand il faisait une inspiration profonde, le nez et la bouche étant fermés et la veine jugulaire en même temps comprimée.

La *quantité* du liquide est quelquefois très considérable; dans un cas de Hagen elle s'élevait à trois drachmes environ, dans un cas de Toynbee à plusieurs onces en vingt-quatre heures; suivant Chelius, il peut même s'écouler de quatre à neuf drachmes de liquide céphalo-rachidien en une heure. Selon Bruns, la totalité du liquide épanché a pu être évaluée dans certains cas à 1000 grammes et plus. L'écoulement est ordinairement très abondant pendant un à trois jours, puis il diminue et cesse complètement du cinquième au huitième. La *voie* que suit le liquide résulte ordinairement d'une déchirure de la membrane tympanique. Cependant dans un cas de Zaufal il existait une fracture de la voûte tympanique s'étendant jusqu'au conduit auditif sans lésion de la membrane (un cas semblable a été rapporté par Bieske, en 1838), de telle sorte que le liquide s'épanchait dans le conduit par cette fente.

La *terminaison dans les cas d'épanchement de sérosité*, même quand il existe une fracture de la base du crâne, n'est pas nécessairement fatale, et des cas de guérison ont été rapportés par différents auteurs comme Birket, Heath, Morris, etc.

Schroter rapporte l'histoire d'une femme atteinte de fracture de la base et de la voûte du crâne. Derrière l'oreille droite on sentait une saillie linéaire osseuse; la moitié droite de la face était plus élevée que la gauche; de l'oreille droite il sortit d'abord du sang, puis un liquide séro-sanguinolent. La malade, qui guérit, présenta pendant quelques semaines encore une démarche incertaine. L'ouïe complètement perdue se rétablit peu à peu en deux mois et demi, et la malade ne conserva que des tintements d'oreille. Daahe rapporte un cas de fracture de la base du crâne avec surdité à gauche et paralysie faciale; le malade guérit, mais mourut sept mois après de tuberculose. A l'autopsie on trouva une fissure de la base du crâne s'étendant à travers la portion tympanique jusqu'au conduit

[1] Le liquide céphalo-rachidien renferme du chlorure de sodium, du chlorure et du sulfure de potassium, du carbonate et du phosphate de soude, du carbonate et du phosphate de chaux avec des traces de magnésie; il a une saveur fade et une réaction alcaline (Robert Foucard cité dans la *chirurgie* de Chelius).

auditif et séparant du rocher l'écaille du temporal et l'apophyse mastoïde. La lacune était comblée par du tissu osseux de nouvelle formation et du tissu fibreux. Textor a observé une fracture de la base du crâne guérie; elle s'étendait à travers l'écaille du temporal gauche, l'apophyse zygomatique, la cavité glénoïdienne, le canal carotidien, l'apophyse basilaire, le canal carotidien à droite jusqu'au pariétal droit en passant par la scissure de Glaser.

2. **Usure et arrêt d'ossification.** — L'atrophie des parois est rarement due à des néoplasmes intra-tympaniques; elle succède bien plus fréquemment à des compressions du voisinage. Mentionnons à ce sujet le lacunes occupant la voûte et le plancher de la caisse et le canal carotidien.

a. Les *lacunes de la voûte*, au niveau de l'articulation du marteau avec l'enclume, ont déjà été observées par Toynbee, mais elles n'ont été bien décrites que par Hyrtl sous le nom de « déhiscences de la voûte tympanique ». D'après les recherches de Bürkner et de Flesch elles proviennent de la pression exercée par le cerveau sur son enveloppe osseuse. Bürkner a démontré que, lorsque les éminences et les dépressions sont très marquées sur la face interne du crâne, dans 81,8 pour 100 des cas la voûte tympanique est très mince; en même temps on voit souvent des perforations de la voûte orbitaire. Jaenicke admet que cette déhiscence peut provenir d'un arrêt de développement; Flesch considère cette cause comme tout à fait exceptionnelle. Ce qui favorise ces lacunes de la voûte, c'est le développement considérable de la caisse du tympan, d'où la minceur de la paroi osseuse (Flesch).

b. *Lacunes du plancher*. Le plancher de la caisse, d'après Joseph, est membraneux jusqu'au quatrième mois de la vie embryonnaire, et chez beaucoup d'animaux il reste dans cet état pendant toute la vie. Les lacunes peuvent être attribuées à un arrêt dans le développement de la lame osseuse du plancher de la caisse (de Troeltsch).

Je possède les deux rochers d'un enfant de trois ans chez lequel, de chaque côté, tout le plancher de la caisse est constitué par une membrane. Le tissu osseux est sur ces pièces si mou (rachitique) que l'apophyse zygomatique, par exemple, se laisse courber facilement dans toutes les directions.

Comme les déhiscences de la voûte, les lacunes du plancher succèdent plus souvent à l'usure produite par la pression. Une cause prédisposante réside dans le développement considérable de la fosse jugulaire, qui refoule le plancher dans la caisse, d'où résulte son amincissement et consécutivement sa perforation (Zaufal, Friedlowsky). Comme l'a observé Zuckerkandl, l'agrandissement énorme de la fosse jugulaire peut non seulement déterminer des lacunes du canal de Fallope et des parois des cellules mastoïdiennes (Friedlowsky), mais même des lacunes de toute la paroi antérieure du canal de Fallope dans sa partie descendante, et faire communiquer la fosse jugulaire avec la cavité crânienne, le méat auditif interne et le sinus pétreux supérieur.

Cette dilatation de la fosse jugulaire ne s'observe régulièrement que d'un seul côté ; pour Friedlowsky, la cause de cette dilatation réside dans la grande largeur du sinus transverse correspondant. D'après Zuckerkandl, la grandeur de la fosse jugulaire résulte des rapports qu'affecte cette fosse avec le sinus transverse ; si elle forme avec lui un canal presque rectiligne, c'est contre le sinus que le sang en refluant exerce une pression, tandis que, si le canal ainsi formé est coudé, c'est la fosse jugulaire qui est exposée à la pression et par suite elle subira une dilatation graduelle.

Les recherches de Rüdinger montrent que la fosse jugulaire droite est ordinairement plus grande que la gauche; plus rarement elles ont toutes deux la même grandeur; jamais elles ne sont ensemble très étroites, la gauche seule l'est ordinairement ; de plus, le sinus longitudinal supérieur se jette plus souvent dans le sinus transverse droit que dans le gauche, c'est pourquoi, la colonne sanguine étant plus large, la fosse jugulaire droite paraît plus grande que la gauche.

c. *Lacunes du canal carotidien.* La paroi postérieure du canal carotidien située du côté de la caisse est souvent transparente par suite de sa grande minceur et quelquefois communique avec la caisse par une ou plusieurs ouvertures. Zaufal les considère comme dues à un arrêt de développement ; elles ont été décrites aussi par Friedlowsky, Zuckerkandl, etc.

5. **Lésions ulcéreuses comme causes des pertes de substance.** — Des pertes de substance peuvent se produire par ulcération tantôt dans les parties membraneuses de la caisse (muscle du marteau, membrane de la fenêtre ronde, ligament annulaire et même canal de Fallope quand il est en partie membraneux), tantôt dans les parois osseuses.

Comme on le comprendra en lisant ce qui précède, on ne peut attribuer ces lacunes des parois à la carie et à la nécrose que s'il existe d'autres lésions ulcéreuses dans la caisse ou dans son voisinage. Mais même dans ce cas, avant d'attribuer ces lacunes à des ulcérations, il faut faire grande attention à l'état du tissu osseux voisin et aux dépressions digitales du crâne, pour la voûte, aux dimensions de la fosse jugulaire, pour le plancher de la caisse.

Il est intéressant de savoir que les lacunes des parois de la caisse peuvent se réparer, ainsi que le démontre un cas de Toynbee où la voûte complètement détruite par la carie et la nécrose avait été remplacée par une lamelle osseuse de nouvelle formation.

III. — Hyperémie et hémorrhagie.

1. **Hyperémie.** Par suite du rapport étroit qui existe au point de vue de la circulation entre la caisse d'une part et d'autre part le conduit auditif,

le plexus maxillaire, le pharynx, le labyrinthe et les méninges, l'hyperémie se propagera facilement de ces parties à la caisse. Toute irritation de la caisse la détermine aussi naturellement. Chez les nouveau-nés on observe souvent une congestion intense de l'oreille moyenne. Les congestions passives produites par les lésions cardiaques ou intra-thoraciques, par les tumeurs comprimant les vaisseaux du cou, se propagent souvent jusqu'à la caisse.

Au microscope, on constate alors d'après Politzer que les vaisseaux veineux ont une largeur beaucoup plus considérable qu'à l'état normal, qu'ils sont très flexueux et présentent çà et là des renflements.

L'hyperémie localisée au promontoire a une certaine importance diagnostique, puisque, d'après Schwartze, elle indique l'ankylose de l'étrier dans la fenêtre ovale.

2. **Hémorrhagie.** — Il n'est pas rare de voir une hémorrhagie interstitielle ou superficielle succéder à l'hyperémie. Dans d'autres cas elle résulte d'*embolies* (Wendt) qui peuvent d'autant plus facilement provoquer des hémorrhagies dans la caisse que les artères terminales ont peu ou pas de ramifications, et que, quand elles sont oblitérées, la circulation collatérale ne s'établit pas. Les embolies des vaisseaux de la caisse qui succèdent le plus souvent à l'endocardite récente déterminent, d'après les recherches de Trautmann, de nombreux épanchements sanguins sur la membrane, les osselets, le promontoire, le plancher de la caisse, épanchements dont la grosseur varie entre celle d'un point et celle d'une lentille.

Les hémorrhagies intra-tympaniques succèdent encore aux traumatismes avec ou sans lésions des os, aux lésions ulcéreuses; elles peuvent être dues à des éternuments (Moos), aux stases veineuses considérables (strangulation, vomissements, coqueluche), elles sont en outre fréquentes dans les cas de carie et de nécrose de l'oreille. Parmi les causes on rencontre encore le mal de Bright (Schwartze, Buck), l'angine diphthéritique (Schwartze, Moos, Trautmann) et les inflammations aiguës de l'oreille moyenne et du pharynx nasal. Quelquefois il se fait une hémorrhagie abondante sans cause appréciable.

Jacoby a vu une hémorrhagie de l'oreille coïncider avec le début des règles. — Dans un cas observé par Benedict, outre les symptômes d'une lésion du quatrième ventricule (réflexes anormaux et croisés), il se produisit dans l'oreille moyenne une hémorrhagie qui, d'après Benedict, devait être rapportée à une lésion vasomotrice dépendant de la lésion centrale.

a. *Épanchement sanguin, la membrane tympanique étant intacte.* Souvent il n'existe alors que les symptômes subjectifs de pression dans l'oreille avec surdité et bourdonnements, symptômes qui seront étudiés plus tard à propos des exsudats intra-tympaniques.

A l'*inspection* de la membrane, si elle a sa translucidité normale, on reconnaît facilement le sang épanché à sa coloration rouge sombre. S'il est en quantité considérable, la membrane forme quelquefois, principalement dans le quart postéro-supérieur, un renflement sacciforme saillant dans le conduit auditif. Si la membrane est opaque et épaissie, elle n'offre pas cet aspect caractéristique.

Le *pronostic* est en général favorable, car le sang est résorbé dans la plupart des cas, et cela dans un espace de temps qui varie de quelques jours à quelques semaines, quelquefois même à quelques mois.

Le *traitement* se bornera ordinairement à des recommandations hygiéniques, au traitement des affections du pharynx nasal qui peuvent coexister, et aux douches d'air qui auront pour but de désobstruer la trompe et de chasser le sang de la caisse. Il est ordinairement mauvais de recourir à une perforation artificielle de la membrane pour l'évacuation du sang, car cette perforation peut souvent, mais pas toujours, amener une otite moyenne suppurée.

Je fus une fois obligé, par suite de douleurs extrêmement violentes dans la caisse dues à la pression exercée sur les parois par le sang, de recourir à la paracentèse. Après l'évacuation du sang, l'oreille fut hermétiquement fermée et le malade garda un repos absolu ; la guérison complète survint en huit jours, sans la moindre réaction.

b. *Épanchement intra-tympanique avec rupture de la membrane tympanique.* Dans d'autres cas, le sang se fraye un chemin à travers la membrane tympanique et donne lieu à une otorrhagie qui souvent se transforme bientôt en otorrhée. La rupture de la membrane ou bien s'accompagne de violentes douleurs, ou bien ne se révèle par aucun symptôme notable et peut même se produire pendant le sommeil et passer inaperçue, comme je l'ai constaté une fois.

Il s'agissait d'un enfant de quinze ans atteint de catarrhe naso-pharyngien aigu. La perforation de la membrane se produisit dès le début de la maladie de l'oreille ; le malade, qui s'était endormi le soir sans ressentir la moindre gêne du côté de l'oreille, fut réveillé le matin par un écoulement sanguin abondant. A en juger d'après les taches, il devait s'être écoulé pendant la nuit environ une cuillerée à café de sang. L'hémorrhagie resta considérable pendant plusieurs jours, sans causer la moindre douleur ; le sang s'écoulait en même temps par la trompe dans le pharynx, en donnant lieu à des crachats sanglants.

Causes principales de l'otorrhagie. — A propos de cette observation, j'étudierai ici ces causes toutes ensemble, bien que quelques-unes se rapportent à des lésions que nous étudierons plus tard.

Les écoulements de sang par l'oreille sont dus, outre l'hemorrhagie intra-tympanique, aux néoplasmes de l'oreille externe et moyenne, aux traumatismes et aux lésions ulcéreuses.

Ce sont les *polypes* qui constituent la source principale des hémorrhagies auriculaires : aussi, dés qu'un malade affirme que le pus renferme parfois des traces de sang, il faut avant tout rechercher avec soin s'il n'existe pas de polypes ou de granulations dans l'oreille externe et moyenne.

Les *traumatismes* résultent de l'introduction de corps étrangers ou de coups portés sur la tête. Les blessures chirurgicales déterminent rarement une hémorrhagie notable ; il ne s'écoule en général que quelques gouttes de sang, tout au plus.

Cependant, chez quelques-uns de mes malades, après la section du pli postérieur sur une membrane non hyperémiée, il se produisit une hémorrhagie secondaire abondante au bout de quelques heures.

L'ablation de granulations polypeuses ou de polypes entraîne ordinairement un écoulement sanguin insignifiant. Cependant Buck vit survenir après l'enlèvement d'un polype une hémorrhagie artérielle. Les otorrhagies dues à un coup, à une chute, doivent être toujours considérées comme un symptôme grave, bien qu'on ne puisse les considérer comme absolument pathognomoniques d'une fracture du crâne dans le sens de l'opinion ancienne.

Lefèvre mentionne une otorrhagie consécutive à une fissure occupant la fossette glénoïdienne due à une chute d'un deuxième étage. Chez un de mes malades qui présentait une hémorrhagie abondante par l'oreille à la suite d'une chute sur la tête, la cause de cette hémorrhagie était un décollement de la membrane tympanique au niveau de son bord inférieur ; en quelques jours la guérison fut complète.

L'otorrhagie traumatique peut dans beaucoup d'autres cas résulter d'une fracture du crâne.

Ainsi Troeltsch, à l'autopsie d'un homme chez lequel, à la suite d'une chute, il s'était écoulé une quantité médiocre de sang par l'oreille, trouva une fissure du canal carotidien et de la voûte tympanique avec une esquille formée par un fragment du conduit auditif osseux ; la membrane tympanique était absolument intacte. Zaufal a vu dans un cas de fracture du crâne une hémorrhagie considérable par le conduit auditif ; l'autopsie démontra que le sang provenait de l'artère méningée moyenne.

Il faut encore mentionner ici les blessures par *armes à feu*. Les *ulcérations* des petits vaisseaux succédant aux inflammations de l'oreille externe ou moyenne déterminent parfois des hémorrhagies tantôt insignifiantes, tantôt graves et même mortelles. On peut voir s'épancher un peu de sang dans le cas d'inflammation du conduit ou de la membrane. La carie et la nécrose de l'oreille occasionnent souvent des hémorrhagies légères ; dans quelques cas cependant ces lésions peuvent entraîner la mort en détruisant les parois de la carotide, de la veine jugulaire, des sinus transverse et pétreux supérieur.

Traitement de l'otorrhagie. L'écoulement sanguin est ordinairement arrêté facilement à l'aide d'un tampon introduit dans le conduit et même, s'il est nécessaire, dans la caisse. Dans les cas graves, on peut enduire le tampon de médicaments hémostatiques, comme la poudre d'alun et le perchlorure de fer ; quelquefois les injections froides ou au contraire aussi chaudes que possible (Burckhardt-Merian, commun. orale) rendent de grands services. S'il existe une hémorrhagie artérielle, il faudra recourir à la compression de la carotide primitive.

Contre les hémorrhagies provenant de la carotide elle-même, Hermann recommande de remplir la caisse avec du plâtre finement pulvérisé. Schwartze, à ce propos, fait observer avec juste raison que le sang peut s'écouler alors par la trompe; peut-être pourrait-on recourir à ce procédé quand l'hémorrhagie provient d'autres vaisseaux, comme le sinus transverse.

Lorsque l'hémorrhagie artérielle est très abondante, la compression de la carotide ne suffit plus et il faut se hâter d'en faire la ligature.

Ligature de la carotide primitive. — C'est entre le larynx et le sterno-cléido-mastoïdien qu'elle s'exécute le plus facilement, car en ce point l'artère n'est recouverte que par le fascia sous-hyoïdien.

Le manuel opératoire est le suivant (Albert, *Manuel de chirurgie*, Ier vol., p. 550. Vienne, 1877): « Le malade est couché, la poitrine élevée, un coussin sous la nuque. On fait une incision de trois à quatre centimètres, le long du bord antérieur du sterno-mastoïdien, en commençant au niveau du bord supérieur du cartilage thyroïde. Après avoir divisé le peaucier on isole le bord antérieur du muscle sterno-mastoïdien en coupant le fascia sous-hyoïdien. On fait alors tirer ce muscle en dehors avec des érignes, et en dedans les muscles sous-hyoïdiens ainsi que la glande thyroïde ; si la glande est petite, il vaut mieux l'écarter simplement avec le doigt. Avec l'index on s'assure de la position du vaisseau qui aurait pu être entraîné par une des érignes et on le met à nu avec précaution; on passe ensuite au-dessous une aiguille à anévrysme et on fait la ligature. Pendant ces manœuvres, on prendra les précautions suivantes : l'aponévrose peut être tendue à ce point qu'on a de la peine à y faire un pli : on pratiquera donc l'incision où elle offre le moins de danger, c'est-à-dire tout à fait en dedans. On évite ainsi la branche descendante de l'hypoglosse et la veine jugulaire. Cette veine peut surtout être blessée quand la tête est trop renversée en arrière, car elle est alors aplatie et vide, et se confond avec le tissu cellulaire. En introduisant l'aiguille, on doit procéder de dehors en dedans, pour ne pas comprendre d'autre organe dans la ligature et particulièrement pour ne pas déchirer la veine jugulaire. Si l'on n'avait pas assez de place, on entraînerait le muscle omohyoïdien en bas, ou on le couperait. »

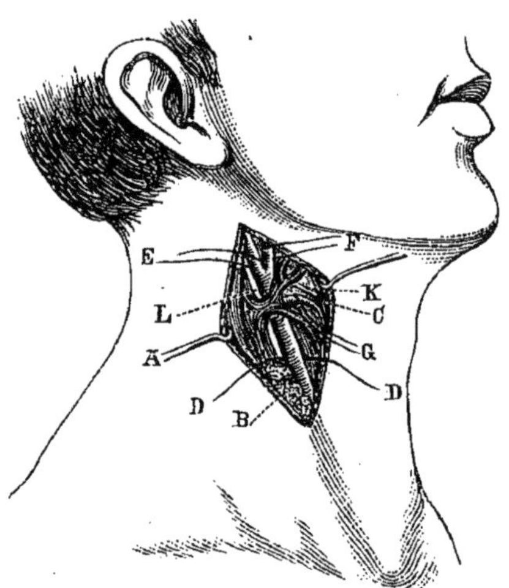

Fig. 65. — *A*, muscle sterno-mastoïdien. — *B*, ganglion lymphatique. — *C*, muscle thyro-hyoïdien. — anses passées, *D*, autour de la carotide primitive. — *E*, autour de la carotide interne. — *F*, autour de la carotide externe. — *G*, autour de la thyroïdienne supérieure. — *K*, nerf laryngé supérieur. — *L*, pneumo gastrique.

Dans les hémorrhagies de la carotide interne, l'expérience démontre que la ligature de la carotide primitive elle-même n'est suivie qu'exceptionnellement de succès durable (cas de Syme); par suite du rétablissement graduel de la circulation collatérale, une hémorrhagie qui peut être complètement arrêtée après la ligature reparaît le plus souvent au bout de quelques heures ou de quelques jours.

Dans un cas rapporté par Pilz, dans lequel il se faisait une hémorrhagie abondante par l'oreille, le nez et la bouche, Billroth pratiqua la ligature de la carotide primitive du même côté (côté droit). L'hémorrhagie s'arrêta pendant neuf jours, mais le dixième elle se reproduisit avec tant d'abondance que Billroth se décida à lier la carotide primitive gauche ; malgré cette opération, il se produisit deux jours après un nouvel épanchement sanguin auquel le malade succomba. A l'autopsie, on trouva une ulcération de la carotide interne droite.

La ligature de la carotide primitive n'est indiquée que si la compression énergique du vaisseau a une action favorable sur l'hémorrhagie, car des écoulements sanguins abondants offrant, il est vrai, tous les caractères de l'hémorrhagie artérielle, peuvent provenir du sinus transverse ou de la veine jugulaire. Syme fit une fois la ligature de la carotide sans succès. A l'autopsie on trouva que le sang provenait du sinus transverse, qui offrait sur ses parois une perte de substance communiquant avec une ouverture occupant la paroi postérieure de la caisse.

IV. — Inflammations de la caisse du tympan.

Les recherches anatomo-pathologiques et spécialement les recherches expérimentales sont encore peu nombreuses dans le domaine de l'otologie, et jusqu'ici les inflammations de la caisse ont été principalement négligées. Wendt est le seul qui ait fait quelques recherches précises à cet égard. Aussi nous connaissons mal les lésions de l'inflammation de l'oreille moyenne et nous sommes souvent forcés d'interpréter nos observations cliniques d'après nos connaissances de pathologie générale. Pour jeter un peu de clarté sur ce sujet, j'esquisserai rapidement les inflammations de la caisse ; il faut espérer que l'otologie pourra bientôt sur ce point aussi s'affranchir de tout emprunt.

L'inflammation du revêtement de la caisse est superficielle ou bien s'étend dans la profondeur des tissus. La forme la plus fréquente de l'*inflammation superficielle* est le *catarrhe*, consistant en une hyperémie, une tuméfaction des cellules épithéliales et une exagération de la sécrétion. Celle-ci n'est au début qu'une augmentation de la secrétion normale et il existe alors du mucus en plus grande quantité qu'à l'ordinaire. A un degré plus élevé, la sécrétion devient anormale et le mucus est remplacé par un liquide séreux; plus le catarrhe est intense, plus l'exsudat devient prédominant, et, le mucus finissant par disparaître, la sécrétion normale est complètement remplacée par une sécrétion pathologique. Quand la guérison survient, le mucus reparaît en quantité croissante dans la sérosité et la sécrétion devient séro-muqueuse pour redevenir totalement muqueuse. L'affection catarrhale passe donc par les phases suivantes : augmentation de la secrétion muqueuse normale, transformation de cette sécrétion en sécrétion séro-muqueuse et séreuse, puis retour à l'état séro-muqueux et muqueux.

Dans d'autres cas, le contenu des cellules épithéliales se divise et sort sous forme de globules de pus, et avec les leucocytes extravasés et le sérum donne naissance à du pus. Le pus peut alors prédominer sur le mucus et la sécrétion de muqueuse qu'elle était devient muco-purulente, puis franchement purulente. Quand le processus diminue, les globules blancs disparaissent, la tendance des cellules à la division s'affaiblit graduellement et les cellules épithéliales de nouvelle formation sécrètent de nouveau du mucus et se mélangent elles-mêmes au liquide sécrété comme globules muqueux, d'abord en quantité considérable, puis en quantité de plus en plus faible, jusqu'à ce que la sécrétion du mucus soit revenue à des proportions physiologiques.

Tant que la maladie conserve son caractère catarrhal, les couches externes de la membrane tympanique, c'est-à-dire la substance propre et la couche dermique, ne sont pas comprises dans la lésion, sauf la congestion et le gonflement qui existent quelquefois au début. La membrane peut subir, il est vrai, une modification de courbure par suite de la pression exercée par l'exsudat; mais elle ne subit aucune altération dans sa structure et conserve, du moins dans le catarrhe aigu, son épaisseur et sa transparence normales. Par suite, le liquide intra-tympanique, surtout lorsqu'il est séreux, se reconnaît souvent très nettement à travers la membrane[1].

L'inflammation superficielle n'est pas toujours un simple catarrhe; elle peut affecter d'autres formes. Ainsi le liquide sécrété peut présenter une tendance très marquée à la coagulation par suite de sa grande proportion d'albumine, et il se forme sur la muqueuse un revêtement membraneux (*inflammation pseudo-membraneuse*, croupale).

D'autres fois, au contraire, les cellules épithéliales se forment en quantité énorme et tombent, l'épithélium cylindrique se transformant dans ses couches les plus profondes en épithélium pavimenteux, comme nous le verrons plus tard (*inflammation desquamative*, Wendt).

Jusqu'à présent, toutes ces formes d'inflammation se limitent dans les cas types à la surface de la muqueuse; au contraire, dans les formes de tympanite se rapprochant de l'*inflammation phlegmoneuse*, le tissu conjonctif profond est en même temps atteint. Les symptômes d'hyperémie, de gonflement et de douleur, dans la forme aiguë de cette inflammation profonde, sont en général bien plus intenses que dans le groupe précédent et souvent il existe un mouvement fébrile. Tandis que dans l'inflammation superficielle la membrane tympanique offre passagèrement une légère hyperémie avec gonflement et plus tard conserve sa transparence sans présenter d'altérations notables, elle est ici toujours comprise dans la maladie ; elle est rouge, tuméfiée, et, suivant le degré de l'inflammation, elle reste entière ou se détruit partiellement.

L'*inflammation profonde* affecte en effet des degrés variables d'intensité :

1. L'inflammation profonde *légère* donne lieu ordinairement à un exsu-

[1] Cette description ne s'applique pas aux cas dans lesquels le catarrhe se termine par la guérison complète.

dat muco-purulent et n'entraîne pas la perforation de la membrane qui participe à la maladie.

2. L'inflammation profonde *grave* amène un exsudat où le pus prédomine et entraîne la fonte partielle de la membrane et quelquefois aussi des ulcérations sur les autres parois de la caisse.

3. L'inflammation profonde *très intense* se caractérise par l'infiltration des couches profondes qui en entraîne rapidement la nécrose et l'ulcération.

Toutes ces formes peuvent être indépendantes, mais elles sont beaucoup plus souvent mélangées et se confondent insensiblement les unes dans les autres. Ce caractère variable de l'inflammation est principalement marqué pour le catarrhe. L'aspect de l'inflammation catarrhale n'est jamais le même; la sécrétion est alternativement muqueuse, muco-sanguinolente, séro-muqueuse, purulente, ou au contraire exclusivement séreuse, exclusivement muqueuse; aujourd'hui l'exsudat est séreux, demain muqueux. Et comme, ainsi que nous l'avons déjà dit, les formes superficielles et profondes se transforment souvent l'une dans l'autre, un catarrhe de longue durée, par exemple, entraînant des altérations consécutives dans les couches profondes, la division par groupes est souvent tout artificielle et arbitraire. En réalité on ne distingue nettement que la forme aiguë et la forme chronique, celle-ci étant consécutive à celle-là, ou bien survenant primitivement avec tous ses caractères propres.

Si, pour introduire plus de clarté dans ce sujet, j'entreprends un classement des inflammations de la caisse, il faut cependant toujours se rappeler que, bien que ces affections puissent se distinguer les unes des autres, elles se mélangent souvent en réalité. J'essaye pour ainsi dire de séparer des couleurs contenues dans un tableau où elles sont rarement juxtaposées, mais le plus souvent mélangées de mille manières. En résumé, je distingue deux groupes d'inflammations, les inflammations superficielles et les inflammations profondes. Les inflammations superficielles sont le catarrhe simple, l'inflammation pseudo-membraneuse et l'inflammation desquamative; les inflammations profondes offrent trois degrés dans leur intensité: le premier degré, que l'on peut désigner sous le nom d'inflammation phlegmoneuse simple, le second sous le nom d'inflammation phlegmoneuse suppurative ou d'otite moyenne suppurée, et le troisième sous le nom d'otite moyenne diphthéritique[1].

On aura donc le tableau suivant :

Inflammations de la caisse du tympan

Ier groupe. — **Inflammations superficielles.**

1. Catarrhe simple de la caisse.

[1] On ne sait pas encore si ce qu'on appelle la diphthérie des muqueuses est due ou non à des parasites.

2. Tympanite (otite moyenne limitée à la caisse) pseudo-membraneuse (T. croupale, croup de la caisse).
3. Tympanite desquamative.

IIe Groupe. — **Inflammations profondes (phlegmoneuses).**

Premier degré. — Tympanite phlegmoneuse simple;
2e degré. — Tympanite (phlegmoneuse) purulente;
3e degré. — Tympanite diphthéritique.

L'inflammation de la caisse s'accompagne souvent d'une inflammation de la trompe et des cellules mastoïdiennes : aussi emploie-t-on généralement l'expression d'otite moyenne catarrhale, au lieu des expressions : catarrhe de la caisse, tympanite catarrhale (inflammation de la caisse du tympan). Bien que les idées générales que j'ai émises à propos de l'inflammation de la caisse s'appliquent aussi à l'inflammation de toute l'oreille moyenne, j'ai préféré l'expression tympanite à celle d'otite moyenne. En effet, nous ne sommes pas toujours autorisés à conclure de l'état de la caisse à celui des autres portions de l'oreille moyenne : ainsi, par exemple, il est très possible qu'une inflammation profonde de la caisse s'accompagne d'un simple catarrhe des cellules mastoïdiennes, ou qu'une tympanite profonde du troisième degré ne s'accompagne que d'une inflammation du premier degré de la trompe et des cellules mastoïdiennes, etc. Une tympanite purulente n'est donc pas nécessairement en même temps une otite moyenne suppurée. Je dirai donc catarrhe de la caisse, tympanite. Il va sans dire que je ne prétends pas que l'inflammation reste limitée à la caisse, j'aurai même souvent l'occasion d'insister sur la participation des autres segments de l'oreille moyenne à l'inflammation ; à propos de certaines affections de la caisse qui s'accompagnent de lésions identiques du côté de la trompe, des cellules mastoïdiennes, etc., je comprendrai même dans une description d'ensemble les manifestations multiples de la maladie.

Tantôt toutes ces formes de l'inflammation apparaissent bruyamment, offrant une marche rapide pour disparaître ensuite complètement, tantôt à une période quelconque de leur développement cette marche caractéristique s'arrête pour passer à la chronicité. D'autres fois, dès le début (c'est ce qui arrive principalement quand la maladie est consécutive), la marche est lente et la durée longue, en même temps que les altérations persistent ordinairement. Cependant j'ai toujours rattaché la *forme chronique* à la *forme aiguë;* mais il faut savoir que la forme chronique ne résulte nécessairement de la forme aiguë que dans le catarrhe, tandis qu'une inflammation profonde peut très bien être chronique dès le début (Stricker).

Je donne ici un aperçu des classifications adoptées par les auteurs modernes pour les inflammations de la caisse et de l'oreille moyenne, et pour plus de clarté je compare leur terminologie avec la mienne.

Classification des auteurs. Troeltsch. Troeltsch distingue deux groupes d'otites moyennes catarrhales, le catarrhe simple et le catarrhe purulent, chacun comprenant une forme aiguë et une forme chronique. Le catarrhe simple aigu de Troeltsch répond à la tympanite phlegmoneuse simple ; le catarrhe simple chronique comprend les catarrhes avec exsudat séro-muqueux et ceux avec épaississement, sclérose de la muqueuse. Le catarrhe chronique de Troeltsch répond donc à mon catarrhe de la caisse (aigu et chronique).

Moos. Cet auteur admet aussi deux groupes dans les inflammations de la caisse : le catarrhe et l'inflammation suppurative. Le catarrhe de Moos comprend ce que je décris sous le nom de catarrhe de la caisse et de tympanite phlegmoneuse simple; l'inflammation suppurative de la caisse de Moos répond à la tympanite phlegmoneuse purulente.

Gruber admet trois formes dans les inflammations de l'oreille moyenne : l'otite moyenne catarrhale, l'otite moyenne purulente et l'otite moyenne hypertrophique. Sous ce nom l'auteur comprend cette forme d'inflammation qui s'accompagne de l'hyperplasie des parties molles. Dans notre classification, l'otite moyenne hypertrophique n'est pas envisagée comme une affection indépendante, mais comme une terminaison fréquente du catarrhe chronique de la caisse, ainsi que de la tympanite phlegmoneuse simple et suppurée.

Schwartze et Zaufal. Schwartze distingue suivant la nature de la sécrétion un catarrhe séreux (otite moyenne séreuse, Zaufal), un catarrhe muqueux (otite moyenne catarrhale) et un catarrhe purulent (otite moyenne suppurée). L'otite moyenne séreuse de Zaufal et Schwartze répond aux inflammations avec épanchement séreux rentrant dans le catarrhe tympanique aigu de notre classification; l'otite moyenne catarrhale est notre tympanite phlegmoneuse simple, et l'otite moyenne purulente notre tympanite purulente.

Politzer admet deux groupes : l'un, qui constitue le catarrhe au sens propre du mot, est caractérisé par l'hyperémie, le gonflement, la production d'un liquide séreux ou muqueux, et s'accompagne d'une réaction très légère, l'autre qui comprend les affections s'accompagnant d'une réaction violente et donnant lieu à un exsudat purulent ou muco-purulent. Ce deuxième groupe se divise en otite moyenne aiguë de courte durée, sans lésion de la membrane tympanique, et en otite moyenne suppurée ou perforante amenant la rupture de la membrane tympanique et présentant une marche aiguë ou chronique. Les catarrhes de l'oreille moyenne de Politzer répondent à notre catarrhe tympanique ; les inflammations de l'oreille moyenne, à notre tympanite plegmoneuse simple et purulente.

L'étiologie des différentes inflammations de la caisse offre une telle uniformité, que j'indiquerai dans une vue d'ensemble toutes les causes qui peuvent produire une inflammation de l'oreille moyenne : j'éviterai ainsi des répétitions inutiles. Très souvent, en effet, la même cause produit tantôt un catarrhe, tantôt une suppuration. Même remarque au point de vue des symptômes subjectifs. Aussi les décrirai-je d'abord d'une façon générale, quitte plus tard à revenir sur l'un ou sur l'autre suivant qu'il est plus marqué dans telle ou telle affection.

Étiologie. — L'inflammation de la caisse est rarement primitive, plus souvent elle fait partie d'un ensemble morbide et survient par propagation ou consécutivement.

L'otite moyenne peut succéder au refroidissement brusque du corps, à l'action du froid sur la tête et sur l'oreille, peut-être à une action réflexe produite par un refroidissement rapide sur les nerfs vaso-moteurs de l'oreille moyenne (Schwartze). On pourrait peut-être expliquer de la même façon ces cas dans lesquels, après un traumatisme, un ébranlement de la tête, par exemple, il se produit une inflammation de la caisse, sans qu'il existe de lésion appréciable de l'oreille. Les perforations de la membrane tympanique permettent aux influences extérieures d'exercer une action nocive sur la caisse. Citons encore les corps étrangers qui pénètrent dans la caisse, les liquides qui s'y introduisent par le conduit auditif ou la trompe (pendant la douche nasale, par exemple, p. 62).

La maladie est aussi fréquemment une manifestation d'une maladie générale, scarlatine, variole, rougeole, de la fièvre typhoïde, de la tuberculose, de la syphilis, de la maladie de Basedow, etc.

Mais le plus souvent les maladies de la caisse se développent par contiguïté ou consécutivement aux affections du pharynx nasal idiopathiques ou liées à une affection générale. Ces affections se propagent dans un certain nombre de cas par l'intermédiaire de la trompe jusqu'à la caisse où elles déterminent une inflammation. Dans d'autres cas, la maladie se limite à la paroi pharyngée de la trompe ou seulement à son pavillon, en rétrécissant ou en supprimant son calibre en ces points.

Même quand elle ne dépasse pas la portion pharyngée de la trompe, la maladie localisée dans le pharynx nasal exerce une influence considérable sur l'état de la caisse. La communauté vasculaire de ces deux cavités, ainsi que l'intime connexion du tenseur du voile et du tenseur de la membrane, font comprendre pourquoi la caisse prend si souvent part aux maladies du pharynx. Aussi, une maladie de la portion pharyngienne de la trompe donnera lieu à une inflammation consécutive de la caisse et à une contracture du muscle du marteau, la cause de cette dernière lésion consistant non seulement dans l'augmentation de tension du muscle tenseur du voile, mais encore dans l'hyperémie des vaisseaux fournissant au muscle du marteau. La contraction exagérée de son muscle tenseur produit l'enfoncement de la membrane tympanique et de la chaîne des osselets, d'où résultent celui de la base de l'étrier dans la fenêtre ovale et par suite une compression du liquide labyrinthique et l'irritation des extrémités terminales du nerf auditif.

D'après l'opinion généralement admise aujourd'hui, la cause la plus importante des altérations consécutives de la caisse réside dans les états pathologiques du pharynx nasal et de la portion pharyngée de la trompe, qui produisent le rétrécissement ou l'oblitération du canal tubaire. Voici ce qu'on admet qu'il se passe alors : on sait que l'air renfermé dans l'oreille moyenne se renouvelle par le canal tubaire lorsque la membrane tympanique est intacte. Quand ce canal se ferme, la ventilation de la caisse n'ayant plus lieu, l'air qu'elle renferme ne se renouvelle plus, tandis qu'il continue à être résorbé par les vaisseaux sanguins. Pour compenser la raréfaction qui tend à se produire, la membrane tympanique se porte en dedans, les parties molles s'hyperémient et deviennent turgescentes ; en même temps il se fait un *hydrops ex vacuo* ou un épanchement sanguin, ce qui tend à diminuer ou à supprimer la cavité de la caisse. D'autre part ces lésions consécutives entraînent d'autres altérations de nature chronique, de sorte qu'une simple fermeture du canal tubaire peut être la source des maladies les plus graves de l'appareil conducteur du son.

Dans ce raisonnement, on a, il me semble, négligé un facteur très important, c'est-à-dire la perméabilité de la membrane pour l'air atmosphérique. La cloison du tympan en sa qualité de membrane mince permet certainement un échange de gaz entre la caisse et le conduit auditif, et par suite, lorsque la trompe est oblitérée, la caisse ne peut pas être considérée comme un espace hermétiquement séparé de l'air. Il est cependant bien possible que le renouvellement de l'air de la caisse à travers la membrane tympanique ne se fasse pas aussi vite que la résorption de l'oxygène par les vaisseaux, et que malgré l'endosmose la cavité se rapetisse. Cette diminution de capacité est même vraisemblable, car l'air aspiré par la caisse subit un frottement pendant son passage à travers la membrane, c'est-à-dire éprouve un obstacle qui ne peut être surmonté qu'aux dépens de la pression intra-tympanique ; c'est-à-dire que la pression de l'air dans la caisse est égale à la pression atmosphérique moins la résistance qu'oppose la membrane à l'endosmose. Il en résulte que, dans le cas où la trompe est fermée, malgré la perméabilité de la membrane, il se produit un léger rétrécissement de l'espace aérien de l'oreille moyenne, que la membrane s'enfonce en dedans et que par suite il faut que la trompe s'ouvre pour remettre les parties dans leurs conditions normales de pression. En tout cas, on ne doit pas perdre de vue cette endosmose, et il sera bon de poursuivre les observations et les recherches concernant ce point particulier.

Ce qui pour moi plaide surtout en faveur de la perméabilité de la membrane, c'est ce fait d'expérience que malgré la fréquence des oblitérations de la trompe il est cependant rare de trouver la caisse complètement remplie par du liquide ou des parties molles tuméfiées. Dans un cas d'oblitération de l'orifice pharyngien de la trompe, Hinton trouva même la membrane tympanique convexe en dehors.

De tout ceci il résulte que l'amélioration brusque de l'ouïe se produisant si souvent au moment où cesse une oblitération de la trompe qui a duré peu de temps, comme celles dues à un rhume de cerveau, amélioration résultant presque exclusivement du rétablissement de la ventilation de la caisse, doit être interprétée ainsi : par le rétablissement du calibre de la trompe, l'air de la caisse ne s'augmente que de cette petite quantité correspondant à la résistance que le courant endosmotique éprouve de la part de la membrane tympanique. Mais la cessation de l'oblitération de la trompe doit exercer une grande influence sur son appareil moteur et par contre-coup sur le muscle du marteau. Avec la réouverture du canal tubaire disparaissent en outre les phénomènes de résonnance que produit son oblitération dans l'oreille moyenne et que l'on peut provoquer expérimentalement; enfin le rétablissement du calibre de la trompe et la liberté des mouvements de son appareil moteur doivent avoir une grande importance pour la circulation de la caisse. Dans beaucoup de cas, il faut encore prendre en considération l'influence favorable que le courant d'air servant à rétablir le calibre de la trompe exerce sur la position de l'appareil de transmission des ondes sonores.

Outre les différents états inflammatoires du pharynx nasal, la diminution ou la suppression de la contractilité des muscles tubo-palato-pharyngiens (voy. p. 219), pour les raisons déjà invoquées, entraîne une lésion du muscle tenseur de la membrane tympanique (voy. p. 289).

Parmi les affections consécutives de la caisse, il faudrait encore mentionner les *troubles vaso-moteurs* succédant aux maladies du système nerveux central, aux névralgies du trijumeau, du glosso-pharyngien, du plexus cervical, etc.

Le conduit auditif peut être aussi le point de départ de lésions de la caisse; en effet, s'il existe une lacune de la membrane, ou s'il se produit une perforation, une inflammation pourra se propager à l'oreille moyenne par contiguïté.

Les inflammations aiguës de la caisse apparaissent quelquefois sous forme d'une véritable épidémie comme complication d'angine et de coryza, de sorte que ces maladies qui, relativement à leur fréquence, n'entraînent une otite moyenne qne dans un petit nombre de cas, tout à coup à certaines époques s'accompagnent en grand nombre d'inflammation de la caisse.

Chez des individus prédisposés aux affections des muqueuses en général, et chez ceux qui sont déjà atteints d'un catarrhe chronique de la caisse, il n'est pas rare de voir survenir un catarrhe aigu ou subaigu. Un climat humide et un air froid chargé de vapeurs favorisent le développement des maladies de la caisse.

Symptômes subjectifs. — Parmi les symptômes subjectifs accompagnant les inflammations de la caisse, les plus constants sont la douleur, les bruits et la surdité.

La *douleur* ne se montre généralement que dans les inflammations aiguës; lancinante, déchirante, térébrante, elle offre quelquefois une violence excessive et peut s'irradier dans toute la moitié correspondante de la tête. Quelquefois, elle n'est pas tant marquée dans l'oreille que dans une autre partie de la tête, à l'occiput ou à la tempe, par exemple. Il n'est pas rare de voir les malades se plaindre d'un point très douloureux, spontanément et au contact, occupant un certain endroit de la tête; ce point se trouve souvent au voisinage de la bosse pariétale. Dans quelques cas, toute la moitié correspondante du cuir chevelu est extrêmement sensible en toutes ses parties au moindre contact.

C'est principalement dans le cas d'inflammation aiguë de la portion pharyngée de la trompe que la déglutition et l'éternument exagèrent notablement la douleur. Ordinairement elle offre des exacerbations vespérales et nocturnes avec rémissions matinales; quelquefois on observe une intermission complète de plusieurs heures. Dans quelques cas, j'ai observé des névralgies-type du trijumeau dont on pouvait démontrer la corrélation avec l'inflammation coexistante de la caisse. Dans le catarrhe simple, les malades n'éprouvent ordinairement aucune douleur, mais seulement une sensation de plénitude ou de pression dans l'oreille; cette sensation peut même manquer de telle sorte que le malade n'est averti que par la surdité.

Chez certains malades il existe une diminution de la sensibilité, une sensation de lourdeur dans la moitié correspondante de la tête.

Les *sensations subjectives de l'ouïe*[1] (sifflements, bourdonnements, tintements, battements, etc.) offrent une intensité très variable suivant les cas. Elles sont dues soit à l'irritation du nerf cochléaire, soit aux bruits qui se produisent réellement dans l'oreille moyenne. Ce sont : ou bien des bruits constants, mais qui ne sont pas perçus à l'état normal (bruits musculaires, bruits vasculaires), ou bien des bruits dus à des modifications de la résonnance dans l'oreille moyenne, ou encore dus à la pénétration de l'air dans la caisse donnant lieu à la formation de bulles, au décollement de surfaces muqueuses accolées, etc. L'irritation du nerf auditif résulte tantôt d'une hyperémie propagée de la caisse à l'oreille interne, tantôt d'une augmentation de la tension intra-labyrinthique. Relativement à cette dernière cause il faut mentionner, outre l'enfoncement de la base de l'étrier dans le vestibule, la pression qu'exerce sur la base de l'étrier et la membrane ronde un exsudat accumulé dans la caisse. Il est vrai que, si l'exsudat est abondant, il se fait une compensation par la pression qu'il exerce sur la membrane tympanique. C'est ainsi peut-être que l'on peut expliquer la faiblesse des sensations subjectives de l'ouïe ou même leur absence complète dans les cas d'épanchement intra-tympanique très abondant. Par contre, de petits amas de mucus visqueux occupant les fenêtres labyrinthiques peuvent donner lieu à des bruits intenses en n'exerçant de compression que dans un seul sens.

Surdité. — Ce symptôme, un des plus fréquents dans les affections de la caisse, est dû d'une part à l'augmentation de la pression labyrinthique, d'autre part à la diminution de la conductibilité de la membrane et des osselets. La membrane et la chaîne des osselets vibrent en effet moins bien parce qu'elles sont moins mobiles, grâce à leur enfoncement en dedans, grâce au poids qu'elles supportent de la part de la muqueuse hyperémiée et gonflée, grâce à la rigidité des articulations, du ligament annulaire et de la membrane ronde, enfin grâce à la présence d'un exsudat dans la caisse.

Lorsque l'inflammation exsudative présente un haut degré d'intensité, on peut voir survenir en quelques heures une surdité considérable, tandis que dans les affections de nature hyperplasique la surdité ne se développe que lentement et met des semaines et des années à atteindre un haut degré. De plus, par suite des mouvements de la tête ou par toute autre cause, le liquide peut subir des déplacements qui entraînent des modifications notables dans la perception. Le diapason en vibration appliqué sur les os de la tête est mieux entendu du côté seul ou principalement malade, et ce n'est qu'exceptionnellement que cette perception est diminuée ou même complètement supprimée (particularité observée d'abord par

[1] Les sensations subjectives de l'ouïe, qui comprennent ici encore les bruits entotiques, seront étudiées avec détail dans le chapitre VII.

Politzer). L'examen à la montre prouve que chez certains malades la perception par les os est intermittente, de telle sorte que la montre appliquée sur les os du crâne est entendue tantôt distinctement, tantôt faiblement, tantôt pas du tout. Ces variations dans la perception osseuse dépendent en grande partie de variations dans la pression labyrinthique, et quelquefois très vraisemblablement de lésions secondaires de l'oreille interne.

Autophonie. — Pour beaucoup de malades, il y a augmentation de résonnance pour leur propre voix.

Vertige. — Dans les maladies de la caisse, il survient assez fréquemment des phénomènes vertigineux qui dépendent d'une part de l'augmentation de la pression labyrinthique, et d'autre part de la propagation aux méninges de l'hyperémie des vaisseaux de la caisse à travers la fissure pétro-squameuse (de Troeltsch). Ce symptôme est tellement fréquent dans les affections de l'auriculaires, que l'on devrait examiner l'oreille de tous les individus qui se plaignent de vertige.

Fièvre. — Une tympanite aiguë peut débuter par un mouvement de fièvre qui, principalement chez les enfants, entraîne quelquefois des vomissements et du délire; on peut croire alors à l'existence d'une affection des méninges. D'autres fois il survient des accès analogues à ceux de la fièvre intermittente.

Premier groupe. — Inflammation superficielle de la caisse.

1. **Catarrhe de la caisse. — a. Catarrhe aigu.** — Dans le catarrhe aigu simple, la muqueuse présente une *hyperémie* d'intensité variable et sécrète un liquide d'abord muqueux, puis séro-muqueux ou franchement séreux, et quelquefois purulent[1]. La *sécrétion* varie de quantité; tantôt il ne s'écoule que quelques gouttes, tantôt la caisse est presque pleine; quelquefois la sécrétion est mélangée d'un peu de sang, ou bien le sang y prédomine.

La *trompe*, dans sa partie osseuse, participe à l'injection des vaisseaux de la caisse; dans sa portion pharyngée, elle présente en outre un gonflement considérable de la muqueuse; dans quelques cas cependant elle conserve presque son état normal.

Le catarrhe aigu ne s'accompagne qu'au début de phénomènes inflammatoires francs ou même n'en présente pas trace; de même la membrane tympanique n'offre ordinairement qu'au début de la rougeur et du gonflement, et cela à un degré très léger et d'une façon toute passagère.

De tous les *symptômes subjectifs* la *surdité* seule est ordinairement marquée. Les *bruits* sont légers et intermittents. La *douleur* manque souvent

[1] Dans l'observation rapportée page 64, on constatait les symptômes d'un catarrhe aigu de la caisse avec sécrétion purulente. La membrane tympanique transparente et non hyperémiée présentait dans son quart postéro-supérieur un renflement sacciforme de couleur jaunâtre, d'où s'écoula un liquide purulent après incision. Le lendemain la maladie avait complètement disparu.

complètement, tandis que les malades se plaignent fréquemment d'une sensation de pression et de plénitude dans l'oreille. Comme le fait remarquer Politzer, cette sensation est plus marquée quand il y a peu de liquide dans la caisse que quand il y en a beaucoup. De plus, quand le liquide est abondant et de nature séreuse, il se déplace facilement et le malade perçoit quelquefois nettement une sensation de *fluctuation* dans l'oreille.

Hagen parle de *tintements métalliques* produits par la percussion du crâne quand un exsudat séreux occupe la caisse; ce phénomène est loin d'être constaté par tous les malades.

Symptômes objectifs. — La *membrane tympanique* dans le catarrhe aigu offre un aspect extrêmement variable qui dépend et des modifications dues au catarrhe dans la caisse, et de la transparence, de l'épaisseur de la membrane et des affections antérieures de l'oreille moyenne. Quand une oreille préalablement saine est atteinte de catarrhe aigu, la membrane tympanique offre au début une légère rougeur, tandis que la paroi interne hyperémiée, et surtout le promontoire, apparaît comme une tache rougeâtre ou jaunâtre à travers la membrane quelquefois fortement déprimée en dedans.

Dans d'autres cas, la rougeur est médiocre, et la membrane apparaît plus ou moins fortement déprimée; quelquefois sa surface est plus brillante qu'à l'ordinaire et il semble qu'elle ait été frottée de graisse.

L'*aspect de la membrane dans le cas d'exsudat* est quelquefois caractéristique. Par l'accolement du liquide à la membrane tympanique, celle-ci est moins transparente, ordinairement dans son tiers inférieur; elle offre à ce niveau une coloration grisâtre ou verdâtre qui a souvent la forme d'un triangle dont la base est attenante à la partie inférieure du cercle osseux et le sommet est dirigé vers le manche du marteau. Il n'est pas rare de voir l'exsudat séreux intra-tympanique délimité par une ligne souvent double; il semble alors qu'il y a un cheveu noir ou blanc sur la membrane.

Cette *ligne de niveau* apparaît dans les différentes parties de la membrane suivant la position du liquide, le plus souvent dans sa moitié inférieure. Le liquide accumulé dans les parties déclives de la caisse est ordinairement limité en haut par une ligne à concavité supérieure; quand il est plus abondant et dépasse l'ombilic, il s'élève par capillarité le long du manche, et au lieu d'une seule ligne de niveau on en trouve deux à concavité supérieure, séparées par le manche. Pendant les mouvements de la tête on voit quelquefois cette ligne de niveau se déplacer lorsque le liquide est très mobile, et suivant la consistance de l'exsudat ce déplacement se produit immédiatement après l'inclinaison de la tête, ou bien au bout de quelques instants. Lorsque l'exsudat est visqueux et adhère fortement à la membrane tympanique, le liquide est limité en haut par une ligne droite, courbe ou arrondie, sans que l'on puisse toujours reconnaître une collection liquide dans la partie de la caisse correspondant à la moitié inférieure de la membrane.

La *douche d'air* peut produire des bulles dans le liquide; celles qui se trouvent au voisinage de la membrane, quelquefois en quantité considérable, apparaissent sous forme de globules noirs ou de cercles à contours très marqués qui disparaissent peu à peu à mesure que les bulles viennent crever à la surface. Par le mélange de l'air au liquide, la ligne de niveau visible avant la douche disparaît quelquefois ou occupe une autre position, par exemple, elle devient plus élevée, et quelque temps après, le liquide retombant dans les parties les plus déclives, elle se trouve de nouveau plus rapprochée de la portion inférieure du cercle osseux. Dans quelques cas, les lignes de niveau n'apparaissent nettement qu'après une douche d'air.

Quand l'exsudat remplit toute la caisse et par conséquent dépasse en haut le cercle tympanique, toute la membrane peut offrir un aspect grisâtre, jaunâtre ou verdâtre. Parfois certaines parties de la membrane, et principalement le quart postéro-supérieur, sont plus fortement refoulées en dehors par l'exsudat, d'où résultent des saillies sacciformes ou sphériques, ordinairement un peu jaunâtres. Par contre, si la membrane est épaissie et opaque, son aspect n'offre rien de caractéristique.

L'*enfoncement* de la membrane que l'on observe dans le catarrhe aigu, et dont le degré est très variable, dépend non-seulement des altérations intra-tympaniques produites par le catarrhe, mais aussi pour une grande part des différences dans la résistance de la membrane variables suivant les cas. Ainsi une membrane épaissie et résistante ne subira pas la dépression que présente ordinairement dans le catarrhe aigu une membrane précédemment normale.

Le *diagnostic* de l'exsudat est très facile quand il existe une ligne de niveau, si l'on se rapporte aux caractères qu'elle représente ordinairement. Pour faire le diagnostic différentiel entre la ligne de niveau et un poil ou un *cheveu* accolé à la membrane, il suffit de constater que le cheveu fait saillie dans le conduit auditif ou bien croise le manche qu'il cache au point d'intersection.

J'ai remarqué dans mes cours que des *opacités linéaires* de la membrane ou des *fausses membranes* accolées à la membrane du tympan sont quelquefois prises pour des limites d'exsudat. Il suffit dans ces cas d'examiner la membrane aussitôt après la douche d'air; les opacités et les adhérences linéaires n'ont subi aucune modification lorsque les fausses membranes sont résistantes, tandis qu'une ligne de niveau offre, ainsi qu'on l'a vu plus haut, des changements divers; la saillie de la membrane due à la douche d'air fournit aussi des renseignements au point de vue du diagnostic (au sujet des fausses membranes, voy. p. 136).

Dans les cas douteux, il est bon de faire l'examen de la membrane à certains intervalles, et de bien voir s'il ne survient pas de changement dans la forme de l'opacité linéaire, changements qui plaident en faveur de l'exsudat.

La sensation de flot ressentie par les malades dans l'oreille pendant les mouvements de la tête n'est pas en elle-même un symptôme pathognomonique; elle ne peut être utilisée comme élément de diagnostic que si elle est associée à d'autres symptômes. De même les modifications souvent considérables qui surviennent dans l'audition quand le malade penche la tête n'indiquent pas avec certitude le déplacement d'un liquide dans l'oreille, car elles peuvent être dues dans quelques cas à une modification dans la tension des muscles tubaires (voy. p. 237).

Ainsi, chez un malade qui entendait notablement mieux en inclinant latéralement la tête, j'ai observé que cette amélioration ne se produisait pas quand le corps tout entier participait à cette inclinaison, son axe longitudinal continuant celui de la tête [1].

Il faut encore savoir que la saillie hémisphérique que présente parfois la membrane tympanique peut être pleine d'air et non pas de liquide. Ces *sacs d'air* apparaissent sur des points de la membrane qui ont subi un relâchement antérieur ou bien dont la couche muqueuse a été divisée; dans ce dernier cas, l'air de la caisse passe entre les lèvres de la solution de continuité jusqu'à la couche externe qui se renfle en dehors pendant la douche. Pour le diagnostic différentiel on aura égard aux considérations suivantes : les sacs d'air de la membrane ne sont bien saillants qu'après la condensation de l'air dans la caisse : si donc l'examen pratiqué avant la douche d'air ne fait reconnaître aucune saillie sphérique sur la membrane, tandis qu'après la douche, principalement sur le quart postéro-supérieur, on trouve une forte convexité, cela indique très probablement le renflement d'une partie relâchée de la membrane. Il est vrai que la saillie de la membrane peut se produire sans qu'il existe de relâchement antérieur : par exemple, lorsque la douche produit une déchirure de la couche muqueuse, l'air ou l'exsudat pénètrent jusqu'à la couche dermique qui se renfle en dehors. Zaufal en a fourni la démonstration par une autopsie. Il peut donc exister des renflements de la membrane dans lesquels les sacs d'air ou de liquide ne sont pas constitués par les trois couches. Une circonstance plaide tout à fait en faveur de l'existence d'un sac d'air et contre celle d'un exsudat, c'est quand le renflement sphérique de la membrane peut être refoulé dans la caisse par la condensation de l'air du conduit auditif, la membrane devenant alors concave en dehors. De plus, une observation prolongée montre que la grosseur du sac d'air varie notablement tout en persistant pendant des mois et des années, tandis que le sac de liquide disparaît en général avec rapidité à mesure que décroît l'inflammation. Lorsque la saillie s'accompagne de rougeur et de

[1] L'amélioration de l'ouïe ne se produit donc que lorsque la tête est inclinée sur l'épaule, c'est-à-dire quand les muscles tubaires de l'oreille à ce moment dirigés en haut subissent un excès de tension. (*Note du traducteur.*)

gonflement, il s'agit plutôt d'une collection liquide de nature inflammatoire, tandis qu'au niveau du sac d'air la membrane amincie offre une transparence exagérée.

Politzer appelle l'attention sur le contenu souvent mixte du sac, qui peut renfermer à la fois de l'air et du liquide; dans sa moitié inférieure où se trouve le liquide, il offre une coloration jaune-verdâtre, et cette partie est nettement séparée par une ligne de niveau de la partie supérieure qui contient l'air.

Le diagnostic sera confirmé lorsqu'on verra s'écouler un liquide séreux ou séro-muqueux à travers une perforation de la membrane, ou bien lorsqu'on peut ramener de ce liquide en pratiquant une aspiration à l'aide du cathéter tympanique introduit dans la caisse à travers la trompe. Dans des cas peu fréquents, on voit le liquide s'écouler par les narines pendant la douche d'air par le procédé de Politzer; en comparant l'aspect de la membrane avant et après la douche, on peut s'assurer que ce liquide était réellement contenu dans la caisse.

La *marche* du catarrhe aigu est très variable : tandis que dans certains cas on voit le liquide se résorber en quelques jours ou quelques semaines et survenir une guérison complète, on observe d'autres fois une marche très lente ou une grande tendance aux récidives; le catarrhe aigu se transforme alors peu à peu en catarrhe chronique.

La cause de la maladie a sur sa marche une grande influence : ainsi un catarrhe récent succédant à une affection aiguë disparaît souvent avec rapidité, tandis qu'il se comporte tout autrement, s'il résulte d'un état constitutionnel ou d'une affection chronique du pharynx nasal.

Le *traitement* doit être d'abord dirigé contre les lésions de la trompe et du pharynx nasal, puis on doit chercher à rétablir la mobilité de l'appareil de transmission, enlever l'exsudat de la caisse et s'opposer autant que possible aux récidives. Pour cela, outre les moyens indiqués plus haut, on a recours principalement aux insufflations d'air dans la caisse, à l'aspiration du liquide et à l'incision de la membrane tympanique.

Les *douches d'air* se font à l'aide du cathéter ou du procédé de Politzer; ce procédé constitue la méthode la meilleure et la plus inoffensive lorsque la muqueuse du nez et du pharynx est enflammée (voy. page 23). A propos du catarrhe chronique, nous étudierons en détail l'action de la douche d'air sur l'oreille moyenne, je ne parlerai donc ici que de l'influence qu'elle exerce sur les exsudats intra-tympaniques.

L'insufflation de l'air : — *a*. produit l'ouverture du canal tubaire et l'écoulement du liquide intra-tympanique; — *b*. elle répartit l'exsudat sur une grande surface où il peut être résorbé et en même temps l'éloigne de certaines parties de la caisse d'une grande importance acoustique; — *c*. elle facilite sa résorption par les voies lymphatiques.

a. Comme on l'a déjà dit, le canal de la trompe reste quelquefois normal dans le catarrhe aigu de la caisse, tandis que dans d'autres cas il est oblitéré. Le rétablissement de son calibre normal, pour des raisons déjà indiquées (p. 253), exerce une influence favorable sur l'état de la caisse; il permet en outre à l'exsudat intra-tympanique de s'écouler au dehors, comme l'a observé Politzer; on peut quelquefois le chasser de la caisse d'un seul coup par son procédé. Voici comment dans ce cas on donne la douche de Politzer : on fait pencher fortement la tête du malade en avant et du côté opposé à l'oreille malade pendant une ou deux minutes pour faire descendre le liquide sur l'orifice tympanique de la trompe, puis on insuffle l'air et le liquide s'écoule par la trompe au moment où elle s'ouvre. D'après les observations de Zaufal qui confirment celles de Politzer, le liquide peut même s'écouler hors des narines. L'inspection de la membrane tympanique et l'amélioration considérable des symptômes subjectifs prouvent qu'il s'agit alors d'un exsudat intra-tympanique et non d'une autre sécrétion.

b. Dans nombre de cas, on ne parvient pas à chasser le liquide par ce procédé. Mais on peut le faire disparaître peu à peu par des insufflations d'air répétées, une petite partie du liquide étant chassée à travers la trompe, tandis qu'une autre partie est étalée sur les parois de la caisse où elle est plus rapidement résorbée, ou bien projetée dans les cellules mastoïdiennes. Tous les symptômes subjectifs qui accompagnent le catarrhe aigu de la caisse peuvent alors disparaître brusquement après la douche d'air, mais souvent, il est vrai, cette disparition n'est que de courte durée, parce que le liquide simplement projeté sur les parois, mais non chassé hors de la caisse, se rassemble lentement dans sa position première et donne bientôt lieu aux mêmes symptômes qu'auparavant. Inversement, il pourra se produire quelques heures seulement après la douche une amélioration dans les symptômes objectifs et subjectifs du catarrhe.

Quelquefois cependant la douche produit alors un résultat extrêmement marqué et durable. Pour l'expliquer, il faut admettre que de petits grumeaux de mucus visqueux ont été chassés des fenêtres du labyrinthe vers des parties d'une importance acoustique moins grande, ou bien que la trompe précédemment fermée a été ouverte brusquement par le courant d'air. Le décollement brusque des parois de la trompe accolées s'accompagne quelquefois d'une détonation dans l'oreille ; chez quelques malades ce décollement se produit aussi spontanément et se reconnaît à une amélioration considérable de l'ouïe, amélioration le plus souvent passagère.

Quand l'exsudat est visqueux, on peut essayer de le liquéfier en injectant par la trompe des solutions de chlorure de sodium à 1 pour 100, de bicarbonate de soude à 1 ou 2 pour 100, ou de chlorhydrate d'ammoniaque à 1 ou 2 pour 100. Cependant, d'après les observations de Schwartze, un grumeau de mucus retiré de la caisse et plongé des jours entiers dans les solutions alcalines que l'on emploie ordinairement ne subit pas de modification, tandis qu'il se dissout en quelques minutes dans une solution de soude caustique à 3 ou 4 pour 100.

Les vapeurs de chlorhydrate d'ammoniaque insufflées dans la caisse par la trompe ont souvent une action très-favorable sur les exsudats intra-tympaniques.

c. D'après Kessel, l'exsudat peut-être résorbé par les canaux lymphatiques qui s'ouvrent librement dans la caisse. Les douches d'air doivent favoriser considérablement cette résorption.

Quant à l'*aspiration de l'exsudat*, elle se fait d'après la méthode de Weber-Liel, à l'aide du cathéter tympanique (voy. p. 60). Un état inflammatoire de la trompe constitue une contre-indication formelle de ce procédé. Les rapports favorables de Weber-Liel sur sa méthode ont été confirmés par Poorten dans un certain nombre de cas.

Paracentèse de la membrane tympanique. — Lorsque l'exsudat est très abondant et que la douche d'air produit une amélioration passagère ou nulle, quand de plus les symptômes subjectifs atteignent une grande violence, il faut ouvrir la caisse par une incision de la membrane. Comme le fait observer Troeltsch, il faut encore recourir à l'incision dans les cas où, bien que l'examen de la membrane ne donne qu'un résultat négatif, il existe un obstacle permanent à la pénétration de l'air dans la caisse, cet obstacle résultant souvent d'un exsudat intra-tympanique.

L'incision de la membrane pour donner issue au liquide de la caisse a été pratiquée surtout par Schwartze un grand nombre de fois et lui a donné des résultats excellents. L'opération n'entraîne ordinairement qu'une réaction très faible ou nulle (Schwartze n'a observé une inflammation consécutive que dans 20 pour 100 des cas[1]).

Souvent cette incision abrége considérablement la maladie. Le lieu d'élection, qui doit être situé très bas pour favoriser l'écoulement du liquide, est le quart postéro-inférieur pour Schwartze. L'incision ne doit pas être trop petite, car le liquide souvent visqueux peut ne former alors qu'une seul grumeau et ne passe pas à travers la plaie, tandis qu'un liquide séreux y passe facilement. L'incision doit être suivie d'une douche d'air pour chasser le liquide dans le conduit auditif externe. Dans le même but, on peut aspirer l'air du conduit[2]. La combinaison de ces deux procédés favorise beaucoup l'issue du liquide. Lorsque l'exsudat très visqueux ou bien n'atteignant pas le niveau de l'incision ne peut être projeté au dehors par la douche d'air, il s'écoule quelquefois pendant le sommeil, lorsque le malade est couché du côté correspondant.

[1] Nous avons dernièrement pratiqué cette opération douze fois en deux mois sur une même oreille pour un catarrhe tympanique avec épanchement dans lequel le liquide se reproduisait rapidement. Il n'en est pas résulté le moindre accident, bien que la malade, ouvrière de son état, ne pût prendre aucune précaution. Le couteau à paracentèse était plongé dans une solution phéniquée à 5 pour cent, puis essuyé soigneusement, et replongé dans une autre solution à 2 pour cent, mais non essuyé. (*Note du traducteur.*)

[2] Plusieurs auteurs ont recommandé d'aspirer directement le liquide à l'aide de canules spéciales introduites par la plaie, mais ce procédé est bien inférieur à la douche d'air. Sexton propose de refouler l'exsudat hors de la caisse en condensant l'air dans le conduit.

Pour faciliter l'issue de l'exsudat, Schwartze et de Troeltsch ont l'habitude d'irriguer la caisse avec de l'eau salée tiède que l'on injecte par la trompe ou même à travers la plaie. L'incision de la membrane suivie de l'expulsion du liquide ne suffit pas toujours à amener la guérison; il faut la répéter jusqu'à plusieurs fois. La plaie se ferme ordinairement en 24 heures, quelquefois le deuxième ou le troisième jour, rarement plus tard, sauf le cas où il se fait une réaction inflammatoire.

Les précautions à prendre après l'incision consistent à boucher soigneusement l'oreille avec un tampon, à éviter les fatigues, à prendre une alimentation douce, et, s'il survient des douleurs, à appliquer sur l'oreille des compresses froides et même deux ou trois sangsues immédiatement au-dessous de l'apophyse mastoïde.

Le traitement ultérieur est celui du catarrhe aigu de la caisse. En outre, on combattra énergiquement le catarrhe du pharynx qui existe souvent, et on modifiera l'état général, s'il y a lieu. Schwartze mentionne particulièrement l'action favorable des bains minéraux. Enfin on observera toutes les prescriptions hygiéniques déjà recommandées.

b. Catarrhe chronique de la caisse. — Le catarrhe chronique de la caisse entraîne ordinairement une hypertrophie considérable de la muqueuse et consécutivement du tissu conjonctif sous-muqueux; la muqueuse perd alors ses caractères et se transforme en une épaisse couche de tissu fibreux. Une hyperémie intense avec sécrétion (catarrhe subaigu) ne survient que d'une façon passagère. Au contraire, dans la sclérose du revêtement de la caisse (de Troeltsch), il peut même survenir une disparition partielle des vaisseaux, et la muqueuse, d'un rouge pâle à l'état normal, offre en certains points une coloration d'un blanc tendineux. Assez fréquemment, un exsudat séro-muqueux ou séreux accompagne le catarrhe chronique.

Dans cette maladie, le tendon du muscle tenseur de la membrane tympanique subit un raccourcissement considérable, dû à la contracture de ce muscle, et en outre à la rétraction secondaire de son tendon (Politzer, Lucae), ainsi qu'il arrive, dans des cas pathologiques, autour des diverses articulations.

De même la position anormale des osselets refoulés en dedans exerce en se prolongeant une influence très fâcheuse sur leur mobilité; leurs articulations deviennent alors rigides et l'épaississement des capsules restreint encore leurs mouvements. De la même manière agissent l'épaississement des ligaments des osselets et la rétraction des fausses membranes qui occupent souvent la caisse (voy. plus bas).

L'accolement de masses visqueuses à la fenêtre ovale ou à la fenêtre ronde, les épaississements et les calcifications du ligament annulaire et de la membrane ronde diminuent ou même suppriment la mobilité de ces parties et offrent par suite une très grande gravité.

La mobilité de la membrane tympanique diminue à mesure qu'elle s'enfonce en dedans; et cette diminution devient très considérable dans les cas où la membrane se transforme en une lame plus ou moins rigide, en partie grâce à l'hypertrophie de sa couche muqueuse, en partie par l'épaississement ou la calcification progressive de toute sa substance.

Ces altérations de la caisse peuvent se répartir également sur tous les points, ou bien se localiser en occupant, par exemple, plutôt la membrane ou plutôt les fenêtres du labyrinthe.

La trompe participe à la maladie à un degré très variable; quelquefois sa portion pharyngienne est le siège d'un catarrhe intense; quelquefois le catarrhe occupe exclusivement la caisse.

Étiologie. — Le catarrhe chronique reconnaît les mêmes causes que le catarrhe aigu (p. 252).

Il n'est pas rare de le voir apparaître chez plusieurs membres d'une même famille, à tel point qu'il semble que l'on puisse ranger l'*hérédité* parmi les causes de la maladie. Il est certain que dans la transmission héréditaire des maladies de la caisse, la tendance congénitale aux catarrhes pharyngiens joue souvent un grand rôle; d'autre part, d'après Troeltsch, il serait très-possible que la surdité fût héréditairement favorisée par la petitesse de la caisse ou des niches des fenêtres labyrinthiques, et par l'étroitesse de la trompe et du pharynx, particularités qui se transmettent fréquemment. Wendt considère aussi une grande profondeur de la niche de la fenêtre ovale comme fâcheuse en favorisant la production d'adhérences pathologiques. Zaufal attribue une certaine importance à l'inclinaison de la fenêtre ronde sur le plancher de la caisse; quand elle tend à la position horizontale, la muqueuse altérée agit plus directement sur elle que quand elle offre une position verticale.

D'après Wreden, chez les enfants dont les parents ont une affection auriculaire, il existe une prédisposition qui se traduira par une otite moyenne survenant pendant la vie fœtale. Voltolini parle d'une surdité progressive qui s'était transmise des parents à leurs filles (au nombre de 5), mais non aux garçons (au nombre de 4). Weber-Liel appelle l'attention sur le faible développement congénital des muscles du côté gauche du corps; dans ce cas, le muscle tenseur du voile peut être très peu développé de ce côté.

L'hérédité s'observe dans la proportion de 1/4, d'après Triquet, et même de 1/3, d'après Moos.

Parmi les *symptômes subjectifs*, il faut mentionner d'abord la surdité et les bruits. Ces deux symptômes peuvent exister simultanément à un haut degré, ou bien c'est tantôt la surdité, tantôt les bruits, qui occupent le premier plan.

Les *bruits* tantôt précèdent la surdité, même de plusieurs années, tantôt l'accompagnent ou lui succèdent. Rarement il n'en existe pas, d'autres fois ils n'apparaissent qu'au début de la maladie pendant un temps très court et disparaissent ensuite pour toujours. Extrêmement variables de nature et d'intensité, ils semblent d'abord intermittents; plus tard les rémissions sont plus courtes et plus rares, jusqu'à ce qu'enfin les bruits intermittents deviennent continus : rarement ils le sont dès le début.

Les bourdonnements continus sont quelquefois regardés comme intermittents, parce qu'ils sont couverts pendant le jour par les bruits de la ville et entendus seulement dans le silence de la nuit. On s'assure qu'ils sont persistants en tamponnant le conduit auditif de chaque oreille et mettant le malade dans une chambre à l'abri de tout bruit. Ils peuvent devenir tels qu'ils influent sur l'état intellectuel du malade, le rendent incapable d'un travail cérébral, troublent son sommeil, et ils peuvent même le jeter dans un état très alarmant.

La surdité, par suite de la marche lente des lésions, ne se fait ordinairement sentir que peu à peu, et le malade ne s'en aperçoit souvent pas lorsque la maladie est unilatérale et que l'autre oreille fonctionne bien. Il existe même des individus dont une oreille ne fonctionne plus du tout sans qu'ils s'en aperçoivent; ce n'est que par hasard en se couchant sur le côté sain ou en se bouchant l'oreille malade qu'ils constatent que celle du côté opposé n'entend pas.

Il n'est pas rare de voir des individus venir consulter pour une surdité considérable survenue brusquement « dans les deux oreilles ». Or, chez ces malades on peut trouver un bouchon de cérumen d'un côté et de l'autre un catarrhe tympanique très avancé; on irrigue la première oreille, et après l'ablation du bouchon les malades déclarent entendre de nouveau parfaitement « des deux oreilles ».

Même chez des personnes que l'on croit devoir se préoccuper de l'état fonctionnel de leurs organes, on peut trouver un catarrhe déjà ancien de la caisse dont ils ne se doutent pas, ou bien, s'ils ont constaté la faiblesse d'une de leurs oreilles, ils l'attribuent à un développement inégal de l'audition ou aux progrès de l'âge, plutôt que d'admettre plus simplement l'existence de la maladie dont ils sont atteints. D'ailleurs, la surdité produite par les affections de la caisse, et en première ligne par le catarrhe chronique, est tellement fréquente, que, comme le remarque de Trœltsch, sur trois individus de 20 à 50 ans, il y en a certainement un dont l'ouïe est affaiblie au moins d'un côté.

Parmi les autres symptômes subjectifs, il faut mentionner le *vertige* (voy. page 257), qui tantôt est passager, tantôt dure des heures et même des jours entiers et empêche le malade de marcher et de se tenir debout. Ces accès, qui s'accompagnent quelquefois de vomissements, d'une augmentation des bourdonnements et de la surdité, dépendent quelquefois d'une affection labyrinthique qui peut succéder aux maladies de la caisse.

Il existe d'autres symptômes souvent très marqués chez des individus adonné aux travaux de l'esprit. Ce sont la douleur de tête, l'incapacité de travail intellectuel et l'affaiblissement de la mémoire.

Des malades atteints de catarrhe chronique de la caisse se plaignent d'être tout étourdis au milieu d'une société nombreuse, surtout lorsque plusieurs personnes parlent à la fois, et de ne pouvoir suivre la conversation; cela ne dépend ordinairement pas d'un trouble de l'intelligence, mais d'un affaiblissement de la fonction auditive.

Symptômes objectifs. — La membrane tympanique offre cette opacité et cette dépression qui ont été étudiées pages 138, 158 et suivantes. Suivant la localisation de la maladie, l'*opacité* est inégalement marquée dans les différents cas et il peut même arriver que la membrane, même dans le catarrhe tympanique avancé, ne soit pas notablement modifiée. Plus souvent elle est épaissie et blanchâtre et offre l'aspect d'un verre dépoli. Outre l'épaississement fibreux, on trouve des calcifications ou des atrophies, ainsi que des amincissements succédant au relâchement de son tissu. Il n'est pas rare de trouver sur une même membrane des points atrophiés et des points épaissis à côté les uns des autres.

Le degré d'*enfoncement* de la membrane et du marteau ne dépend pas seulement de l'intensité du catarrhe, mais de la mobilité de ces osselets et de la contractilité du muscle du marteau. Par suite, si l'on peut conclure d'une membrane très enfoncée à un état pathologique grave de la caisse, sa position presque normale ne prouve pas que la lésion soit peu marquée. Une rigidité considérable de la membrane, l'ankylose de l'articulation du marteau avec l'enclume, la grande tension des ligaments du marteau, principalement du ligament antérieur, ainsi que la dégénérescence graisseuse ou fibreuse du muscle du marteau, influent considérablement sur le degré d'enfoncement de la membrane. Répétons encore que son aspect seul ne permet jamais de conclure avec certitude à l'état de la caisse, et que souvent dans les parties d'une grande importance acoustique, comme les fenêtres et la chaîne des osselets, il existe des altérations considérables alors que l'aspect de la membrane peut être absolument normal.

Il faut donc bien se garder de vouloir déterminer le degré des lésions par la comparaison des deux membranes, car c'est peut-être du côté où elle est le moins altérée que la surdité est le plus marquée. On comprendra combien l'aspect de la membrane est trompeur quand on sait que l'on peut trouver des plaques calcaires étendues, des cicatrices et un marteau horizontal alors que l'audition est presque normale pour la parole (cas de Schwartze). Chimani a vu le marteau horizontal, des plaques calcaires, une cicatrice et une perforation sur la membrane tympanique chez un malade qui entendait la voix à une distance absolument physiologique. En effet, aussi longtemps que l'étrier dans la fenêtre ovale et la membrane ronde conservent leur mobilité, l'audition peut rester relativement très bonne, malgré les altérations considérables que présentent les autres parties de l'appareil de transmission. Ainsi Schwartze rapporte une observation dans laquelle, la membrane étant perforée et l'enclume complètement séparée de l'étrier, les nombres prononcés à voix moyennement haute étaient entendus à 16 pieds et la montre à 1 pouce de distance. Dans un autre cas, où l'étrier était complètement isolé dans chaque oreille, Weber-

Liel constata que la voix murmurée était encore perçue. De tels exemples montrent que l'examen oculaire seul ne permet pas de conclure à l'état de la fonction auditive, surtout pour la voix, et que des altérations de l'oreille d'une gravité considérable au point de vue acoustique ne peuvent être reconnues que par l'examen de l'ouïe. On considérera donc, par exemple, un cas dans lequel, la membrane étant presque normale, la surdité est considérable, comme beaucoup plus grave qu'un autre dans lequel la membrane est extrêmement altérée, mais l'audition bonne.

Les résultats de l'*auscultation* dans le catarrhe chronique de la caisse résultent tantôt d'une diminution du calibre de la trompe (voy. page 188), tantôt d'un état pathologique de la caisse. Quand la caisse renferme du liquide, il n'est pas rare d'entendre des râles sonores à petites bulles qui semblent très rapprochés de l'oreille qui ausculte. Souvent les râles manquent complètement et l'on entend un souffle intense et très rude qui peut dépendre d'une part de la grande tension de la membrane, d'autre part d'une largeur anormale de la trompe.

La *marche* du catarrhe chronique dépend de l'état constitutionnel des affections du pharynx nasal coexistantes et aussi des conditions hygiéniques et climatologiques où se trouve le malade; elle est extrêmement variable. Ajoutez à cela les différences individuelles considérables grâce auxquelles, une même cause ayant produit un catarrhe dans les oreilles, la marche diffère essentiellement dans l'une et dans l'autre. La fonction de l'ouïe, comme on l'a déjà vu, dépend de la localisation du catarrhe. L'aggravation de la surdité, quand le catarrhe est abandonné à lui-même, se fait peu à peu, quelquefois cependant avec rapidité; dans d'autres cas, au contraire, la surdité reste passagèrement ou définitivement stationnaire. La terminaison par la surdité absolue est rare.

Pour porter un *pronostic*, il faut avoir avant tout égard au degré de la surdité et des bruits, ainsi qu'à leur durée. Ainsi, lorsque la maladie existe depuis longtemps et que le malade comprend très difficilement la parole, il y a en général peu d'espoir de guérison. Le pronostic est particulièrement fâcheux chez les malades qui offrent une diminution de la perception osseuse, symptôme qui dépend très souvent d'une affection labyrinthique secondaire, laquelle le plus souvent n'est pas susceptible de modifications. En outre, ainsi que Politzer le fait remarquer, les bourdonnements continus donnent beaucoup de gravité au pronostic; ils succèdent ordinairement alors à des bruits intermittents et, associés à une surdité considérable, ils autorisent à admettre que la lésion s'est étendue jusqu'au nerf cochléaire. Le pronostic est encore très défavorable lorsque l'affection est héréditaire, ainsi que chez les malades qui ne peuvent se soustraire aux causes nocives extérieures (thermiques, climatologiques, etc.)

Plus favorables sont les cas dans lesquels il se produit de grandes oscillations dans les symptômes subjectifs, ce qui indique que l'état de la caisse est encore susceptible de modifications. Pour la même raison, l'influence d'une douche d'air sur la surdité et les bourdonnements a une grande importance pronostique; à cette influence il faut joindre naturellement celle des premières insufflations.

Si les premières douches d'air ne produisent pas la moindre amélioration des symptômes, le pronostic en est donc, il est vrai, assombri; cependant un traitement prolongé peut produire encore un résultat curatif appréciable, quelquefois même surprenant. Il est donc bon, on peut même dire qu'il est du devoir du médecin d'exposer à ces malades l'incertitude du pronostic et de proposer le traitement comme une tentative de guérison. On ne peut en déterminer exactement la durée, l'amélioration se produisant quelquefois au bout de deux ou trois semaines, quelquefois seulement au bout de quatre à six et plus; plus souvent encore malheureusement il ne s'en produit pas dans ce genre de cas.

Avec de la persévérance on arrive pourtant quelquefois au succès même dans des cas où la caisse offre des altérations considérables : c'est ce que démontre la pratique des pauvres dans laquelle, pour des raisons que l'on devine, on peut poursuivre très longtemps les tentatives thérapeutiques.

Dans les cas de surdité considérable, la recherche de la mobilité de l'étrier aurait une grande importance pour le pronostic, car les méthodes de traitement employées jusqu'à présent ne peuvent rien contre son ankylose dans la fenêtre ovale. Je reviendrai plus loin sur ce point; je dirai seulement ici que Schwartze propose d'ouvrir la caisse au niveau du quart postéro-supérieur de la membrane, pour rechercher directement la mobilité de la base de l'étrier à travers la perforation.

Courbes auditives. — Les courbes auditives que je donne ici ne sont pas des schémas; elles sont choisies parmi une série de planches se rapportant à différents catarrhes chroniques de la caisse que j'ai traités. L'examen de ces courbes fait bien voir l'incertitude du pronostic dans cette maladie, et montre qu'il faut être très réservé même dans les cas en apparence les plus favorables.

Ces courbes (voy. à la fin du volume planches I-VIII) concernent des malades qui, atteints de catarrhe chronique, ont été traités par des insufflations méthodiques dans la caisse à l'aide du cathéter; l'examen de l'ouïe a été fait avant chaque cathétérisme. Les chiffres placés à côté des courbes indiquent la distance en centimètres à laquelle la montre était encore entendue distinctement, les chiffres placés au-dessous indiquent les jours du traitement. La courbe grasse se rapporte à l'oreille gauche, la courbe plus mince à l'oreille droite. Dans les exemples rapportés ici, l'audition de la voix se modifiait parallèlement à l'audition de la montre. Dans plusieurs de ces cas, le traitement ne fut prolongé aussi longtemps que dans le but de conserver les malades en observation.

Un coup d'œil jeté sur ces tables fait nettement ressortir les oscillations considérables que présentent ordinairement les courbes auditives. Par suite, bien qu'une élévation notable de la courbe soit toujours un signe favorable, on ne peut s'en autoriser pour pronostiquer un bon résultat définitif. Les courbes III et VII le prouvent d'une manière indiscutable : dans la courbe VII l'audition de l'oreille gauche avait subi une ascension notable après la douche d'air (de 37 à 73 centimètres) et cette ascension avait continué, bien que faiblement, après la seconde insufflation (75 centimètres); cependant, sans aucun motif appréciable, l'audition retombe à son état primitif (37 centimètres) et le vingt-deuxième jour du traitement elle était descendue encore plus bas (27 centimètres); puis la courbe s'élève encore au quarante-troisième jour du traitement de 38 à 81 centimètres, pour retomber aussitôt après à 38 centimètres. Au cent-septième jour du traitement, le résultat final après 28 insufflations d'air dans la caisse est une acuïté de 5 centimètres plus faible (32 centimètres) qu'au début. Par contre, l'oreille droite, dont la courbe offre deso scillations analogues à celles de l'oreille gauche, offre finalement une ascension de 32 à 53 centimètres.

On observe souvent des élévations considérables avec brusque chute consécutive. Ainsi pour la courbe III chez un malade qui au début entendait la montre au contact à droite et à 7 centimètres 1/2 à gauche, et qui suivait un traitement régulier contre de la surdité et des bourdonnements accompagnés de pesanteur de tête, la courbe présentait le quarante-huitième jour après le dix-neuvième cathétérisme une élévation de 7 centimètres 1/2 à 23 centimètres, et retombait brusquement à 2 centimètres le soixante-septième jour; elle s'élevait de nouveau un peu au-dessus de 25 centimètres le quatre-vingt-septième jour (30 cathétérismes). L'oreille droite, dont l'audition était montée le quatorzième jour (4 cathétérismes) pour la perception de la montre du contact à 7 centimètres, était revenue à son état primitif le dix-septième jour (5 cathétérismes) ; jusqu'au cinquante-troisième jour (21 séances) elle remonta peu à peu à 11 centimètres, retomba à son point de départ le soixante-troisième jour (24 séances), et le quatre-vingt-septième jour du traitement (30 séances) s'arrêta à 11 centimètres. A partir de cette époque, le malade entendit d'une façon régulière et ne reparut à la clinique que pour faire constater l'état de ses oreilles.

La courbe II présente de l'intérêt à un autre point de vue; elle montre que l'acuïté auditive primitivement très inégale dans les deux oreilles (oreille gauche 10 centimètres, oreille droite 26 centimètres) devint presque égale à la fin du traitement, puisqu'à gauche elle était montée de 10 à 22 centimètres, tandis qu'à droite elle était descendue de 26 à 23 centimètres. Dans la courbe I, la perception s'améliore très rapidement pour l'oreille la plus mauvaise (oreille droite), dont la ligne se tient dès lors au-dessus de celle de l'oreille gauche primitivement meilleure que la droite. Nous trouvons aussi dans la courbe IV, à la fin du traitement (soixante-treizième jour, vingt-neuvième séance), que l'acuïté auditive de la meilleure des deux oreilles (l'oreille droite) est tombée de 12 à 4 centimètres, tandis qu'elle s'est élevée à gauche d'une quantité, il est vrai, insignifiante (de 10 à 12 centimètres).

La courbe V est un exemple d'ascension assez régulière; le vingtième jour du traitement, après la neuvième séance de cathétérisme, l'audition était montée de 25 à 71 cent. (oreille droite), de 35 à 78 centimètres (oreille gauche), et se maintint dès lors à cette hauteur. Dans la courbe VI, l'ascension n'est considérable que d'un côté (18 à 30 centimètres, oreille droite), tandis qu'à ce moment (quarante-quatrième jour du traitement, quatorzième cathétérisme), l'audition s'était élevée à gauche du contact à 2 centimètres seulement, résultat obtenu dès la deuxième séance.

La courbe IV démontre que la douche d'air peut aggraver l'état de l'ouïe. Cette aggravation se produisit dans les oreilles dès le début du traitement; après la quatrième séance, le dix-huitième jour, l'audition tombait de 12 centimètres à 2 centimètres (oreille droite) et de 10 centimètres à 2 centimètres (oreille gauche). Dès lors elle oscille entre 1 et 6 centimètres, pour s'arrêter enfin à 4 centimètres (quatre-vingt-treizième jour, vingt-neuvième séance); à gauche, après une élévation passagère jusqu'à 20 centimètres, l'audition finit par revenir à 12 centimètres au lieu de 10, c'est-à-dire à son point de départ. La courbe VIII montre au dix-huitième jour de traitement, après 3 cathétérismes, une chute de l'audition de 25 à 3 centimètres (oreille droite), tandis qu'en même temps elle s'élevait à gauche de 8 à 20 centimètres; finalement, au bout de 56 jours et de 15 cathétérismes, l'audition était montée à droite de 25 à 59 centimètres, à gauche de 9 à 29 centimètres.

On observe souvent l'entre-croisement des deux courbes, c'est-à-dire l'élévation alternative de l'une au-dessus de l'autre; lorsque la différence entre l'audition des deux oreilles est légère, cet entre-croisement est même un phénomène assez constant (voy. courbes I, II, III, VII, VIII, IX, X). Une particularité intéressante dans ces entre-croisements, particularité non pas très commune, mais cependant assez fréquente, c'est l'alternance de l'acuïté auditive des oreilles, c'est-à-dire l'amélioration de l'ouïe d'un côté se produisant à mesure que l'autre s'affaiblit. La courbe IX présente un exemple unique jusqu'ici d'alternance périodique des deux courbes.

Il s'agit d'un malade qui resta longtemps en observation en 1875, et qui offrait les particularités suivantes : régulièrement, dans l'espace de sept jours, il se produisait une alternance de l'ouïe telle, que chaque fois que la courbe d'un côté (côté droit, par exemple) atteignait son maximum, l'audition retombait du côté gauche à 0. A partir de ce moment, l'audition de l'oreille gauche se relevait peu à peu, tandis qu'elle s'affaiblissait à droite, jusqu'à ce qu'après sept jours encore l'oreille droite n'entendit plus la montre ou ne l'entendit qu'au contact, l'ouïe atteignant à gauche son maximum. Pendant ces oscillations, l'affaiblissement de l'ouïe dans l'oreille à ce moment mauvaise pouvait arriver à ce point que le diapason appliqué sur les os du crâne n'y était pas toujours entendu. D'après les derniers renseignements qui nous sont parvenus, cet état persiste encore (1879) presque sans modification. De temps en temps il survient des perturbations dans cette alternance;

quelquefois les deux courbes s'élèvent ou s'abaissent simultanément, mais au bout de peu de temps les variations régulières que nous avons décrites se reproduisent.

Quoique ce cas doive être considéré comme une exception, l'examen d'une série de courbes prouve qu'il existe assez souvent des alternances passagères dans la perception des deux oreilles.

La courbe III montre, par exemple, une alternance très nette du dix-neuvième au vingt-huitième jour de traitement; du dix-neuvième au vingtième jour l'ouïe tomba à droite de 5 à 3 centimètres, en même temps qu'à gauche elle s'élevait de 2 à 5 centimètres; le jour suivant, l'ouïe s'élevait à droite de 3 à 5 centimètres, et descendait à gauche de 5 à 2 centimètres; mêmes alternances les jours suivants, puis les courbes s'écartent l'une de l'autre. On observera des particularités du même genre en examinant les couches I, II, VII et VIII.

Résultats de l'observation des courbes auditives. — De tout ceci il ressort certaines conclusions qu'il ne faut pas négliger en portant son pronostic et que je résume ici :

1. La surdité bilatérale dans le catarrhe des deux oreilles peut subir par le traitement une amélioration égale de chaque côté, c'est-à-dire que l'oreille la moins malade est encore meilleure que l'autre après le traitement.

2. L'ouïe, très inégale des deux côtés, peut s'améliorer beaucoup plus dans l'oreille la plus sourde, de telle sorte qu'elle devient aussi bonne que l'autre par l'effet d'un traitement identique.

3. L'oreille la plus mauvaise peut être améliorée au point de devenir bien meilleure que l'autre, quoique le traitement soit identique de chaque côté.

4. L'ascension rapide de la courbe auditive au début ou dans le cours du traitement est, il est vrai, un symptôme de bon augure d'une manière générale, et le résultat obtenu reste souvent définitif; cependant cela ne nous autorise pas à affirmer avec certitude que la maladie prend un cours favorable, car dans certains cas une élévation notable peut être suivie d'un chute brusque après laquelle la courbe ne revient pas toujours à la hauteur qu'elle avait primitivement atteinte.

5. Inversement on ne peut, principalement au début du traitement, tirer une conclusion absolument défavorable d'une aggravation rapide de la surdité, car cette aggravation est quelquefois suivie d'une amélioration considérable et permanente; de même celle qui survient souvent dans le cours du traitement est souvent très passagère et ne doit être considérée que comme une oscillation. Par contre, une chute graduelle et prolongée de la courbe doit attirer toujours l'attention, parce qu'un traitement trop prolongé peut aggraver la maladie. Quelquefois l'emploi des insufflations d'air par la trompe exerce dès le début une action fâcheuse sur l'ouïe, et la courbe IV en est un triste exemple. Comme le prouve cette observation, les douches d'air peuvent n'être mal supportées que par une seule oreille, tandis que l'autre s'améliore par le même traitement. On observe d'ailleurs souvent des cas dans lesquels l'aggravation progressive du ca-

tarrhe chronique ne peut être empêchée, malgré les différentes méthodes de traitement mises en œuvre; ce n'est pas alors l'action thérapeutique, mais la nature du mal qui est la cause de cette aggravation.

6. On observe souvent, comme phénomène passager, des oscillations des deux courbes en sens contraire produisant leur entre-croisement.

Disons enfin que les cas dans lesquels l'audition n'a subi malgré le traitement qu'une amélioration très légère ou nulle (voy. courbe I, oreille droite de 15 à 18 centimètres après 29 cathétérismes; courbe IV, oreille gauche de 10 à 12 centimètres après 29 cathétérismes), et même ceux dans lesquels il se produit un léger affaiblissement de l'ouïe, ne sont nullement une preuve absolue de l'inefficacité du traitement; ils peuvent même constituer un succès. On ne peut, il est vrai, tirer cette conclusion des courbes rapportées dans cet ouvrage, puisqu'elles ne comprennent l'état de l'audition que depuis le début du traitement. Pour s'en faire une idée, il faudrait avoir auparavant noté l'état de l'ouïe dans l'oreille malade abandonnée à elle-même pendant une période de temps assez longue. Comme ces observations ne sont que rarement possibles, le médecin est obligé, pour juger les résultats du traitement, de peser avec soin les renseignements fournis par le malade. C'est ainsi que nous serons en droit de reconnaître au traitement une action efficace, si le malade prétend que sa surdité suivait une marche très rapide alors que dans le cours du traitement nous ne la voyions progresser que très lentement ou même devenir complètement stationnaire. Il en sera de même, si le malade, quelques mois après cessation du traitement, revient consulter pour un nouvel affaiblissement de l'ouïe, et, si, à l'aide des douches d'air, etc., on le remet peu à peu dans l'état où il était à la fin du traitement quelques mois auparavant. Comme de Troeltsch le faisait déjà remarquer, ce n'est pas là un mince résultat et, si le pronostic au point de vue du rétablissement complet de la fonction est mauvais, le malade sait du moins qu'en se soumettant à de certains intervalles à un traitement rationnel il évitera une aggravation de son état pouvant aller jusqu'à la surdité complète pour la conversation. Je suis loin d'exagérer la valeur des méthodes de traitement dirigées jusqu'à présent contre le catarrhe chronique de l'oreille, car, comme pour beaucoup d'affections chroniques d'autres organes, elles sont malheureusement complètement impuissantes dans beaucoup de cas, mais il ne faut pas non plus méconnaître leur action, et, quand on se trouve en face d'un malade atteint de surdité progressive, on doit toujours lui faire comprendre qu'il se peut que l'on réussisse à arrêter la marche de sa maladie, résultat d'une importance considérable.

Traitement. — Il doit être dirigé d'une part contre la cause de la maladie, et d'autre part contre les lésions de la caisse. Quant au premier point, on portera son attention sur les conditions hygiéniques et climatologiques (voy. p. 45), les maladies générales et les affections du pharynx nasal qui peuvent exister au moment où le malade se présente. Il y a des malades chez lesquels le traitement local appliqué méthodiquement n'amène absolument aucune amélioration de l'ouïe, tandis que le traitement simultané du catarrhe nasal produit des résultats surprenants.

Les anciens auteurs n'ignoraient pas combien les mauvaises conditions hygiéniques sont fâcheuses pour l'organe de l'ouïe : ainsi, Arnaud raconte que dans les villes de la Chine où la population est extrêmement dense la surdité est très fréquente de quarante à cinquante ans. L'influence du climat sur l'oreille est démontrée par une observation intéressante de Deleau (1838). Il s'agit d'un malade qui était devenu presque sourd dans le département des Pyrénées-Orientales, dont le climat est froid et humide, tandis que dans les Cévennes, dont le climat est sec, il pouvait prendre part à la conversation ; dès qu'il descendait dans la plaine, il redevenait sourd.

Le séjour dans un air léger, c'est-à-dire dans une contrée élevée (voy. p. 50), l'air des montagnes, un changement de climat, exercent une action très favorable sur beaucoup de malades. On combattra les affections de la portion pharyngée de la trompe (voy. p. 193 et 211) et on pourra aussi recourir à des badigeonnages de collodion iodoformé, de teinture d'iode une ou deux fois par jour sur l'apophyse mastoïde, jusqu'à irritation de la peau. Ils produisent souvent un bon résultat.

Le *traitement local* du catarrhe de la caisse doit remplir plusieurs indications. Outre le rétablissement du calibre de la trompe, il faut pratiquer l'élimination des exsudats intra-tympaniques, modifier la position vicieuse de la membrane et de la chaîne des osselets, c'est-à-dire les reporter en dehors et diminuer ainsi la tension intra-labyrinthique exagérée en même temps qu'on facilite les mouvements des osselets les uns sur les autres. Il faut enfin combattre l'excès de tension du muscle du marteau.

Le procédé qui répond à toutes ces indications, si les altérations ne sont pas par trop avancées, est la *douche d'air*. Par les insufflations d'air dans la caisse on rétablit le calibre de la trompe et d'autre part l'air de la caisse subissant un excès de tension exerce une forte pression sur toutes les parois.

Une petite partie de l'air insufflé sert à augmenter la tension dans la cavité mastoïdienne souvent très petite, tandis que la plus grande partie exerce son action sur les parois de la caisse. De ces parois, l'interne et l'externe seules offrent des parties non résistantes, la paroi interne : la base de l'étrier et la membrane de la fenêtre ronde, la paroi externe : la membrane tympanique qui la constitue en grande partie.

Lorsque les connexions de l'appareil de transmission sont normales, la membrane tympanique et l'étrier semblent être en antagonisme, l'air condensé dans la caisse refoulant l'étrier en dedans et la membrane en dehors, alors que la chaîne des osselets ne permet des mouvements que dans une seule direction à la fois (sauf l'écartement minime des surfaces articulaires du marteau et de l'enclume). Mais en réalité cet antagonisme n'existe pas, l'enfoncement de l'étrier étant complètement compensé par celui de la membrane de la fenêtre ronde refoulée aussi en dedans.

Ce n'est que lorsque l'appareil de transmission est intact que la base de l'étrier et la membrane ronde se déplacent dans le même sens[1]. On en a la preuve en observant ce qui se passe quand l'étrier est isolé; dans ce cas la membrane ronde et l'étrier ne présentent pas le moindre mouvement pendant la condensation de l'air (voy. p. 257). Alors le liquide labyrinthique pouvant être considéré comme presque incompressible, les deux fenêtres du vestibule constituent, pendant la condensation de l'air dans la caisse, lorsque l'articulation de l'étrier avec l'enclume est détruite, des parois presques rigides, tandis qu'elles sont mobiles dans les conditions ordinaires, mais constamment en équilibre l'une par rapport à l'autre.

La membrane tympanique doit donc être considérée comme une paroi librement mobile, et d'autant moins entravée dans son mouvement en dehors que sa surface dépasse de beaucoup celle de l'étrier, et par suite pourrait facilement vaincre son action antagoniste, si elle venait à se produire (par le refoulement d'une portion du liquide labyrinthique à travers les deux aqueducs).

La douche d'air, en écartant la membrane tympanique de la paroi interne de la caisse, détermine un déplacement des osselets dans le même sens et par suite une diminution de la pression intra-labyrinthique, ainsi qu'une traction sur le tendon du muscle du marteau rétracté. Il en résulte une facilité beaucoup plus grande dans les mouvements articulaires des osselets.

Le déplacement de la membrane tympanique en dehors fait sortir la base de l'étrier de la fenêtre ovale, et donne plus de laxité au ligament annulaire devenu souvent rigide: par suite les excursions de la membrane ronde deviennent plus grandes. Ces considérations prouvent que, quand la muqueuse tympanique altérée n'est pas devenue complètement rigide, la condensation de l'air dans la caisse produit un heureux résultat qui peut être considéré sous beaucoup de rapports comme dû à un véritable exercice gymnastique (de Troeltsch). A la vérité, quand les lésions sont très considérables, la simple condensation de l'air dans la caisse est un moyen très insuffisant pour guérir la maladie ou en arrêter la marche. Une articulation ankylosée, une lésion secondaire du muscle du marteau ou du muscle de l'étrier, l'épaississement des fenêtres, etc., ne peuvent plus être modifiés par des insufflations d'air, et dans ces cas, malheureusement nombreux, cette méthode de traitement se montre totalement impuissante. Mais, comme ces lésions ne se reconnaissent pas toujours d'une façon certaine, on ne pourra savoir si ce mode de traitement peut produire un bon résultat qu'après l'avoir essayé.

La condensation de l'air dans la caisse peut même produire des accidents ou aggraver la maladie, par exemple, lorsque l'air écarte une membrane qui a déjà atteint son maximum de déplacement ou bien lorsque

[1] L'une se portant en dedans, l'autre en dehors. (*Note du traducteur.*)

transformée en une paroi rigide elle offre une résistance anormale. Dans ce cas l'air exerce sur les fenêtres et par suite sur le liquide labyrinthique une pression considérable qui irrite le nerf auditif d'une façon passagère ou durable; outre le vertige, il survient alors de la surdité et des bruits. J'ai vu plusieurs malades chez lesquels, après une douche d'air (simplement donnée avec le ballon de caoutchouc), il s'était produit subitement un bourdonnement continu et une aggravation de la surdité, qui persistèrent.

Comme on l'a déjà vu, le traitement par la douche d'air même très favorable au début peut devenir brusquement nuisible, et cette aggravation, qui indique pour ainsi dire une saturation de l'oreille pour le traitement, doit le faire immédiatement suspendre au moins pour quelque temps. L'expérience prouve qu'en général il n'est pas bon de pratiquer le cathétérisme tous les jours pendant longtemps; au bout de quatre à six semaines il convient de faire une interruption de un à plusieurs mois, pendant laquelle le malade se donnera lui-même la douche de Politzer. Du reste, il est impossible de poser des principes généraux à ce sujet, et ce principe de médecine pratique, d'après lequel on ne doit pas s'en rapporter à des règles fixes, mais contrôler avec soin le résultat du traitement dans chaque cas, est éminemment applicable à la douche d'air.

Pour renforcer l'action de la douche d'air dans les cas de tuméfaction considérable et de sclérose de la muqueuse, on peut recourir à l'*injection* dans la caisse de différents liquides astringents et résolutifs à travers la trompe (voy. p. 68 et 192). De Troeltsch emploie les solutions suivantes: pour 30 grammes d'eau distillée, carbonate de soude 0,3-1 ; chlorure de sodium 0,5-1 ; carbonate de lithine 0,1 ; sulfate de zinc 0,05-0,15; iodure de potassium 0,25-1,50; soude caustique 0,5-1 ; hydrate de chloral 0,5-1; chlorhydrate d'ammoniaque 0,2-1. Wreden indique les doses maxima suivantes pour une série de médicaments (dans les cas ordinaires, on emploiera donc des proportions plus faibles) : iodure de potassium 0,5; sulfate de zinc 0,2 ; hydrate de chloral 0,2; sulfate de cuivre 0,1 ; chlorhydrate d'ammoniaque 0,3 ; nitrate d'argent 0,1 ; azotate de strychnine 0,3; sulfate d'atropine 0,1 ; potasse caustique fondue 10 gouttes (pour 35 grammes d'eau distillée); potasse caustique fondue 1 pour mille, iode pure 1/2, sublimé 1/4 pour mille. Les injections ne sont pratiquées que deux ou trois fois par semaine.

Une autre méthode consiste dans l'insufflation de *vapeurs* dans l'oreille moyenne par la trompe, principalement de vapeurs de chlorhydrate d'ammoniaque (voy. p. 61). On emploie aussi quelquefois des vapeurs d'eau salée dans les cas de gonflement catarrhal et de sécrétion abondante, des vapeurs d'iode dans le cas de sclérose, et des vapeurs de chloroforme et d'éther dans les cas de bourdonnements. Contre la tuméfaction invétérée de la trompe, Politzer emploie la térébenthine; le moyen le plus simple pour en introduire les vapeurs dans l'oreille est le même que pour l'éther et le chloroforme : on en verse quelques gouttes dans le ballon[1] (la térébenthine attaque le caoutchouc) et l'on projette à travers le cathéter les vapeurs qui se forment rapidement. Le traitement par les liquides et les vapeurs réclame aussi une grande surveillance, et l'on devra l'interrompre à la moindre alerte.

Dans les cas invétérés, on alternera les injections pratiquées pendant plusieurs semaines avec les simples insufflations d'air que le malade se fera lui-même (par le procédé de Politzer). Comme le fait remarquer de Troeltsch, ce *traitement personnel du malade* est très important, et on fera bien de lui indiquer non seulement le manuel opératoire du procédé de Politzer, mais encore les moyens à employer pour combattre le catarrhe du nez et du pharynx qui existe souvent alors. J'ai obtenu ainsi un certain nombre de succès dans des cas en apparence désespérés. Si malgré toutes ces tentatives on n'obtient aucun résultat, il ne reste plus au médecin qu'à déclarer le malade incurable ou plus exactement inguérissable par les procédés actuellement connus, ou bien à faire une nouvelle tentative thérapeutique à l'aide d'une *intervention chirurgicale*. C'est là un mode de traitement qui, je l'espère, donnera un puissant essor à l'otologie, mais sur lequel on ne peut encore se prononcer avec certitude. Indépendamment de l'incision simple et multiple (voy. p. 55 et 142) destinée à produire le relâchement de la membrane, et de la section des adhérences dans la caisse (voy. plus bas), il faut mentionner la section du muscle du marteau et du muscle de l'étrier, l'extraction des osselets et la mobilisation de l'étrier; ces opérations seront étudiées en détail à propos des lésions de ces différents organes.

2. **Inflammation croupale de la caisse (tympanite pseudo-membraneuse).** — Wendt a trouvé des fausses membranes sur la muqueuse de la caisse. Dans un cas d'angine diphthéritique, Küppe a observé des fausses membranes dans la trompe et la caisse; celle-ci était remplie complètement par l'exsudat coagulé (voyez en outre l'observation de Gottstein, p. 161).

Nous manquons de notions précises au sujet de l'inflammation pseudo-membraneuse de la caisse : ainsi on aperçoit quelquefois dans les cas d'otite moyenne suppurée des plaques d'un gris blanchâtre sur la muqueuse de la caisse à travers une perforation; on ignore s'il s'agit là de véritables fausses membranes.

3. **Inflammation desquamative de la caisse. Tympanite desquamative.** — Cette maladie que je range dans le groupe des inflammations superficielles est loin d'être considérée comme telle par tous les auteurs et il existe même à cet égard des divergences considérables. Troeltsch et Wendt considèrent les masses épithéliales dues à cette maladie comme des produits inflammatoires, tandis que d'autres et principalement Lucae regar-

[1] Ou dans le cathéter avec une petite cuiller. (*Note du traducteur.*)

dent cas masses épithéliales à couches concentriques comme des tumeurs perlées (Virchow, Cholesteatomes J. Müller). La place que j'assigne à cette forme d'inflammation montre que je me range d'une façon générale à l'opinion de Troeltsch et Wendt.

J'ajoute que pour avoir une vue d'ensemble de la maladie ma description s'appliquera non seulement à la caisse, mais à toute l'oreille (otite desquamative).

Sous le nom d'inflammation desquamative de l'oreille (Wendt), je décris ce processus dans lequel la couche épithéliale superficielle atteinte la première par l'inflammation subit une prolifération abondante avec chute des cellules épithéliales, ce qui ne veut pas dire qu'il n'excite jamais qu'une inflammation superficielle; au contraire il n'est pas rare de voir cette inflammation superficielle associée à des lésions profondes; une inflammation phlegmoneuse entre autres peut déterminer une otite desquamative et inversement. Quelles que soient les particularités caractérisant chaque cas, l'inflammation desquamative est due toujours à une forme spéciale d'inflammation et les lésions profondes qui la provoquent ne peuvent nullement la dépouiller de ses caractères propres.

La production d'épithélium consiste en grandes cellules polyédriques à noyaux, analogues aux cellules épidermiques; entre les cellules ou entre les couches qu'elles forment on trouve souvent des cristaux de cholestérine. Lucae a trouvé en outre des cellules géantes avec des noyaux nombreux et très gros. Les lamelles constituées par ces cellules tantôt offrent une disposition concentrique, tantôt forment des amas irréguliers quelquefois en quantité considérable. Dans ce dernier cas, on trouve des lamelles blanchâtres, brillantes, ou bien des masses brunâtres semblables à du cérumen dont elles se distinguent par leur faible proportion de graisse et de cholestérine (Wendt).

Chez une de mes malades qui porte une fistule de l'apophyse mastoïde plus large que le conduit auditif et chez laquelle la caisse et l'antre mastoïdien forment une cavité unique, cette cavité se remplit de temps à autre d'une masse brunâtre extrêmement tenace qu'on ne peut enlever qu'à l'aide d'une sonde ou d'une curette. Cette masse qui recouvre du tissu polypeux consiste principalement en cellules épithéliales.

Les agglomérations d'épithélium se montrent isolément sur les différents points de l'organe de l'ouïe, ou bien elles sont réparties sur toute la surface de l'oreille moyenne et externe; c'est le labyrinthe où on les trouve le plus rarement (Pappenheim), et leur siége de prédilection est la cavité mastoïdienne.

Toynbee décrit sous le nom de *molluscous* et de *sebaceous tumours*, des tumeurs du conduit auditif externe que l'on peut rapporter en partie aux pseudoplasmes que nous venons de décrire. Virchow mentionne la réplétion du conduit auditif par des masses blanchâtres épidermoïdes. Wendt décrit un « cholestéatome endothélial » dans la substance propre de la membrane tympanique, qui lui forme un revêtement concentrique.

Köppe rapporte un cas dans lequel l'ombilic de la membrane était occupé par une masse saillante composée de couches imbriquées d'épithélium pavimenteux mélangées de cristaux de cholestérine. Rokitansky rapporte une observation dans laquelle la caisse était complètement remplie de masses analogues au cholestéatome. Moos, Lucae et Buhl ont trouvé toute l'oreille moyenne et le conduit auditif remplis par des cellules épithéliales de ce genre. De Troeltsch a vu sur la face inférieure de la voûte tympanique des lamelles de cholestéatome. Fischer mentionne un cholestéatome de la caisse, etc.

Origine. Les tumeurs perlées (Perlgeschwulst) ou les amas d'épithélium qui leur sont histologiquement identiques sont simplement constitués dans la plupart des cas par des cellules tombées des parois des différents points de l'oreille, et ce n'est qu'exceptionnellement qu'il s'agit de ce néoplasme particulier qui sous le nom de « cholestéatome » (J. Müller), de « Perlgeschwulst » (Virchow), se montre aussi dans les autres parties du corps.

Voici les différentes opinions professées aujourd'hui : d'après les recherches de Wendt, les cellules épithéliales provenant de l'otite desquamative résultent de l'inflammation des parties molles qui revêtent l'oreille; la muqueuse de l'oreille moyenne, comme le démontre une observation de cet auteur, perd son épithélium cylindrique et peut se transformer en un réseau de Malpighi, c'est-à-dire prendre les caractères de l'épiderme.

Lucae considère les masses épithéliales à couches concentriques comme une tumeur sui generis, parce qu'il en a constaté le développement spontané dans la caisse, sans perforation de la membrane. De même Buhl les considère comme se produisant spontanément. Gruber les regarde comme un néoplasme particulier prenant son origine sur une muqueuse atteinte d'ulcération.

Dans beaucoup de cas l'apparition de ces masses dans l'oreille s'accompagne ou est précédée de suppuration.

Dans une observation rapportée par Bezold, ce n'est que seize ans après une otite moyenne suppurée que les lamelles épithéliales blanches caractéristiques apparurent dans l'oreille. Par suite Bezold admet que cette formation d'épithélium est, il est vrai, provoquée par l'inflammation antérieure, mais qu'elle constitue une affection ultérieurement indépendante.

Les polypes ainsi que le tissu de granulation leur servent très souvent de terrain de développement; elles se produisent soit à la surface du tissu polypeux, soit dans son épaisseur (cas de Schwartze). Comme le remarque de Troeltsch, on trouve souvent du pus concrété dans leur partie centrale, ce qui plaide en faveur de l'opinion émise pour la première fois par Troeltsch, opinion qui attribue ces blocs épithéliaux à une inflammation desquamative superficielle.

Symptômes subjectifs. Ces symptômes résultent tantôt de l'irritation souvent très vive que les blocs épithéliaux déterminent sur les parois, tantôt de la rétention du pus derrière eux. Quand la maladie se propage à l'encéphale ou à un gros vaisseau, il survient des symptômes que nous étudierons à propos de l'otite moyenne suppurée. Des masses épithéliales petites et même volumineuses peuvent rester complètement latentes.

Par l'*inspection oculaire* on reconnaît ces masses à leur couleur d'un blanc éclatant; un fait caractéristique, c'est la difficulté que l'on éprouve à les détacher de leur base. Il est vrai qu'il s'en détache spontanément des fragments qui peuvent même s'éliminer par la trompe d'Eustache (cas de Wendt), pourtant le plus grand nombre se distingue par une adhérence considérable. Lorsque leur couleur est brune, il faut recourir au microscope pour les distinguer du cérumen.

Quelquefois les parois refoulées mécaniquement sont extrêmement amincies et même perforées.

Dans un cas observé par Gruber, la paroi osseuse de l'apophyse mastoïde refoulée par ces masses était tellement amincie qu'en explorant la région avec le doigt on avait une sensation de fluctuation.

La *gravité* de cette desquamation inflammatoire est très grande, car elle tend souvent à se propager vers les parties avoisinant l'oreille moyenne. Mais l'accroissement de la cavité n'est nullement proportionnel au volume des masses épithéliales, et, comme le fait remarquer Bezold, des accumulations considérables peuvent ne pas user les parois, tandis que celles d'un petit volume (grosses comme un noyau de cerise, cas de Troeltsch) peuvent déjà produire l'usure des os avec phlébite, etc.

Déjà Toynbee avait vu ces masses analogues au cholestéatome déterminer la perforation des parois osseuses et la mort. Voici encore un certain nombre d'observations sur le même sujet : Gruber : Usure de presque tout le rocher et de l'apophyse mastoïde, avec issue de la tumeur à travers la voûte du tympan et ouverture du sinus transverse. — Voltolini : Deux lacunes dans la voûte du tympan. — Moos : Réplétion complète de l'oreille externe et de l'oreille moyenne tout entière avec atrophie considérable par compression des parois osseuses et abcès de l'encéphale. — Bezold : Issue des masses épithéliales de la portion mastoïdienne dans le conduit auditif, de sorte que l'antre mastoïdien était ouvert de ce côté et que le regard pénétrait dans sa cavité.

Le *traitement* consiste dans l'élimination des masses épithéliales à l'aide d'injections; mais souvent il faut d'abord les ramollir et les mobiliser avec des sondes, des curettes, etc. Chez un de ses malades, Wendt mit trois ou quatre mois à les enlever complètement. Lucae recommande de pratiquer l'ouverture de l'apophyse mastoïde, lorsqu'on ne peut la vider par les moyens ordinaires.

IIe GROUPE. — Inflammations profondes (phlegmoneuses) de la caisse.

1. **Tympanite phlegmoneuse simple.** — La tympanite phlegmoneuse simple est caractérisée par une hyperémie considérable avec tuméfaction de la muqueuse et du tissu conjonctif sous-muqueux et par un exsudat muqueux ou muco-purulent, la membrane tympanique étant assez fortement atteinte par la lésion et les phénomènes généraux ordinairement très marqués. Dans quelques cas la membrane se rompt spontanément et une partie de l'exsudat s'écoule dans le conduit auditif. La maladie reste limitée à la caisse ou s'étend à toute l'oreille moyenne, elle est souvent unilatérale et les enfants en sont plus fréquemment atteints que les adultes.

Étiologie. — Cette inflammation survient primitivement sous l'influence d'affections générales ou locales, ou bien elle succède à un catarrhe simple ou à une tympanite suppurée. Comme le catarrhe aigu elle revêt quelquefois un caractère épidémique.

Parmi les *symptômes subjectifs* la douleur est quelquefois très violente, tantôt continue, tantôt intermittente. La surdité et les bourdonnements, principalement la surdité, subissent généralement en quelques heures une augmentation rapide. Dans d'autres cas, par contre, ces symptômes sont moins marqués, quelquefois la surdité seule est notable. Il peut y avoir au début un mouvement fébrile qui chez les enfants offre même une grande intensité et s'accompagne de vomissements et de céphalalgie, ce qui pendant un moment peut faire croire à une affection cérébrale ou méningitique.

Cette otite s'accompagne souvent d'une inflammation du pharynx et de la portion pharyngée de la trompe : aussi existe-t-il ordinairement alors des douleurs de gorge s'irradiant vers l'oreille et s'exagérant principalement à chaque contraction des muscles pharyngo-palatins, pendant la déglutition, par exemple.

Symptômes objectifs. — Au début, la membrane tympanique présente une hyperémie d'intensité variable, s'étendant quelquefois au conduit osseux, de sorte que toute délimitation entre ces deux parties disparaît. Elle offre dans certains cas l'aspect d'une plaque de cuivre poli (Politzer). Plus tard la rougeur disparaît, la membrane devient opaque et se renfle peu à peu en dehors, et en un de ses points, surtout dans le segment postéro-supérieur, apparaît une saillie sacciforme. D'autres fois, au contraire, elle se renfle en avant et en arrière du marteau, qui semble alors occuper le fond d'une gouttière, ou bien elle se renfle en totalité, de façon à former une saillie hémisphérique dans le conduit auditif. Il n'est pas rare alors de voir des rameaux vasculaires offrant une disposition radiée, principalement marqués lorsque la membrane a une coloration blanchâtre. Dans d'autres cas la membrane présente une rougeur uniforme en certains de ses points ou sur toute sa surface.

Quelquefois son tissu est le siège d'une inflammation assez intense, et les caractères de la tympanite phlegmoneuse se mélangent à ceux de la myringite. Quand l'exsudat intra-tympanique se fait brusquement, et surtout quand la membrane est simultanément atteinte par l'inflammation, il peut se produire une perforation; on trouve alors dans le conduit une sécrétion liquide ou concrétée sous forme de croûtes brunes recouvrant les parois du conduit et la membrane tympanique; celle-ci enflammée peut aussi produire d'abondantes lamelles épidermiques qui la recouvrent partiellement ou totalement sous forme de blocs brunâtres à surface parfois irrégulière.

Le *diagnostic* de la tympanite phlegmoneuse simple est ordinairement facile à poser à l'aide des symptômes précédemment énumérés, si la membrane tympanique n'a pas subi d'altérations antérieures qui puissent modifier l'aspect caractéristique.

Il est souvent difficile de distinguer une *myringite simple* d'une tympanite phlegmoneuse simple. Pour le diagnostic d'un *exsudat tympanique* ou interlamellaire tel qu'il s'en produit dans la myringite et d'un exsudat de la caisse ou intra-tympanique, on se rapportera à ce que nous avons déjà dit page 168. Le renflement sacciforme de la membrane (exsudat intra-tympanique) est mal délimité, flasque, de couleur jaunâtre ou verdâtre, son volume varie avec la tension de l'air de la caisse et du conduit; avec la sonde, on constate son élasticité, et on ne peut l'aplatir en la comprimant; pour l'ouvrir il faut inciser toutes les couches de la membrane, puis à l'aide de la douche d'air on projette l'exsudat dans le conduit auditif à travers les lèvres de l'incision en donnant naissance à un bruit de perforation. La quantité du liquide ainsi projeté dépasse la capacité du sac tympanique, fait qui suffit à démontrer qu'il provient de la caisse. Ajoutons que la surdité est ordinairement bien plus grande dans ce cas que dans la myringite simple.

Marche. — Elle est aiguë ou chronique. Dans la tympanite *aiguë*, surtout quand on intervient rapidement, la marche est très favorable. L'exsudat intra-tympanique diminue progressivement en même temps que la saillie de la membrane; l'hyperémie disparaît, le manche du marteau reparaît au milieu du tissu tuméfié et la membrane reprend son aspect normal; pendant ce temps, les symptômes subjectifs s'atténuent et disparaissent. Si le canal de la trompe était fermé, le rétablissement de son calibre peut être le signal d'une transformation favorable, aboutissant à la guérison.

Il subsiste fréquemment une grande tendance aux récidives qui, en provoquant une inflammation chronique, peuvent entraîner des altérations permanentes. Dans d'autres cas, la tympanite phlegmoneuse simple aiguë se transforme directement en tympanite *chronique;* les tissus sont alors notablement épaissis en totalité ou en partie, quelquefois à ce point que la caisse se trouve plus ou moins obstruée; quand l'hypertrophie est partielle, on trouve des excroissances papillaires dans la caisse. Les végétations intra-tympaniques favorisent la production d'adhérences et de fausses membranes qui peuvent altérer à un haut degré la mobilité de l'appareil de transmission des ondes sonores.

L'*exsudat* forme souvent une masse épaisse qui par suite de sa viscosité extrême ne peut être enlevée de la caisse même sur le cadavre à travers une large ouverture; on ne peut, par exemple, l'enlever à l'aide d'une pince que par morceaux.

Quand l'inflammation est chronique, la dépression de la membrane s'accentue en général et on la trouve déprimée et épaissie comme dans le catarrhe chronique simple. La surdité et les bourdonnements deviennent plus marqués; l'intensité de ces symptômes varie suivant le degré des lésions et leur localisation en des points d'une importance acoustique plus ou moins grande.

Traitement. — Dans les cas *aigus*, il faut s'efforcer de modérer l'inflammation et de donner issue au liquide épanché. La réouverture de la trompe produisant souvent un soulagement notable, il sera bon de recourir à la *douche d'air* que l'on pratiquera à l'aide du procédé de Politzer, s'il existe une inflammation du nez et du pharynx. Mais précisément alors elle exagère souvent les douleurs: aussi faut-il l'employer avec beaucoup de prudence. Quelques auristes la proscrivent même dans le premier stade d'une tympanite violente. Chez d'autres malades, au contraire, les insufflations d'air dans l'oreille moyenne produisent un soulagement marqué, aussi est-il bon de toujours essayer ce mode de traitement en agissant très prudemment.

Pour le remplacer ou le compléter lorsque l'inflammation est intense et surtout quand elle s'accompagne de douleurs vives, on recourra aux *sangsues* appliquées tantôt immédiatement au-dessous de l'apophyse mastoïde seulement, ou bien en même temps au devant du tragus (voy. p. 104). Contre les douleurs, on peut encore employer les médicaments mentionnés p. 105. Les applications de *compresses froides* ont souvent une action très favorable (p. 50) et l'*électrisation* du grand sympathique (Benedict) agit quelquefois d'une façon extraordinaire, ainsi que j'ai pu le constater à plusieurs reprises.

Lorsque la membrane est très saillante et les douleurs très vives, il est indiqué de recourir à la *paracentèse de la membrane*, puis de chasser rapidement l'exsudat par la douche d'air ou l'irrigation (voy. p. 51). Quand l'inflammation est modérée, la paracentèse n'est souvent pas nécessaire, elle peut même, suivant Politzer, être nuisible: en effet, chez des individus scrofuleux ou affaiblis, il l'a vue suivie d'otite moyenne suppurée.

Curtis et Itard recommandent les *vomitifs :* Schwartze et de Troeltsch en ont dans quelques cas obtenu de bons résultats.

Le catarrhe naso-pharyngien qui existe fréquemment dans ce cas réclame un traitement énergique.

Dans l'inflammation *chronique*, on appliquera le traitement déjà mentionné à propos du catarrhe simple; le plus souvent on soumettra les fausses membranes à un traitement chirurgical. Enfin on surveillera l'état général comme dans les autres affections de l'oreille.

2. **Tympanite phlegmoneuse suppurée**[1]. — On constate dans cette maladie une hyperémie et une tuméfaction intense des tissus superficiels et profonds. La sécrétion est principalement purulente, il se produit presque constamment une perforation de la membrane pouvant s'accompagner d'ulcérations sur les autres parois de la caisse. Dans le cours de la maladie, le tissu conjonctif subit un épaississement variable ou un amincissement (voy. plus bas). La marche est aiguë ou chronique.

a. **Tympanite purulente aiguë.** — *Étiologie.* — Elle reconnaît les mêmes causes que la maladie précédemment étudiée; elle est en outre quelquefois une complication de la tympanite suppurée chronique qui subit alors une exacerbation. Elle succède aussi aux traumatismes de la caisse et de la membrane (caustiques, corps étrangers, eau ou médicaments liquides pénétrant dans la caisse par la trompe). Elle survient aussi consécutivement à l'otite externe ou à la myringite, lorsque, après la perforation de la membrane, le pus s'épanche dans la caisse et y produit une inflammation.

A l'autopsie des *nouveau-nés*, on trouve souvent du pus dans la caisse. Les causes de ce phénomène remarquable sont dues vraisemblablement à un trouble survenant dans la résorption du coussinet muqueux de la caisse (de Troeltsch), à la pénétration du liquide amniotique, à la respiration prématurée du fœtus (Wendt), peut-être aussi à la pénétration du contenu de l'estomac pendant le vomissement si fréquent chez les nouveau-nés, enfin à la tendance à la suppuration qu'offre l'organisme dans le jeune âge (de Troeltsch). Ajoutons que la caisse est beaucoup plus vasculaire chez le nouveau-né que chez l'adulte.

Les *symptômes subjectifs* sont à peu près ceux de la tympanite phlegmoneuse simple, mais ils sont ordinairement beaucoup plus intenses, surtout pour ce qui regarde la douleur et la fièvre. Ce n'est que dans le cas où il existe déjà une perforation que les douleurs et les troubles de l'audition peuvent être très faibles et même nuls.

Symptômes objectifs.— Au début, la membrane perd son éclat et devient trouble; puis elle présente une rougeur partielle ou totale et une convexité en dehors; quelquefois le pus offre à travers la membrane une

[1] Par abréviation, tympanite suppurée.

coloration jaunâtre, si sa transparence n'a pas été détruite par des opacités anciennes ou une propagation rapide de l'inflammation. L'hyperémie s'étend de la membrane au conduit osseux; il n'est pas rare aussi de trouver la peau de la région mastoïdienne rouge, tuméfiée et sensible à la pression. A un degré un peu plus avancé, la membrane se rompt et donne issue à du pus.

Il faut que la membrane soit très résistante pour que cette perforation n'ait pas lieu. Cette résistance s'observe à la suite d'altérations qui ont produit son épaississement et principalement sa calcification; elle existe en outre normalement chez les nouveau-nés; chez eux la couche épithéliale de la membrane, comme d'ailleurs tout l'épithélium, offre une épaisseur considérable.

La fréquence des *otites moyennes purulentes sans perforation chez les nouveau-nés* a été démontrée par les autopsies de Troeltsch : sur 47 rochers provenant de 24 individus, l'oreille n'était normale que 18 fois (9 enfants); sur les 26 pièces restantes (15 enfants), il existait 26 fois une inflammation purulente, 1 fois une inflammation muco-purulente et 2 fois une inflammation franchement muqueuse[1]; 2 fois sur 5 Schwartze a trouvé du pus dans la caisse chez les nouveau-nés; Wreden 36 fois sur 80; Kutscharianz, sur 300 cadavres d'enfants, a trouvé 150 fois un pus jaune-verdâtre dans la caisse[2].

Diagnostic. — Au début de la maladie, il est souvent impossible de la distinguer de l'inflammation phlegmoneuse simple; seule l'intensité de l'inflammation et des symptômes généraux, ainsi que l'apparition, rare, il est vrai, du pus à travers la membrane, plaident plutôt en faveur de la tympanite suppurée que d'une simple tympanite phlegmoneuse. On ne doit pas prendre pour du pus la paroi tympanique interne jaunâtre aperçue par transparence.

Après la perforation, le diagnostic est facile à faire à l'aide des caractères du pus; quand la membrane reste intacte, on ne pourra quelquefois faire de diagnostic qu'après la paracentèse.

Chez les enfants on soupçonnera une tympanite aiguë, si on constate de l'agitation et des cris dans certaines positions ou pendant les mouvements de la tête, la déglutition, l'allaitement, et s'il survient des symptômes pouvant se rapporter à une affection cérébrale (de Troeltsch). Il est de toute nécessité alors d'inspecter l'oreille et même d'essayer une douche d'air par le procédé de Politzer; une modification favorable dans les symptômes justifierait le diagnostic.

Les médecins d'enfants désignent sous le nom de « pneumonie cérébrale » une pneumonie accompagnée de symptômes méningitiques; de

[1] Parmi les auteurs antérieurs à de Troeltsch, Duverney et Koppen seuls mentionnent la présence du pus dans la caisse chez les enfants.

[2] Ces résultats ont été confirmés en France par les recherches de M. Parrot et de MM. Renaut et Barély (*Note du traducteur.*)

Troeltsch pensa qu'il s'agissait alors d'une suppuration de la caisse associée à l'inflammation du parenchyme pulmonaire; la réalité de cette hypothèse a été démontrée plus tard par Steiner.

Il existe de grandes variétés dans la *marche* de l'otite moyenne suppurée. Quelquefois elle est rapide et favorable et après l'issue du pus la guérison complète survient en quelques semaines. Le pus s'échappe par une solution de continuité de la membrane, très rarement par la trompe, et cela plus fréquemment chez les enfants dont l'isthme tubaire offre une grande largeur. Dans quelques cas, pour des raisons que nous étudierons plus tard, l'otite moyenne suppurée peut se terminer par la mort.

Chez un de mes malades, la mort survint le troisième jour de la maladie. C'était un vieillard de soixante-treize ans extrêmement vigoureux ; pendant une promenade faite en hiver par un très mauvais temps, il ressentit dans l'oreille gauche des douleurs qui augmentèrent notablement pour se calmer au moment de l'apparition d'une otorrhée sanguinolente profuse. Trente-six heures après, vomissements, perte de connaissance, parésie des extrémités du côté droit (c'est dans cet état que je vis le malade pour la première fois) ; la mort survint cinquante-six heures après le début. Jamais auparavant le malade n'avait été atteint d'affection auriculaire ou de symptômes d'affection cérébrale.

Souvent enfin la maladie passe à l'état chronique.

Le *traitement* consiste à donner d'abord rapidement issue au pus, soit par une paracentèse, soit, s'il existe déjà une perforation, par les irrigations et les douches d'air. Il y a souvent indication vitale pour la paracentèse ; elle peut sauver la vie du malade en empêchant le pus de se propager aux organes voisins. Le reste du traitement est le même que pour la tympanite phlegmoneuse simple. L'otorrhée ne réclame souvent qu'un nettoyage minutieux; du reste on la combattra par les procédés qui seront indiqués à propos de l'otite chronique.

b. Tympanite suppurée chronique. — Cette affection entraîne tantôt la tuméfaction et l'épaississement, tantôt l'amincissement de la muqueuse et du tissu sous-muqueux. L'*épaississement* résulte d'une infiltration séreuse, du gonflement des fibres de tissu conjonctif et de leur prolifération abondante, soit dans la profondeur des tissus, soit à la surface de la muqueuse. Dans le premier cas l'hypertrophie est diffuse, dans le second il se produit des nodosités et des excroissances papillaires (*tympanite granuleuse*).

L'*amincissement* des tissus constitue comme la forme précédente un degré élevé de la maladie. Non-seulement alors les tissus n'augmentent pas d'épaisseur, mais encore ils disparaissent partiellement sans être remplacés, car les cellules nouvelles se formant avec une extrême rapidité n'ont pas le temps de subir une organisation, sont immédiatement éliminées et se mêlent au pus. Ainsi s'explique pourquoi, lorsqu'on examine la caisse par le conduit auditif à travers la perforation, tantôt on trouve sur la paroi tympanique interne un épais bourrelet de tissu conjonctif, tantôt on aperçoit nettement la surface de l'os à travers la couche mince de la muqueuse.

La membrane du tympan, à de rares exceptions près, déjà perforée pendant le cours d'une otite aiguë précédente, peut subir une nouvelle fonte, ou bien la perforation ne s'agrandit pas. Comme les autres parois de la caisse, la membrane tympanique est épaissie ou amincie. L'action destructive de la tympanite suppurée chronique est tantôt très marquée et se manifeste sur les différentes parois de la caisse, tantôt elle se limite à la membrane; ou bien la maladie, au lieu d'être ulcéreuse, devient hypertrophique.

Ces altérations sont très variables, à tel point que la membrane même chez les adultes (exceptionnellement, il est vrai) peut ne pas être perforée, même dans des cas se terminant par la mort (Troeltsch, Schwartze). L. Mayer rapporte une observation de carie du rocher sans perforation.

Suivant Schwartze, la perforation manque souvent dans le cas de tuberculose et de fièvre typhoïde. Cette particularité est notamment fréquente dans l'otite moyenne des nouveau-nés. Ainsi sur 36 cas de ce genre Wreden n'a trouvé qu'une perforation.

Étiologie. — Elle succède le plus souvent à la tympanite aiguë. Celle-ci passe facilement à l'état chronique sous l'influence d'un traitement mal dirigé, d'irritations locales prolongées et sous l'influence d'une maladie générale ou d'un mauvais état constitutionnel. Par conséquent cette transformation succédera souvent aux causes suivantes : influences nocives extérieures, nettoyage incomplet de l'oreille, emploi prématuré des médicaments irritants (voy. plus bas), prolongation d'une otite externe, affections du pharynx nasal, puis la fièvre typhoïde, les exanthèmes, la scrofule, la tuberculose, la syphilis.

Parmi les *symptômes subjectifs*, seule la surdité est ordinairement marquée; les sensations subjectives de l'ouïe sont ordinairement très faibles ou manquent complètement. La douleur n'existe pas dans un grand nombre de cas; elle peut cependant devenir très violente. Elle se localise alors dans l'oreille ou bien se manifeste en différents points de la tête, particulièrement sur le trajet du trijumeau. Chez la plupart des malades, on constate, d'après mes recherches, des altérations du goût (voy. plus bas). Quelques individus chez lesquels le pus s'écoule dans le pharynx par la trompe se plaignent d'un goût et d'une odeur horribles et ont des vomissements et de la dyspepsie (Bonnafont). Dans un cas observé par Marchal, il existait en outre une toux opiniâtre. L'écoulement du pus par la trompe déjà mentionné par les anciens auteurs Itard, Rau, etc., est généralement assez rare.

Symptômes objectifs. — On trouve ordinairement le conduit rempli d'un pus liquide ou concret et ses parois tuméfiées, enflammées et épaissies à un degré variable. Quand la suppuration est faible, on ne trouve du pus que dans la profondeur de l'oreille, sur la membrane et dans la caisse. La membrane est fréquemment rouge, gonflée, quelquefois calcifiée par places et habituellement perforée, la perforation variant d'une simple fissure à une destruction totale. Dans ce cas, les restes de la membrane et le manche du marteau sont modifiés dans leur position (voy. p. 150).

La muqueuse de la caisse, autant qu'on peut la voir à travers la perforation, forme un bourrelet saillant; de plus elle est le siège d'une hypertrophie diffuse ou partielle sous forme de petites granulations, de végétations polypeuses, de polypes; dans d'autres cas, par contre, elle est amincie, brillante, hyperémiée, et, si la maladie s'est terminée par sclérose de la muqueuse, elle est au contraire blanchâtre. J'ai mentionné (p. 234) les différentes parties de la caisse que l'on aperçoit à travers la perforation suivant son siège et ses dimensions.

La *sécrétion* provenant de l'otite moyenne suppurée chronique présente de grandes variations qualitatives et quantitatives. Relativement à la *quantité*, tantôt il ne se produit en 24 heures que quelques gouttes d'un muco-pus épais qui peut se concréter dans le conduit et être pris pour du cérumen; tantôt il s'écoule un pus séreux en telle abondance qu'il tombe goutte à goutte hors de l'oreille.

La *qualité* en est également extrêmement variable; la secrétion est séro-purulente, muco-purulente, sanguinolente, ou bien elle est principalement muqueuse, et la tympanite purulente prend souvent passagèrement les caractères d'une tympanite phlegmoneuse simple. Au microscope, on trouve quelquefois dans le pus une quantité considérable de cellules à cils vibratiles (Schwartze).

On sait que l'on trouve aussi des cellules ciliées dans d'autres sécrétions catarrhales (observé d'abord par Rindfleisch et Brücke, voy. *Leçons de pathologie générale*, de Stricker); ce qui démontre que les globules du pus proviennent de l'épithélium.

La *consistance* du pus varie depuis celle de la gélatine ou de la colle jusqu'à celle d'un liquide séreux. Le pus concrété forme quelquefois des croûtes dures qui peuvent irriter les parois du conduit.

La *couleur* de la sécrétion dépend en partie de sa richesse en pus, en mucus, en sérum, en sang: elle est donc tantôt jaune, tantôt jaune verdâtre, blanchâtre, rougeâtre, brune; quelquefois elle est noirâtre, et le conduit, la membrane et la caisse se montrent alors recouverts d'une substance analogue au cambouis; cette substance chez un de mes malades consistait seulement en débris d'épithélium et en leucocytes; l'opinion d'après laquelle cette coloration noirâtre est due à l'aspergillus nigricans n'était donc pas exacte pour ce cas.

Le *pus bleu* peut provenir de l'oreille, comme des autres plaies. Zaufal a rapporté une série d'observations d' « otorrhée bleue ». Il rappelle à ce propos l'opinion de Lücke; d'après cet auteur, le sérum seul est coloré en bleu et jamais l'albumine. Cette coloration est due à des vibrions qui renferment une matière colorante, la « pyocyanine », qui, dissoute dans le chloroforme, cristallise par évaporation en prismes bleus ou verts. La température du corps et l'albumine sont nécessaires au développement des vibrions; une otorrhée profuse leur est contraire, comme aux champignons d'aspergillus, tandis qu'un pus séreux constitue un bon terrain pour leur développement. Dans les cas d'otorrhée bleue rapportés par Steiner, les organismes appartenaient, d'après cet auteur, à l'espèce bacterium termo. La transmission du pus bleu à l'état frais se fait souvent très bien.

J'ai vu un médecin qui avait été infecté par un malade atteint d'otorrhée simple ; le troisième jour il présentait une otorrhée d'un bleu intense qui disparut rapidement : ceci répond d'ailleurs à ce qu'on observe pour les autres plaies sur lesquelles le pus bleu n'a pas d'action nuisible.

Parmi les autres caractères de la sécrétion, il faut mentionner encore l'*odeur*, dans certains cas fade et peu marquée, dans d'autres très pénétrante et analogue au fromage pourri; le voisinage du malade est souvent alors intolérable.

Quelquefois l'otorrhée exerce une *action irritante* sur les parties que baigne le pus; elle produit alors des érosions, des inflammations circonscrites ou diffuses, des ulcérations superficielles ou même profondes, principalement sur le plancher du conduit auditif. Nous verrons plus loin quels sont les caractères du pus dans les cas de carie et de nécrose.

Le *diagnostic* de la tympanite suppurée chronique est en général facile, si l'on a égard à la longue durée de l'écoulement et à l'existence d'une perforation qui permet d'apercevoir différentes parties de la caisse. Exceptionnellement, lorsque la membrane est restée intacte malgré l'existence de la maladie, le diagnostic peut être rendu très difficile et même impossible à porter avec certitude. Dans ce cas, ce n'est qu'après l'établissement ultérieur d'une perforation, et même seulement à l'autopsie, que l'on constate des lésions de la caisse pouvant faire conclure à l'existence d'une affection chronique suppurative.

La *marche* de la maladie offre de grandes variations. Dans les cas très bénins, la sécrétion diminue peu à peu, devient plus épaisse, la tuméfaction de la muqueuse de la caisse disparaît, la perforation devient plus petite et finit par se fermer avec ou sans cicatrice; la fonction auditive peut revenir alors à son état normal. Quelquefois il se produit une exacerbation qui donne lieu aux symptômes de la tympanite aiguë; au début de cette recrudescence, la suppuration parfois très abondante diminue ou se supprime brusquement. Les anciens auteurs, confondant la cause avec l'effet, considéraient ce retour à l'état aigu comme causé par l'arrêt de la sécrétion. D'autres fois la marche de la maladie est moins favorable par suite de la destruction progressive de la membrane tympanique. Dans les formes graves elle peut être presque complètement détruite, les osselets ont perdu leurs connexions naturelles, ils sont éliminés, surtout l'enclume, plus rarement le marteau, et en dernier lieu l'étrier. Malgré cette élimination, surtout lorsqu'elle se limite au marteau et à l'enclume, la terminaison peut être relativement encore favorable après la cessation des phénomènes inflammatoires. Lorsque la mobilité des fenêtres labyrinthiques est conservée totalement ou en partie, une perforation persistante et même une destruction étendue de la membrane peut encore s'accompagner d'un état très satisfaisant de l'audition. Pourtant, il faut savoir qu'une perforation persistante expose le malade à des récidives, ce qui rend le pronostic toujours incertain. Dans la plupart des cas, il reste dans la caisse et principalement du côté des fenêtres des altérations définitives qui déterminent une surdité plus ou moins grande.

Comme *terminaison* de la tympanite chronique suppurée on trouve dans des cas peu fréquents des calcifications partielles de la muqueuse qui comprennent tantôt quelques-unes, tantôt la totalité de ses couches. Ce sont des plaques blanchâtres, saillantes, recouvertes quelquefois par des vaisseaux très fins, ce qui démontre que la couche celluleuse vasculaire n'est pas comprise dans la calcification (Schwartze).

Enfin la maladie devient très grave et même mortelle lorsqu'il se fait une **propagation de l'inflammation aux méninges, au cerveau et aux grands vaisseaux** avoisinant la caisse. Tantôt l'inflammation atteint alors les parties osseuses en premier lieu, puis secondairement les organes voisins; tantôt le tissu osseux reste intact, et l'inflammation se propage directement par les tractus celluleux ou les vaisseaux à travers les cloisons osseuses, de leur face interne à leur face externe. Sauf la membrane tympanique, toutes les parois de la caisse se trouvent en contact immédiat avec des organes d'une importance vitale.

La **voûte du tympan** constitue en même temps une partie du plancher de la fosse cérébrale moyenne et permet à l'inflammation d'atteindre l'encéphale et ses enveloppes, soit le long des vaisseaux passant par la fissure pétro-squameuse, soit à travers les lacunes qu'elle présente quelquefois à l'état normal ou qui résultent d'une carie et d'une nécrose; l'action est alors directe sur la dure-mère.

Méningite consécutive. — La propagation de la suppuration de la caisse aux méninges ne nécessite pas toujours une participation de la dure-mère à l'inflammation; cette enveloppe offre même sous ce rapport une très grande résistance. D'autres fois les parties de la dure-mère immédiatement touchées par l'inflammation sont seules altérées, épaissies, fortement adhérentes à l'os, ou ramollies sans que l'inflammation se soit étendue plus loin. Mais aussi les méninges peuvent être ulcérées, criblées de trous, et l'inflammation peut s'étendre soit le long de la pie-mère jusqu'au bulbe, soit, après formation d'adhérences, à l'encéphale et principalement au lobe occipital du cerveau et à la partie antérieure du cervelet (Lebert).

Dans un cas relaté par Wendt, une tympanite purulente avait produit une méningite intense de la convexité, tandis que sur la base du crâne les méninges étaient seulement congestionnées et très adhérentes à l'os.

Les symptômes principaux, mais nullement constants, d'une méningite étendue, sont, comme on sait, de la fièvre, une céphalée intense, la raideur de la nuque, des vomissements, la rétraction de l'abdomen, de la constipation, le ralentissement du pouls, des phénomènes paralytiques, l'aspect brillant de l'œil, la pupille immobile ou paresseuse et le coma.

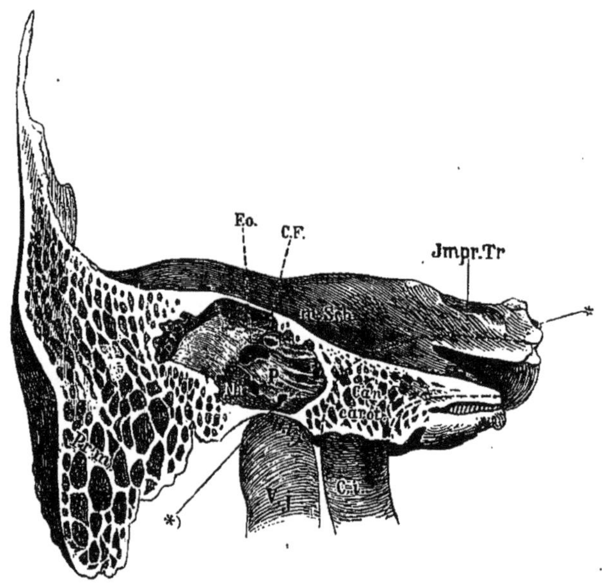

Fig. 65. — *Can. carot.*, canal carotidien. — *Ci*, carotide interne. — *CF*, point où le canal de Fallope arrivé à la paroi tympanique interne se porte en arrière au-dessus de la fenêtre ovale *Fo*. — *Fo*, fenêtre ovale. — *Impr. Tr.*, impression du trijumeau. — *m. Sch.*, fosse cérébrale moyenne. — *N. r*, niche de la fenêtre ronde. — *P*, promontoire. — *Pr. m*, processus mastoïdeus. — *V j*, veine jugulaire avec le golfe de la veine jugulaire (*Bulbus venæ jugularis*). — *, ouverture des cellules aériennes du rocher d'une part dans la caisse, d'autre part dans la cavité crânienne, au sommet du rocher; on a passé un crin à travers ces cellules aériennes.

Suivant Bergmann, la méningite de la convexité se caractérise par l'apparition d'une hémiparésie ou d'une hémiplégie, tandis que la méningite basilaire peut exister sans phénomènes paralytiques[1].

Abcès de l'encéphale. — Les recherches de Lebert ont démontré que la suppuration de l'oreille et principalement la carie et la nécrose du temporal constituent une cause fréquente d'abcès du cerveau; sur les 80 cas qu'il a réunis, le quart environ se rapporte à cette cause. Ces 80 cas comprenaient 53 hommes, 24 femmes et 3 enfants. Dans la moitié des cas, l'abcès s'était produit avant la puberté, et pour le reste de 16 à 30 ans le plus ordinairement. Le siège de l'abcès est tantôt dans cette partie de l'en-

[1] Voy. Albert, *Chirurgie*, 1er vol., p. 124. Vienne, 1877.

céphale immédiatement attenante à la voûte du tympan, tantôt dans un point éloigné, soit dans la partie moyenne du cerveau, soit assez fréquemment dans le cervelet, soit, comme dans deux cas de Lebert, exlusivement dans le corps strié.

Toynbee croit que l'inflammation du conduit auditif se propage plutôt au cervelet et aux ventricules latéraux, celle de la caisse au cerveau et celle du labyrinthe au bulbe. Dans une observation rapportée par Gull, la propagation avait eu lieu dans toutes les directions à la fois. Souvent ce n'est pas un, mais plusieurs abcès, qui compliquent l'otorrhée : ainsi sur les 80 cas de Lebert, il y en avait 22 avec foyers multiples. Comme le prouve une série de cas dont les premiers ont été observés par Trœltsch et Magnus, l'abcès peut se produire dans le lobe opposé au côté malade. Il est souvent alors séparé du temporal altéré par une masse cérébrale en apparence saine ; dans ces cas l'inflammation s'est propagée le long des tractus cellulaires et des vaisseaux jusqu'aux parties profondes, les parties superficielles de l'encéphale n'étant pas comprises dans l'inflammation. Il faut se souvenir de cette particularité, et quand on rencontre un foyer purulent dans les parties centrales chez un malade atteint d'otorrhée, il ne faut pas se hâter de le considérer comme un abcès idiopathique, car il est très vraisemblablement consécutif. Un examen minutieux fournit souvent la preuve directe que le pus s'est propagé de dehors en dedans.

Quelquefois, mais rarement, un abcès central est relié à l'oreille malade par un trajet fistuleux. Lebert en a réuni un certain nombre d'exemples; Stoll a vu un abcès cérébelleux communiquant largement avec le temporal atteint de carie ; Brodie parle d'un abcès enkysté dans l'hémisphère cérébral gauche qui avait 3 pouces de largeur et atteignait en bas le rocher carié avec lequel il communiquait jusque dans le conduit auditif par une fistule de la dure-mère. O'Brien relate un cas d'abcès cérébral situé au voisinage du temporal gauche; cet os avait subi une destruction énorme et l'abcès du cerveau communiquait avec un autre abcès situé sous les muscles de la région temporale. Dans ces cas, les liquides injectés dans l'oreille pourront pénétrer jusque dans la cavité de l'abcès cérébral. Ainsi Schwartze a observé sur un de ses malades un abcès cérébelleux qu'il était possible d'irriguer par l'ouverture existant sur l'apophyse mastoïde. D'après Itard, l'épanchement d'un abcès cérébral dans la caisse et dans le conduit auditif à travers la membrane tympanique, c'est-à-dire une otorrhée cérébrale, serait possible.

Rokitansky mentionne aussi une otorrhée cérébrale de ce genre. Dans un cas de Berndgen, un abcès cérébelleux avait produit une tympanite aiguë, de sorte que chez ce malade l'abcès cérébral devait être considéré comme cause de l'otite (par lésion trophique). Ce cas constitue certainement une exception, car, ainsi que le faisait déjà justement remarquer Morgagni d'après Lebert, quand on trouve un abcès de cerveau chez un individu atteint d'otite moyenne suppurée, c'est l'affection de l'oreille qui en est la cause. Il est vrai que la caisse n'est pas toujours nécessairement comprise dans la lésion.

Ainsi Pomeroy rapporte une observation dans laquelle le pus renfermé dans l'apophyse mastoïde pénétrait jusque dans les ventricules cérébraux, tandis que la surface du lobe antérieur était baignée par la suppuration jusqu'au bulbe. Le malade avait joui d'une ouïe normale jusqu'au moment de sa mort, et l'autopsie démontra en effet que la caisse et le labyrinthe étaient absolument intacts.

Les *symptômes subjectifs* des abcès du cerveau, qui se révèlent souvent à la suite de l'action d'une cause extérieure, comme un coup sur la tête, des mouvements violents, un refroidissement, des influences excitantes ou dépressives (Toynbee), ont une intensité extrêmement variable; un abcès du cerveau peut même être complètement latent, ainsi que cela ressort du travail de Lebert. La période aiguë ne dure ordinairement que de deux à quatre semaines. Les malades se plaignent de céphalalgie violente, s'exagérant par la pression ; ils ont une démarche incertaine, quelquefois des accès de fièvre, des frissons, du délire. Quand la maladie occupe le cervelet, il existe souvent une douleur qui s'étend de la tête jusque dans la nuque. Les pupilles sont quelquefois rétrécies dans le cas d'abcès du cerveau ; dans les affections inflammatoires il se produit rapidement de la photophobie. Il n'est pas rare de voir la maladie revêtir la forme typhoïde, et il est facile de confondre les abcès du cerveau avec la dothiénentérie ; quelquefois il survient des attaques apoplectiformes. Les troubles de l'intelligence sont ordinairement très légers et ont complètement manqué dans presque le quart des cas de Lebert ; par contre, dans plus du tiers des cas il existe des troubles de la sensibilité. On a observé de la paralysie dans la moitié des cas; s'il survient une paralysie faciale, elle occupe ordinairement le côté correspondant. La fonction de l'ouïe est tantôt altérée, tantôt absolument conservée, suivant que le foyer est ou non en rapport avec le nerf auditif. Chez un malade de Herpin qui se plaignait de céphalalgie et dont une oreille était depuis l'enfance notablement sourde, il se produisit, chose curieuse, une amélioration marquée de l'ouïe deux jours avant la mort, amélioration qui persista jusqu'au début du coma. L'autopsie fit reconnaître l'existence d'un abcès cérébelleux à gauche.

J'ai déjà dit que tout les symptômes pouvaient manquer : ainsi Jackson entre autres trouva dans les deux moitiés du cervelet chez un homme un abcès gros comme une noisette qui n'avait donné lieu à aucun symptôme pendant la vie. Quelquefois, peu de jours avant la mort seulement, se manifestent des symptômes d'excitation ou de dépression cérébrale; d'autres fois ce n'est qu'après l'irruption du pus dans les ventricules que l'abcès jusque-là complètement latent se manifeste par des phénomènes indiquant une lésion encéphalique et conduisant rapidement à une terminaison fatale.

D'après Wreden, la *fièvre* qui accompagne les lésions cérébrales succédant aux otorrhées offre trois stades qui se différencient l'un de l'autre par le thermomètre. La *période initiale* ou stade pyrogénétique est très courte et le premier jour la température s'élève rapidement jusqu'à 39-40 degrés; les frissons s'observent rarement. Dans l'encéphalite simple ou la méningite diffuse, au contraire, la température ne s'élève que le deuxième ou le troisième jour, en même temps que se produisent de violents frissons.

La *période d'état*, dans l'abcès cérébral consécutif à l'otorrhée, commence dès le soir du premier jour ; pendant les quatre jours suivants, la température offre de légères oscillations en se maintenant matin et soir à 39-40 degrés, tandis que dans les cas de pyémie la courbe n'atteint son maximum d'élévation que vers la fin de la première ou le commencement de la deuxième semaine, en subissant de fortes oscillations de 1 à 3 degrés.

Au cinquième jour commence la *période d'oscillation* avec chute de la température matinale, et pendant sept jours la courbe se maintient ordinairement entre 38 et 38°5. En même temps les symptômes subjectifs s'atténuent pour diminuer encore plus pendant le *stade de défervescence* dans lequel la fièvre décroît lentement pour disparaître tout à fait avec retour à la température normale. La maladie peut alors redevenir complètement latente pendant des semaines et des mois et même se terminer par la guérison. Dans la moitié des cas de Lebert, la mort survint avant la fin du premier mois ; dans le tiers des autres cas, à la fin du deuxième mois, et dans les autres cas, du troisième au huitième mois.

Les abcès cérébraux s'enkystent peu à peu dans une membrane épaisse, vasculaire, pyogénique, c'est-à-dire sécrétant elle-même du pus. D'après Lebert, cet enkystement est terminé le dix-huitième jour au plus tôt et ordinairement entre le trentième et le soixantième jour. Schott et R. Mayer admettent que le pus est complètement enkysté à la fin de la septième semaine. Le kyste, par ramollissement ou rupture de sa membrane d'enveloppe, peut s'ouvrir soit dans les ventricules (mort rapide), soit dans l'oreille moyenne, soit plus rarement dans le nez (Rokitansky).

Relativement au *diagnostic*, il faut penser à la possibilité d'une otite suppurée survenant chez un individu atteint de tumeur cérébrale. Fischer parle d'un malade de la clinique de Traube, chez lequel dans le cours d'une otite moyenne suppurée il survint de la céphalalgie, du vertige et du coma sans troubles de la sensibilité, de la motilité et des organes des sens. A l'autopsie, au lieu de l'abcès que l'on croyait trouver, l'hémisphère cérébral renfermait une tumeur.

Du **plancher de la caisse**, qui constitue la voûte de la fosse jugulaire, la suppuration peut atteindre le golfe de la veine (voy. fig. 65, B. V. J.) et de là se propager le long de ce vaisseau; une débiscence de la fossette favorise naturellement cette propagation. Il en résulte soit une érosion des parois avec hémorrhagie mortelle, soit une phlébite avec thrombose.

La **paroi antérieure de la caisse** offre des rapports très importants avec la carotide interne (C. I. fig. 65), car la déhiscence ou l'absence partielle de la paroi du canal carotidien permet à l'inflammation de se propager facilement à l'artère; de plus, comme la carotide interne envoie des petits rameaux à la caisse, la communication peut se faire aussi le long de ces branches, le canal restant intact, et donner lieu à des épaississements des parois, à des thromboses ou des ulcérations avec hémorrhagie le plus souvent mortelle.

Dans la tympanite purulente, Gruber a souvent vu la tunique adventice de la carotide ramollie et infiltrée avec accumulation de pus entre l'artère et la paroi du canal carotidien.

Avant de quitter ce sujet, j'appellerai encore l'attention sur la communication de la caisse avec le rocher et par suite avec la cavité crânienne, communication que j'ai trouvée très nette sur quelques-unes de mes préparations. Au voisinage de l'orifice tympanique de la trompe, dans sa moitié supérieure ou plus en arrière sur la paroi interne (voy. fig. 65), se trouve quelquefois une petite lacune que j'ai vue atteindre une fois un diamètre de $2^{mm},5$; par cet orifice on pénétrait dans les cellules aériennes situées autour de la caisse et du labyrinthe, cellules qui s'étendent en avant jusqu'au sommet du rocher (voy. chap. VI). Dans ces cas, un crin introduit dans la lacune peut être poussé jusqu'au sommet du rocher, et on l'aperçoit facilement par transparence à travers la paroi mince comme une feuille de papier. Sur quelques préparations j'ai trouvé sur cette lamelle osseuse au sommet du rocher de petites lacunes par lesquelles les espaces cellulenx du rocher communiquent avec la cavité crânienne. Un liquide injecté dans cette lacune pénétrait dans le crâne, et il est bien possible que le pus accumulé dans la caisse suive le même chemin.

Paroi postérieure de la caisse. — L'entrée des cellules mastoïdiennes située sur la paroi postérieure permet à l'inflammation de passer de la caisse dans l'apophyse mastoïde, puis de là d'atteindre le sinus transverse, qui est quelquefois en relation directe avec la muqueuse des cellules, ainsi qu'on le verra plus tard. Comme la veine jugulaire interne, le sinus transverse peut être atteint de phlébite avec thrombose. En outre, le pus peut passer des cellules mastoïdiennes dans la cavité crânienne, à travers le canal pétro-mastoïdien (voy. chap. VI).

Deux fois Moos a vu le pus se propager à la dure-mère par de petits canaux osseux se rendant de l'oreille moyenne à la fosse cérébrale moyenne et s'abouchant derrière le canal demi-circulaire supérieur.

De la paroi tympanique postérieure, le pus de la caisse peut passer par une autre voie dans la fosse cérébrale postérieure ; il peut pénétrer dans l'éminence pyramidale, de là dans le canal de Fallope et jusque dans le méat auditif interne à travers ce canal (cas d'Hoffmann).

Par la **paroi interne,** soit après la perforation ou la destruction complète de la membrane ronde (dans la fig. 65 on ne voit que la niche de la fenêtre ronde N. R.), soit après la rupture du ligament annulaire ou la chute totale ou partielle de la base de l'étrier hors de la fenêtre ovale, soit après l'ouverture du canal demi-circulaire horizontal, le pus pénètre dans le labyrinthe, et de là, suivant les vaisseaux et les nerfs, passe dans la cavité du crâne par le méat auditif interne ou par l'aqueduc du vestibule et l'aqueduc du limaçon. Par la paroi interne de la caisse, le pus peut encore atteindre le méat auditif interne en suivant un autre chemin, c'est-à-dire le long de la partie supérieure du canal de Fallope. L'inflammation peut pénétrer directement dans ce canal par une lacune ou bien indirectement en suivant de petits rameaux vasculaires envoyés à la caisse par l'artère stylo-mastoïdienne.

Phlébite et thrombose. — Comme la veine jugulaire et le sinus transverse, le sinus pétreux supérieur occupant l'arête supérieure du rocher peut être atteint par l'inflammation. L'inflammation des gros vaisseaux veineux produit leur ulcération avec hémorrhagie considérable, mais non toujours mortelle, ou bien des thromboses dans ces vaisseaux ou dans les autres sinus du crâne. Comme les symptômes qui en résultent permettent quelquefois un diagnostic précis, il est bon de les étudier ici.

La fréquence des thromboses inflammatoires de la veine jugulaire et des sinus dans l'otorrhée est considérée comme très grande par Wreden (14 pour 100, 5 fois sur 36 cas d'otite suppurée). Von Dusch sur 32 cas de thrombose a constaté qu'une otite en était 20 fois la cause.

Symptômes. — La phlébite et la trombose se manifestent souvent par des symptômes typhoïdes, des frissons; ces symptômes sont intermittents et coupés par des intervalles de mieux relatif. Dans l'inflammation des sinus, il existe d'après Lebert de la céphalalgie s'augmentant souvent par la pression, des douleurs dans les membres le matin, du délire tranquille, de l'affaiblissement de l'intelligence, une grande agitation au début, le plus souvent de l'hyperesthésie et au bout de plusieurs jours ou de plusieurs semaines de la dépression cérébrale. Le malade conserve longtemps sa connaissance; les paralysies occupent le côté opposé et subissent de grandes oscillations. Sur dix-sept cas, quatorze concernaient des hommes, deux des femmes, et un des enfants. L'âge de quinze à trente ans semble prédisposer aux lésions des sinus. D'après Lebert, les sinus de la dure-mère se thrombosent plus fréquemment chez les garçons que chez les filles.

Étudions maintenant séparément les thromboses de la veine jugulaire, du sinus transverse, du sinus longitudinal supérieur et du sinus caverneux, et voyons quels sont les symptômes particuliers à chacune de ces affections. De ces symptômes nous avons déjà mentionné les frissons.

Thrombose de la jugulaire interne. — Sur les parties latérales du cou, à partir de l'articulation temporo-maxillaire le long du bord interne du sterno-cléido-mastoïdien, on trouve un cordon extrêmement sensible à la pression, sans rougeur notable de la peau (phlegmatia alba dolens). Les veines sont très marquées sur le cou et les joues, et la jugulaire externe, qui sert alors à porter le sang du territoire de la jugulaire interne à la veine cave supérieure, est notablement dilatée et offre ordinairement des ondulations très marquées. Par contre, la jugulaire interne peut être complètement vide au-dessous du thrombus, tandis que dans d'autres cas sur lesquels Schwartze a appelé l'attention elle offre une largeur qui peut être plus considérable que du côté opposé. Par le développement considérable de la circulation collatérale entre les deux veines jugulaires internes, le courant sanguin se porte peu à peu du côté opposé, de sorte que la veine jugulaire externe très développée au début se vide lentement; d'ailleurs elle est bientôt cachée par la tuméfaction de plus en plus grande des parties latérales du cou.

La thrombose occupant la fossette jugulaire comprime les nerfs glossopharyngien, pneumogastrique, spinal et grand hypoglosse, qui sortent par le trou déchiré postérieur et passent dans la partie supérieure de la fosse jugulaire (voy. fig. 66, 8); il en résulte des symptômes d'excitation ou de paralysie de ces nerfs.

Dans un cas de Beck qui se termina par la mort, il s'était fait, le huitième jour d'une tympanite purulente, une thrombose du sinus transverse et de la veine jugulaire interne, avec paralysie du pneumogastrique (aphonie, obstacle à la déglutition, toux, paralysie du larynx et immobilité du thorax), du glossopharyngien, du spinal et de l'hypoglosse.

Dans les cas de thrombose de la jugulaire interne, on observe quelquefois la contracture ou le spasme du muscle sterno-mastoïdien ou du trapèze résultant d'une irritation du nerf spinal, par conséquent l'inclinaison de la tête en bas et en avant, ou en bas et en arrière. Un autre symptôme est la constatation à l'aide du doigt d'un caillot obturateur sous forme d'un cordon dur suivant la direction de la veine jugulaire interne.

On ne prendra pas pour un thrombus un faisceau contracté du muscle sterno-mastoïdien. D'après les observations de Rilliet et Barthez et celles de Dusch, le thrombus peut s'étendre en bas jusqu'à la veine cave supérieure.

Tant que la thrombose reste limitée à la veine jugulaire interne, les veines faciales trouvent un écoulement suffisant par les rameaux collatéraux, et il ne se manifeste ordinairement rien de particulier de ce côté. Mais, si le caillot se prolonge dans les veines de la face, le sang stagne dans cette région, et il en résulte, comme l'a observé Wreden, une tuméfaction érysipélateuse des joues et des paupières, et la couche épidermique superficielle peut être soulevée sous forme de grosses bulles, comme dans l'érysipèle bulleux. De la veine faciale la thrombose peut gagner l'orbite et de là le sinus caverneux par un rameau latéral de la veine faciale décrit par Sesemann.

Thrombose du sinus transverse. — Griesinger a montré qu'il existe dans le cas de thrombose du sinus transverse (fig. 66, S. tr.) une tuméfaction allant de l'apophyse mastoïde au trou occipital.

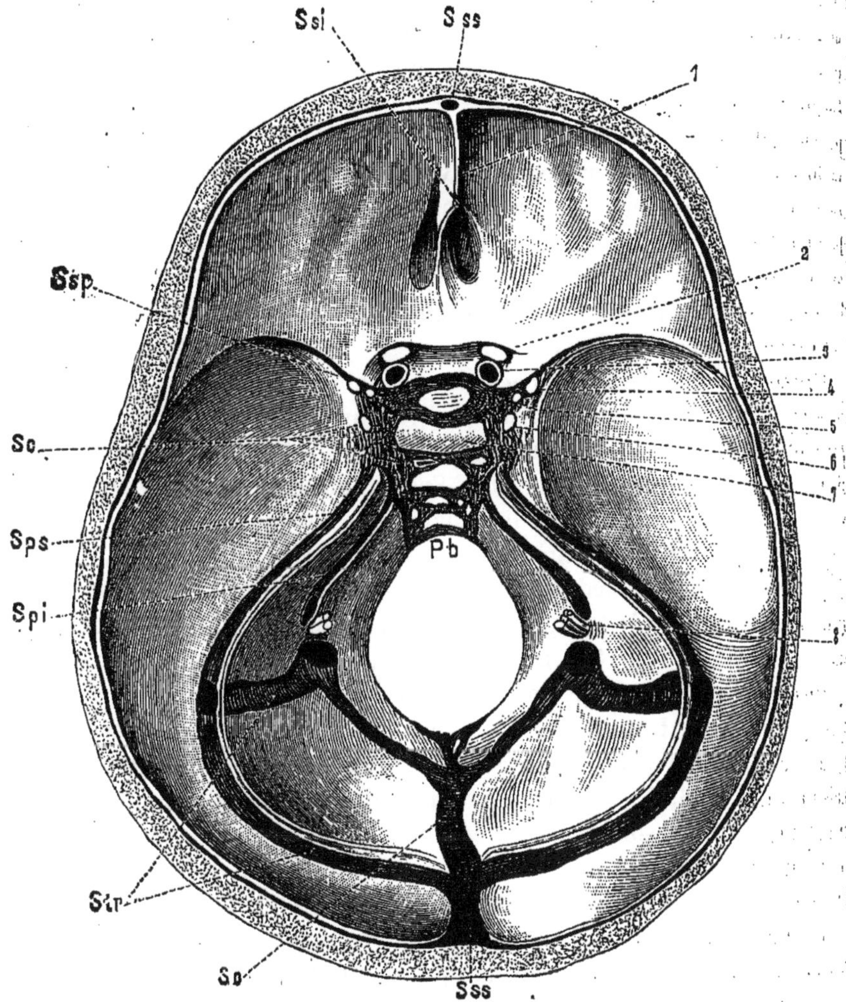

Fig. 66. — 1, coupe horizontale de la faux du cerveau. — 2, nerf optique. — 3, tronc de la carotide interne. — 4, branche du trijumeau. — 5, nerf abducteur ou moteur oculaire externe. — 6, nerf moteur oculaire commun. — 7, selle turcique. — 8, nerfs glosso-pharyngien, pneumogastrique, spinal, sortant du trou déchiré postérieur. — *Pb*, plexus basilaire. — *Sc*. Sinus caverneux. — *So*, sinus occipital. — *Spi*, sinus pétreux inférieur. — *Sps*, sinus pétreux supérieur. — *Ssi*, sinus sagittal (longitudinal) inférieur. — *Ssp*, sinus sphéno-pariétal. — *Sss*, sinus sagittal (longitudinal) supérieur. — *Str*, sinus transverse (d'après Henle).

Cette tuméfaction s'explique par l'obstacle à l'écoulement du sang dans le sinus transverse à travers les veines émissaires de Santorini. Moos, dans un cas de phlébite avec thrombose du sinus transverse, a constaté un œdème de la région temporale. Du sinus transverse le caillot peut s'étendre en avant au sinus pétreux supérieur jusqu'au sinus caverneux, d'autre part en haut au sinus longitudinal supérieur qui constitue souvent une prolongation du sinus transverse droit.

Thrombose du sinus longitudinal supérieur. — Les *symptômes* consistent en attaques épileptiformes (perte de connaissance avec convulsions, Wreden), et chez les enfants en hémorrhagies nasales (de Dusch, Wreden), avec saillie considérable des veines allant de la fontanelle antérieure vers la tempe et l'oreille de chaque côté (Nothnagel, Gerhardt). Les attaques épileptiformes sont attribuées à des hémorrhagies dans la substance corticale par suite de l'obstacle apporté à l'écoulement du sang veineux de la convexité du cerveau. L'épistaxis trouve son explication dans ce fait qu'une partie du sang veineux des fosses nasales ne peut se rendre dans le sinus longitudinal supérieur. D'après Henle pourtant, ce n'est que chez l'enfant qu'une partie du sang veineux du nez se rend constamment dans le sinus longitudinal supérieur, tandis que chez l'adulte il existe sous ce rapport de grandes variations individuelles.

Thrombose du sinus caverneux. — Le sinus caverneux, qui entoure la selle turcique (voy. fig. 66, *Sc.*), peut, comme on l'a déjà dit, être rempli par un caillot venant de la veine jugulaire interne ou de la faciale, du sinus pétreux supérieur (fig. 66, *Sps*), enfin des espaces veineux entourant la carotide interne dans le canal carotidien (voy. p. 233).

Les *symptômes* particulièrement bien étudiés par Corazza, Heubner, Huguenin (voy. Gerhardt dans l'ouvrage de Ziemssen), puis par Wreden, sont les suivants : le sang de l'orbite ne pouvant plus se jeter dans le sinus caverneux, il se fait un œdème rétro-bulbaire avec exophthalmie et amblyopie passagère par stase mécanique des vaisseaux. On trouve aussi quelquefois une tuméfaction autour de l'œil sur les paupières, le front, le nez. Le caillot exerçant une compression sur le nerf moteur oculaire externe (fig. 66, 5), qui occupe la partie externe du sinus caverneux, et sur le nerf moteur oculaire commun (6), il survient une paralysie de ces nerfs caractérisée par la déviation de l'œil en dedans (paralysie du droit externe innervé par le nerf abducteur), et par la chute de la paupière supérieure (paralysie du muscle oculaire commun). Si le caillot agit aussi sur la branche ophthalmique du trijumeau qui occupe le côté inféro-externe du sinus (fig. 66, 3), il en résulte des névralgies de la région sus-orbitaire, de l'épiphora (irritation du nerf lacrymal) et de la photophobie par excitation réflexe (Wreden).

Apparition et marche de symptômes. — Les symptômes caractérisant la thrombose des différents vaisseaux veineux ne sont nullement constants, et comme les abcès du cerveau la thrombose inflammatoire peut ne se révéler que par quelques symptômes ne permettant pas par eux-mêmes un diagnostic précis. D'autre part on peut observer pendant la vie tel ou tel des symptômes de la thrombose sans qu'on en constate l'existence à l'autopsie. Il faut donc la réunion de plusieurs pour que l'on puisse admettre avec vraisemblance l'existence d'une thrombose.

Dans d'autres cas, par la décomposition du thrombus il survient des métastases dans les différents organes, poumons, reins, foie, rate, articulations, tissu cellulaire sous-cutané; par suite on observera des hémoptysies avec inflammation pulmonaire, de l'hématurie, des douleurs lombaires, une tuméfaction douloureuse du foie, de la rate, etc., avec violents frissons. D'après Dusch, dans plus de la moitié des cas il existe des métastases du poumon, de la plèvre, du péricarde, etc.

Terminaison. — Elle est le plus souvent fatale, et la mort survient tantôt rapidement au bout de quelques jours, tantôt lentement au bout de quelques semaines. Dans les quinze observations rapportées par Lebert, elle survint 4 fois entre le neuvième et le quinzième jour, 5 fois entre le vingt-unième et le vingt-huitième jour, 3 fois entre le vingt-huitième et le trente-cinquième jour, et une fois même le trente-septième, le quarante-deuxième et le cinquantième jour seulement. La guérison est exceptionnelle.

Sédillot a vu la gérison survenir chez un malade qui offrait des symptômes typhoïdes avec tuméfaction du genou, puis du coude, de l'épaule et de la main, et un abcès métastatique (infection purulente). De Troeltsch cite une observation rapportée par Prescott Hewett, concernant un malade qui fut d'abord atteint de frissons avec état typhoïde, puis plus tard d'abcès dans l'articulation sterno-claviculaire et coxo-fémorale, d'une arthrite du genou et d'une pneumonie, et qui finit par guérir. Griesinger et Heydenreich ont rapporté des faits de ce genre. Il existe encore une observation très intéressante, minutieusement analysée par Wreden; il s'agit d'un malade qui présenta coup sur coup des symptômes de thrombose du sinus transverse droit, de la jugulaire interne droite, du sinus longitudinal supérieur, du sinus transverse gauche, de la veine jugulaire interne gauche et du sinus caverneux droit; la guérison survint dans la troisième semaine.

Un de mes malades, atteint de tympanite suppurée chronique, présenta pendant plusieurs jours des frissons vespéraux avec céphalalgie intense du côté correspondant à la lésion (côté droit). Quelques jours plus tard, je trouvai sur le côté du cou une tuméfaction douloureuse à la pression. Le malade tenait constamment la tête penchée en avant et en bas; un cordon très marqué occupait la veine jugulaire interne et on pouvait le suivre jusqu'au milieu du cou. Ce malade qui entra à l'hôpital fut atteint de pneumonie au bout de quelques jours (pneumonie métastatique ?) d'abord d'un côté, puis de l'autre. Il guérit cependant et se présenta quelques mois après à ma clinique. Les symptômes qui avaient fait admettre comme probable l'existence d'une phlébite de la veine jugulaire interne avec thrombose avaient complètement disparu; le malade, chez lequel l'otorrhée persistait, était d'ailleurs parfaitement bien portant.

Résistance des parois des sinus. — Si les sinus peuvent être atteints par les inflammations de voisinage, il faut aussi que l'on sache qu'ils offrent souvent une très grande résistance. Ainsi Politzer rapporte un cas dans lequel à l'autopsie on trouva une grande partie de la paroi osseuse du sinus transverse détruite par le pus sans que le sinus lui-même fût altéré; Bezold a trouvé un séquestre dans la fosse sigmoïde sans que le sinus qu'elle renfermait fût lésé; dans un autre cas cette fosse offrait en un point une cicatrice osseuse correspondant avec l'antre mastoïdien; la paroi interne du sinus était absolument indemne.

Hypertrophie des parois de la caisse. — L'extension de l'inflammation aux parties voisines est encore entravée par l'épaississement considérable qu'offrent souvent les différentes parties de la caisse et par l'éburnation de ses parois; il se forme ainsi une barrière naturelle qui fait obstacle à l'extension du foyer morbide par une sorte d'enkystement.

La tympanique aiguë comme cause des maladies infectieuses. — La tympanique aiguë exerce une influence considérable non seulement sur les parties voisines, mais encore sur l'économie tout entière. Comme le démontrent les observations de Buhl, la résorption du pus est plus facile quand il est renfermé dans une cavité osseuse, et cette résorption peut déterminer une tuberculose miliaire. Or la plus grande partie des cavités de l'oreille sont constituées par des parois osseuses; il en résulte qu'une inflammation de la caisse constitue en réalité un abcès osseux. Cela explique qu'une otite suppurée puisse être le point de départ d'une tuberculose pulmonaire ou généralisée, point sur lequel de Troeltsch a déjà appelé l'attention. Il est vrai que la tuberculose ne se produit souvent pas, et, si elle survient, on ne la rapporte pas à l'otite suppurée. On voit souvent le malade maigrir, s'affaiblir et tomber dans le marasme, peut-être par suite de la résorption du pus, ce qui explique cette observation pratique que les individus atteints d'otorrhée chronique n'atteignent pas un âge avancé.

Pronostic. — Il ressort de tout ce que je viens de dire. J'ajouterai que pour l'établir il faut non seulement avoir égard à l'état de l'ouïe, mais avant tout à l'importance vitale de cette maladie. L'aphorisme de Wilde : « Tant qu'il existe une otorrhée, nous ne pouvons jamais dire où, quand et comment elle se terminera, ni où elle conduira », est rigoureusement vrai.

Parmi les lésions de la caisse qui survivent à la maladie, nous avons déjà mentionné la perforation. Sa persistance est très fâcheuse, parce qu'elle favorise les récidives. Le pronostic est particulièrement sombre lorsque des affections constitutionnelles, comme la tuberculose, accompagnent l'otorrhée. Elles exercent une action défavorable sur la marche de l'affection auriculaire qui elle même réagit sur l'état général. Une otite avec carie et nécrose ou avec polypes comporte naturellement un pronostic plus mauvais que les otites simples. Quelquefois cependant on observe aussi des cas d'otite suppurée chronique en apparences bénins qui sont en réalité incurables et que l'on ne peut améliorer que d'une manière passagère.

Plus longue est la durée de l'otorrhée, plus faibles sont les chances de guérison, bien qu'un traitement rationnel puisse venir à bout d'une otorrhée durant depuis de longues années. Un bon signe pronostique est la diminution de quantité et l'augmentation de consistance d'un pus auparavant très abondant et séreux.

Traitement. — Avant tout on doit pratiquer un nettoyage minutieux de l'oreille.

L'évacuation du pus se fait par l'*irrigation* de la caisse (p. 51), par l'injection de liquides dans la caisse à travers la trompe (p. 52), et dans les cas de perforation bilatérale par le procédé de Gruber (p. 64). Pour chasser le pus des anfractuosités on recourra avant tout aux insufflations d'air dans la caisse (procédé de Politzer, cathétérisme). Lucae chasse l'exsudat de dehors en dedans, du conduit auditif dans la trompe. Dans les cas d'otorrhée profuse, le *nettoyage à sec* de l'oreille (p. 53) a sur les injections fréquentes un grand avantage : la tendance au développement des furoncles dans le conduit est notablement moindre (de Troeltsch); en outre en appliquant des bourdonnets pendant la nuit on s'oppose à la formation des croûtes.

Si la sécrétion est visqueuse, on fera précéder les irrigations de *bains prolongés*.

Selon de Troeltsch, lorsque l'on pratique les bains d'oreilles, le malade étant sur le dos, une partie du liquide peut passer dans les cellules mastoïdiennes et y ramollir le pus coagulé. Par suite du gonflement des caillots, principalement chez les individus qui nettoient mal ou ne nettoient pas leurs oreilles, il survient quelquefois une douleur intense qui disparaît avec l'élimination de masses caséeuses souvent très fétides. Il va sans dire que l'élimination du pus accumulé dans l'antre mastoïdien est toujours absolument nécessaire.

Dans le cas où le pus accumulé dans la profondeur de l'oreille ne peut être évacué par les irrigateurs ordinaires, on ajoutera aux seringues des embouts[1] dont les plus simples et les moins dangereux sont les drains. Politzer emploie dans ce but le cathéter tympanique qu'il introduit dans la caisse à travers la perforation. On emploie aussi des canules rigides droites ou coudées. Avec un peu d'habileté on peut introduire ces embouts jusque dans la caisse à travers une petite perforation; en leur donnant une courbure convenable, on peut même irriguer directement l'antre mastoïdien.

La force du jet est dans ce cas beaucoup plus grande que par le procédé ordinaire : aussi l'emploi de ces embouts réclame une extrême prudence, et on fera bien de se servir alors d'une petite seringue, et même d'une simple seringue Pravaz.

Exceptionnellement on détachera avec un stylet, avant de faire l'irrigation, des masses visqueuses ou très adhérentes que l'on ne peut enlever par ce procédé.

L'*obstacle à l'écoulement du pus* peut déterminer des accidents graves par suite de sa rétention; on le combattra en rétablissant le calibre du conduit par le drainage, etc., et même en incisant la membrane tympanique. Cette opération se pratique tantôt sur une membrane intacte, afin de donner issue au pus, tantôt sur une membrane déjà perforée, quand la perforation trop petite ne livre pas passage au pus coagulé ou visqueux ou quand elle occupe une situation défavorable. Dans le premier cas, il

[1] Je n'en ai pas parlé à dessein dans l'introduction, parce qu'en général on ne les emploie pas pour l'irrigation de l'oreille; on les réserve pour certains cas particuliers, car avec elles on peut produire facilement des lésions (sauf les tubes à drainage).

suffit de l'agrandir, tandis que dans le second, par exemple, si elle occupe le segment supérieur, il sera nécessaire d'en pratiquer une autre dans le segment inférieur pour permettre au pus accumulé sur le plancher de la caisse de passer dans le conduit. Cette contre-ouverture n'est inutile que dans les cas où le pus occupant les parties supérieures de la caisse ne peut s'accumuler sur le plancher par suite de l'adhérence des parties inférieures de la membrane tympanique à la paroi interne de la caisse.

Le *traitement de la suppuration* comprend une série de médicaments caustiques, astringents, antiseptiques et résolutifs.

Dans l'otorrhée chronique, Prat remplace le traitement médicamenteux par des irrigations prolongées d'eau tiède tombant d'une hauteur de un mètre environ et d'une durée de dix minutes.

Le mode d'emploi des médicaments dirigés contre l'otorrhée varie notablement suivant qu'on les applique sous la forme liquide, gélatineuse ou pulvérulente.

Une des meilleures méthodes de traitement de l'otorrhée est la *méthode caustique de Schwartze* par le nitrate d'argent.

On se sert d'une solution de nitrate d'argent au 20e, au 15e, au 12e, au 10e et au 8e dans de l'eau distillée, en se conformant strictement aux préceptes suivants : la caisse doit être auparavant parfaitement nettoyée et séchée, de plus on préparera une seringue pleine d'eau salée pour évacuer rapidement le liquide instillé au cas où il se produirait une réaction vive. L'eau employée ne doit être que très légèrement salée, sans quoi il se ferait un dépôt abondant de chlorure d'argent qui pourrait irriter la muqueuse.

La solution doit toujours être employée tiède, suivant Schwartze ; la tête du malade doit être horizontale pour éviter l'écoulement du liquide dans le pharynx à travers la trompe. Très souvent cependant la muqueuse de la trompe tuméfiée fera obstacle à cet écoulement, et même, lorsque le liquide repose sur l'orifice tympanique de la trompe, la tête étant inclinée en avant, il ne passe pas dans la gorge. Cependant dans quelques cas l'on constate déjà pendant l'irrigation de l'oreille que les liquides passent dans la trompe ; la solution argentique, surtout quand la tête est inclinée en avant, pénétrera alors dans le pharynx où elle produira une irritation plus ou moins vive suivant son degré de concentration.

Chez un malade de Schwartze, la solution passait même à travers le pharynx jusque dans l'orifice pharyngé de la trompe du côté opposé et elle produisit de ce côté une otite moyenne aiguë.

D'autre part, si la tête est fortement inclinée en arrière, une partie de la solution peut pénétrer dans la cavité mastoïdienne. Du moins c'est ce que je me crois en droit d'admettre d'après un certain nombre de cas où l'instillation du nitrate d'argent avait provoqué les symptômes d'une violente inflammation dans l'apophyse mastoïde.

Il est donc bon de faire pencher la tête de côté ou même un peu en avant et en bas; je préfère même cette dernière position quand la trompe s'est montrée imperméable au liquide injecté avec la seringue. Lorsque la trompe est perméable, il est bon de n'instiller que quelques gouttes de la solution dans la caisse, ou bien d'appliquer le nitrate en introduisant dans la caisse pendant quelques minutes un tampon imbibé de la solution.

Dès que le malade ressent une forte sensation de brûlure dans l'oreille il faut faire une irrigation, même quand la douleur apparaît aussitôt après l'instillation : aussi doit-on toujours tenir la seringue remplie. Le plus souvent l'irrigation arrête complètement la douleur; si, malgré l'action neutralisante du liquide injecté, elle persistait encore, il suffirait d'instiller dans l'oreille une solution d'iodure de potassium à 3 pour 100. Avec cette solution on badigeonnera encore les points touchés par le nitrate d'argent au voisinage du méat pour empêcher l'apparition de taches noires. Ordinairement le malade ne ressent pas de douleur : alors on laisse la solution environ trois minutes dans l'oreille. Il est tout à fait insuffisant de l'enlever à l'aide d'un tampon d'ouate, car il en reste toujours suffisamment dans les anfractuosités pour déterminer plus tard une violente réaction.

Après l'irrigation, on essuie avec soin le fond de l'oreille et on bouche le conduit avec de l'ouate.

Cette méthode trouve surtout son indication quand la muqueuse est fortement tuméfiée et quand la sécrétion est muco-purulente; dans les cas aigus ou pendant les exacerbations qui surviennent dans les cas chroniques, elle peut même encore être employée avec prudence. De Rossi la recommande dans les cas récents.

La solution argentique apaise quelquefois les douleurs qui peuvent accompagner l'otorrhée chronique; ce fait pourrait s'expliquer en admettant que la douleur est produite par la pression qu'exerce la muqueuse très tuméfiée sur les nerfs de la caisse, laquelle diminue alors par suite du dégonflement de la muqueuse.

Le renouvellement des cautérisations dépend de la chute de l'eschare blanche produite par le nitrate; son élimination est terminée tantôt au bout de quelques heures, tantôt au bout de un ou deux jours, et la muqueuse rouge apparaît alors à la place de la surface blanche. L'application devra donc être renouvelée parfois le même jour, le plus souvent tous les jours ou tous les deux jours. Le traitement de Schwartze réussit souvent à couper complètement des suppurations de longue durée[1].

Lucae recommande un autre caustique, le sulfate de cuivre, sous forme de cristal, avec lequel on touche deux ou trois fois par semaine la muqueuse tuméfiée.

[1] Nous avons vu la guérison survenir après une seule application; la suppuration durait depuis plusieurs années. La malade revint au bout de trois semaines, et la perforation grosse comme une lentille était complètement fermée. (*Note du traducteur.*)

Astringents. — Il faut faire au sujet des astringents une remarque générale : c'est que leur emploi est mauvais quand les douleurs sont vives, quand il existe une recrudescence d'une suppuration chronique, car tous les astringents, on le sait, agissent comme irritants et augmentent notablement l'inflammation et les douleurs. Pour cette raison, dans les cas chroniques comme dans les cas aigus, il faut attendre la disparition des phénomènes violents et ne permettre qu'alors, c'est-à-dire au bout d'une semaine environ, l'emploi de solutions astringentes faibles. Dans certains cas, il existe une idiosyncrasie qu'il ne faut pas négliger, si l'on ne veut pas aggraver la maladie.

Les astringents s'appliquent comme il a été dit page 53. J'ajoute que, quand l'otorrhée est bilatérale, les deux oreilles peuvent être traitées simultanément : pour cela, on remplit de liquide une oreille que l'on bouche avec le doigt bien enfoncé, de façon qu'il ne puisse s'échapper même quand la tête est penchée de côté, et on traite la deuxième oreille comme plus haut. Si l'on veut mettre aussi la solution en contact avec la muqueuse de la trompe, on aura recours au moyen employé par Politzer, qui consiste à insuffler de l'air par la trompe dans la caisse remplie par le liquide ; au moment où l'air pénètre dans la caisse, le liquide le remplace et s'écoule dans le pharynx par la trompe.

Parmi les solutions astringentes que l'on applique suivant les cas tantôt de 1 à 3 fois par jour, tantôt tous les jours ou tous les deux jours, il faut mentionner les suivantes : acétate de plomb 0.1 — 0.2 : 30 d'eau distillée ; si l'oreille offre une grande sensibilité, on ajoutera chlorhydrate de morphine 0.05. C'est un des astringents les plus doux : aussi, après de grandes douleurs ou une inflammation vive, c'est avec ce médicament que l'on essayera, si les astringents commencent à être bien supportés. Par suite de la décomposition rapide des solutions plombiques, il est bon de les préparer chaque fois au moment de s'en servir. Pour cela on emploie le sous-acétate de plomb liquide dont on verse 1 à 3 gouttes dans une cuillerée à café pleine d'eau tiède (distillée de préférence).

Les préparations de plomb donnent aux parties une coloration blanchâtre ou gris sombre et l'on a plus de peine alors à se rendre compte de l'état de la caisse et de la membrane.

Un médicament extrêmement employé dans l'otorrhée est le sulfate de zinc (0.05 — 0.3 : 30 eau distillée). Le tannin et le sulfate de cuivre s'emploient aux mêmes doses, ce dernier colore fortement les parties en bleu. Lucae l'emploie à la dose de 0.12 : 30 eau distillée en bains prolongés deux fois par jour (pendant une demi-heure). Bonnafont recommande le sulfate d'alumine 2 — 6 : 100 d'eau distillée.

Il faudrait encore ranger parmi les astringents l'alcool absolu recommandé par Weber-Liel ; grâce à sa grande avidité pour l'eau, il produit le dégonflement des parties infiltrées, en même temps que son évaporation rapide détermine un abaissement de température. On l'introduit dans l'oreille sans le chauffer au préalable et on l'y laisse plusieurs minutes. Aussitôt après, la muqueuse rouge et gonflée apparaît souvent pâle et affaissée. On répète les instillations plusieurs fois par jour selon qu'il est nécessaire. Il n'est pas rare de voir l'alcool déterminer des douleurs tellement vives, que son emploi est souvent impossible, principalement chez les enfants.

Antiseptiques. — De faibles solutions antiseptiques, comme l'acide phénique à 1 ou 2 pour 100, ou le permanganate de potasse très étendu, peuvent être employées pour les irrigations à la place de l'eau salée simple. Bezold vante l'action favorable de l'acide salicylique en solution (0.4 : 100) que l'on instille deux fois par jour, ou en solution aqueuse et alcoolique (0.4; alcool absolu, eau distillée āā 50). L'acide salicylique favorise le revêtement des plaies granuleuses; il les recouvre d'une couche blanche en précipitant l'albumine du sérum du pus.

Ogston se sert d'un mélange d'une solution de borax à 4 pour 100 avec une solution salicylée à 5 pour 100; Hagen, de la glycérine phéniquée à 1 pour 100; Paulsen, de l'huile d'olive phéniquée à 10 pour 100; on introduit dans l'oreille un tampon trempé dans ce mélange et le lendemain on le remplace par un autre. Récemment Bezold a recommandé les insufflations de cristaux d'acide borique finement pulvérisés dans la caisse. Les résultats que j'ai jusqu'ici obtenus me font vivement désirer que ce médicament soit expérimenté en grand[1].

Tamponnement sec. — Yearsley employait contre l'otorrhée avec sécrétion muco-purulente des tampons d'ouate secs. Récemment Becker a préconisé de nouveau cette méthode comme traitement exclusif.

Chez les individus scrofuleux, l'iode trouve son emploi. R. Iode pure 0.05, iodure de potassium 0.5, glycérine pure 30. Matin et soir 5 gouttes tièdes dans l'oreille que l'on pourra y laisser séjourner; on peut encore les porter dans la caisse avec une boulette d'ouate. Ladreit de Lacharrière recommande : teinture d'iode 30, iodure de potassium 5, eau distillée 1000.

Les médicaments mentionnés jusqu'ici, comme le sulfate de zinc, l'acétate de plomb, le tannin, le sulfate de cuivre, etc., peuvent être aussi appliqués sous forme de *préparations gélatineuses* (voy. p. 54).

Ces préparations me semblent principalement indiquées lorsqu'il existe une large perforation de la membrane qui permet de les introduire dans la caisse, et quand la suppuration est peu abondante; dans le cas contraire, elles pourraient faire obstacle à l'écoulement du pus.

Poudres médicamenteuses. — *Remarques générales.* — On ne peut les employer que si la suppuration est médiocre; quand l'otorrhée est profuse, le pus forme avec la poudre des agglomérations qui peuvent arrêter son

[1] Depuis que ce livre a été écrit, un certain nombre d'auteurs ont expérimenté la méthode de Bezold, et tous s'accordent à dire qu'ils en ont obtenu d'excellents résultats. Nous l'appliquons nous-même avec succès, tantôt exclusivement dans un grand nombre de cas simples, tantôt accessoirement dans les cas répondant à une indication particulière. (*Note du traducteur.*)

écoulement. L'obturation du conduit sera d'autant plus facile qu'on aura insufflé une plus grande quantité de poudre; et les petites perforations se boucheront avec une très grande facilité. Pour ces motifs, les poudres médicamenteuses ne conviennent que quand l'otorrhée est légère et la perforation large, de telle sorte que l'on puisse saupoudrer directement les parois de la caisse. Le malade ne peut se traiter lui-même avec les poudres, et le médecin doit après chaque insufflation s'assurer que la poudre est également répartie sur tous les points. On ne la laissera pas séjourner dans le conduit auditif, même quand la lumière n'en est pas oblitérée. Elle peut produire une irritation vive sur les parois, alors que la caisse la supporte bien. Aussi doit-on les essuyer immédiatement après avec un tampon d'ouate. Dans les cas rares où il survient des douleurs vives aussitôt après l'insufflation, on enlèvera rapidement la poudre à l'aide d'une irrigation. La quantité insufflée doit donc toujours être très faible, gros comme la pointe d'un couteau, tout au plus[1].

La poudre est tantôt humectée par la suppuration qui se renouvelle incessamment et elle forme avec elle une bouillie, tantôt elle est entraînée hors de l'oreille quand la suppuration est abondante. Dans ce cas, on renouvelle les irrigations de temps en temps, suivant le cas. Si au contraire dans un examen ultérieur on constate que la poudre est encore sèche il est probable que la suppuration est tarie, et pour ne pas provoquer de récidive on s'abstiendra de faire une nouvelle irrigation; la poudre se désagrégera spontanément en quelques jours ou en quelques semaines.

Parmi les poudres que l'on emploie dans le traitement de l'otorrhée j'ai déjà mentionné les antiseptiques, les acides borique et salicylique; je citerai encore l'alun en poudre, l'acétate de plomb 5 : 20 de sucre de lait, l'iodoforme (Rankin), l'argilla acetica en poudre ou en solution[2] et le calomel, principalement chez les scrofuleux; Hubert-Valleroux se sert d'un mélange de précipité blanc et de sucre, à parties égales. D'après Hinton, la morphine et la magnésie calcinée en poudre, parties égales, rendent de bons services comme absorbants simples.

Traitement galvanique. Beard le préconise contre l'otorrhée ; le pôle — est appliqué sur le tragus, le pôle + sur la nuque.

Règles générales du traitement médical. Les médicaments que je viens d'indiquer ne doivent pas être appliqués longtemps sans interruption, car

[1] Ces observations ne s'appliquent pas à la poudre d'acide borique. Cette poudre n'irrite ni les parois de la caisse, ni celles du conduit. Elle ne forme pas de grumeaux avec le pus qui filtre facilement à travers elle jusqu'au tampon d'ouate avec lequel on a fermé l'oreille. Elle cède au moindre courant d'eau et s'enlève facilement par irrigation. (*Note du traducteur.*)

[2] Voici la formule de l'argilla acetica Burowii ou solution astringente de Burow : alumen crudum 70, aq. distill. 280, sacchar. saturn. 28, aq. dist. 280; misce, filtra et dilue ad pondus 800. En instillations, deux ou trois fois par jour. D'après Politzer, elle est principalement indiquée, ainsi du reste que l'alun en solution ou en poudre, après le traitement caustique que l'on abandonne au bout de six ou sept applications en général. Une seule application d'alun suffit alors quelquefois à produire la guérison, préparée pour ainsi dire par le nitrate d'argent. (*Note du traducteur.*)

il peut en résulter une aggravation dans les phénomènes inflammatoires. Dans les cas d'otorrhée chronique invétérée, on emploie ordinairement un médicament pendant cinq ou six semaines au plus, puis on accorde à l'oreille un repos de une ou deux semaines pendant lequel on pratique seulement un nettoyage minutieux. Quand l'écoulement dure des années, on est souvent obligé d'alterner l'emploi des médicaments, ou bien de les administrer à un plus fort degré de concentration. Quelquefois la combinaison de plusieurs médicaments a plus d'action que ces médicaments isolés : cela est vrai surtout pour le nitrate d'argent et l'alun, que l'on insuffle sous forme de poudre d'alun ou de poudre d'argilla acetica dans l'oreille bien séchée, aussitôt après l'emploi de la méthode caustique.

Lorsque l'écoulement s'arrête, il se produit souvent dans le fond du conduit des croûtes qui peuvent déterminer une sensation très désagréable; on les enlèvera avec précaution.

Comme traitement accessoire on peut faire sur l'apophyse mastoïde des *onctions* avec l'onguent gris, ou les pommades iodées (1 : 12-10-8), et des *badigeonnages* avec la teinture d'iode, la teinture iodo-tannique, ou le collodion iodoformé.

En même temps, on combattra les affections nasopharyngiennes qui existent fréquemment; on surveillera l'état général, les conditions hygiéniques, etc.

Dans certains cas, tous les traitements dirigés contre l'otorrhée se montrent impuissants tant que le malade n'a pas été transporté dans un air plus salubre; de même, s'il est anémique, il devra prendre du fer, et, s'il est scrofuleux, des bains iodés et les eaux minérales.

Quand la tympanite subit une nouvelle exacerbation, il faut se conformer aux prescriptions concernant la tympanite aiguë et proscrire absolument les astringents.

La périostite de l'apophyse mastoïde complique quelquefois la tympanite purulente; elle sera étudiée au chapitre VI.

3. **Tympanite diphthéritique.** — La caisse ainsi que la trompe et l'antre mastoïdien, dans l'angine diphthéritique comme dans l'angine pseudomembraneuse, ne sont souvent atteints que d'une inflammation simple, non diphthéritique (Schwartze). Wendt a constaté ordinairement dans la diphthérie du pharynx de la congestion et des hémorrhagies dans la caisse, à l'exception d'un seul cas dans lequel la caisse, les osselets et les cellules de l'apophyse mastoïde étaient le siège de membranes diphthéritiques.

Sur le vivant, la diphthérie de l'oreille moyenne a été observée pour la première fois par Wreden, deux fois chez des nouveau-nés, et à la suite de la scarlatine, 18 fois chez des enfants de quatre à quinze ans.

Voici un bref résumé des études de Wreden sur l'otite moyenne diphthéritique.

Symptômes. — Elle est ordinairement bilatérale, rarement unilatérale, et chez les 18 enfants en traitement elle était consécutive à une diphthérie nasopharyngienne. La surdité est très considérable, la douleur et les bourdonnements sont plus rares (constatés trois fois seulement). Le sensorium est souvent altéré ; la température modérée (38.2,39.2, une seule fois 40) ; la paralysie faciale fréquente (douze fois, dont une fois bilatérale). La membrane du tympan a subi une destruction très considérable, les tissus de la caisse sont semés d'exsudats diphthéritiques qui peuvent s'étendre jusqu'au conduit auditif (3 cas). La sécrétion est au début séro-purulente et très-médiocre. Au bout de trois à six jours, il se fait une chute spontanée des membranes diphthéritiques, chute à laquelle succède une suppuration abondante ; sous les membranes que l'eau entraîne alors facilement on trouve des ulcérations.

La *marche* de la maladie est ordinairement la suivante : la formation de l'exsudat diphthéritique se fait en une ou deux semaines, la chute des membranes a lieu au bout de trois à six jours ; la suppuration dure de trois à six semaines, de telle sorte que la durée totale de la maladie peut être de quatre à huit semaines.

La *terminaison* ne fut fatale que chez les deux nourrissons : aussi le pronostic peut-il être considéré comme généralement bénin.

Traitement. — Au début de la maladie, Wreden recommande d'appliquer de 4 à 8 sangsues derrière l'oreille, et de faire de fréquentes irrigations dans le nez et les oreilles avec une solution de tannin de 10 à 40 : 250. La cavité nasopharyngienne peut aussi être badigeonnée avec une solution saturée de tannin (la solution doit être préparée chaque fois que l'on s'en sert, à cause de la formation d'acide gallique). On peut remplacer le tannin par le chlorate de potasse 10 : 250 d'eau distillée, ou le chlorure de potassium 0,6 : 250 (préparé au moment). Ces deux derniers médicaments produisent souvent une forte cuisson, ce qui n'a pas lieu pour le tannin ; après l'élimination des lambeaux diphthéritiques on les remplace par les solutions d'alun ou de sulfate de zinc, on peut en même temps continuer le tannin.

La tympanite diphthéritique se termine souvent par une tympanite phlegmoneuse du 1er degré, et dans ce cas on se rapportera au traitement indiqué page 283.

Adhérences intra-tympaniques.

1. **Fausses membranes.** — En étudiant les inflammations de la caisse et leur mode de terminaison, nous avons souvent mentionné la production d'adhérences. Ce sont principalement des adhérences membraneuses et ligamenteuses qui se produisent, et Toynbee avait déjà appelé l'attention sur elles. Elles sont tendues entre les différentes parois, la membrane et les parties renfermées dans la caisse.

Mais de ces tractus il n'en est qu'une petite partie que l'on puisse considérer comme pathologiques, la majorité représentant des restes du tissu conjonctif embryonnaire qui remplit complètement la caisse du tympan chez le fœtus. Déjà Hinton et Politzer ont montré que beaucoup de ces fausses membranes provenaient du coussinet muqueux du nouveau-né. Les recherches que j'ai entreprises à ce sujet sur des individus de tout âge et sur des fœtus m'ont démontré l'exactitude de cette opinion. J'ai trouvé ces adhérences sur presque tous les individus examinés; j'ai pu voir distinctement comment les tractus épais du tissu connectif embryonnaire s'amincissaient graduellement pour former des membranes délicates qui, se détruisant partiellement, étaient remplacés par des brides filiformes. D'après mes préparations, le coussinet muqueux n'est qu'accolé à la membrane tympanique et à la moitié inférieure du manche du marteau, et il s'en laisse facilement écarter, tandis qu'il est en connexion intime avec les autres parties de la caisse ; ce fait nous fournit le moyen de classer les adhérences intratympaniques chez l'adulte. Celles-là seules sont certainement pathologiques qui relient la moitié inférieure du manche du marteau ou un point quelconque de la membrane avec d'autres parties de la caisse. Toutes les autres, tendues entre la moitié supérieure du manche, les osselets et les parois de la caisse, peuvent représenter des restes du tissu conjonctif embryonnaire, la caisse étant d'ailleurs absolument normale. Il va sans dire que cela n'empêche pas qu'il se produise plus tard en ces points des fausses membranes, ou bien que ces brides et ces membranes congénitales extrêmement minces puissent s'épaissir considérablement par suite d'une lésion hypertrophique occupant toute la caisse offrant alors les caractères de fausses membranes fibreuses.

Les fausses membranes proprement dites résultent de la réunion de deux végétations opposées ou de l'adhérence de deux surfaces muqueuses qui s'écartent plus tard l'une de l'autre, les deux points de soudure étant encore reliés entre eux. C'est de cette façon, par exemple, que des bords d'une perforation de la membrane partent des ponts qui la relient aux parois voisines. Il serait encore possible que par suite d'une inflammation survenue pendant la vie intra-utérine le coussinet muqueux contractât des adhérences avec la membrane qui resterait plus tard reliée aux différentes parties de la caisse par des filaments minces ou des brides larges, après régression du tissu muqueux.

2. **Connexions immédiates.** — On voit souvent les bords d'une perforation ou la membrane non perforée adhérer à l'enclume, à l'étrier ou à la paroi labyrinthique. Ainsi la grande branche de l'enclume et la tête de l'étrier peuvent adhérer à la membrane; la membrane déprimée ou refoulée en dedans s'accole souvent au promontoire et y adhère par suite de la chute de l'épithélium. D'autres fois c'est l'extrémité inférieure du manche qui adhère à la paroi labyrinthique.

Par ces adhérences et par les fausses membranes, la caisse est quelquefois divisée en plusieurs loges sans communications entre elles, particularité qui a une certaine importance dans les cas d'épanchement intra-tympanique.

Dans une observation de Troeltsch, par suite de l'adhérence de la membrane à la paroi interne, la caisse ne communiquait plus avec la trompe ni avec les cellules mastoïdiennes. Schwartze rapporte une observation dans laquelle la partie de la caisse correspondant à la moitié antéro-inférieure de la membrane communiquait avec la trompe et le conduit auditif, et celle correspondant à la moitié postéro-supérieure ne communiquait qu'avec l'apophyse mastoïde. Gruber a vu une caisse divisée en plusieurs loges produites par l'adhérence à la paroi labyrinthique des bords d'une perforation ; la moitié antérieure communiquait avec la trompe, la postérieure avec les cellules mastoïdiennes et toutes deux avec le conduit auditif. Sur une de mes préparations, la caisse était occupée par deux entonnoirs formés de tissu conjonctif délicat et fermés de tous côtés ; le plus petit s'insérait à la face interne de la membrane tympanique, et le plus grand provenait de la paroi labyrinthique. Ils se réunissaient par leur extrémité rétrécie au milieu de la caisse environ en formant un sablier.

L'*importance* des adhérences de la caisse pour la fonction de l'ouïe dépend de leurs relations avec des parties d'une importance acoustique plus ou moins grande, de leur degré de tension et de leur épaisseur. Les membranes et les brides minces restes du coussinet muqueux, qui offrent une grande mobilité, n'apportent pas de perturbation dans les lignes normales de vibration. Des adhérences très tendues peuvent au contraire paralyser à un haut degré les mouvements de la membrane et des osselets. De même on voit assez souvent l'adhérence du quart postéro-supérieur de la membrane à l'articulation de l'étrier avec l'enclume entraver par son poids les mouvements de l'articulation, et produire de la surdité et des bourdonnements.

Diagnostic. Il n'est pas toujours possible sur le vivant pour les membranes et les brides minces, même quand elles adhèrent à la membrane tympanique. Quelquefois les points d'adhérence se voient du dehors sous forme d'opacités légères passant facilement inaperçues, tandis que dans d'autres cas on trouve des taches ou des stries très nettes jaunâtres ou blanches. Quand des tractus épais se rétractent, il peut en résulter une augmentation de concavité de la membrane. Pour le diagnostic différentiel de l'accolement simple et de l'adhérence de la membrane aux parties profondes, on se reportera à la page 135.

Marche. — Les fausses membranes peuvent subir ultérieurement soit une métamorphose régressive ou une atrophie, soit un épaississement considérable avec rétraction consécutive, d'où altération possible de l'ouïe. Wendt a trouvé assez souvent les fausses membranes calcifiées ou même ossifiées.

Le *traitement* est seulement dirigé contre les connexions anormales, principalement avec la membrane tympanique, qui sont capables de produire une diminution de l'audition. Les brides minces se rompent quelquefois sous l'influence d'une simple douche d'air. Quand elles sont plus fortes, Howard-Pirkney propose d'exercer une traction sur la membrane tympanique à l'aide d'un « élévateur », par exemple, à l'aide du spéculum de Siegle relié à une pompe stomacale.

Les adhérences très résistantes ne peuvent être détruites que par une opération chirurgicale; on se sert alors d'un synéchotome (voy. page 59) ou d'instruments coudés et boutonnés, ou bien sur la membrane tympanique, au niveau de l'adhérence, on pratique une incision cruciale. On peut aussi détruire ce point à l'aide du galvano-cautère. Après l'incision on divise les membranes qui restent encore adhérentes, ou bien on peut attendre que l'inflammation consécutive sur les points opérés relâche suffisamment les tissus pour que l'on puisse rompre les adhérences en faisant saillir la membrane.

Après la section des fausses membranes, il faudra pendant plusieurs jours refouler ou attirer la membrane tympanique en dehors pour empêcher une nouvelle soudure des parties séparées l'une de l'autre. Quand la membrane tympanique adhère directement à l'enclume, à l'étrier ou à la paroi labyrinthique, il est indiqué de pratiquer la circoncision des points adhérents, ce qui augmente la mobilité des osselets, diminue les bourdonnements et améliore l'audition.

V. — Lésions ulcéreuses.

1. **Gangrène.** — La gangrène de l'oreille se développe d'après Wreden chez les enfants affaiblis et principalement chez ceux atteints de syphilis héréditaire. Elle succède ordinairement à une inflammation purulente ou diphthéritique et est rarement primitive. La température est basse dans la gangrène, et, comme il existe une anémie locale, l'application de sangsues ne ferait qu'accélérer la terminaison fatale d'ailleurs constante. Chez une enfant de huit mois, Wreden constata la chute de tout le temporal par gangrène; la malade survécut dix heures.

2. **Carie et nécrose.** Elles sont le plus souvent consécutives à l'inflammation suppurative des parties molles recouvrant les os; quelquefois cependant elles surviennent primitivement sans inflammation et ulcération préalables de la muqueuse. Le début de la carie remonte ordinairement aux premières années de la vie.

La lésion osseuse siège tantôt en des points circonscrits des parois et des osselets, tantôt s'étend progressivement en produisant leur destruction et leur élimination. Il n'est pas très rare d'observer chez les enfants l'élimination partielle de l'anneau tympanique et du conduit auditif ou de l'apophyse mastoïde. Dans une autopsie de Wendt, toute la voûte du tympan tomba après l'ablation des parties molles.

La membrane du tympan est ordinairement perforée, mais elle peut aussi être intacte.

Ainsi Wendt, entre autres, a trouvé les deux fenêtres du labyrinthe et l'articulation du marteau avec l'enclume détruites, sans lésion de la membrane tympanique; dans un cas analogue de Schwartze, la destruction portait sur le marteau. Farwick a fait l'autopsie d'un malade qui avait succombé à une carie du temporal avec abcès du cerveau, et chez lequel la perforation de la membrane n'était survenue qu'après l'apparition des symptômes cérébraux. Ajoutons à ces cas ceux déjà relatés appartenant à Troeltsch, Schwartze, L. Mayer, etc.

Le *diagnostic* se fait par la constatation de séquestres, de sable osseux dans le pus, et à l'aide du stylet de points rugueux ou ramollis. Ce sondage doit être fait avec beaucoup de circonspection et toujours sous le contrôle de la vue.

L'examen chimique du pus, comme le fait observer de Trœltsch, est important pour le diagnostic d'une carie, car le pus renfermant des particules osseuses est riche en sels calcaires. Il existe d'autres signes qui peuvent faire soupçonner une carie, mais ils ne sont nullement caractéristiques; ce sont : un pus séreux, sanguinolent et fétide, sans granulations apparentes dans l'oreille, de violentes douleurs lancinantes dans la profondeur de l'organe s'étendant à toute la moitié correspondante de la tête, la récidive constante des granulations, des abcès par congestion apparaissant tantôt en dehors dans le cou, tantôt en dedans dans la gorge. D'après Gruber, l'apparition d'abcès périphériques pendant le cours d'une otite moyenne purulente serait un symptôme assez certain de carie.

La *marche* de la maladie est quelquefois très menaçante, pour les raisons indiquées plus haut. On peut pendant longtemps ne pas constater de symptômes alarmants, puis il survient tout à coup des signes d'affection cérébrale ou méningée, une phlébite avec thrombose ou des hémorrhagies mortelles (voy. page 246). Dans d'autres cas qui ne sont heureusement pas rares, la maladie peut durer des années sans qu'il survienne aucun phénomène facheux, et les malades atteints de carie et de nécrose depuis leur enfance peuvent succomber à une autre maladie. Chez les enfants, où les différentes parties constituantes du temporal se trouvent encore lâchement unies par du tissu conjonctif, la carie et la nécrose se limitent quelquefois spontanément (Gruber) et la guérison survient avec l'élimination de la portion d'os malade.

Le *pronostic* doit donc être toujours très réservé, car outre les lésions du voisinage de la caisse il peut survenir une affection générale d'autant plus à craindre, comme le fait observer de Trœltsch, que, d'après les recherches de Menzel et Billroth, dans 78 pour 100 des individus ayant succombé à la carie on trouve des lésions viscérales chroniques. Cependant l'expérience démontre que le pronostic n'est pas très mauvais en général et que même dans les cas de carie on peut obtenir des résultats thérapeutiques surprenants.

Ainsi Bezold, entre autres, rapporte une observation dans laquelle, après l'élimination d'un séquestre provenant de la paroi antérieure du conduit auditif et sur lequel on voyait le sillon du cercle tympanique, la membrane s'était régénérée cinq semaines plus tard, et la voix murmurée était entendue à une distance de douze pieds.

Outre le *traitement* local il faut autant que possible chercher à fortifier l'organisme. Les malades ont besoin d'un air sec et pur dans un bon climat, et les scrofuleux, les tuberculeux, les syphilitiques, doivent être soumis à un traitement général sévère. Volkmann dirige contre la carie le traitement iodé; contre les cas chroniques, il emploie l'iode et les eaux minérales chlorurées sodiques et iodurées, et localement l'acide chlorhydrique, 2 gouttes pour 30 grammes d'eau distillée, en augmentant peu à peu (Chassaignac). Rau vante le sulfate de cuivre 02 0 3-1 pour 30 grammes d'eau, en instillation 2 fois par jour. Lucae emploie la même solution en bains d'oreille prolongés (pendant une demi-heure). Les points cariés peuvent d'après le procédé de O. Wolf être grattés avec la curette tranchante pendant le sommeil chloroformique, s'il est nécessaire. Si l'on aperçoit un séquestre et qu'il soit mobile, on l'enlèvera en le morcelant et en dilatant le trajet fistuleux, s'il le faut.

Contre les douleurs terribles que l'on observe quelquefois, on obtient de bons effets par la cautérisation ponctuée de la région mastoïdienne à l'aide du fer rouge.

On doit dans les cas de lésion osseuse procéder au nettoyage de l'oreille avec la plus grande circonspection.

VI. — Néoplasmes.

1. **Polypes.** — Parmi les néoplasmes de l'oreille, les *polypes* et les *végétations polypeuses* (tissu de granulation) réclament une étude particulière, car ils ont une grande importance pratique par suite de leur fréquence. Dans cette étude nous réunirons les polypes de l'oreille externe à ceux de l'oreille moyenne.

Classification. — Les polypes de l'oreille, nom sous lequel on comprend des tumeurs conjonctives bénignes et pédiculées, peuvent être divisés avec Steudener en polypes muqueux, en fibromes et en myxomes.

a. Polypes muqueux. — Ce sont les plus fréquents. Ils comprennent des fibres de tissu conjonctif entre-croisées, des glandes, des kystes et des vaisseaux.

D'après les recherches de Kessel, les polypes jeunes sont souvent lisses, œdémateux, semés de nombreux noyaux et offrant quelquefois des cellules dentelées (cellules exsudatives); plus tard, des renflements épithéliaux s'enfoncent dans le chorion où ils finissent par se désagréger; en même temps la couche cellulaire externe se détache et la couche profonde se transforme en épithélium cylindrique, tandis que les cellules fusiformes se transforment en tissu conjonctif.

Sur plusieurs polypes j'ai constaté que les anfractuosités superficielles résultant de la désagrégation des prolongements épithéliaux peuvent offrir un développement analogue à celui du conduit auditif externe. Les nombreuses saillies qui de la surface du polype s'enfoncent dans sa profondeur en émettant souvent des renflements latéraux se transforment peu à peu en un canal par la destruction non des cellules centrales, mais des cellules périphériques; seules celles qui avoisinent le tissu conjonctif persistent et se transforment en épithélium cylindrique. De cette façon, cette invagination épithéliale d'abord pleine devient graduellement creuse et se transforme en un tube renfermant encore en son centre un cylindre relié à ses parois par des filaments minces pénétrant entre les cellules cylindriques qui les recouvrent. Ces connexions finissent aussi par se rompre, de sorte qu'il n'y a plus d'obstacle à l'issue du cylindre central et à la formation d'un tube complètement creux. J'ai observé les mêmes transformations sur les renflements latéraux.

Les *glandes* résultent tantôt de l'invagination de renflements épithéliaux qui se désagrègent dans leur partie centrale plus tard, mais rarement, il se forme des excavations latérales (voy. plus haut); tantôt elles résultent de l'hyperplasie des glandes qui existent à l'état normal dans l'oreille. Ainsi Wendt a trouvé maintes fois des glandes sudoripares dans les polypes de l'oreille; Lucae décrit un cas où de petits polypes de la caisse renfermaient en leur centre une glande muqueuse.

Les polypes muqueux, comme l'a d'abord constaté Meissner, renferment assez souvent des *cavités kystiques* revêtues d'un épithélium cylindrique. Meissner admet que les kystes sont des productions indépendantes au sens de Rokitansky, comme se développant dans les noyaux que renferme le polype; Billroth révoque en doute cette opinion, car on n'a jamais constaté la transformation de ces noyaux en kystes. Steudener les considère comme des kystes de rétention provenant tantôt des glandes, tantôt de la soudure de deux papilles, ainsi que Rindfleisch l'a observé pour les polypes de l'utérus et Wedl pour le trachome.

Dans des cas rares, l'intérieur d'un polype peut être constitué par un kyste unique (Meissner), et son incision donne issue à un liquide muqueux. Beck, Rauch, Pappenheim et Schmalz, en avaient déjà rapporté des exemples (voir en outre page 105). Lincke dit avoir trouvé une ampoule affaissée dans l'oreille : cette ampoule pourrait bien être un kyste vidé.

J'ai observé moi-même deux kystes dans le conduit auditif : chez une malade de trente ans qui offrait une destruction totale de la membrane tympanique avec tissu de granulation sur le promontoire (oreille droite), il se produisit sur la paroi postérieure du conduit, près du cercle tympanique, une saillie rougeâtre qui, sans déterminer les moindres symptômes subjectifs, s'accrut au point de former en six jours une grosse tumeur occupant le conduit presque tout entier dans son tiers interne. Elle était d'un rouge intense, lisse, fluctuante et insensible au toucher. Après son incision, il s'écoula un liquide séro-sanguinolent; le lendemain elle était de nouveau gonflée, tendue mais on pouvait l'ouvrir facilement en introduisant une sonde entre les lèvres de l'incision. Après deux cautérisations de sa cavité, la tumeur disparut en dix jours d'une façon complète et durable. Le deuxième cas concernait un garçon de dix ans atteint de carie du temporal chez lequel, à la paroi antérieure du conduit auditif, près de la membrane tympanique perforée, on trouvait une tumeur sessile oblitérant presque complètement le conduit; cette tumeur offrait les caractères de la précédente. Elle put être ouverte facilement avec une sonde boutonnée et disparut comme la première, après quelques cautérisations avec le crayon.

La *vascularité* de ces tumeurs est variable et souvent très grande. Billroth, Kessel et Steudener, ont observé des anses capillaires occupant la surface du polype et pénétrant même quelquefois à une certaine profondeur (Kessel). Comme les capillaires de nouvelle formation qu'offrent les autres tumeurs, ceux des polypes de l'oreille ont une largeur considérable avec des parois minces, d'où leur rupture facile à la moindre cause; un contact léger, une congestion médiocre, un simple courant d'air même, déterminent des hémorrhagies. Steudener a trouvé les plus gros vaisseaux dans le pédicule des polypes; ils émettent de nombreux rameaux à la périphérie. Les vaisseaux sont tellement abondants dans certains polypes que l'examen microscopique de leurs coupes pourrait faire croire à une tumeur vasculaire.

b. Les *polypes fibreux*, qui proviennent ordinairement du périoste, offrent un tissu conjonctif ferme avec peu de vaisseaux; ils sont par suite pâles et très résistants; leur surface ne présente jamais une structure papillaire.

c. Les *myxomes* consistent en un tissu conjonctif gélatineux; d'après Steudener, ils sont peut-être constitués par le tissu embryonnaire de la caisse.

Dans un polype muqueux, Steudener trouva une agglomération nettement circonscrite de cellules fusiformes étoilées: il existait donc un myxome enclavé dans le polype muqueux.

Le *pédicule* des polypes de l'oreille varie en longueur et en largeur et peut même manquer, comme il arrive pour les polypes condylomateux qui consistent en un agglomération de lobules naissant d'une base commune (Steudener).

Le pédicule se compose de tissu conjonctif dont les fibres sont souvent ondulées; quelquefois, suivant Meissner, il est semé de cavités kystiques. Le tissu conjonctif aréolaire que l'on trouve dans les polypes présente, d'après les recherches de Wedel, de grandes aréoles vers la base du polype.

Dans le pédicule on trouve quelquefois des filets nerveux (Meissner), tandis que la tête en est toujours privée.

Le pédicule est tantôt simple, tantôt ramifié. Le pédicule unique porte à son extrémité une tête pleine ou un kyste dans la cavité duquel le pédicule peut pénétrer librement (Meissner). Le pédicule ramifié porte une tête à l'extrémité de chacune de ses branches. Quelquefois de petites granulations sont appendues au pédicule, ou bien ce pédicule semble criblé d'un grand nombre de vésicules (Meissner).

Dans quelques cas le polype naît de plusieurs racines. Cela résulte probablement de la soudure des têtes de plusieurs polypes primitivement solitaires. On peut aussi admettre qu'un polype volumineux ou une muqueuse en dégénérescence polypeuse a subi une destruction partielle, de sorte que la masse principale de la tumeur est reliée à la base par de petits tractus en forme de pédicules. Enfin le polype peut contracter des adhérences avec les parties voisines de la caisse, adhérences qui par suite de tractions répétées se transforment peu à peu en pédicules.

Siège. — Le pédicule a tantôt sa base superficiellement placée dans la couche muqueuse, tantôt pénètre profondément jusqu'à l'os, dont il peut même provenir (Meissner). Pomeroy a vu la base d'un polype provenant du conduit auditif formée par une substance cartilagineuse et du tissu osseux hyperostosé.

Tous les points du conduit auditif, de la membrane tympanique, de la caisse, de l'orifice tympanique de la trompe et de l'apophyse mastoïde, peuvent être le *point de départ* du pédicule d'un polype.

L'opinion primitive de Bonnafont, qui croyait que la plupart des polypes proviennent du *conduit auditif*, est aujourd'hui abandonnée, et déjà Triquet, à l'avis duquel de Troeltsch s'est rangé le premier, faisait observer que sur 10 cas, 9 fois la racine provenait de la *caisse*.

Les polypes proviennent aussi de la *membrane tympanique*, et Toynbee a rapporté le premier un cas dans lequel des polypes provenaient de sa face interne. De Troeltsch a trouvé des polypes sur les surfaces interne et externe de la membrane sur laquelle ils sont implantés quelquefois comme des champignons. D'après Troeltsch, le siège de prédilection des polypes sur la membrane est son quart postéro-supérieur. Après la paracentèse, Schwartze a vu souvent se produire des végétations polypeuses sur les bords de la plaie; c'est là en général un siège fréquent des polypes tympaniques. De Troeltsch et Schwartze ont observé des membranes tympaniques en dégénérescence polypeuse, c'est-à-dire des polypes renfermant des fibres de la substance propre.

Voltolini décrit un polype provenant de l'*orifice tympanique de la trompe* et s'étendant d'une part jusqu'à l'entrée du conduit auditif, d'autre part jusqu'à l'orifice pharyngien en parcourant toute la trompe; si l'on avait pratiqué l'examen rhinoscopique pendant la vie, on aurait fait le diagnostic de polype pharyngien.

De l'*apophyse mastoïde* qui renferme quelquefois des polypes tantôt volumineux, tantôt très-petits (Eysell), après l'usure de la paroi postéro-supérieure du conduit osseux, ces tumeurs peuvent venir faire saillie dans le conduit.

La *surface des polypes* est ordinairement unie dans les fibromes, cependant souvent un peu ondulée; dans les polypes muqueux, elle offre des sillons profonds et est fortement lobulée. Quand ces polypes sont volumineux et quand ils subissent une forte pression de la part des parois de la caisse et du conduit, les lobules sont fortement pressés les uns contre les autres, les sillons s'effacent et la surface devient unie, alors qu'ordinairement elle est framboisée.

Ce revêtement épithélial consiste souvent vers la racine en un épithélium cylindrique ou vibratile, vers la tête au contraire en un épithélium pavimenteux, et il peut être composé de plusieurs couches; quelquefois sur le polype tout entier, de la racine à la tête, l'épithélium est exclusivement cylindrique ou pavimenteux.

On croyait autrefois que les polypes de l'oreille externe étaient revêtus d'un épithélium pavimenteux, ceux de l'oreille moyenne par contre d'un épithélium cylindrique ou vibratile; cette différence dans les épithéliums indiquerait la provenance du polype; des recherches récentes n'ont pas confirmé cette distinction.

Le *volume* des polypes de l'oreille est très variable; il en est que l'on voit à peine à l'œil nu, alors que d'autres remplissent en totalité la caisse et le conduit auditif d'où ils peuvent même faire saillie au dehors.

Dans quelques cas de tympanite suppurée, de Troeltsch a observé des polypes très petits, à pédicule mince, à peine visibles. L'examen microscopique y faisait reconnaître une enveloppe très vasculaire et un contenu cellulaire avec de nombreux noyaux. De petites tumeurs sphériques du même genre, grosses comme la tête d'une épingle, ont été trouvées par Wendt à la face interne de la membrane tympanique, et par Eysell dans l'apophyse mastoïde. Wendt a pu démontrer dans chacune de ces petites tumeurs une anse vasculaire.

Une *cause* fréquente de polypes est la suppuration chronique de l'oreille qui s'accompagne de l'hypertrophie du tissu conjonctif ou donne lieu à la formation de polypes par l'irritation que détermine le pus. Ce qui prouve que cette irritation suffit à provoquer leur développement, c'est qu'on les a fait disparaître simplement en nettoyant l'oreille (de Troeltsch). Les affections constitutionnelles, particulièrement la scrofule, favorisent à un haut degré leur développement, et la persistance des récidives permet de conclure à l'existence d'une affection constitutionnelle.

Une autre cause plus fréquente de polypes, c'est la carie et la nécrose, et après l'élimination des séquestres on voit souvent le tissu de granulation disparaître spontanément.

Comme le fait observer Bezold, ce tissu de granulation a une certaine importance au point de vue de l'élimination du séquestre; après avoir rempli la caisse, le conduit, ou toute autre cavité, il subit de la part des parois une compression qui s'étendant indirectement au séquestre favorise son élimination en le mobilisant. Quant aux granulations situées à la partie externe de l'os nécrosé et qui font obstacle à sa sortie, on doit en pratiquer l'ablation; souvent cependant, bien que les polypes aient duré des années, on ne trouve pas de lésion osseuse pouvant en expliquer la provenance.

D'après Toynbee, les lésions polypeuses du conduit peuvent aussi reconnaître pour cause des affections de l'oreille moyenne.

Dans l'observation que j'ai rapportée page 199, dans laquelle un épi d'avoine avait traversé l'oreille du pharynx au méat auditif, il s'était produit des polypes du conduit par altération trophique; aucun traitement n'en vint à bout, jusqu'à la sortie de l'épi; à ce moment ils disparurent spontanément.

Les polypes peuvent aussi apparaître dans l'oreille sans cause appréciable et sans suppuration préalable (de Troeltsch).

Un enfant de six ans, auquel j'avais enlevé un bouchon de cérumen par irrigation dans une oreille dont le conduit et la membrane étaient parfaitement sains, présentait quinze jours plus tard, au voisinage de la membrane, un polype qui descendait de la paroi supérieure et remplissait la moitié du calibre du conduit.

Wendt reconnaît à la muqueuse de la caisse une grande tendance à l'hyperplasie et décrit une « hypertrophie polypeuse de la muqueuse de l'oreille moyenne », que l'on peut considérer quelquefois comme cause déterminante de polypes.

D'après Itard, les polypes auriculaires peuvent être congénitaux, ainsi que je l'ai constaté une fois.

Chez une petite fille à laquelle j'enlevai de la caisse un polype congénital, je constatai au bout de cinq ans que son oreille était revenue absolument à son état normal.

J'ajouterai que les polypes sont plus fréquents chez les hommes que chez les femmes, peut-être parce qu'elles sont moins exposées aux influences nocives extérieures.

Symptômes subjectifs. — Quand il existe de petits polypes dans l'oreille, on observe ordinairement les symptômes de la tympanite suppurée. Les gros polypes au contraire peuvent produire la rétention du pus dans la caisse, augmenter la surdité et les symptômes subjectifs de l'ouïe, déterminer du vertige, des douleurs de tête et des phénomènes de compression cérébrale, etc.

Hillairet (cité par Moos, *Clinique des maladies de l'oreille*) a vu survenir chez un malade porteur de polypes des phénomènes réflexes du côté du cervelet et des pédoncules cérébraux (céphalalgie, accès violents de vertiges, érections, et affaiblissement de la mémoire). Ces symptômes disparurent après l'ablation du polype. — Schwartze rapporte un cas dans lequel il existait une hémiparésie avec ptosis et une anesthésie de la moitié correspondante de la tête, symptômes qui disparurent complètement après l'ablation d'un polype de l'oreille.

Symptômes objectifs. — j'ajouterai à ce que j'ai déjà dit que l'examen de l'oreille dans le cas de polypes fait reconnaître le plus souvent une perforation de la membrane. C'est dans les polypes qu'occupent l'oreille externe que l'on trouve le plus souvent la membrane intacte ; les polypes volumineux de la caisse coexistent exceptionnellement avec une membrane imperforée (cas de Gottstein et de Troeltsch).

Importance. — Ils en ont une très grande au point de vue pratique, parce qu'ils entretiennent la suppuration et peuvent quelquefois déterminer la rétention du pus.

Ainsi, Moos rapporte une autopsie dans laquelle un polype provenant de la partie supérieure de la membrane tympanique détruite remplissait complètement la perforation. Il existait une thrombose du sinus transverse et de la jugulaire interne qui avait amené la mort ; il est probable que cette complication était due à la rétention du pus causée par la position du polype.

Les cellules épidermoïdes d'un polype intra-tympanique donnèrent lieu, dans un cas de Lucae, à la production d'un cholestéatome (voy. p. 279).

Le *diagnostic* d'un polype en général est ordinairement très facile. Si le malade raconte qu'il survient souvent des hémorrhagies dans l'oreille malade, on aura lieu de soupçonner l'existence de polypes ou de granulations.

J'ai fait (p. 102) le *diagnostic différentiel* entre un polype et un *abcès* du conduit auditif.

Un examen attentif empêchera de confondre un polype avec un *kyste* du conduit ou une tumeur athéromateuse.

Il est important de déterminer si le polype prend son *origine* au voisinage ou à la surface même de la membrane tympanique, ou bien s'il est constitué par la membrane elle-même dégénérée. La tumeur est-elle sensible à l'exploration, ce n'est pas un polype, car les polypes ne renfermant pas de nerfs sont insensibles. De plus, en explorant avec la sonde la membrane tympanique dégénérée, il n'est pas rare de sentir dans son épaisseur un point résistant constitué par le marteau, tandis que le polype est mou dans toutes les parties tant qu'il n'a pas subi de calcification ou d'ossification. A l'aide du stylet on distinguera encore les polypes de la muqueuse hypertrophiée recouvrant le promontoire.

Pour distinguer les polypes simples des *carcinomes*, Toynbee indique les caractères distinctifs des uns et des autres. On observe souvent des ulcérations sur le carcinome, tandis que le polype, sauf de rares exceptions, présente une surface unie; dans les cas de carcinome, le pourtour de l'oreille présente une tuméfaction considérable, tandis que dans les cas de polype cette tuméfaction est exceptionnelle. De plus, le carcinome repullule autour de l'oreille ou en d'autres points, et la tumeur primitive de la caisse subit un développement rapide et continu avec adénopathie considérable et souvent cachexie; en même temps elle se désagrège rapidement.

Le diagnostic d'un polype, d'une végétation, peut être impossible sur le vivant quand il occupe un point inaccessible à la vue, ou bien, plus rarement, quand il est caché par la membrane intacte. Dans deux cas de Gottstein où la membrane était imperforée, le polype s'accroissant peu à peu finit par la rencontrer. Puis au point de contact il se produisit une ecchymose; plus tard elle se renfla en dehors à ce niveau et finit par se rompre; le polype passant alors à travers la perforation se développa dans le conduit auditif.

On croit souvent que les polypes naissent de la membrane tympanique, et quand ils sont enlevés on reconnaît qu'ils provenaient de la caisse. Un polype passant à travers une perforation subit un étranglement de la part des bords et prend la forme d'un sablier. Il ne faut donc pas conclure de la largeur de la perforation à celle du polype dans sa portion intra-tympanique, laquelle est quelquefois si considérable qu'il faut débrider la membrane pour l'extraire.

On peut commettre une erreur semblable pour les polypes qui proviennent de la cavité mastoïdienne (de Troeltsch), que l'on peut prendre pour des polypes du conduit auditif; on se convaincra à l'aide du stylet que leur pédicule apparent passe à travers les parois du conduit et pénètre jusque dans les cellules mastoïdiennes.

Il faut encore savoir qu'un polype intra-tympanique peut prendre naissance hors de la caisse : ainsi dans une observation de Jones (voy. le Traité de Wilde), un fongus de la dure-mère pénétrait dans la caisse et de là dans le conduit auditif.

Marche et terminaison. — Les polypes de l'oreille se développent tantôt lentement et restent stationnaires après avoir atteint un certain volume, ou bien ils s'accroissent très rapidement et en un temps très court remplissent complètement la caisse et même le conduit auditif.

De Troeltsch a observé un polype de la caisse qui avait atteint l'orifice du conduit en six semaines ; des faits semblables ne sont pas rares.

Quelquefois leur croissance est manifestement hâtée par des opérations, par l'ablation de leur tête sans traitement ultérieur, etc., et un polype qui peut-être était déjà stationnaire offre alors un accroissement rapide.

Dans quelques cas, le polype subit une *élimination* spontanée. C'est ce qui a lieu principalement pour les polypes volumineux à pédicule long et mince (Meissner) ; ce pédicule tiraillé par le poids du polype se déchire quelquefois. La chute de polypes avait déjà été observée par Saissy, Kramer et Toynbee, elle l'a été ensuite par Schwartze et Gottstein. Dans des cas rares, une inflammation suppurative aiguë en produit l'élimination (Moos).

Plus fréquemment le pédicule se rompt par suite d'un traumatisme léger comme l'irrigation de l'oreille. Rau et Moos en ont observé la destruction par *ulcération*, Kramer par *atrophie*.

Chez un de mes malades, un polype de la paroi interne de la caisse qui récidivait constamment guérit spontanément à la suite d'une angine violente qui produisit une anémie profonde. La guérison survint très vraisemblablement par affaissement des vaisseaux de la tumeur ; j'en pus suivre facilement la rétraction progressive.

Par exception il peut se faire une *calcification* ou une *ossification* d'une partie du tissu du polype, comme le mentionne déjà Gerdy (1834). Klotz parle d'un dépôt de chaux amorphe dans le tissu glandulaire de la tumeur, Toynbee d'un dépôt de cristaux que Pappenheim a aussi observés et qu'il considère comme des cristaux de cholestérine.

Quand on constate la présence du tissu osseux dans les polypes, il faut prendre garde de ne pas confondre avec un osselet de l'ouïe et principalement le marteau, lequel en occupe quelquefois le centre. Bezold décrit un polype du conduit renfermant dans son épaisseur une substance osseuse différente du tissu osseux normal et qui ne pouvait par suite être un osselet de l'ouïe. Elle était semée de cavités remplies par le tissu glandulaire du polype.

Le *traitement* des polypes et des végétations polypeuses doit s'adresser aux causes favorisant leur développement ; on doit ensuite les enlever et détruire leur pédicule ou le tissu de granulation qui les accompagne.

Traitement causal. — On s'occupera d'abord de l'état général (dans le cas de scrofule, iodure de fer, huile de morue, bains salés, iodés, etc.), on enlèvera les séquestres, on traitera les végétations adénoïdes ou le catarrhe nasopharyngien, et l'on nettoiera l'oreille avec soin. S'il existe dans le conduit auditif des végétations polypeuses résultant d'une lésion trophique, on traitera l'affection de la caisse qui souvent dans ce cas leur a donné naissance. De plus, l'institution d'un régime et l'observation de principes rigoureux d'hygiène sont absolument nécessaires.

Le *traitement des polypes* est chirurgical ou médical.

Le premier consiste dans l'arrachement, la ligature, la torsion, l'incision, le grattage, l'ablation avec le serre-nœud et la destruction avec le galvano-cautère.

L'*arrachement* n'est permis que pour les petits polypes du conduit auditif et il peut être pratiqué avec une petite pince à polypes (voy. p. 60); pour les polypes provenant de la membrane et de la caisse, ce procédé doit être proscrit comme dangereux.

De même la *torsion* ne peut être recommandée à cause des tiraillements violents qu'elle exerce sur la base du polype.

La *ligature* n'est que rarement nécessaire; on la remplace simplement par le serre-nœud; elle ne serait exceptionnellement indiquée que pour les polypes extrêmement résistants.

L'*incision* avec le bistouri et les ciseaux ou même avec le couteau annulaire constitue un procédé plus rapide.

Le *grattage* se fait soit avec une curette tranchante, soit avec le couteau à cataracte d'Abel, cupiliforme.

L'étranglement suivi de section que l'on pratique avec le *serre-nœud* doit être ordinairement préféré d'une manière absolue à toutes les autres méthodes, et c'est aussi celle que l'on emploie le plus souvent.

Il faut seulement faire bien attention à ce que l'anse fermée coupe simplement le polype sans exercer de traction sur sa base (voy. p. 59); cette précaution est particulièrement nécessaire quand le polype s'insère au voisinage de la fenêtre ovale, car on risque alors d'arracher l'étrier.

Quand la base osseuse du polype est atteinte de carie et de nécrose et lui est intimement unie, une traction légère peut léser, c'est-à-dire ouvrir la paroi tympanique correspondante. Quand on considère combien d'organes d'une importance vitale entourent l'oreille, les conséquences d'une pareille manœuvre sont incalculables, et elle peut même entraîner la mort. Bœke enleva une fois du tissu polypeux en apparence simple : or ce tissu renfermait le limaçon dans son épaisseur et le malade mourut des suites de l'opération (observé une fois aussi par Toynbee).

Il faut encore extraire avec beaucoup de prudence les polypes qui s'insèrent au voisinage de la membrane tympanique, soit qu'ils en proviennent ou qu'ils englobent le manche du marteau (Schwartze), soit qu'ils soient constitués par du tissu tympanique en dégénérescence. Dans ce dernier cas, il ne faut pas essayer la section du tissu polypeux à l'aide de l'anse métallique : la présence du manche du marteau dans la tumeur ou l'insertion du tendon du muscle tenseur empêcheraient le plus souvent l'opération de réussir.

Si en fermant l'anse on éprouve une grande résistance, ou si le malade ressent une douleur vive, on interrompra l'opération, on coupera le fil déjà engagé dans la tumeur, ce qui permettra de dégager l'instrument; on enlèvera ensuite l'anse métallique, ou on la laissera en place. S'il existe un gros polype en connexion avec le marteau et si l'on veut recourir au serre-nœud, on se contentera d'enlever la tumeur par fragments et non en totalité; une fois arrivé à la racine, on ne l'enlèvera pas, car elle pourrait prendre naissance sur la membrane, mais on la détruira sur place.

La destruction par le *galvano-cautère* constitue un mode d'opération très rapide et très puissant. On se servira de l'anse ou d'un petit cautère plat, pointu ou annulaire (voy. p. 55). L'emploi du galvano-cautère a un grand avantage sur les méthodes froides en ce qu'il permet de détruire complètement le tissu polypeux et prévient les récidives; de plus, on peut enlever le polype très rapidement même s'il est très dur, et sans hémorrhagie même s'il est très vasculaire. Ce traitement employé d'abord par Voltolini, Jacoby et Schwartze dans un grand nombre de cas, se répand de plus en plus aujourd'hui; il ne produit ordinairement qu'une douleur très passagère, mais il réclame beaucoup de prudence pour ne pas brûler les parties saines, les parois du conduit auditif, par exemple.

Schwartze rapporte une observation dans laquelle la cautérisation des parois du conduit avait déterminé un érysipèle de la face suivi d'un rétrécissement cicatriciel considérable. Après la destruction d'un polype situé au voisinage de la membrane tympanique, Jacoby a vu survenir une périostite qui pendant quinze jours détermina de violentes douleurs.

Des opérations pratiquées sans précaution ou trop énergiquement sur les parois du conduit peuvent même déterminer des accidents mortels.

Comme avec le galvano-cautère on détruit le polype et sa base en même temps, cette méthode ne réclame pas de *traitement consécutif*, tandis que dans toutes les autres il est nécessaire, car la destruction du pédicule a une aussi grande importance que la section du corps du polype, les récidives se produisant très rapidement lorsqu'on laisse le pédicule intact. Ce n'est qu'exceptionnellement qu'il disparaît spontanément par atrophie après l'opération.

Cautérisations, insufflations de poudres, etc. — Parmi les différents moyens que l'on emploie pour le traitement des racines des polypes et des granulations, le *nitrate d'argent* en substance est un des plus employés. La réaction est ordinairement extrêmement faible et il est rare de voir survenir des douleurs intenses prolongées. Après la chute de l'eschare, il faut le plus souvent renouveler la cautérisation.

Chez un garçon de douze ans, après la cautérisation d'une petite granulation sur le promontoire, il survint de violentes douleurs d'oreille suivies d'une céphalalgie intense avec nausées, vomissements, état comateux et une température de 40 degrés. L'accès disparut au bout de douze heures. Ce fait est d'autant plus curieux que j'avais déjà plusieurs fois cautérisé de petites granulations sur le promontoire sans que l'enfant en éprouvât le moindre effet. Cette dernière cautérisation avait été toute superficielle et pratiquée de la même manière que les précédentes.

L'*acide chromique* a une action plus énergique que le nitrate d'argent; on l'emploie en solution aussi concentrée que possible et on l'applique deux fois par semaine environ sur les granulations ou les végétations bien séchées au préalable. On l'a même employé avec succès contre les gros polypes. Il faut avoir bien soin de ne pas toucher les tissus sains avec cet acide, et pour les parties profondes on ne pratiquera les cautérisations qu'à travers le spéculum. Aussitôt après on enlèvera l'acide en excès par des tampons ou des irrigations.

Parmi les autres méthodes de traitement il faut mentionner le *grattage* de la base du polype avec la curette tranchante, les *insufflations* de poudre d'alun, d'acétate de plomb pur, ou de sulfate de zinc et d'alun, parties égales (Gruber), le sulfate de zinc en solution au 1/10 (de Troeltsch), le perchlorure de fer liquide, la créosote, le laudanum, l'acide chloro-acétique et l'acide nitrique fumant. Comme poudre simplement résorbante, Hinton recommande les insufflations de talc et de morphine, parties égales.

Contre les polypes muqueux, Toynbee emploie la *pâte de Vienne*.

Cette pâte est portée au contact du polype à travers un tube de verre introduit dans l'oreille pour en protéger les parois; si elle détermine des douleurs vives, on fera immédiatement une irrigation. Les cautérisations peuvent être pratiquées tous les jours jusqu'à destruction complète du polype. Comme le crayon fait avec cette pâte fond avec facilité et pénètre profondément dans les tissus, son emploi exige une prudence extrême. Ménière a vu une nécrose partielle du conduit auditif osseux survenir en un point touché accidentellement avec le crayon à la potasse.

Ladreit de Lacharrière emploie des crayons minces composés de farine, de *chlorure de zinc* et de morphine principalement pour la cautérisation des pédicules des polypes. Lucae touche deux fois par semaine les granulations polypeuses avec un cristal de *sulfate de cuivre*.

Clarke a employé avec succès les *injections interstitielles* de 2 ou 3 gouttes de perchlorure de fer dans le tissu du polype. Je me suis servi de ces injections dans un certain nombre de cas avec grand succès, mais, comme chez un malade auquel j'avais injecté une seule goutte de ce liquide dans l'épaisseur d'un polype de la caisse qui récidivait constamment il se produisit une réaction violente avec céphalalgie horrible pendant des jours entiers, vertiges et vomissements, j'ai renoncé à cette méthode de traitement.

Chez les individus scrofuleux, les instillations de *glycérine iodée* (voy. p. 212) rendent souvent de bons services contre les petits polypes repullulants.

Je mentionnerai encore un moyen qui complète le traitement médical : c'est la *compression* que Toynbee employait et pratiquait à l'aide d'un tampon introduit dans l'oreille. Quand la membrane tympanique est détruite sur une grande étendue, on enfonce le tampon jusque dans la caisse et on le tasse graduellement, mais fortement, contre le tissu morbide ; on le laisse en place pendant plusieurs heures et même jusqu'au lendemain. Conformément à la pratique de Bonnafont, on peut le tremper au préalable dans un liquide astringent ou dans de la poudre d'alun ; on peut se servir aussi de glycérine iodée.

Chez une de mes malades, je pus ainsi produire en peu de temps l'atrophie complète d'un polype de la paroi tympanique interne qui récidivait constamment et obtenir une guérison définitive.

2. **Sarcome.** — Fischer et Robertson ont rapporté chacun un cas de sarcome de l'oreille (Schwartze).

3. **Ostéosarcome.** — Wilde rapporte un cas dans lequel un ostéosarcome provenant du voisinage de l'oreille s'était propagé à la caisse. Bœke décrit une tumeur maligne de la caisse que l'on reconnut au microscope pour un ostéosarcome.

4. **Ostéomes.** — Ils apparaissent dans la caisse sous forme d'ostéophytes, de lamelles ou de saillies sphériques.

Les prolongements osseux stalactiformes ou lamellaires que l'on trouve souvent sur la face interne et la face postérieure de la caisse ne résultent pas toujours, ainsi que le démontrent mes recherches, d'une lésion irritative, ce sont des productions normales que l'on trouve aussi dans la caisse absolument saine des nouveau-nés.

Parmi les tumeurs osseuses, l'hyperostose du pourtour des fenêtres labyrinthiques a une très grande importance, car l'oblitération osseuse de l'une ou de l'autre et l'immobilité de la base de l'étrier produit une surdité considérable.

Quant à la fenêtre ronde, son oblitération osseuse varie suivant le degré de son inclinaison sur le plancher de la caisse ; elle se produit plus facilement quand elle est inclinée à angle aigu que quand sa position se rapproche de la verticale (Zaufal).

Weber-Liel a observé une oblitération osseuse de la niche de la fenêtre ronde ; après ablation de la substance osseuse, on trouvait la membrane obturatrice parfaitement normale.

Il ne faut pas prendre pour une tumeur osseuse la saillie quelquefois considérable formée par le plancher de la caisse qui, on le sait, constitue la voûte de la fossette jugulaire.

J'ai déjà parlé des dépôts osseux et calcaires dans l'épaisseur de la muqueuse et des fausses membranes (Wendt). Comme la membrane du tympan, le ligament annulaire et la membrane de la fenêtre ronde peuvent subir une ossification. De Troeltsch a observé l'ossification partielle de cette membrane. J'ai rapporté un cas où la membrane tympanique était en connexion avec une lamelle osseuse (p. 161).

5. **Kystes.** — Magnus a vu un petit kyste hématique occuper la place de la membrane tympanique. J'ai trouvé reliée au manche du marteau une tumeur sacciforme qui n'était autre chose qu'un kyste hématique.

6. **Carcinome.** — Toynbee considère la muqueuse de la caisse comme le point de départ le plus fréquent du cancer primitif de l'oreille dont il a observé 3 cas, à l'âge de 3, de 18 et de 35 ans. La tumeur se propage d'habitude avec rapidité à la cavité crânienne. Dans la plupart des autres cas le carcinome s'étend du voisinage de l'oreille à cet organe.

Gruber rapporte une observation dans laquelle un épithélioma provenant de l'apophyse mastoïde avait atteint peu à peu l'oreille externe et l'oreille moyenne. Schwartze a observé deux fois un carcinome épithélial qui provenait de la muqueuse de la caisse. Brunner mentionne un cancer épithélial qui resta longtemps sans se désagréger, et à la période d'ulcération l'état général était encore très bon. Le premier, Billroth reconnut au microscope la nature vraie d'un carcinome ressemblant à un polype. Depuis la manifestation des premiers symptômes jusqu'à la terminaison fatale, il ne s'écoula pas tout à fait une année. Récemment, Lucae a observé un épithélioma primitif de la caisse.

Schwartze relate une série d'autres exemples de tumeurs malignes empruntés à la littérature médicale, par exemple, un carcinome du temporal gauche (Gerhardt), une tumeur maligne (Billroth, Travers, Wishart), des « tumeurs fibreuses du rocher » décrites par Cruveilhier, qui, d'après Rokitansky, doivent être considérées comme des carcinomes.

7. **Tubercules.** — Les tubercules de l'oreille, que l'on observe fréquemment chez le cochon, au dire de Schütz, n'ont pu être encore démontrés chez l'homme. Chez des enfants tuberculeux, Schwartze a trouvé plusieurs fois de petits nodules grisâtres dans la muqueuse enflammée de la paroi tympanique interne, lesquels ressemblaient à des tubercules examinés à l'œil nu, mais non pas au microscope.

VII. — Affections nerveuses.

Aux maladies déjà décrites de la caisse il faut ajouter différentes affections nerveuses que je diviserai en deux groupes, l'un comprenant les affections primitives qui peuvent donner lieu à différentes maladies de la caisse, l'autre des affections consécutives à un état pathologique déjà existant.

Ier GROUPE. — **Affections nerveuses primitives.**

Ce groupe comprend l'otalgie, les lésions trophiques de la caisse et certaines affections du facial, du trijumeau et du sympathique.

1. **Otalgie tympanique.** — On désigne sous le nom d'otalgie tympanique proprement dite les douleurs d'oreille qui ne sont liées à aucun état inflammatoire appréciable et qui constituent par conséquent une affection purement nerveuse. Comme la caisse reçoit des rameaux sensibles du trijumeau et du glosso-pharyngien, on comprend qu'une affection de ces deux nerfs, directe ou réflexe, puisse donner lieu à une otalgie. De même que les autres névralgies, l'otalgie est périodique, intermittente ou continue. Une des *causes* les plus fréquentes est l'irritation de la troisième branche du trijumeau produite par la *carie dentaire;* dans ce cas, il n'existe souvent aucune douleur dans les dents, mais le malade ressent des élancements très douloureux dans la profondeur de l'oreille.

Ainsi que je l'ai remarqué maintes fois, la douleur produite par une carie peut s'irradier dans l'oreille, l'épaule, et de là jusque dans les doigts du même côté. Je lis dans la *Pathologie dentaire* de Wedel que déjà Salter avait vu dans la carie dentaire les plexus cervical et brachial participer à la névralgie du trijumeau.

Thomas Bell rapporte une observation dans laquelle une otalgie dura un an en s'irradiant dans le cou, l'épaule et le bras ; elle était due à l'ébrèchement de la deuxième molaire inférieure gauche qui avait été brisée deux ans auparavant dans une tentative d'extraction ; la guérison survint après l'arrachement de la racine. Chez une malade que je traitais pour une otalgie violente revenant régulièrement depuis deux ans de sept heures du soir à sept heures du matin, la guérison survint après l'extraction d'une dent cariée occupant le maxillaire inférieur. Schwartze mentionne un cas analogue : une otalogie type survenant à huit heures du soir et durant jusqu'au matin disparut après l'extraction de la dernière molaire inférieure cariée.

Inversement, on peut provoquer de la douleur dans l'une ou l'autre dent en portant une irritation dans la caisse du tympan.

Il va sans dire que, lorsque l'otalgie survient chez un individu atteint de carie dentaire, cette otalgie n'en résulte pas nécessairement.

Ainsi, de Rossi rapporte un cas de névralgie violente de l'oreille qui ne fut modifiée ni par l'extraction d'une dent creuse, ni par la quinine, et qui disparut d'une manière définitive à la suite d'une myringotomie qui, d'ailleurs, ne donna issue à aucun liquide.

Relativement aux *autres causes*, je mentionnerai les observations suivantes :

Orne Green rapporte un cas dans lequel une otalgie apparut en même temps qu'une adénite cervicale et disparut avec elle. — Chez un malade de Schwartze, une syphilis du pharynx déterminait une otalgie violente. — Toynbee a eu en traitement une jeune fille anémique qui après une grande fatigue fut atteinte d'une otalgie qui dura six mois. — Les otalgies accompagnent assez souvent les affections des organes sexuels ; Pagenstecher en rapporte un exemple très probant. — Weber-Liel dit que dans les névralgies brachiales et cervicales simples il survient quelquefois dans l'oreille des douleurs avec sensations sonores, phénomène que l'on peut aussi produire en exerçant une compression sur les parties latérales du cou au niveau du bord postérieur du muscle sterno-mastoïdien (grand nerf auriculaire). Chez une malade que je traitais pour un catarrhe chronique de la caisse gauche, il survenait presque chaque jour des douleurs dans les deux oreilles, par conséquent aussi dans celle qui n'était pas atteinte de catarrhe. Les douleurs irradiaient peu à peu de la profondeur de l'oreille dans toute la tête et étaient quelquefois si violentes qu'elle était obligée de garder le lit. Les accès disparaissaient régulièrement lorsque la malade, qui habitait à environ vingt milles de Vienne, séjournait un certain temps dans cette ville. — Gerhardt appelle l'attention sur l'otalgie qui survient presque constamment dans le cas d'ulcération de l'épiglotte, otalgie réflexe provenant du pneumogastrique. Inversement les affections de l'oreille moyenne et principalement de la portion pharyngée de la trompe peuvent produire une douleur dans la région du larynx.

Le *traitement* doit s'adresser en première ligne à la cause et par conséquent il consiste dans l'extraction d'une dent malade, dans l'administration de la quinine, du fer, de l'iode ou de l'arsenic. Schwartze a guéri une otalgie due à une syphilis pharyngée (voy. plus haut), par des gargarismes à l'iodure de potassium (3, 5 : 240 eau dist.). Contre les otalgies opiniâtres, Deleau jeune recommande un climat chaud et Gruber l'iodure de potassium, que j'emploie avec succès aussi bien contre les douleurs purement nerveuses que contre celles qui sont produites par les inflammations (1 : 30 eau dist. Une cuillerée à bouche trois fois par jour). Avec ce médicament, je parvins à obtenir en deux jours la guérison complète et définitive d'une otalgie nocturne extrêmement violente durant depuis plusieurs mois.

Tscharner conseille des vapeurs de chloroforme dans l'oreille ; Weber-Liel a obtenu de bons résultats de l'essence de térébenthine. Ce médicament à la dose de deux ou trois capsules (15 à 20 gouttes par capsule), ou d'une demie à une cuillerée à café, n'est souvent pas bien supporté et peut, ainsi que je m'en suis assuré dans quelques cas, couper, il est vrai, une otalgie très violente, mais par contre produire un catarrhe de l'estomac se prolongeant pendant plusieurs semaines.

Contre l'otalgie intermittente, outre la quinine, j'ai obtenu de bons résultats du nitrite d'amyle que l'on administre même en dehors des accès.

2. **Lésions trophiques.** — Comme on l'a déjà vu (p. 292), les affections du système nerveux central peuvent déterminer des lésions trophiques de la caisse. Claude Bernard considérait comme un nerf vaso-moteur le nerf intermédiaire de Wrisberg reliant l'acoustique au facial. Ces deux nerfs portent des filets vaso-moteurs à la périphérie : aussi, les inflammations ou les hémorrhagies de l'oreille, associées à des lésions centrales de ces nerfs, néoplasmes, etc., doivent être considérées comme des lésions vaso-motrices (Benedict).

J'ai vu à ma clinique un enfant qui, ayant reçu un coup sur l'oreille, y ressentit le lendemain des douleurs médiocres et des battements avec surdité très marquée. On constata alors les symptômes d'une tympanite phlegmoneuse aiguë. Comme les bruits, ainsi que les autres symptômes subjectifs, ne s'étaient révélés que le lendemain du jour où le traumatisme avait eu lieu, on ne pouvait rapporter ces symptômes qu'à des altérations consécutives peut-être dues à une inflammation de nature trophique. Le courant induit produisit immédiatement après sa première application une atténuation notable des bruits et la diminution de la congestion de la membrane tympanique, qui était très intense. Deux jours après, quand le malade revint, la membrane était pâle et nullement bombée ; les symptômes subjectifs avaient disparu.

Une forme très-intéressante de trophonévrose, c'est l'*otite intermittente* décrite pour la première fois par Weber-Liel[1]. L'otite intermittente se manifeste quelquefois aussi par les symptômes ordinaires de la fièvre paludéenne (frisson, fièvre, tuméfaction du foie, de la rate, etc.) survenant périodiquement, et donnant lieu à de la surdité, des bourdonnements, du vertige, de l'otalgie, et par un exsudat ; quelquefois il survient une otorhée qui peut être très abondante et qui disparaît avec les autres symptômes. Weber-Liel a pris la température du conduit auditif pendant l'otite intermittente ; elle était de 38 à 39°, alors que la température axillaire était de 37°.

Quand on étudie bien ses malades, on constate que cette maladie n'est pas très rare.

Chez deux de mes malades, il survenait chaque jour un accès caractérisé par de la surdité, des bourdonnements et de l'otorrhée, de huit heures du matin à midi, suivi bientôt d'une rémission complète. De ces deux malades, l'une de vingt six ans avait été atteinte trois ans auparavant d'une névralgie sus-orbitaire intermittente occupant le même côté (côté droit) ; elle durait de huit heures du matin à trois heures du soir, et n'était pas influencée par la quinine. Elle disparut spontanément au bout d'un an et demi, et un an après sa cessation apparut en même temps que les autres symptômes l'otorrhée profuse à marche typique dont nous venons de parler. La malade, d'ailleurs très vigoureuse, ne ressentait, quant au reste, aucun trouble des fonctions. — Chez une malade, à l'occasion d'une blessure du conduit cartilagineux par une aiguille à tricoter, il survenait des accès caractérisés par un écoulement séro-sanguinolent, des bourdonnements, de la surdité et des douleurs. Les intermissions étaient régulièrement de vingt-quatre heures, les accès de douze heures.

[1] Wolff parle d'une surdité périodique dans la fièvre intermittente. Traité de Lincke, 1845, vol. III, p. 38.

Le *traitement* consiste dans l'administration de la quinine et dans certains cas du fer. Chez plusieurs malades j'ai obtenu un résultat rapide avec le nitrite d'amyle, qui peut amener en quelques jours la guérison d'une tympanite intermittente même de longue durée.

Ainsi, dans le dernier cas mentionné, l'otite intermittente qui durait depuis deux mois disparut après la troisième inhalation. La malade à laquelle on avait recommandé de revenir à la moindre rechute n'a pas reparu à la clinique.

Blake et Shaw mentionnent l'action favorable du galvanisme[1].

3. **Lésions du facial.** — Dans les cas de paralysies du nerf facial consécutives aux maladies centrales ou périphériques de ce nerf, il survient une paralysie du muscle de l'étrier qui détermine différents troubles de l'audition que j'étudierai plus tard en détail.

4. **Lésions du trijumeau.** — Les maladies du trijumeau peuvent avoir une grande importance pour la caisse, le muscle du marteau, ainsi que le plexus tympanique recevant des filets du trijumeau.

Notta (1855) mentionne l'apparition de surdité pendant une névralgie trifaciale; Valleix a en outre observé des tintements d'oreille. — Weber-Liel appelle l'attention sur des cas dans lesquels la migraine produit de la surdité et des bourdonnements, symptômes en rapport évident avec les attaques de migraine. Ce qui prouve que ces symptômes peuvent résulter d'un état pathologique du muscle tenseur de la membrane tympanique, c'est qu'après sa ténotomie on les a vus disparaître, et une attaque ultérieure de migraine n'avait plus d'action sur l'oreille[2]. J'ai déjà étudié l'action réflexe se portant d'un point éloigné sur le trijumeau ou d'une branche de ce nerf sur l'autre.

Sous ce rapport il existe un cas intéressant de Vautill; une névralgie faciale avec surdité guérit après l'extraction de la dent de sagesse supérieure (Wedl). Lucae rapporte un exemple de surdité consécutive au mal de dents.

Un fort ébranlement sonore peut produire un spasme réflexe du muscle du marteau innervé par le trijumeau (Brunner); ce qui explique en partie les symptômes que l'on observe alors, symptômes consistant en une pression dans l'oreille, en bourdonnements et surdité, qui souvent ne disparaissent que lentement et au bout d'un temps très long.

[1] L'impaludisme de l'oreille a été traité dans notre Revue des maladies de l'oreille de l'*Année médicale* (p. 537, 1878) publiée sous la direction du docteur Bourneville. De plus, dans une étude récente, Hotz (de Chicago) donne un certain nombre d'observations très intéressantes. Selon lui, le diagnostic se fait à l'aide des considérations suivantes: 1° le malade est dans un foyer d'impaludisme; 2° la lésion aiguë catarrhale ou suppurative ne suffit pas à expliquer l'intensité et l'étendue des phénomènes nerveux; 3° le traitement local ordinaire est très mal supporté par l'oreille; 4° la guérison succède à la suppression du traitement local et à l'administration de la quinine. (*Note du traducteur.*)

[2] La possibilité d'une action réflexe de la migraine sur le centre auditif sera étudiée ailleurs. (*voy.* chap. VII).

5. **Sympathique et plexus cervical.** — Quelquefois on observe des bourdonnements et de la surdité dans les cas de lésion du grand sympathique.

Chez un de mes malades, tous les jours à quatre heures de l'après-midi il se produisait de violents battements carotidiens avec rougeur intense des parties latérales du cou et de la conque, surdité et bourdonnements. Burnett décrit trois cas de bourdonnements et de surdité avec rougeur considérable de la peau au pourtour de l'oreille.

Dans quelques-uns de ces cas, le sympathique n'est pas seul atteint; le plexus cervical qui renferme des filets vaso-moteurs se rendant à l'oreille l'est également (voy. p. 74).

IIe GROUPE. — **Lésions nerveuses secondaires.**

Ce groupe, dans lequel la lésion nerveuse succède à une affection de la caisse, est bien plus considérable que le précédent. Tantôt la maladie occupe un nerf de la caisse, tantôt elle se manifeste à distance par action réflexe.

a. **Lésions nerveuses sur place.** — Parmi les nerfs de la caisse qui peuvent être atteints par une inflammation tympanique, il faut mentionner le facial, la corde du tympan et les filets tympaniques du trijumeau, du glosso-pharyngien et du sympathique.

1. **Facial.** — Les exsudats, la tuméfaction de la muqueuse, une simple hyperémie un peu intense de la caisse s'étendant à l'artère stylo-mastoïdienne, peuvent, en comprimant le nerf facial, produire sa *paralysie* totale ou partielle. C'est lorsque ces trois conditions : hyperémie, gonflement, exsudat, se trouveront réunies, c'est-à-dire dans l'otite moyenne suppurée, que ce résultat sera surtout marqué.

Comme on l'a déjà vu dans la partie anatomique de ce chapitre, le canal de Fallope présente une ouverture au-dessus de la fenêtre ovale dans sa portion horizontale, ouverture constante chez le nouveau-né, et assez fréquente chez l'adulte; de plus l'artère stylo-mastoïdienne qui occupe le canal est en connexion avec la caisse. Ces dispositions anatomiques expliquent les influences directes s'exerçant de la caisse sur le facial.

Suivant Willde, il est très fréquent d'observer une légère parésie accompagnant l'otite moyenne suppurée. Dans un cas de paralysie faciale, Voltolini trouva à l'autopsie une hyperémie considérable du nerf, principalement du ganglion géniculé : Schwartze a rapporté une observation analogue. — Triquet relate une autopsie dans laquelle une hyperostose des parois du canal de Fallope avait déterminé l'aplatissement du nerf avec symptômes de paralysie faciale.

Dans d'autres cas, la carie et la nécrose de la caisse et de l'apophyse mastoïde peuvent produire l'ouverture du canal de Fallope et la destruction suppurative du facial.

D'autre part, le nerf facial offre une résistance considérable, à ce point que la propagation de l'inflammation au cerveau le long du facial n'est pas nécessairement liée à un trouble fonctionnel de ce nerf (Hoffmann). Gruber décrit un cas de carie du canal avec dénudation complète du nerf facial sans paralysie.

Influence de la paralysie faciale sur la fonction de l'ouïe. — Cette influence peut se manifester par un affaiblissement de l'ouïe ou bien au contraire par une grande sensibilité de l'oreille avec bruits intenses ; dans quelques cas, la paralysie faciale donne lieu à des sensations subjectives passagères.

La surdité s'explique par la paralysie du muscle de l'étrier innervé par le facial. Son antagoniste, le muscle du marteau, devient alors prédominant, et, entraînant en dedans la membrane avec la chaîne des osselets, enfonce la base de l'étrier dans le vestibule, d'où excès de tension de l'appareil conducteur et peut-être aussi augmentation de la pression labyrinthique. On pourra donc s'attendre, dans les cas de paralysie du muscle de l'étrier, à voir survenir les symptômes résultant de cet excès de pression, c'est-à-dire la surdité et les bruits. En effet, Brenner et Hagen ont vu l'ouïe diminuée dans quelques cas de paralysie faciale, et Kessel a vu survenir chez le lapin, après l'arrachement du facial, une insensibilité aux excitations sonores.

Quelquefois au contraire l'ouïe est exagérée dans la paralysie faciale, particularité connue sous le nom d'*hyperacousie de Willis*. Lucae, dans la paralysie faciale rhumatismale, a trouvé l'hyperacousie très marquée, et ce symptôme ne me paraît pas rare dans les paralysies faciales en général. On n'en a pas encore déterminé la cause avec certitude. On a cru qu'elle était due au ballottement de l'étrier dans la fenêtre ovale ou bien à un excès de contractiou du muscle du marteau et par suite à une augmentation de la tension de la membrane et de la pression intra-labyrinthique; mais cela ne me paraît pas vraisemblable. Quant à la première hypothèse, l'action antagoniste du muscle tenseur tympanique suffit à annuler ce ballottement de l'étrier, dont la mobilité doit plutôt diminuer ; d'autre part, dans les différentes affections de la caisse qui s'accompagnent d'une augmentation dans la tension du muscle du marteau, ce n'est nullement l'hyperacousie qui caractérise cette rétraction. A mon avis, l'hyperacousie de Willis ne dépend pas d'une paralysie, mais plutôt d'une contracture du muscle de l'étrier; cet excès d'action du muscle s'expliquerait peut-être, dans le cas de paralysie faciale périphérique, par ce fait que les rameaux du facial non paralysés subissent une excitation plus grande qu'à l'ordinaire, à chaque tentative d'innervation du facial (voy. plus bas). Il serait très possible que le muscle de l'étrier, qui entre en fonctions quand on écoute, se contracte plus fortement qu'à l'état normal par suite d'une incitation plus vive de son filet nerveux qui provient du nerf facial. La base de l'étrier sortirait donc plus fortement de la fenêtre ovale, ce qui lui permettrait de subir des oscillations plus étendues. Comme un étrier très mobile est plus capable qu'un étrier peu mobile de transmettre des oscillations étendues au liquide labyrinthique et par suite d'imprimer un plus grand ébranlement aux extrémités périphériques du nerf cochléaire, l'hyperacousie de Willis s'expliquerait bien plus simplement par un excès d'action du muscle de l'étrier. Un fait vient selon moi à l'appui de mon opinion, c'est que l'hyperacousie peut survenir dans les paralysies faciales rhumatismales, purement périphériques, dans lesquelles on n'a aucune raison d'admettre que la lésion a porté sur le tronc du facial dans le canal de Fallope au-dessus du point d'émergence du nerf de l'étrier.

En faveur de cette explication, je pourrais encore invoquer cette particularité que l'hyperacousie existe quelquefois aussi dans des cas où on peut produire des sensations subjectives de l'ouïe d'un des points du réseau périphérique du facial. En effet, comme Hitzig l'a mentionné le premier, dans les cas de paralysie périphérique, lorsque l'on excite différents muscles innervés par le facial, il se produit quelquefois un bourdonnement dans l'oreille correspondante qu'il rapporte à une contraction du muscle de l'étrier.

Dans un cas d'hémiplégie faciale rapporté par Bernhardt, le même phénomène se produisait dans l'oreille correspondante chaque fois que le malade essayait de siffler. J'ai eu, moi-même, l'occasion d'observer une malade atteinte d'une paralysie faciale rhumatismale qui se transforma peu à peu en parésie. Au moindre mouvement de la commissure labiale, il survenait dans l'oreille correspondante un bourdonnement violent qui se produisit encore quand la paralysie eut diminué, mais à un degré plus faible.

Bernhardt admet que l'impulsion volontaire transmise au facial excite alors plus fortement qu'à l'état normal[1] le muscle de l'étrier non paralysé. Il faut cependant remarquer que la base de l'étrier sortant de la fenêtre ovale décharge le liquide labyrinthique, ce qui ne peut donner lieu à des bourdonnements; ceux-ci peuvent, il est vrai, résulter des contractions cloniques passagères, c'est-à-dire des oscillations de l'étrier dans la fenêtre ovale.

Symptômes objectifs. — Outre les symptômes bien connus de la paralysie faciale (ouverture des paupières, déviation de la bouche du côté sain, effacement des sillons, suppression des jeux de physionomie, impossibilité de siffler, etc.), les mouvements du voile ont une certaine importance, car la participation de cet organe à la paralysie indique qu'elle a porté sur le ganglion géniculé. C'est de ce ganglion que partent les filets destinés au voile du palais; ils suivent le trijumeau et émergent du ganglion sphéno-palatin pour se rendre au voile. Les symptômes du côté du voile

[1] Comme Lucae l'avait déjà observé, on peut démontrer que pendant l'innervation des muscles de la face servant à la mimique et principalement du muscle orbiculaire des paupières l'impulsion passe aussi dans le nerf de l'étrier. La perception des sons ayant plus de 10 000 vibrations à la seconde (20 000 vibrations françaises) est alors renforcée.

et de la luette principalement ne sont cependant pas constants, peut-être par suite de variations dans la direction des muscles.

Dans un cas de paralysie faciale d'origine centrale, Ziemssen trouva la luette déviée non pas du côté sain, mais du côté paralysé; après la guérison, la luette reprit sa position normale. Romberg considère comme ordinaire la déviation de ce côté, Ziemssen et Hasse sont d'un avis contraire. Todd a observé maintes fois sur le cadavre des lésions du facial au-dessus du ganglion géniculé sans symptômes de parésie du voile pendant la vie.

On ne doit pas confondre la diminution des mouvements des muscles palato-pharyngiens due à une parésie faciale avec celle qui résulte d'un catarrhe naso-pharyngien, l'innervation du facial étant conservée (voy. p. 211).

L'*exploration électrique* a une grande importance pour le *diagnostic* de la paralysie faciale; le nerf présente une diminution de l'excitabilité galvanique et faradique. Dans les muscles qu'il innerve, il se produit au début de la paralysie une diminution de la réaction faradique et galvanique; à la fin de la deuxième semaine, l'excitabilité faradique diminue encore, tandis que l'excitabilité galvanique s'accroît. Erb a constaté en même temps une augmentation de l'excitabilité mécanique. Si le muscle ne réagit plus que sous l'influence du courant galvanique, il faut admettre une lésion grave du nerf ou tout au moins que la maladie sera longue; quand l'amélioration survient, cette grande sensibilité au galvanisme diminue, tandis que la réaction faradique augmente.

Ce qui caractérise la compression du facial dans le canal de Fallope, d'après M. Rosenthal, c'est une diminution considérable ou une suppression complète de l'excitabilité électro-musculaire et électro-nerveuse, certains rameaux conservant cependant une excitabilité encore passable, même au bout de plusieurs années. Outre ces différences de réaction des différents rameaux, Rosenthal a observé fréquemment des crampes dans les muscles du côté paralysé.

Tandis que le *diagnostic* d'une lésion du facial en général est ordinairement facile, on peut éprouver de grandes difficultés pour décider si, dans un cas d'otite moyenne, par exemple, il s'agit simplement d'une *compression* ou d'une *destruction* totale ou partielle du nerf. Il ressort de ce qu'on a vu plus haut que, par cela seul qu'à l'état normal il peut exister des lacunes du canal de Fallope, on ne peut rapporter toutes les paralysies faciales liées à une suppuration de la caisse à une lésion osseuse. Pour distinguer la paralysie du nerf par compression de la paralysie par destruction, il faut savoir que dans le premier cas la paralysie survient souvent peu à peu en subissant des variations d'intensité et qu'elle disparaît souvent avec l'otite moyenne. Dans le deuxième cas, la destruction peut être brusque, et on voit quelquefois la paralysie devenir complète en une nuit et rester définitive, alors même que l'inflammation a disparu. C'est principalement ce dernier symptôme qui permet de conclure à la destruction du nerf; on peut l'admettre avec certitude quand on voit la paralysie résultant d'une suppuration de la caisse ou de l'apophyse mastoïde actuellement guérie persister depuis des mois et des années. Quant au diagnostic du siège de la lésion, une surdité produite par une paralysie faciale permet de conclure que le nerf de l'étrier est paralysé et que la lésion est située au-dessus de son point d'émergence. Les paralysies du voile prouvent que la lésion est située au-dessus du ganglion géniculé. Par contre, je considère l'hyperacousie, pour les motifs déjà indiqués, comme indiquant que le nerf de l'étrier n'est pas compris dans la paralysie.

Comme je l'ai déjà fait remarquer, la direction rectiligne de la luette ne peut faire admettre que la lésion a porté sur un point du facial situé au-dessous du ganglion géniculé. Il faut encore se souvenir que dans les cas de paralysie centrale du facial la paralysie peut être partielle.

Le *traitement* purement causal sera souvent suffisant. Dans les parésies résultant d'une congestion intense de l'oreille moyenne, les émissions sanguines pratiquées au-dessous de l'apophyse mastoïde donnent souvent d'excellents résultats en dégorgeant l'artère stylo-mastoïdienne. Quand il existe des phénomènes de compression par suite de la présence d'un exsudat dans la caisse, son évacuation permet à nouveau le fonctionnement normal du nerf. Dans beaucoup de cas, par contre, il est nécessaire de mettre rapidement en œuvre le traitement électrique.

2. **Corde du tympan et plexus tympanique.** — La corde du tympan provenant du nerf facial comprend des filets du trijumeau qui se rendent du ganglion sphéno-palatin au ganglion géniculé du facial par le grand nerf pétreux superficiel et abandonnent ensuite le facial en formant un faisceau connu sous le nom de corde du tympan. En outre, il existe dans la caisse d'autres filets du trijumeau qui, avec le glosso-pharyngien et le sympathique, constituent le plexus tympanique.

Ce plexus reçoit encore, d'après Henle, un petit rameau du facial déjà mentionné sous le nom de *ramus communicans c. plexu tympanico.*

Comme les branches du trijumeau et du glosso-pharyngien renferment des filets tactiles et gustatifs, on s'explique que des lésions de la caisse puissent déterminer des névroses du goût et du toucher et dans la zone du trijumeau (de la racine à la pointe de la langue) et dans celle du glosso-pharyngien (tiers postérieur de la langue, voile du palais et paroi postérieure du pharynx).

a. Anomalies du goût. — Bellingeri le premier attribua à la corde du tympan une influence sur le sens du goût. Wilde observa qu'en touchant la corde du tympan mise à nu on déterminait une sensation sur le bord de la langue. Bonnafont a vu les cautérisations de l'oreille produire quelquefois un chatouillement dans la langue. Dans un cas de Toynbee, à la suite d'une déchirure de la membrane tympanique, la langue fut pendant quatre jours le siège d'une sensation de froid. Plus tard Troeltsch et Moos publièrent à ce sujet des observations très précises. Pendant les irrigations de l'oreille, certains malades accusent des sensations gustatives et un chatouillement dans la langue; une de mes malades, pendant cette manœuvre, ressentait une vive douleur à la pointe. Moos, pendant l'application du tympan artificiel, constata des sensations gustatives et tactiles dans les deux tiers de la langue du côté correspondant. Claude Bernard

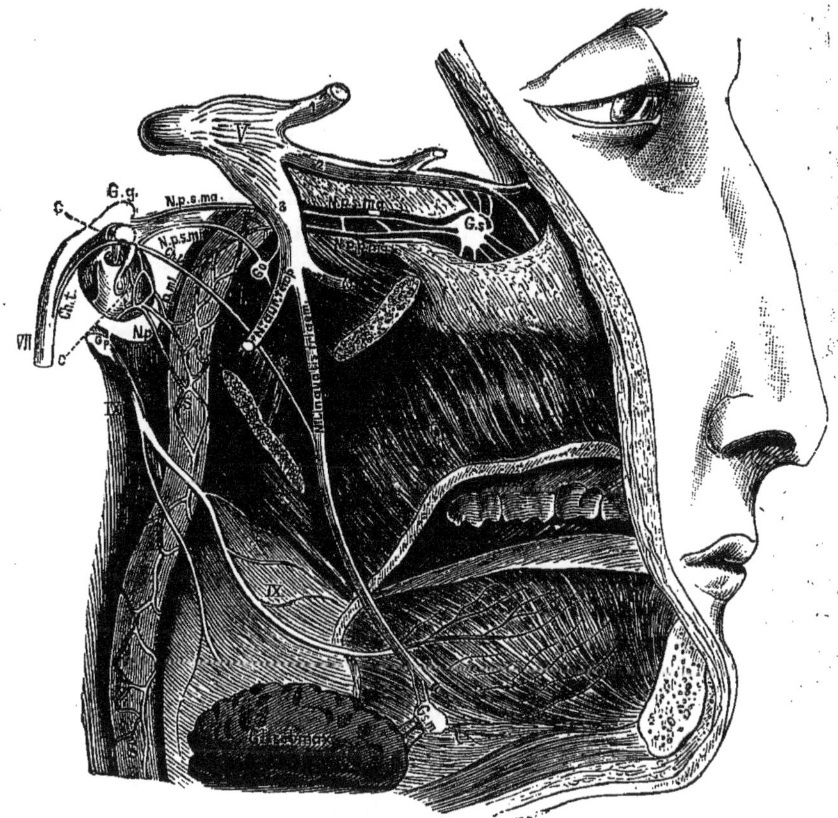

Fig. 67. — Représentation schématique de la corde du tympan et du plexus tympanique.

V, trijumeau avec ses trois branches (1, 2, 3). — *VII*, nerf facial. — *IX*, nerf glosso-pharyngien. — *c.* ramus facialis communicans cum plexu tympanico. — *Ch. t*, corde du tympan. — *G. g*, ganglion du facial. — *G. o.* ganglion otique. — *G. p*, ganglion pétreux du glosso-pharyngien (G. d'Andersch). — *G. s*, ganglion sphéno-palatin (ou de Meckel). — *G. sm*, ganglion sous-maxillaire. — *Gl. submax.* glande sous-maxillaire. — *N. aur. temp*, nerf auriculo-temporal du trijumeau. — *N. ps. ma*, nerf grand pétreux superficiel. — *N, p. p. ma.* nerf grand pétreux profond. — *N. p. s. mi.* nerf petit pétreux superficiel. — *N, p. p. mi*, petit nerf pétreux profond (sympathique). — *S*, plexus carotidien (sympathique). — *t*, nerf tympanique ou de Jacobson (glosso-pharyngien).

remarqua qu'après la section de la corde du tympan la perception gustative était plus lente, Biffini et Morganti, Schiff, Inzani et Lussana, qu'elle était diminuée ou supprimée. Auguste Carl, qui observa sur lui-même une anesthésie du goût dans les deux tiers antérieurs du côté correspondant dans le cours d'une tympanite suppurée, l'attribue à une affection du plexus tympanique.

Tandis qu'auparavant l'affaiblissement du goût par suite d'inflammation de la caisse était considéré comme relativement rare, j'ai constaté par l'examen minutieux de 50 malades que les anomalies gustatives étaient au contraire très fréquentes dans cette maladie, et qu'elles ne se limitaient pas du tout à la zone de distribution de la corde du tympan, c'est-à-dire du nerf lingual du trijumeau, mais s'étendaient à celle du glosso-pharyngien. Dans quelques cas, en insufflant des poudres irritantes sur la paroi interne de la caisse, je pus déterminer des sensations gustatives sur la paroi pharyngée postérieure, une autre fois au contraire sur les deux tiers antérieurs de la langue.

Dans un cas de tympanite suppurée avec destruction de la membrane et polypes, que le professeur Politzer eut l'obligeance de me laisser étudier au point de vue de la sensibilité gustative, quand je sondais un point particulier au voisinage de la partie postéro-supérieure du cercle tympanique (corde du tympan), la malade ressentait une forte brûlure et un goût acide très intense à la pointe de la langue, sur laquelle par contre le sens du goût était complètement supprimé, ainsi qu'on pouvait s'en convaincre par l'exploration avec les différents réactifs et entre autres l'acide tartrique concentré ; en touchant la paroi interne de la caisse avec la sonde, la malade éprouvait une sensation de grattement sur la paroi pharyngée postérieure : il était donc possible dans ce cas de produire des sensations dans la zone du trijumeau par la corde du tympan et dans la zone du glosso-pharyngien par l'intermédiaire du plexus tympanique.

Voici en résumé les résultats fournis par l'examen de mes 50 malades : les troubles de la sensibilité gustative consistent le plus souvent en une diminution ou une perte complète du goût dans la moitié correspondante de la langue, du voile du palais, de la paroi pharyngée postérieure, quelquefois aussi de la muqueuse de la joue chez les enfants. L'affaiblissement du goût consiste tantôt en une simple diminution de la sensation, tantôt en une abréviation ou une suppression totale de la perception consécutive, tantôt elle consiste en un simple retard de sensation. Dans nombre de cas le pouvoir gustatif se montre variable, suivant que l'on pratique l'exploration avec des substances acides, salées, douces ou amères, de telle sorte qu'en un certain point une sensation gustative particulière existe, tandis qu'une autre manque totalement. Dans aucun cas je n'ai pu constater l'absence complète d'un genre de sensation gustative sur tous les points de la muqueuse du goût, c'est-à-dire une anomalie comparable à la cécité des couleurs.

Par contre, j'ai observé récemment une malade chez laquelle en pratiquant la ténotomie du muscle du marteau j'avais coupé la corde du tympan; aussitôt le goût fut totalement perdu dans les deux tiers antérieurs de la langue du côté correspondant; au bout de six semaines, il commença à reparaître par la perception des acides. Cette observation concorde avec celles de M. Rosenthal, qui constata que chez les hystériques atteintes d'anesthésie du goût le retour de la sensibilité se faisait toujours d'abord pour les acides.

L'anomalie du goût s'étend soit à la totalité, soit à une partie seulement de la surface gustative du côté correspondant. Quelquefois l'anomalie atteint exclusivement la zone du trijumeau ou celle du glosso-pharyngien. Elle disparaît en même temps que l'inflammation de la caisse, ou bien persiste après la guérison de la tympanite. Dans certains cas, l'excitation de la corde du tympan peut déterminer encore une sensation gustative particulière (l'acide, par exemple), alors qu'un acide placé sur la muqueuse n'est plus perçu.

b. Anomalies du tact. — Outre les anomalies du goût, il existe aussi une altération du tact dans certains cas d'otite moyenne suppurée; dans d'autres cas cependant, même quand le goût est totalement perdu, le sens du tact peut avoir conservé toute son intégrité. Ces deux ordres d'anomalies sont donc absolument indépendantes l'une de l'autre et leur association prouve seulement que la lésion porte à la fois sur des filets gustatifs et des filets tactiles.

Causes. — Elles consistent dans la compression de la corde du tympan et du plexus tympanique (nerf de Jacobson et petit pétreux superficiel), et dans une irritation ou une destruction de ces rameaux nerveux.

c. Anomalies de la sécrétion salivaire. — De la caisse on peut agir quelquefois sur la sécrétion salivaire. Ainsi chez plusieurs malades j'ai pu produire une salivation en insufflant de l'alun, etc., dans la caisse, et en touchant la paroi interne avec la sonde.

D'après les recherches de Rahn, les nerfs des glandes salivaires contenus dans les branches du facial et du trijumeau proviennent en grande partie du facial; la glande sous-maxillaire et la glande sublinguale reçoivent spécialement leurs fibres sécrétoires par la corde du tympan, la parotide au contraire par le petit nerf pétreux superficiel auquel les filets du facial sont amenés par le rameau du facial s'anastomosant avec le plexus tympanique. D'après les recherches expérimentales de Claude Bernard, Eckhard, de Schlüter et d'Heidenhain, les filets de la corde du tympan président à la sécrétion des glandes sous-maxillaire et sublinguale. Eckhard et Grützner ont constaté encore que la sécrétion salivaire pouvait résulter d'une excitation bulbaire; la sécrétion devient alors notablement moindre après la section de la corde du tympan et tout à fait nulle après celle des filets sympathiques se rendant à la glande sous-maxillaire. Le nerf facial doit être considéré comme le nerf sécréteur principal; après sa section, ainsi qu'après celle de la corde du tympan, on ne peut plus exciter la sécrétion salivaire par action réflexe (Eckhard). D'après Claude Bernard, les filets parotidiens du facial se rendent du ganglion géniculé au petit nerf pétreux superficiel, de là au ganglion otique et par les rameaux anastomotiques au nerf auriculo-temporal du trijumeau et de là à la parotide.

Stannius a pu provoquer une sécrétion salivaire réflexe en agissant sur le glosso-pharyngien. Il est donc possible d'agir de la paroi tympanique interne sur la glande sous-maxillaire comme sur la parotide par l'irritation des différents filets nerveux du plexus tympanique; par le petit pétreux superficiel on agit sur la parotide, par les petits nerfs pétreux profonds (sympathique) sur la glande sous-maxillaire et par le nerf tympanique (glosso-pharyngien) simultanément sur la glande sous-maxillaire et sur la parotide.

b. Lésions nerveuses à distance. Lésion intra-crânienne du trijumeau. — Les inflammations qui se propagent de la caisse au sommet du rocher peuvent déterminer une lésion de la portion intra-crânienne du trijumeau, dont le ganglion de Gasser occupe un fossette sur la face interne du rocher, fossette du trijumeau. (Voy. fig. 65. *Impr. Tr.*).

Giberto Scotti rapporte une observation dans laquelle un séquestre était sorti du conduit auditif après un chute. Il se produisait de temps en temps une céphalalgie violente dans la moitié correspondante de la tête. Plus tard il se forma un abcès de l'apophyse mastoïde qui s'ouvrit au dehors et donna issue au limaçon et au méat auditif interne. Puis il survint une conjonctivite gauche avec pannus, adhérence de la paupière inférieure au globe oculaire, amblyopie, affaissement de la cornée, puis anesthésie complète de la moitié gauche de la face, chute des dents du même côté et perte du goût dans la moitié correspondante de la langue. La nécrose du rocher avait évidemment produit d'abord l'irritation, puis la destruction du ganglion de Gasser.

Troeltsch croit que les douleurs vives dans la face que l'on observe dans l'otorrhée peuvent être produites par des altérations profondes au sommet du rocher, c'est-à-dire par une lésion du ganglion de Gasser.

Schwartze rapporte un cas dans lequel une inflammation suppurative du labyrinthe avait gagné les méninges. Au voisinage du ganglion de Gasser à droite se trouvait entre l'os et la dure-mère un liquide puriforme. Le malade s'était plaint de douleurs dans l'oreille et la moitié correspondante de la tête.

c. Réflexes. — Les réflexes provenant de a caisse peuvent être sensitifs, moteurs, trophiques, sympathiques et intellectuels.

De tous les points du corps on peut agir sur le système nerveux. C'est ce qu'expriment très bien les paroles d'Hitzig que rapporte Kœppe dans son mémoire sur les troubles intellectuels d'origine réflexe :

« Toutes les lésions notables du système nerveux, qu'elles soient centrales ou périphériques, peuvent affecter le système tout entier. Le système nerveux constitue un tout concourant à la fonction régulière de ses différentes parties comme tout autre appareil de l'économie. »

a. Les *réflexes sensitifs* qui ont leur point de départ dans la caisse, ou qui sont déterminés par des lésions pathologiques de cette cavité, se manifestent principalement dans le domaine du trijumeau.

Ainsi, pendant l'irrigation de l'oreille, plusieurs de mes malades éprouvaient des élancements douloureux dans les molaires supérieures. Moos rapporte une observation dans laquelle, pendant l'extraction d'un polype, il se produisait dans l'œil correspondant de la douleur avec larmoiement. Je mentionnerai encore ces cas dans lesquels une augmentation de la pression labyrinthique due à une lésion de la caisse avait déterminé un certain nombre de réflexes sensitifs dans la zone du trijumeau.

Chez une malade atteinte de sclérose de la muqueuse tympanique avec rétraction du muscle de l'étrier, la section du tendon de ce muscle fit disparaître aussitôt une hyperesthésie de la moitié correspondante de la tête qui durait depuis près d'un an (la malade, par exemple, était depuis de longs mois hors d'état de se peigner). Chez une autre atteinte de catarrhe de l'oreille moyenne, une névralgie sus-orbitaire bilatérale durant depuis des mois disparut après la ténotomie du muscle du marteau droit. Dans deux de mes cas, la ténotomie du muscle de l'étrier fit disparaître complètement de violents maux de tête survenant régulièrement à la moindre application (lecture, couture, etc.). Actuellement, deux ans après l'opération, elles peuvent s'appliquer pendant des heures entières, sans la moindre fatigue.

b. Réflexes moteurs. — On en a observé un grand nombre d'exemples :

Il y a d'abord le cas de Schwartze dans lequel une hémiplégie guérit après l'extraction d'un polype de la caisse. Schwartze, Kœppe et Moos ont vu des accès épileptiformes accompagner une otite moyenne suppurée et disparaître en même temps qu'elle. Dans un cas de Moos, une attaque d'épilepsie fut précédée d'une surdité considérable. Jackson a observé souvent des mouvements épileptiformes dans l'otorrhée, et il croit qu'ils ont pour cause des altérations de l'artère sylvienne. Dans un cas d'otorrhée, Flaiz a observé des contractions du bras et de l'épaule qui disparurent après trépanation de l'apophyse mastoïde.

Les lésions de la caisse peuvent exercer une action réflexe sur l'appareil moteur de l'œil.

Le douzième jour d'une otite moyenne purulente, Moos remarqua une dilatation de la pupille correspondante (droite), qui ne revint à ses dimensions normales que six jours après. Schwabach a vu le nystagmus résulter d'une compression exercée sur la caisse atteinte de suppuration ; Schwabach attribue ce phénomène à une irritation des canaux demi-circulaires (Cyon). Pagenstecher a vu une insuffisance du muscle orbiculaire et un épiphora succéder à la perforation de la membrane tympanique. Chez une de mes malades, pendant l'extraction d'un polype de la caisse, l'œil subit une déviation en dehors ; au bout de quelques mois, le strabisme persistait encore.

c. Comme *lésions trophiques* d'origine réflexe il faut mentionner un cas de Brunner dans lequel la langue était devenue très chargée pendant le cours d'une tympanite purulente; ce symptôme disparut avec la maladie de l'oreille. Chez une de mes malades atteinte de tympanite purulente, la langue présentait un dépôt jaunâtre dans sa moitié correspondante à l'oreille malade; ce dépôt était nettement délimité sur la ligne médiane.

Weber-Liel a vu après la ténotomie du muscle du marteau reparaître la sécrétion de cérumen auparavant tarie (voir à ce sujet les observations très concluantes de Toynbee, p. 197).

d. De même que l'inflammation d'un conduit auditif exerce sur l'autre conduit une *action sympathique* (voy. p. 102), de même il existe quelquefois aussi entre les deux caisses une sympathie marquée.

Déjà Kramer parle du passage de l'inflammation d'une oreille à l'autre, « sans aucune cause appréciable, simplement par la loi de sympathie entre les deux oreilles ». Weber-Liel a vu quelquefois, après la ténotomie du muscle du marteau d'un côté, des modifications dans les sensations sonores subjectives, une amélioration de l'audition ainsi que la disparition de troubles sensitifs et trophiques dans l'oreille non opérée. J'ai également fait cette observation plusieurs fois. Chez un malade auquel j'avais coupé le tendon du muscle de l'étrier, il survint aussi du côté opposé une amélioration progressive qui se manifesta d'abord par le retour de la perception osseuse pour la montre et plus tard par une amélioration de la perception à distance qui s'éleva peu à peu à 20 centimètres.

Quand nous étudierons les sensations subjectives de l'ouïe, je rapporterai d'autres exemples de sympathie entre les deux oreilles (chap. VII).

e. Réflexes psychiques. — L'influence des suppurations de la caisse et de l'augmentation de la pression intra-labyrinthique sur les facultes affectives et intellectuelles a été souvent mentionnée par de Trœltsch; elle consiste, d'après cet auteur, en un changement d'humeur, une modification du caractère et une paresse intellectuelle avec perte de la mémoire. Ces symptômes ne sont nullement rares dans les maladies des oreilles.

Les psychoses réflexes d'origine auriculaire ont été étudiées avec soin par Kœppe. D'après cet auteur, de tous les nerfs c'est le trijumeau qui joue le plus grand rôle dans leur développement.

VIII. — Anomalies de contenu.

Les corps étrangers provenant de l'extérieur pénètrent dans la caisse par le conduit auditif, la trompe ou les parois. Les corps étrangers du premier genre ont été déjà étudiés (page 118); de même les produits inflammatoires et les séquestres.

Grâce à des mouvements de déglutition exécutés avant la naissance, il pénètre quelquefois du liquide amniotique dans l'oreille moyenne à travers la trompe, à condition toutefois que le tissu conjonctif embryonnaire ait déjà subi une métamorphose régressive.

Un enfant mort-né arrivé à son complet développement fut placé dans une solution d'aniline sous une pression assez forte, puis l'examen de ses oreilles fut pratiqué par Radwaner et moi. Le liquide rougeâtre qui remplissait les caisses ne présentait pas trace de la réaction de l'aniline. Je n'ai malheureusement pas eu l'occasion de faire d'autres recherches sur ce sujet. Il serait intéressant de savoir si une simple contraction, la contraction utérine, par exemple, suffit à faire pénétrer le liquide amniotique dans l'oreille du fœtus, ou bien si la déglutition est nécessaire à son passage.

Les mouvements de vomissement peuvent faire pénétrer dans la caisse des particules alimentaires, de l'eau, de la bile ou du sang; les liquides peuvent encore y pénétrer pendant la douche nasale, ou bien à travers le cathéter tubaire.

Schalle rapporte une observation dans laquelle il survint une vive douleur dans l'oreille pendant l'irrigation du nez : après incision de la membrane tympanique, il sortit de la caisse un petit fragment provenant de la seringne en caoutchouc. A rapprocher de ce fait l'observation relatée page 199.

Lésions des osselets de l'ouie.

I. — Anomalies.

1. **Anomalies de développement.** *a. Par défaut.* — On peut constater l'absence des trois osselets ou d'un seul d'entre eux ; quelquefois ils sont remplacés par quelque chose d'analogue à la columelle des oiseaux ou des amphibies (Hyrtl, Toynbee, Welcker et autres). Sur chacun des osselets il manque souvent certaines parties ; c'est l'étrier qui offre les plus fréquentes anomalies.

Zuckerkandl a vu l'étrier manquer ; Hyrtl a constaté l'absence de ses branches qui étaient simplement indiquées par deux petites saillies. — Comparetti, Cassebohm et autres ont mentionné l'absence de l'une des branches et leur inégale longueur. — Dans un cas, les deux branches étaient représentées par une aiguille osseuse s'élevant au milieu de la base de l'étrier (Hyrtl). — L'enclume a quelquefois ses branches très peu développées (Wallmann). — Dans des cas rares, le marteau n'a pas de manche (Jæger, Rose, Moos), ou bien il est court et épais (Wallmann).

b. Par excès. Rose a observé des osselets surnuméraires. — Otto a trouvé un os long et cylindrique intermédiaire au marteau et à l'enclume. — Cotugno a vu les osselets deux fois plus gros qu'à l'ordinaire. — L'excès peut aussi porter sur les différentes parties des osselets, ainsi pour l'étrier sur l'une ou l'autre de ses branches, sur sa tête, son col (voy. page 240) ou sa base ; dans l'espace intercrural de l'étrier on trouve souvent des saillies osseuses ; la membrane obturatrice peut même être remplacée dans toute son étendue par une lamelle osseuse (Lœseke, Tiedemann, Hyrtl et autres). — Le corps de l'enclume peut être notablement plus gros qu'à l'ordinaire et sa branche horizontale surpasse quelquefois la verticale en longueur (Hyrtl, Welcker). Sur deux de mes préparations (côté droit et côté gauche) l'enclume offre des proportions colossales, principalement sa branche verticale. — Comme anomalies par excès, on trouve sur le marteau la tête très grosse et les apophyses épaissies et très allongées (voy. en outre page 240).

2. **Anomalies d'épaisseur.** — Elle résulte d'une hyperostose des osselets (Beck). Dans la syphilis, l'hyperostose est particulièrement fréquente sur le marteau (Gruber). Toynbee a constaté que les hyperostoses de l'étrier n'étaient pas très rares.

3. **Anomalies de position.** — Ces anomalies accompagnent très souvent les anomalies de développement.

Dans le cas mentionné plus haut, j'ai vu la branche verticale de l'enclume dirigée en arrière et soudée à la paroi tympanique postérieure; l'étrier était placé plus verticalement qu'à l'ordinaire; sa tête était dirigée en haut et sa base regardait en bas.

Chez deux sourds-muets, Wilde observa une direction anormale du marteau qui se portait de haut en bas et d'arrière en avant. J'ai constaté cette position du manche dans les deux oreilles d'un malade atteint de catarrhe chronique et dont les membranes n'offraient pas d'altération notable. A mon avis cette transposition du manche devait être congénitale.

Les anomalies *acquises* concernant la position des osselets accompagnent les anomalies de tension de la membrane, les grandes perforations, la contracture du muscle du marteau et les adhérences intra-tympaniques.

Dans les cas d'ankylose de l'articulation du marteau avec l'enclume, on observe quelquefois une déviation du manche du marteau par rapport à la grande branche de l'enclume; ils ne sont pas alors parallèles, mais forment entre eux un angle aigu à sommet inférieur. Quelquefois on trouve les osselets complètement séparés les uns des autres. Ainsi Toynbee rapporte un cas dans lequel le marteau et l'enclume étaient tombés dans les cellules mastoïdiennes; une autre fois l'enclume était fixée par une membrane dans l'orifice de l'antre mastoïdien. Gruber sur une préparation dont la membrane tympanique était normale a trouvé l'enclume dans les cellules mastoïdiennes et fixée à leurs parois.

4. **Anomalies de connexion.** — *a. Par défaut.* — Rarement cette anomalie frappe les connexions réciproques des différentes parties d'un même osselet; elle concerne plus souvent les connexions de ces osselets entre eux ou avec les parties voisines.

Comme exemple du premier genre, on pourrait citer différentes anomalies congénitales de l'étrier, telles que l'écartement des deux branches ou bien d'une branche et de la base.

Les anomalies de connexion les plus fréquentes consistent dans la *luxation* des diverses articulations des osselets. Elle succède à des lésions inflammatoires ou bien à des actions mécaniques, comme les traumatismes, les pressions et les tractions progressives.

La luxation peut être complète ou incomplète; elle constitue alors une subluxation principalement fréquente dans l'articulation de l'enclume avec l'étrier. Dans ces cas, on peut apercevoir distinctement la tête de l'étrier à travers la membrane tympanique intacte sans qu'il existe une disjonction complète des deux osselets qui peuvent être encore reliés par la capsule articulaire relâchée et distendue (Schwartze).

Comme le fait remarquer Gruber, la grande branche de l'enclume est déplacée ordinairement en haut et en dedans, de sorte que la tête de l'étrier est située en dehors d'elle.

Weber-Liel rapporte un cas dans lequel il existait une subluxation de l'articulation de l'étrier avec l'enclume ; la condensation de l'air dans le conduit auditif la faisait disparaître ; au contraire, lorsqu'on raréfiait l'air dans l'oreille externe, l'enclume s'écartait de l'étrier d'avant en arrière, ce qui tendait fortement la capsule articulaire.

La base de l'étrier peut aussi perdre ses connexions avec la fenêtre ovale, après la destruction du ligament annulaire.

Sur une pièce étudiée par de Troeltsch, la base de l'étrier n'était plus retenue dans la fenêtre ovale que par la muqueuse ; l'osselet tomba lorsqu'on l'eut enlevée.

Ajoutons à ces anomalies celle qui consiste dans le décollement du manche du marteau d'avec la membrane tympanique (voy. page 137).

b. Par excès. — La rigidité des articulations résulte de l'épaississement de la muqueuse, des lésions scléreuses et adhésives, et de la rétraction considérable des muscles intrinsèques de l'oreille. Par la calcification ou l'ossification du revêtement des articulations (Wendt), par la soudure osseuse partielle ou totale des surfaces articulaires contiguës, il peut survenir une ankylose complète des différents osselets. Je mentionnerai en outre la soudure osseuse du marteau et du corps de l'enclume à la voûte du tympan (Toynbee, Zaufal, Eysell). On a vu souvent la branche postérieure de l'étrier soudée aux parties voisines.

Aux soudures osseuses des surfaces articulaires contiguës correspondent quelquefois des stades déterminés du développement des articulations, et on peut quelquefois savoir à quelle période de développement l'anomalie s'est produite. Par exemple, une soudure permanente de la partie centrale de l'articulation de l'étrier avec l'enclume résulterait d'une anomalie survenue dans le deuxième ou le troisième mois de la vie fœtale (voy. page 229).

Ankylose de la base de l'étrier dans la fenêtre ovale. — La diminution ou la disparition de la mobilité de l'étrier dans sa fenêtre s'observe fréquemment. Sur 1149 autopsies, Toynbee a vu l'étrier 204 fois immobile et Kessel sur 1000 pièces est arrivé à la même proportion.

Les *causes* sont les suivantes d'après Toynbee : rigidité du ligament capsulaire, élargissement périphérique de la base de l'étrier qui arrive au contact des parois de la fenêtre, hyperostose de toute la base, synostose de la périphérie de la base avec les parois de la fenêtre ovale, et ossification du ligament annulaire. La synostose de l'étrier peut exister d'une façon indépendante ; dans beaucoup de cas de ce genre, Moos est porté à admettre l'existence d'une périostite circonscrite.

Cotugno rapporte un cas dans lequel une petite lamelle osseuse partant du bord antérieur de la fenêtre ovale empêchait l'étrier de se déplacer vers le vestibule. Sur une préparation de Lucae, les deux tiers inférieurs de la branche antérieure de l'étrier étaient soudés à une exostose s'étendant de la fenêtre ronde à la fenêtre ovale en passant au-dessus du promontoire. On a observé maintes fois la soudure de l'étrier au pourtour hyperostosé de la fenêtre ovale. Wendt a vu une fois une apophyse cartilagineuse annulaire partant de la périphérie de la fenêtre ovale et pénétrant dans le ligament annulaire. Zuckerkandl constata, dans un cas de malformation de l'oreille une soudure osseuse de la base de l'étrier avec la fenêtre ovale par arrêt de développement.

Lorsque la base de l'étrier est fortement enfoncée dans la fenêtre ovale, dans les cas de rétraction du muscle du marteau, par exemple, la tension du ligament annulaire peut produire des troubles circulatoires entraînant une altération de ce ligament (Weber-Liel).

L'ankylose de l'étrier, souvent bilatérale, se produit généralement avec lenteur, exceptionnellement avec rapidité. Toynbee et Moos ont vu un refroidissement considérable et des ébranlements sonores intenses causer une aggravation rapide de la surdité chez des malades qui à l'autopsie présentaient une ankylose de l'étrier.

Symptômes subjectifs de la rigidité des articulations. — Lorsque les osselets de l'ouïe ont perdu en totalité ou en partie leur mobilité, on observe une dysécée plus ou moins grande et même une surdité absolue. Au début de la maladie, d'après Toynbee, il se produit un affaiblissement de l'accommodation. Les malades ne peuvent suivre une conversation générale, ils doivent faire de grands efforts et se fatiguent très vite. Le bâillement, une pression exercée sur le tragus, des bruits intenses ainsi que l'ébranlement du corps facilitent l'audition ; la perception de la parole est proportionnelle à l'intensité de la voix, ce qui n'a pas lieu pour les affections labyrinthiques, dans lesquelles la voix moyennement haute est souvent mieux entendue que les mots criés.

D'après Gruber, les malades dont les osselets sont immobilisés entendraient plus mal la parole avec le cornet acoustique que sans le cornet. Bing croît que par l'emploi entotique du cornet acoustique, c'est-à-dire en parlant dans un cathéter introduit dans la trompe, il est possible de juger si la diminution de mobilité affecte exclusivement le marteau et l'enclume ou bien aussi l'étrier. D'après Bing en effet l'étrier pourrait recevoir les ondes sonores directement par la trompe et présenter des mouvements indépendants. Cette opinion a été combattue par Kessel.

L'immobilité même complète de l'étrier ne produit pas toujours une surdité absolue, mais parfois, comme l'avaient déjà observé Pappenheim et Toynbee, seulement une dureté considérable de l'ouïe. C'est ainsi que Voltolini rapporte un cas d'ankylose de l'étrier dans lequel les mots prononcés à haute voix étaient encore entendus.

Dans les cas de ce genre, Politzer admet la transmission des ondes sonores des parois labyrinthiques aux filets terminaux du nerf cochléaire, et Voltolini leur propagation au labyrinthe par la membrane ronde. Dans ce cas, le liquide labyrinthique, comme le fait aussi remarquer Weber-Liel, peut s'échapper par l'aqueduc du limaçon et l'aqueduc du vestibule, et le nerf étant impressionné par des ondes de condensation et de dilatation dans le liquide labyrinthique, on comprend que le malade, comme le prouve en réalité un cas de Lucae, puisse encore percevoir des sons, sinon la voix, malgré la rigidité absolue des deux fenêtres. Celui de Lucae avait encore entendu les sons d'une cloche par les os du crâne.

Claudius fait remarquer que, quand la propagation des ondes sonores à la capsule labyrinthique se fait de différents points du crâne, les ondes s'entre-croisent dans le liquide de Cotugno, ce qui doit empêcher la perception distincte des différents sons, tandis que le malade perçoit bien les bruits. Ceci pourrait expliquer pourquoi les individus dont les fenêtres sont rigides entendent quelquefois la voix comme un bruit.

Symptômes objectifs. — L'ankylose des articulations de la chaîne ou de l'étrier dans la fenêtre ovale peut se constater sur le vivant à l'aide du stylet. Dans des conditions topographiques favorables, cette constatation proposée par Schwartze peut se faire même pour l'étrier (voy. p. 329).

Il va sans dire que l'inspection oculaire doit accompagner cette exploration tactile qui employée seule ne peut pas donner des renseignements certains.

Relativement à l'étrier, Schwartze dit que la douleur au contact et la production de bourdonnements intenses avec vertiges doivent faire conclure à sa mobilité, car ces phénomènes ne se produisent pas quand l'étrier est fixe dans sa fenêtre. Une autre particularité qui plaide en faveur de l'ankylose de l'étrier, c'est l'hyperémie limitée aux vaisseaux du promontoire (Schwartze); cette hyperémie s'explique par l'obstacle au cours du sang se rendant de la caisse au labyrinthe.

D'après Kessel, malgré l'ankylose de l'étrier, la membrane du tympan ainsi que le marteau et l'enclume peuvent subir encore des excursions très étendues. D'après Zaufal la dépression considérable de la membrane de Shrapnell indiquerait l'ankylose de l'articulation de l'enclume avec le marteau. Ce symptôme ne peut être considéré comme pathognomonique (Wendt).

Traitement. — Le traitement de la rigidité articulaire des osselets varie naturellement suivant les causes qu'elle reconnaît; tantôt il faudra combattre un catarrhe de la caisse, tantôt détruire des adhérences ou supprimer la rétraction des muscles intrinsèques. On pourra même essayer de rendre à l'étrier sa mobilité en enlevant le marteau et l'enclume, ou seulement le marteau.

Avant de procéder à l'extraction du marteau, il faut toujours faire la ténotomie de son muscle, et, s'il est possible, décoller la corde du tympan. Le marteau s'enlève ou bien avec une petite pince (Schwartze), ou bien simplement avec le serre-nœud de Wilde (Kessel), ce qui demande quelquefois un effort assez considérable.

Pour remédier à la synostose de la base de l'étrier, Kessel a pratiqué sur le vivant la circoncision du ligament annulaire et il a rapporté quelques succès.

Les expériences faites sur le cadavre prouvent qu'il est extrêmement difficile de détacher la base de l'étrier de ses connexions ; en tirant simplement sur cet osselet, on brisera les branches plutôt que de rendre à la base sa laxité : aussi faut-il pour mobiliser l'étrier recourir à la circoncision dont nous avons parlé, opération qui n'est pas sans danger, puisqu'elle peut avoir pour conséquence une suppuration de la caisse qui se propagerait facilement dans ce cas au labyrinthe. Cependant il faut dire que dans les cas de Kessel il n'y a pas eu de réaction vive.

Lorsque l'étrier est rigide sans être complètement ankylosé, on peut essayer de lui rendre sa mobilité en imprimant des mouvements à sa tête alternativement en haut et en bas.

J'ai pu améliorer ainsi l'audition chez quelques malades. Michel pratiqua une perforation de la membrane à travers laquelle il fit passer un stylet jusqu'à l'étrier sur lequel il exerça une pression ; aussitôt après l'ouïe était considérablement améliorée.

II. — Carie et nécrose.

La destruction des osselets par carie s'observe fréquemment. Elle est le plus souvent consécutive aux suppurations de la caisse ; exceptionnellement elle peut être aussi primitive. Schwartze, puis Troeltsch et Wendt, ont observé l'ostéite primitive des osselets.

La carie est partielle ou totale, c'est-à-dire que tantôt on voit s'éliminer certaines parties des osselets, comme les apophyses du marteau et de l'enclume, quelquefois aussi les branches de l'étrier ; tantôt un osselet s'élimine dans sa totalité.

Quand la membrane tympanique se détruit par ulcération, il survient quelquefois une nécrose du manche du *marteau* nourri en grande partie par la membrane, tandis que, quand la tête du marteau est détruite, par suppuration, par exemple, il peut être préservé de la nécrose par son adhérence à la membrane.

Comme le marteau, l'*enclume* est atteinte très souvent de carie et de nécrose. Toynbee a vu sur une préparation la face interne du corps de l'enclume criblée de trous, et la grande branche comme vermoulue. Schwartze a vu une carie superficielle du corps de l'enclume dont les apophyses était restées absolument intactes.

C'est l'*étrier* qui est le plus rarement atteint de carie ; la tête et les branches le sont plus souvent que la base. Boeck a vu une fois et Schwartze deux fois l'élimination de la base de l'étrier nécrosée.

Dans quelques cas, la membrane tympanique reste intacte, malgré la carie des osselets : ainsi Schwartze a constaté la carie de l'enclume et une fois même le décollement du marteau carié, sans perforation.

Diagnostic. — Il ne peut se faire que par l'examen direct, et quelquefois il est impossible sans le stylet. Parfois même, quand les osselets ont été éliminés, on ne peut faire le diagnostic qu'avec la loupe, le tissu osseux atteint d'ostéoporose paraissant souvent sain à l'œil nu (Schwartze). Les végétations polypeuses récidivantes sur les osselets, comme on en trouve assez souvent sur le marteau, doivent faire soupçonner l'existence d'une lésion osseuse. Une coloration noirâtre des parties malades fait quelquefois reconnaître la lésion. Dans ces cas on aperçoit souvent nettement dans le pus jaune remplissant la caisse un point noirâtre constitué par la tête de l'enclume luxée (Schwartze).

III. — Néoplasmes.

1. **Exostoses.** — Parmi les autres maladies des osselets il faut surtout mentionner les exostoses qui atteignent principalement l'enclume, surtout à sa face interne (de Troeltsch, Wendt et autres auteurs).

Toynbee a trouvé de petites exostoses sur la tête du marteau. Toynbee et Schwartze en mentionnent sur le manche. Eysell décrit un cas dans lequel la grande branche de l'enclume offrait trois ostéophytes pointues.

2. **Enchondromes.** — Suivant Schwartze, on trouve souvent des enchondromes sur l'apophyse externe du marteau très saillante, la membrane tympanique étant très déprimée.

3. **Angiomes.** — Buck a vu un angiome caverneux fixé sur le manche du marteau par un pédicule mince.

Lésions des muscles de la caisse.

Ces muscles peuvent manquer par suite d'un arrêt de développement, ou bien participer à une affection de la caisse, ou encore leur état pathologique est dû à une affection des muscles de la trompe ou des nerfs qui les innervent, c'est-à-dire du facial et du trijumeau. Cet état pathologique est rarement l'hypertrophie, plus souvent l'atrophie et la dégénérescence graisseuse ou conjonctive.

D'après Schwartze, dans le catarrhe par stase on trouve des épanchements sanguins dans les muscles de l'étrier ou du marteau. Les tendons de ces muscles sont quelquefois détruits dans la tympanite purulente.

1. **Lésions du muscle du marteau.** — La rétraction secondaire du tendon de ce muscle survenant dans le catarrhe chronique de la caisse a été étudiée page 264; son raccourcissement peut encore résulter d'adhérences intra-tympaniques.

L'influence du muscle tenseur du voile sur le tenseur de la membrane tympanique trouve son explication dans les rapports anatomiques de ces deux muscles que l'on connaît déjà. D'après Weber-Liel, une grande partie des maladies de l'oreille moyenne s'accompagnant de surdité et de bruits doivent être rapportées à un état pathologique des muscles de la trompe, parésiés, dégénérés, etc., d'où résulte la lésion consécutive du muscle du marteau, qui subit une dégénérescence graisseuse ou conjonctive.

En outre, c'est la synergie de ces deux muscles qui, d'après Moos, explique que, dans un cas où le muscle du marteau n'avait jamais participé à l'audition pendant la vie, ses fibres offraient au microscope un aspect normal (sourd-muet de 64 ans observé par Moos).

L'influence du tenseur du voile et du ptérygoïdien interne sur le muscle du marteau se manifeste entre autres dans l'acte de la mastication, du bâillement, ainsi que dans le déplacement latéral de la mâchoire inférieure, ces mouvements ayant pour effet de tendre encore le muscle du marteau déjà contracté et par suite d'augmenter les bourdonnements et de produire de la surdité et du vertige.

Dans un cas rapporté par Moos, on voyait la membrane tympanique gauche s'enfoncer à chaque mouvement de mastication. Schwartze, Burnett, entre autres auteurs, ont vu les mouvements du muscle tenseur tympanique accompagner les contractions du tenseur du voile (voy. p. 237).

Wolf, Blau, Bürkner et autres auteurs, ont vu le muscle tenseur du marteau être atteint de *contractions cloniques* sans participation du tenseur du voile.

Wolf a observé trois cas de contraction involontaire de ce muscle avec dépression de la membrane s'accompagnant d'un bruit de claquement continu dans l'oreille, qui dura même une fois plusieurs mois. Dans le cas de Blau, par contre, malgré l'enfoncement de la membrane que l'on voyait se faire par secousses, il n'existait pas de sensation subjective de l'ouïe.

Traitement. — Un raccourcissement permanent du tendon du tenseur de la membrane, qu'on ne peut améliorer par les méthodes dont nous avons parlé à propos du catarrhe chronique de la caisse, réclame finalement la *ténotomie du muscle du marteau* (voy. p. 57), afin de remédier à la position anormale de l'appareil de transmission dépendant de la rétraction de ce muscle.

Cette opération, proposée par Hyrtl et exécutée pour la première fois sur le vivant par Weber-Liel, fait ordinairement disparaître le vertige, les bourdonnements et la surdité, symptômes dus à l'exagération de la pression labyrinthique, dans l'ordre où je les énumère; en même temps la ténotomie pratiquée d'un seul côté, ainsi que je l'ai constaté avec Weber-Liel dans plusieurs cas, peut exercer une influenee favorable sur le côté opposé.

La ténotomie du muscle du marteau n'a été jusqu'ici pratiquée sur une grande échelle que par Weber-Liel. Sur les quinze cas qui m'appartiennent (commencement de 1879), la ténotomie n'a donné quatre fois aucun succès, une fois une aggravation de symptômes subjectifs, et dix fois une amélioration qui fut même parfois très considérable. Outre la diminution du vertige et des bourdonnements, plusieurs malades déclaraient que la lourdeur de tête si pénible qu'ils ressentaient avait disparu, ainsi que la dépression intellectuelle et les névralgies fugaces du trijumeau. Chez une malade, la ténotomie du muscle du marteau droit fit disparaître définitivement une douleur sus-orbitaire bilatérale qui durait depuis longtemps. C'est sur l'état de l'audition que la ténotomie avait l'effet le moins marqué; ou bien, si le résultat était considérable, il ne durait que quelques semaines ou quelques mois. Dans certains cas cependant, l'amélioration persistait encore au bout d'un an et demi; l'un de ces cas concerne un malade chez lequel la ténotomie ayant été pratiquée d'un côté, dans le courant de la semaine suivante il se produisit une amélioration de l'ouïe dans l'oreille non opérée qui dépassa celle de l'oreille opérée. Cette amélioration sympathique s'est maintenue jusqu'à ce jour, tandis que chez une autre malade une amélioration également sympathique dans les symptômes subjectifs et dans la surdité de l'autre oreille disparut en une semaine. Je considère ces résultats de la ténotomie comme très encourageants, mais je ne puis porter un jugement définitif, car la période d'observation ne s'étend pour ces cas qu'à un an et demi; pendant ce laps de temps chez certains malades notablement améliorés au début il s'est produit de nouveau une aggravation considérable, et malgré le résultat initial extrêmement favorable de la ténotomie, malgré un traitement consécutif prolongé et répété, le résultat final paraît devoir être médiocre.

En pratiquant la ténotomie à l'aide du chloroforme, j'ai observé souvent que les malades en se réveillant entendaient remarquablement bien. Une malade, extrêmement sourde, n'entendant que les mots criés dans l'oreille, causait facilement dans la rue avec la personne qui l'accompagnait, une heure après l'opération. Le lendemain, et quelquefois seulement le deuxième ou le troisième jour, même quand la perforation subsiste encore et que la section du muscle du marteau est complète, l'amélioration disparaît; c'est ce qui eut lieu dans le cas que je viens de rapporter. Il s'agit alors vraisemblablement d'une hyperesthésie acoustique due au chloroforme.

Les *signes de la section complète* du muscle sont : l'absence de résistance lorsque l'on introduit par la plaie un stylet coudé à angle droit que l'on porte de bas en haut derrière le manche du marteau, et la grande mobilité de la membrane aux moindres variations dans la tension atmosphérique de la caisse. Je considère comme un signe absolument certain de la division complète du tendon la suppression de l'action du tenseur du voile sur le tenseur de la membrane tympanique, action qui se manifeste par une modification dans la perception des sons lorsque les muscles palato-tubaires se contractent (voy. p. 238).

2. **Lésions du muscle de l'étrier.** — Comme le muscle du marteau, le muscle de l'étrier peut aussi subir une série d'altérations, telles que la dégénérescence graisseuse ou conjonctive, et par la rétraction de son ten-

don diminuer la mobilité de l'étrier et donner à la base de cet osselet une position vicieuse dans la fenêtre ovale.

Je crois qu'une forte traction exercée sur l'étrier par son muscle peut l'enfoncer plus fortement dans le vestibule au lieu de l'en faire sortir, par exemple, dans le cas où la branche de l'enclume immobile ne peut être refoulée en dehors par la pression de l'étrier. Tandis qu'à l'état normal le muscle de l'étrier par sa contraction fait sortir du vestibule la moitié antérieure de la base et y enfonce la moitié postérieure, au contraire, lorsque la grande branche de l'enclume est immobile, l'excursion de la base en dehors devient impossible et l'enfoncement de l'étrier dans le vestibule s'exagère.

J'ai constaté le fait dans un cas où la section du muscle de l'étrier fit disparaître des sensations subjectives de l'ouïe très intenses ; cette disparition ne pouvait être attribuée qu'à la suppression d'une position vicieuse de l'appareil conducteur du son.

La rétraction considérable du muscle de l'étrier réclame, comme celle du muscle du marteau, sa ténotomie, opération facile lorsque le point d'insertion du tendon à l'étrier se trouve accessible à la vue.

La *ténotomie du muscle de l'étrier* a été pratiquée pour la première fois par Kessel avec succès et plus tard par moi dans deux cas également avec succès.

Chez mes deux malades, les sensations subjectives de l'ouïe disparurent immédiatement après l'opération, et aujourd'hui (trois ans après la ténotomie) elles ne sont revenues que chez l'un des deux sous la forme intermittente (avec des intervalles de plusieurs semaines). L'amélioration de l'ouïe fut très considérable et chez l'une des malades elle monta de m. = o au contact à m. = 40 centimètres, de même pour la voix articulée, de v. haute = 3 pas à v. murmurée distincte = 4 pas. Dans le deuxième cas, l'amélioration fut également notable et se manifesta aussi sur l'oreille du côté opposé. Toutes les fois que les malades voulaient lire, écrire, coudre, etc., il survenait un violent mal de tête qui ne se reproduisit plus après l'opération. De plus, les douleurs existant depuis un an avec hyperesthésie intense de la peau du crâne dans sa moitié droite disparurent. Dans un autre cas, la ténotomie n'eut aucun résultat.

Quand les autres parties de l'appareil de transmission ont gardé leur mobilité, la ténotomie du muscle de l'étrier doit être précédée de celle du muscle du marteau; autrement, ce muscle devenant prédominant enfoncerait l'étrier dans le vestibule.

3. **Troubles de l'accommodation.** — Aux lésions de ces deux muscles il faut ajouter leur insuffisance qui, d'après Lucae, produit des troubles particuliers de l'accommodation.

Lucae a vu en effet des sourds offrir une perception exagérée tantôt des sons graves (Tiefhörigkeit), tantôt des sons aigus (Hochhörigkeit), c'est-à-dire être affectés plus fortement qu'à l'état normal tantôt par les sons graves, tantôt par les sons élevés.

Quand il y a *perception exagérée des sons graves* on trouve ordinairement, suivant Lucae, la membrane déprimée, quelquefois plane, et, après la condensation de l'air dans la caisse, l'ouïe est améliorée pour la voix et la montre; quand il y a *perception exagérée des sons aigus*, on trouve une membrane plane, rarement excavée, et il ne se produit pas d'amélioration après la douche d'air.

Causes. — Lucae explique la première par l'excès du muscle de tension du marteau, la seconde par l'excès de tension du muscle de l'étrier (voy. p. 333).

Par suite, le *traitement* est tout différent dans les deux cas. Dans le premier on aura recours à la condensation de l'air dans la caisse ou à sa raréfaction dans le conduit auditif (5 à 10 minutes, de deux à six fois par semaine) pour amener le relâchement du muscle. Dans le second cas, il faut, au contraire, refouler l'air dans le conduit auditif pour porter en dedans la membrane tympanique avec la chaîne des osselets et relâcher le muscle de l'étrier. Par ce procédé (5 à 10 minutes de compression de l'air dans le conduit de 2 à 6 fois par semaine), Lucae obtint dans un certain nombre de cas une amélioration des sensations subjectives de l'ouïe et de la surdité.

CHAPITRE VI

PORTION MASTOIDIENNE

A. — Anatomie et Physiologie

I. — Anatomie.

1. **Description.** — La portion mastoïdienne présente une surface externe à convexité variable et une surface interne concave. Elle est reliée par des *sutures* en arrière à l'occipital, en haut au pariétal; en avant elle touche à l'écaille et au rocher, dont elle est séparée aussi primitivement par des sutures, la suture squamo-mastoïdienne (Gruber) et la suture pétro-(tympanico mastoïdienne; plus tard, les os se soudent au niveaude ces sutures en totalité ou en partie. La portion mastoïdienne se termine en bas par l'apophyse mastoïde, dont l'extrémité libre présente une rainure (rainure mastoïdienne). Dans cette rainure se trouve le tendon d'attache du digastrique, tandis que le muscle sterno-mastoïdien s'insère plus bas au sommet de l'apophyse; sur la crête limitant en dedans l'incisure passe l'artère occipitale au fond d'un sillon.

Au bord supérieur ou postérieur de la portion mastoïdienne on trouve plusieurs canaux, et quelquefois un seul; parfois la suture mastoïdo-occipitale est parcourue par un canal. A travers ces *trous mastoïdiens* les vaisseaux externes s'anastomosent avec les vaisseaux de la dure-mère et les veines externes du crâne avec le sinus transverse.

Dans quelques cas, on ne trouve pas de trou mastoïdien (Schwartze), tandis que d'autres fois il est très large et remplace le trou jugulaire.

A la surface interne de la portion mastoïdienne on trouve la fossette sigmoïde ou *sillon du sinus transverse*, qui forme une convexité regardant en avant et en haut et se continue en arrière avec le sillon transverse (occipital), en avant avec la fosse jugulaire.

Le sinus transverse peut manquer ou être rudimentaire; le sang veineux se jette alors dans le canal mastoïdien notablement élargi (Henle, Bezold, Zuckerkandl) et passe ainsi dans le territoire de la veine jugulaire externe; c'est là un état normal chez le fœtus (Zuckerkandl).

A la fossette sigmoïde aboutit le sillon pétreux supérieur, qui occupe l'arête supérieure du rocher et renferme le sinus pétreux supérieur.

Limites. — L'entrée de l'apophyse mastoïde, située à la hauteur de l'articulation du marteau avec l'enclume, conduit de la caisse dans la cavité mastoïdienne. Les parois externe et supérieure de la caisse s'étendent jusque dans la cavité mastoïdienne et la limitent en dehors et en haut. La paroi antérieure de l'antre mastoïdien forme en même temps la paroi postérieure de la caisse et du conduit auditif osseux; en dedans et en bas, le canal demi-circulaire horizontal et le canal de Fallope rétrécissent l'orifice d'entrée de la cavité mastoïdienne.

Cellules mastoïdiennes. — L'antre mastoïdien renferme des cellules horizontales situées derrière l'articulation du marteau avec l'enclume, et des cellules verticales qui s'étendent en bas jusque dans la cavité mastoïdienne.

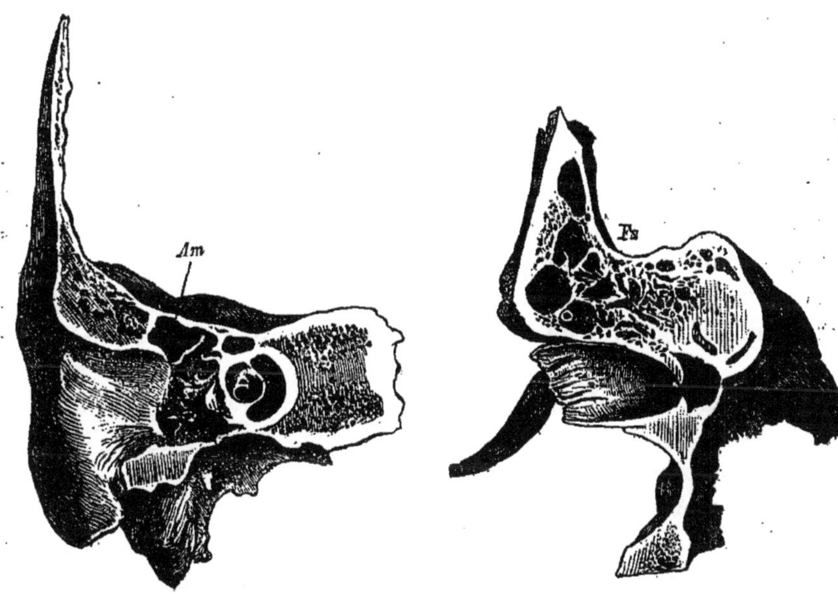

Fig. 68. — Aspect de la paroi postérieure de la caisse avec l'orifice de la cavité mastoïdienne. *A. m, Aditus ad antrum mastoïdeum.*

Fig. 69. — Coupe longitudinale à travers l'apophyse mastoïde et le conduit auditif externe. *F. s*, fossette sigmoïde.

Hyrtl, sur des préparations par corrosion, a pu démontrer les connexions des cellules mastoïdiennes avec le diploé du sommet du rocher; suivant lui, les cellules mastoïdiennes forment avec les cellules du rocher un système commun de cavités aériennes, dans lequel est plongé le labyrinthe osseux.

L'*axe longitudinal* des cellules mastoïdiennes correspond à la direction du canal musculo-tubaire; dans un cas Bezold les trouva des deux côtés parallèles au conduit auditif externe.

Schwartze et Eysell divisent les cellules mastoïdiennes en deux groupes dont le premier appartient à l'écaille, le second au rocher; une lamelle osseuse les sépare. Les *cellules du rocher* plus grandes sont situées en arrière, les *cellules de l'écaille* plus petites sont situées en avant ; la lamelle osseuse répond à la fissure mastoïdienne et pétro-squameuse qui sépare extérieurement la portion mastoïdienne du reste du temporal (Schwartze et Eysell). Suivant les mêmes observateurs, les axes des cellules offrent une disposition radiée par rapport à la cavité mastoïdienne et les cellules sont de plus en plus grosses à mesure que l'on s'avance vers la périphérie: leurs dimensions augmentent donc avec la longueur de l'axe.

Suivant les dimensions des cellules *l'épaisseur de la couche corticale* varie (Zoja). Quelquefois elle atteint plusieurs millimètres, quelquefois elle a la minceur du papier et cède à la pression du doigt (Cruveilhier, Wildermuth); en général, la partie supérieure est plus épaisse que l'inférieure, qui s'épaissit de nouveau au sommet de l'apophyse (Schwartze et Eysell).

Le *sommet de l'apophyse* renferme assez souvent des cellules complètement séparées des cellules mastoïdiennes proprement dites (Zoja).

Les recherches récemment instituées par Zuckerkandl ont démontré qu'il existe de grandes variations dans le *rapport des cellules pneumatiques avec celles du diploé;* tantôt l'apophyse mastoïde est tout entière pneumatique (36,8 pour 100), tantôt elle est presque totalement diploétique (20 pour 100), enfin elle peut être à moitié pneumatique, à moitié diploétique (42,8 pour 100 des cas). Les espaces apneumatiques sont remplis d'un liquide rougeâtre, ou de tissu adipeux, ainsi que l'a remarqué Zuckerkandl.

De l'intérieur de l'apophyse part un canal vasculaire, le *canal pétro-mastoïdien*, qui se rend dans la cavité crânienne, au-dessous du canal demi-circulaire supérieur (Voltolini).

Les *vaisseaux* artériels de la cavité mastoïdienne sont des rameaux perforants provenant de l'artère méningée moyenne et des petits rameaux de la stylo-mastoïdienne qui parcourt le canal de Fallope. A la surface externe de l'apophyse mastoïde se trouvent l'artère et la veine auriculaires postérieures avec le grand nerf auriculaire; elles se portent en haut immédiatement derrière le pavillon.

Les cellules de l'apophyse mastoïde reçoivent leurs *nerfs* de la caisse; comme nerfs de passage, il faut mentionner le facial, la corde du tympan et une branche du pneumogastrique.

2. **Développement.** — Suivant Cuvier, Meckel, Ocken et Hallmann, l'apophyse mastoïde se développe d'une façon indépendante. Hallmann, sur un embryon de 4 mois, l'a vue représentée par un petit tubercule occupant l'arc du canal demi-circulaire postérieur dont on pourrait le détacher facilement par grattage. Weber considère au contraire l'apophyse comme une partie constituante des canaux demi-circulaires ; au quatrième et au cinquième mois, elle serait représentée par deux petites écailles contri-

buant à fermer le canal demi-circulaire. Le noyau osseux de l'apophyse apparaît au quatrième mois, en même temps que celui du canal demi-circulaire horizontal; au contraire, suivant Ludwig Joseph, elle n'aurait pas de noyau osseux distinct.

Suivant les recherches de Vrolik, la portion mastoïdienne naît de deux points osseux, un antérieur, un postérieur. Se basant sur des observations personnelles, Kiesselbach se rallie à cette manière de voir.

Ainsi que Meckel le fait remarquer, la séparation permanente de la partie mastoïdienne (il est vrai, très rare) d'avec le reste du temporal (cas de Kelch) trouve son explication dans le développement indépendant de cette portion de l'os. Meckel a trouvé cette séparation une fois sur 250 crânes; Kiesselbach en a décrit récemment un exemple très net. C'est principalement sur la portion mastoïdienne que l'on trouve des sutures incomplètes (voy. plus bas).

Suivant les mensurations pratiquées par Schwartze et Eysell, les *dimensions* de l'apophyse mastoïde au cinquième mois de la vie embryonnaire sont les suivantes : longueur 4^{mm}, hauteur 3^{mm}, profondeur 2^{mm}; au huitième mois on trouve 8,7 et 5^{mm}.

Les espaces cellulaires se réduisent au moment de la naissance à une seule cavité située à la hauteur de l'articulation de l'enclume avec le marteau, à quelques millimètres en arrière (*antre mastoïdiende* ou *Valsalva*, sinuositas mastoïdea, Cassebohm) ; cet antre s'enfonce en partie dans l'écaille, en partie dans l'apophyse encore très peu développée.

L'antre a pour *revêtement* un prolongement de la muqueuse de la caisse, et au début il forme encore une cavité close. D'après les recherches de Hyrtl sur des préparations par corrosion, le liquide injecté dans l'antre de Valsalva ne pénètre pas dans les rares cellules mastoïdiennes alors existantes. Ces cellules qui se développent plus tard sont tantôt revêtues d'un prolongement de la muqueuse de l'antre mastoïdien, avec lequel ils communiquent alors directement, ou bien cette réunion n'a pas lieu et le revêtement muqueux primitif de l'antre forme à l'entrée des cellules une fermeture membraneuse permanente que Huschke et Zoja ont décrite les premiers. J'ai constaté aussi plusieurs fois une fermeture analogue de l'antre mastoïdien du côté de la caisse. Hyrtl prétend que les cellules mastoïdiennes, malgré cette fermeture, peuvent renfermer de l'air, étant reliées à la caisse par d'autres canaux.

Le *développement après la naissance* commence à être rapide, mais il est très variable; souvent chez un même individu les deux apophyses ne sont pas identiques comme *grosseur* et comme forme.

D'après les dernières recherches de Kiesselbach, l'apophyse se développe d'abord en dehors et en arrière, et plus tard seulement en bas; on voit la portion mastoïdienne de l'écaille se prolonger en arrière et en bas et former ainsi une portion considérable de la lame osseuse externe de l'antre mastoïdien.

Sur les préparations de Kiesselbach, la distance de l'apophyse mastoïde au trou stylo-mastoïdien était de : jusqu'au 4e mois après la naissance, 4mm,6 à droite et 4mm,5 à gauche; jusqu'à la fin de la 2e année : 7mm,4 à droite, 7mm,3 à gauche; à 3 ans : 8mm,1 à droite et 8mm,3 à gauche; à 4 ans, 9mm,3 à droite et 9mm,5 à gauche; à 5 ans : 9mm,4 à droite et 9mm,8 à gauche; à 6 ans : 11mm à droite et 10mm,6 à gauche; à 7 ans : 10mm,6 à droite et 10mm,9 à gauche; de 8 à 10 ans : 11mm,8 à droite et 11mm,5 à gauche; de 11 à 15 ans : 13mm,5 à droite et 13mm,9 à gauche; de 16 à 19 ans : 17mm,5 à droite et 15mm,8 à gauche.

La grandeur de l'apophyse est d'ailleurs aussi très variable suivant les races : ainsi selon Welcker elle est petite chez les nègres, volumineuse chez les Mongols. Par contre, il n'est pas probable que la force des muscles qui s'y insèrent ait sur son volume l'influence que l'on croit.

Forme de la cavité mastoïdienne. — Suivant Schwartze et Eysell, cette cavité est prismatique dans le jeune âge, et plus tard ovoïde.

II. — Physiologie.

Hyrtl conteste l'influence attribuée aux cellules mastoïdiennes sur la résonnance de l'oreille moyenne (Schellhammer, Heuermann, Scarpa, Lincke). Suivant Mach et Kessel, la cavité tympanique ne doit pas descendre au-dessous d'une certaine capacité, pour que des variations de pression d'une étendue déterminée puissent produire des oscillations d'une amplitude également déterminée. Quand la caisse offre une faible profondeur, il suffit de petites excursions de la membrane pour produire une expansion considérable de l'air renfermé qui s'oppose à l'accroissement ultérieur des oscillations. Par suite pour les sons graves une certaine capacité et une certaine profondeur de la caisse sont nécessaires : donc les cellules mastoïdiennes sont importantes au point de vue acoustique. En outre, grâce à elles, l'air renfermé dans l'oreille moyenne peut se répartir sur un grand espace, et ces cellules constituent ainsi un organe protecteur de la caisse en s'opposant à l'augmentation trop considérable de la pression intra-tympanique. Par contre, ainsi que le font observer Schwartze et Eysell, les cellules ne peuvent pas protéger la membrane tympanique contre les sons extérieurs violents, puisque c'est en dedans que celle-ci est alors refoulée.

Il faut dire cependant que la petitesse fréquente des espaces aériens proprement dits due à l'abondance relative du tissu spongieux, dans des oreilles d'ailleurs normales, prouve que leur rôle physiologique ne peut pas être bien considérable.

B. — Pathologie.

I. — Anomalies.

1. **Anomalies de développement.** — Michel a constaté l'*arrêt de développement* de l'apophyse chez des sourds-muets.

Quant aux *anomalies de forme*, Wildberg mentionne une apophyse courbée en crochet.

2. Anomalies de volume. — *a. Augmentation.* — J'ai déjà mentionné le volume très variable de l'apophyse et des cellules. En outre, par la disparition des cloisons, l'intérieur de l'apophyse peut être transformé en une cavité unique.

Il n'est pas rare de voir le sommet de l'apophyse occupé par une cavité close ou ne communiquant avec les cellules supérieures que par un petit orifice.

b. Diminution. — Le *rétrécissement* des espaces aériens peut être dû à un épaississement de la muqueuse ou à une hyperostose et aller jusqu'à la suppression des cavités.

Il ne faut pas confondre le rétrécissement des espaces pneumatiques avec la prédominance du tissu spongieux (voy. plus haut).

3. Anomalies de connexion. — Hyrtl a vu les cellules mastoïdiennes communiquer avec l'apophyse jugulaire, et se prolonger quelquefois jusque dans l'occipital, ces deux os s'étant soudés prématurément.

Sur 600 crânes, Hyrtl a vu trois fois sur la face inférieure de la portion condylienne de l'occipital, à égale distance entre le condyle et l'apophyse mastoïde, une saillie de la grosseur d'une noisette d'où partaient deux orifices conduisant dans les cellules mastoïdiennes.

Un cas de communication anormale de l'antre mastoïdien avec le conduit auditif a été mentionné page 94.

II. — Solutions de continuité.

1. Traumatismes. — Ils sont dus à une intervention chirurgicale, à une cause nocive agissant de dehors en dedans ou à une lésion inflammatoire.

Relativement aux blessures de l'apophyse par armes à feu, les observations de Moos démontrent qu'un projectile pénétrant dans la portion mastoïdienne détermine presque constamment une surdité absolue (par lésion des centres acoustiques ou du labyrinthe ?).

2. Arrêt d'ossification et atrophie. — Ce sont ces causes qui produisent les déhiscences de l'apophyse mentionnées pour la première fois par Hyrtl. Ces déhiscences peuvent se produire sur la paroi supérieure vers la base du crâne ou dans le sillon transverse, ainsi que dans le sillon pétreux supérieur derrière son entre-croisement avec l'éminence arquée. On a trouvé souvent des surfaces criblées dans le sillon transverse. C'est sur la paroi externe que ces déhiscences sont les plus rares ; l'apophyse s'ouvre alors dans la fissure mastoïdienne, sur la paroi interne de la lèvre externe (Hyrtl). Bürkner rapporte aussi un exemple de déhiscence externe,

Schwartze mentionne des lacunes congénitales d'une dimension considérable dans la couche corticale. Kiesselbach a trouvé les lacunes les plus nombreuses dans la lame externe de la portion postérieure de l'écaille qui forme la paroi externe de l'antre mastoïdien.

La fossette jugulaire considérablement dilatée peut communiquer avec les cellules mastoïdiennes (Friedlowsky). Zuckerkandl a vu l'apophyse communiquer avec le conduit auditif (voy. aussi p. 194).

Une autre espèce de lacunes consiste dans l'élargissement des fissures qui à l'état normal occupent la face externe de l'apophyse, ou dans l'oblitération incomplète de la fissure mastoïdo-squameuse pendant l'enfance. La persistance complète ou partielle de cette fissure a été observée par Kirchner dans 5 pour 100 et par Kiesselbach dans 3,4 pour 100 des crânes qu'ils ont étudiés.

Zuckerkandl put pousser jusque dans l'intérieur de l'apophyse mastoïde un stylet introduit à travers cette fissure. Ordinairement cependant, même quand les lacunes ont un large orifice, on ne parvient que rarement à faire pénétrer une soie dans l'antre mastoïdien (Kiesselbach).

Les solutions de continuité de la couche corticale de l'apophyse favorisent la production des tumeurs emphysémateuses dans cette région (voy. p. 20).

III. — Hypertrophie et Atrophie.

1. **Hypertrophie.** — L'hypertrophie totale ou partielle de l'apophyse mastoïde s'observe assez souvent à la suite des inflammations chroniques ou comme altération sénile ; quelquefois il survient une *éburnéation* complète, et l'apophyse se transforme en une masse solide. L'éburnation atteint le plus souvent les cellules mastoïdiennes verticales et rarement les cellules horizontales (Schwartze).

2. **Atrophie.** — Outre l'atrophie des différentes cloisons cellulaires, il faut mentionner la disparition du diploé déterminant l'amincissement du sillon sigmoïde souvent sur un grand nombre de points (Zuckerkandl). De même le renflement bulbaire que l'on observe quelquefois sur le sinus transverse au niveau de la courbure de la fossette sigmoïde est considéré par Zuckerkandl comme dû à une atrophie préalable de la paroi mastoïdienne.

IV. — Hyperémie et Hémorrhagie.

L'hyperémie se propage ordinairement de la caisse à l'apophyse. L'hémorrhagie, en dehors des solutions de continuité, est, suivant Schwartze, principalement fréquente dans la fièvre typhoïde.

V. — Inflammation.

Elle est exceptionnellement idiopathique; ordinairement elle se propage de la caisse ou du conduit auditif. Nous considérerons d'abord l'inflammation du revêtement externe, puis celle des cellules et de la couche corticale de l'apophyse.

a. Inflammation de la couche externe. — α. Inflammation phlegmoneuse. — Le phlegmon idiopathique et quelquefois bilatéral de la région mastoïdienne a été observé par Voltolini, l'oreille moyenne étant parfaitement normale. Quelquefois il se développe des abcès sous-cutanés à la suite d'irritations ou de périostite (Buck). Jacoby a vu une fois l'inflammation du revêtement externe de l'apophyse accompagner la menstruation.

Symptômes. — Les symptômes *subjectifs* d'un phlegmon mastoïdien consistent en douleurs violentes avec irradiations, et souvent en un mouvement fébrile.

Les symptômes *objectifs* consistent en une rougeur intense, avec gonflement et enfin formation de pus dans les parties de la peau non recouvertes par les cheveux. Il y a en même temps tendance à la formation d'abcès migrateurs, aux fistules; dans d'autres cas, le pus perfore la paroi externe de l'apophyse ou la paroi postéro-supérieure du conduit auditif.

J'ai observé chez un enfant de huit ans un curieux cas d'inflammation du tissu conjonctif profond, sans symptômes de phlegmon. Sans cause appréciable, il s'était produit une tuméfaction considérable de la peau de l'apophyse; il n'existait ni rougeur, ni douleur; la paroi postérieure du conduit auditif formait un bourrelet saillant dans le canal. Dans la nuit il se fit une rupture de la tumeur dans le conduit avec écoulement abondant d'un liquide absolument séreux. Le lendemain la tumeur avait disparu; la membrane tympanique était intacte et la perforation n'était plus visible.

Le *traitement* consiste au début en application de nombreuses sangsues et de cataplasmes, mais l'intervention la plus efficace est celle qui consiste à inciser énergiquement les parties molles jusqu'au périoste, même quand il n'y a pas encore de pus collecté. Lorsque le pus s'est déjà frayé une voie au dehors, on recourra au traitement ordinaire des plaies.

L'incision s'accompagne rarement d'une hémorrhagie considérable, et même quand on a blessé l'artère auriculaire postérieure placée ordinairement immédiatement derrière la ligne d'attache du pavillon, une simple compression, un bandage compressif, par exemple, suffit à arrêter le sang. On aura plus de chances d'éviter l'artère en portant l'incision parallèlement à la ligne d'attache du pavillon, à 1/4 de pouce en arrière. Si la tuméfaction des parties molles est peu considérable, on pourra reconnaître quelquefois le trajet de l'artère à ses pulsations. Exceptionnellement la blessure de l'artère est le point de départ d'un anévrysme, ainsi que l'ont observé Ripp et Buck.

β. **Périostite.** — Elle succède à une cause extérieure ou à une inflammation propagée des cellules mastoïdiennes. Dans la première catégorie il faut ranger la périostite traumatique et la périostite consécutive due surtout à la propagation d'une périostite du conduit auditif externe. Cette propagation est d'autant plus facile que les deux périostes sont la prolongation l'un de l'autre.

Des cellules mastoïdiennes l'inflammation peut se propager au périoste le long des vaisseaux perforants et des tractus conjonctifs, le tissu osseux intermédiaire restant complètement intact. D'autres fois l'inflammation passe d'abord à la couche corticale, puis, de là, au périoste.

Lorsque la corticale est semée de lacunes et de fissures (voy. plus haut), l'inflammation peut se propager facilement des cellules mastoïdiennes à la surface externe de l'apophyse. A ce point de vue, la fissure mastoïdo-squameuse, qui existe normalement chez l'enfant et qui persiste quelquefois chez l'adulte, présente une grande importance (Gruber, Bezold, Kirchner).

Les *symptômes subjectifs* consistent en des douleurs violentes et quelquefois en un mouvement fébrile.

Dans un cas cité par Toynbee, une inflammation de l'apophyse avait déterminé une fièvre intermittente tierce. Un malade d'Orne Green atteint de tympanite et de mastoïdite éprouvait tous les jours des frissons qui cessèrent après l'incision de la couche externe; ils reparurent plus tard pour disparaître de nouveau après la dilatation de la plaie.

Les *symptômes objectifs* sont, au début de la maladie, la rougeur et le gonflement de plus en plus grands des parties molles qui écartent peu à peu le pavillon au point de le porter à angle droit sur les os du crâne. Il peut exister du pus sans que l'on constate autre chose qu'un empâtement des parties molles; la fluctuation ne se manifeste souvent pas par suite de la grande résistance des tissus.

La collection purulente sous-périostique est souvent nettement arrêtée au niveau des sutures, le périoste se décollant généralement très difficilement en ces points.

La suppuration ne s'étend ordinairement que très lentement du dedans au dehors et la rupture spontanée de la poche ne survient que très tard.

L'inflammation, en se propageant au dehors, provoque quelquefois l'irritation du sterno-mastoïdien qui s'insère à l'apophyse mastoïde, d'où l'apparition d'un torticolis; il peut, d'ailleurs, se produire aussi un torticolis réflexe (Schwartze).

Dans certains cas, l'os dépouillé de son périoste participe à la maladie et la périostite donne lieu alors à une ostéite.

Le *diagnostic* est ordinairement facile à faire à l'aide des phénomènes objectifs que nous avons mentionnés. Lorsqu'on aura incisé les parties molles jusqu'à l'os, il sera bon de pratiquer l'exploration avec le stylet; on constatera ainsi que le foyer est en dehors du périoste ou que celui-ci est décollé, et que le foyer est sous-périostique.

On ne confondra pas avec une périostite l'adénite des petits ganglions lymphatiques de la région mastoïdienne ; le gonflement considérable et la douleur qui existent dans ce cas peuvent simuler une maladie du revêtement externe, y compris le périoste (Buck).

Les abcès et les périostites à répétition indiquent avec certitude, d'après Schwartze, une affection de la couche corticale de l'apophyse.

Le *traitement* consiste au début en badigeonnages pratiqués plusieurs fois par jour avec le collodion iodoformé ou la teinture d'iode ; on appliquera aussi un sac de glace (Schwartze), ou bien, si on n'a pas de glace, des compresses d'eau froide que l'on renouvellera souvent. Si par ce traitement les symptômes ne s'atténuaient pas rapidement, on aurait recours à une large incision pénétrant jusqu'à l'os (Wilde, « incision de Wilde »).

Aussitôt après on recherchera l'état de l'os, et si on le trouve malade, on le traitera de la façon indiquée plus bas. Les symptômes de périostite mastoïdienne produits par l'inflammation du conduit auditif disparaissent souvent spontanément après l'ouverture du foyer dans le conduit ou une incision pratiquée dans sa paroi rouge et tuméfiée.

Dans un cas rapporté par Buck, une périostite de l'apophyse mastoïde avait disparu complètement après l'issue d'un bouchon de cérumen très dur occupant le conduit.

b. Inflammation des cellules mastoïdiennes. — Cette inflammation est rarement *primitive ;* cependant Zaufal a vu une inflammation suppurative localisée dans les cellules mastoïdiennes sans carie et sans participation de la caisse ; le malade succomba à une phlébite des sinus (cité par Schwartze).

Dans l'inflammation *consécutive* on voit le catarrhe des cellules succéder souvent à celui de la caisse dont la muqueuse se continue, comme l'on sait, avec celle de l'apophyse. En outre, un exsudat occupant la caisse peut passer dans l'apophyse à travers les nombreuses communications cellulaires déjà mentionnées, et ce passage est notamment plus facile quand le malade est couché sur le dos. Le liquide qui a pénétré dans les cellules mastoïdiennes verticales, par suite des obstacles qui s'opposent à sa sortie, se décompose facilement, ce qui peut déterminer une inflammation dans ces cavités ; l'occlusion de l'orifice de l'antre mastoïdien peut devenir particulièrement grave, en favorisant encore la rétention de l'exsudat intra-mastoïdien.

Schwartze mentionne un cas dans lequel ce qui restait de la membrane tympanique refoulé en arrière avait déterminé l'occlusion des cellules mastoïdiennes.

L'inflammation des cellules mastoïdiennes, comme celle de la caisse, peut être tantôt superficielle, tantôt profonde, et se propage alors aux os. Dans l'*inflammation catarrhale simple*, la tuméfaction de la muqueuse ou l'apparition d'un exsudat peuvent supprimer une partie des cavités aériennes en les séparant des autres cellules qui continuent à être aérées. Dans ce cas, l'air peu à peu résorbé est remplacé par un liquide séro-sanguinolent et par les parties molles qui se tuméfient graduellement.

Par suite, comme le fait observer de Troeltsch, quand les cellules sont vides, on peut affirmer qu'elles communiquaient librement avec l'air extérieur. On ne confondra pas le diploé avec des cellules mastoïdiennes malades.

Grâce aux lésions inflammatoires, les cellules aériennes peuvent être notablement réduites et même devenir complètement apneumatiques. Cette circonstance favorise-t-elle ou non la rupture de la membrane tympanique (voy. p. 357)? Cela est d'autant plus difficile à dire que, comme on l'a fait observer plus haut, 20 pour 100 des oreilles normales n'ont pas de cellules mastoïdiennes.

Parmi les maladies qui favorisent l'inflammation de l'apophyse mastoïde, Toynbee mentionne la scarlatine, la variole, la rougeole et la tuberculose.

Les *symptômes* subjectifs sont souvent peu nets et, quand il y a inflammation simultanée de la caisse, ils sont souvent masqués par ceux de la tympanite. Quelquefois les malades se plaignent d'une sensation de plénitude, de douleurs sourdes ou même vives dans la région mastoïdienne. En même temps l'apophyse peut se montrer sensible à la pression et surtout à la percussion.

L'*auscultation* de l'apophyse, brièvement mentionnée par Laennec et étudiée de plus près par Michael, se pratique à l'aide d'un stéthoscope appliqué sur l'apophyse mastoïde. Pendant l'insufflation de l'air dans l'oreille moyenne, on entend alors des râles ou bien la perméabilité des cellules est diminuée ou supprimée. Par suite on peut s'assurer ainsi de l'existence d'un exsudat dans les cellules mastoïdiennes ou de leur perméabilité. Cependant, en général, les résultats de l'auscultation, comme ceux de la percussion, par suite de la conformation si variable des cellules mastoïdiennes, n'ont pas une grande valeur.

Quand l'inflammation se propage des cellules mastoïdiennes à la face externe de l'os, on constate les symptômes déjà mentionnés. L'inflammation localisée aux cellules peut, d'ailleurs, rester latente.

Traitement. — Cette inflammation est souvent combattue en même temps par le traitement de la lésion intra-tympanique qui en est la cause, et il est certain qu'elle disparaît souvent ainsi à l'insu du médecin, comme elle était venue. Dans le cas de collection purulente dans l'antre mastoïdien constatée sur le vivant, Toynbee le premier employa des canules courbes pour l'irriguer par la caisse. S'il y a urgence, pour évacuer le pus, on pratiquera une ouverture artificielle dans l'apophyse (voy. plus bas). D'après Lucae, cette opération est aussi indiquée lorsque l'on constate la présence de masses cholestéatomateuses dans la cavité mastoïdienne.

VI. — Carie et Nécrose.

C'est l'apophyse mastoïde qui de toutes les parties de l'oreille est le plus souvent atteinte de carie et de nécrose. Cette lésion est rarement primitive;

le plus souvent elle est propagée du voisinage. Schwartze, cependant, a publié un cas de carie localisée à l'apophyse mastoïde, la caisse étant intacte.

L'enfance y est particulièrement disposée. Les deux lésions sont le plus souvent associées, la carie frappant les cellules et la nécrose la couche externe de tissu compacte. Par contre, ainsi qu'il résulte de la statistique de Bezold, la nécrose simple de l'apophyse rare d'une façon générale, est bien plus fréquente chez les enfants que chez les adultes.

La cause de la fréquence de la carie avec nécrose est due probablement en partie à ce que le pus occupant les cellules mastoïdiennes subit très facilement une rétention, comme on l'a déjà vu, d'où altération consécutive de l'os.

La carie et la nécrose peuvent se limiter à l'intérieur de l'apophyse mastoïde; il y a alors enkystement par la couche corticale, ou bien cette couche participe à la maladie, et l'on voit peu à peu s'enflammer les enveloppes extérieures ou se former des trajets fistuleux. Par contre, la maladie débute généralement chez les enfants par la face externe de l'apophyse (Gruber).

Les *symptômes subjectifs* ne diffèrent pas essentiellement de ceux des différentes inflammations de l'apophyse.

Symptômes objectifs. — Quand la lésion est centrale, la lame externe peut conserver son aspect normal, ou bien il existe un peu d'irritation ou d'inflammation du périoste, d'ailleurs toute passagère. Dans d'autres cas, l'exploration avec le doigt ou le stylet après l'incision de Wilde permet de reconnaître que la couche osseuse est ramollie, rugueuse ou traversée par des trajets fistuleux.

Les points atteints de carie ou de nécrose donnent souvent naissance à du tissu de granulation qui ne disparaît le plus ordinairement qu'après l'élimination du séquestre, ou la résorption des petits fragments malades. Ce tissu de granulation peut former une tumeur fluctuante sous la peau et simuler ainsi un abcès (cas de Schwartze).

Souvent on trouve la paroi postéro-supérieure du conduit auditif fortement renflée (voy. p. 103); dans certains cas le pus la perfore et s'écoule au dehors, et quelquefois on voit se former des granulations rebelles au niveau de la perforation.

Comme il existe presque toujours en même temps une tympanite suppurée, la membrane du tympan est ordinairement perforée; exceptionnellement elle peut rester intacte (Pagenstecher, Schwartze, Wreden).

Toynbee fait observer que l'inflammation de l'apophyse mastoïde peut déterminer une suppuration sympathique des parois du conduit; Schwartze a observé un cas de ce genre.

La *marche* de la carie et de la nécrose de l'apophyse est variable. La lésion, primitivement centrale, s'étend souvent de dedans en dehors et donne lieu à des fistules et des abcès; ceux-ci ne siègent presque jamais au-dessus de l'apophyse (Schwartze).

Chez un de mes malades, dans le cours d'une tympanite suppurée, l'apophyse étant complètement insensible et normale, il survint dans la région occipitale une tumeur fluctuante qui descendit peu à peu jusque dans la nuque en déterminant des douleurs terribles. Une pression exercée sur la tumeur démontrait qu'elle était en connexion avec la caisse, car il s'écoulait alors par la perforation de la membrane tympanique un pus fétide en assez grande quantité. L'évacuation du pus collecté en quantité énorme amena en quelques semaines l'arrêt complet de l'otorrhée, et quelques mois après la guérison était complète; l'oreille malade resta d'ailleurs absolument sourde.

Schwartze a observé un cas où l'abcès par congestion descendait jusqu'à la plèvre pariétale[1].

Dans d'autres cas, la lésion se propage en dedans, produit la phlébite du sinus transverse ou du sinus pétreux supérieur, l'ouverture du canal de Fallope et du canal demi-circulaire horizontal, ou bien l'inflammation des méninges et du cerveau.

Toynbee fait observer que chez les enfants, dont les cellules mastoïdiennes supérieures sont seules atteintes, la lésion gagne le cerveau de préférence, plus tard au contraire le cervelet.

Wreden a vu le sinus transverse s'ouvrir dans l'antre mastoïdien par deux orifices. Voltolini a trouvé sur une préparation une ouverture pénétrant dans le sinus transverse et une autre dans la cavité crânienne.

Traitement. — Dans la carie et la nécrose, on grattera avec la curette tranchante les points malades superficiels, et aussi les parties centrales, s'il existe une fistule.

Dans la carie nécrosante ou la nécrose simple, il faut attendre la délimitation progressive de l'os malade et son élimination; il ne faut intervenir de la façon indiquée plus bas que s'il survient des symptômes cérébraux.

Autant qu'il m'est permis d'en juger d'après les cas de lésion de l'apophyse mastoïde que j'ai observés chez les enfants, l'expectation et le *pansement antiseptique* donnent d'excellents résultats; en introduisant un drain[1] dans la cavité mastoïdienne par la fistule et s'il est nécessaire dans le conduit auditif externe, le pus trouve un écoulement suffisant au dehors; on pratiquera en même temps des injections désinfectantes.

[1] Nous avons observé un homme d'un certain âge atteint d'otorrhée à droite et qui depuis quelque temps se plaignait de frissons, avec anorexie, fièvre, difficulté d'avaler, raideur de la nuque. Nous constatâmes une otite moyenne suppurée à droite avec destruction de la membrane tympanique, intégrité apparente de l'apophyse et abcès rétro-pharyngien occupant exactement la moitié correspondante de la paroi pharyngée postérieure. A cause de sa situation nous ne pûmes établir la relation de l'abcès avec la caisse, relation qui nous sembla évidente. Une large incision donna issue à un pus abondant et fétide ; tous les phénomènes généraux disparurent et en quelques jours l'otorrhée s'arrêta sans traitement. (*Note du traducteur.*)

[1] Pour empêcher l'enfant d'arracher son drain, il est bon d'en percer transversalement l'extrémité avec une aiguille de sûreté que l'on fixera sur la peau avec du diachylon. De cette façon, le drain peut rester en place pendant des semaines sans être renouvelé.

Chez deux enfants de trois et six ans que j'ai traités de cette façon pour une otite moyenne suppurée avec fistule mastoïdienne durant depuis plus d'un an, l'apophyse s'élimina finalement presque tout entière et il s'ensuivit une guérison complète.

Dans le cas où un séquestre central ne pourrait sortir à cause de son volume, il faudrait élargir la fistule ou bien le morceler.

Les granulations qui accompagnent les lésions osseuses disparaissent d'elles-mêmes après l'issue du séquestre; leur destruction préliminaire produit quelquefois une violente réaction (Schwartze).

Ouverture de l'apophyse mastoïde. Dans le cas où les méthodes indiquées jusqu'ici sont insuffisantes, ou bien quand l'apparition de symptômes graves rend nécessaire l'enlèvement rapide du pus accumulé dans l'antre mastoïdien, il faut recourir à l'ouverture de l'apophyse.

Cette opération exécutée pour la première fois par Petit (1750), et plus tard pratiquée sur une grande échelle sans indications précises, tomba en discrédit à la mort de Berger(1776), médecin du roi de Danemark, qui succomba aux suites de cette opération : elle ne fut remise en honneur qu'en 1859 par de Troeltsch et Follin.

Indications. — On la pratiquera dans les cas d'otite moyenne suppurée avec violente mastoïdite consécutive, si l'incision de Wilde et les autres procédés indiqués plus haut n'ont produit aucun résultat. S'il existe déjà des symptômes d'irritation ou de compression du cerveau, il faut se hâter de pratiquer cette ouverture ou d'agrandir les trajets fistuleux. Les inflammations répétées du revêtement externe de l'apophyse ou de la paroi postéro-supérieure du conduit auditif, mêmes quand elles cèdent rapidement à l'incision de Wilde, constituent, selon Schwartze, une indication à cette ouverture, car ces récidives fréquentes prouvent qu'il existe du pus dans l'antre mastoïdien.

Schwartze recommande aussi l'opération, même quand les parties externes de la région mastoïdienne n'offrent rien d'anormal, si la fièvre, les douleurs et la fétidité démontrent qu'il y a rétention du pus dans l'oreille moyenne. Par contre, il rejette l'opération comme mesure prophylactique dans l'otite moyenne chronique suppurée.

Le *choix du point d'entrée* a une importance particulière à cause du voisinage de la fossette sigmoïde (voy. fig. 69, page 354) et par conséquent du sinus transverse et du plancher de la fosse cérébrale postérieure, ainsi qu'il résulte des recherches très précises de Schwartze et Eysell, Bezold, Buck et Hartmann.

Suivant Bezold, le point où la fossette sigmoïde offre sa plus forte concavité externe (qui va jusqu'à 7 millimètres) se trouve à 15^{mm},6 en arrière de l'épine sus-jacente au méat (*spina supra meatum*[1]) (distance minima : 2;

[1] L'épine du méat (spina supra meatum, Henle, Bezold) est une saillie épineuse située au-dessus de l'entrée du conduit auditif externe qui manque quelquefois ou est remplacée par une fossette (Zuckerkandl). Kiesselbach, sur 174 crânes d'enfants, a rencontré l'épine des deux côtés dans 82,2 pour cent des cas, d'un seul côté dans 5,8 pour cent; elle man-

maxima 17 millimètres) ; en moyenne elle était plus postérieure d'un millimètre à gauche qu'à droite. La ligne d'attache postérieure du pavillon de l'oreille est située à peu près en face du point le plus profond de la fossette sigmoïde.

Le *point d'entrée* qui offre le moins de danger quant à la blessure du sinus transverse est *suivant Bezold, et suivant Buck*, qui ignorait le résultat des recherches de Bezold, cette partie de l'apophyse située à un demi-centimètre au-dessous de la ligne temporale (crête osseuse sensible à travers la peau constituant le prolongement de l'arête supérieure de l'apophyse zygomatique) et à un peu plus d'un demi-centimètre en arrière de la paroi postérieure du conduit auditif, à peu près au niveau de la paroi supérieure (plutôt un peu au-dessus). On doit suivant Bezold enfoncer l'instrument en dedans, en avant et un peu en haut.

Hartmann, sur cent préparations, a vu le plancher de la fosse cérébrale moyenne distant de 2 à 10 millimètres de la paroi supérieure du conduit auditif : aussi cet auteur recommande de ne pas pratiquer l'ouverture au-dessus de cette paroi. Quarante et une fois le sinus transverse n'était séparé de la paroi postérieure que par une distance de 10 millimètres au plus. Pour cette raison, suivant Hartmann, il faut transporter le champ opératoire au devant de l'insertion de l'auricule, c'est-à-dire faire tomber l'incision dans la ligne d'attache du pavillon que l'on détache un peu et que l'on rabat en avant. L'instrument servant à l'ouverture de l'antre doit être introduit à 8 millimètres en arrière de l'épine du méat et à son niveau, à 7 millimètres environ au-dessus de la ligne temporale.

La *méthode de Schwartze*, qui de tous les auristes possède à ce sujet la plus grande expérience, est la suivante : après avoir rasé et désinfecté le champ opératoire, on pratique une incision à 1 centimètre derrière le pavillon et parallèlement à lui, sur une longueur de 2,5 à 5 centimètres suivant l'épaisseur des parties molles. Pratiquer l'incision plus en avant peut gêner beaucoup par la suite. Le point d'entrée doit être choisi là où la nature nous montre le chemin par les guérisons spontanées, c'est-à-dire au niveau du conduit auditif, un peu derrière l'insertion du pavillon. Quand l'apophyse est déjà perforée par la carie, c'est sur le point carié que l'on pratique l'ouverture. Après avoir arrêté le sang, par ligature ou par compression, on rejette le périoste en arrière sur une étendue de 1 centimètre 1/2 à l'aide d'une rugine. L'instrument appliqué au-dessous de la ligne temporale est incliné environ à 45 degrés sur un plan horizontal et enfoncé en avant, en bas et en dedans. Le canal osseux prolongé trop loin en arrière pourrait tomber sur le sinus transverse. Il ne doit pas non plus dépasser 2 centimètres dans la direction indiquée, car on pourrait blesser le canal facial et le canal demi-circulaire horizontal.

quait complètement dans 12 pour cent des cas ; sur 100 adultes, elle existait dans 87 pour cent des cas de chaque côté, dans 9 pour cent d'un seul, et dans 4 pour cent des cas elle manquait complètement.

L'ouverture de la cavité mastoïdienne par le conduit auditif ne peut être, suivant Schwartze, recommandée d'une façon générale, le lavage de l'antre étant en ce cas beaucoup plus difficile. De même les ouvertures faites avec le trépan se remplissent de granulations, se rétrécissent ou même se ferment complètement. Par contre, lorsque les conditions anatomiques ne sont pas favorables (forte courbure de la fossette sigmoïde, grande profondeur de la fosse cérébrale moyenne), Schwartze a pratiqué avec succès l'enlèvement successif au ciseau de la paroi postérieure du conduit jusqu'à ouverture de l'antre, opération proposée par Carl Wolf.

Comme *instruments*, si l'os est ramolli, on emploiera simplement un fort couteau qui pénétrera facilement dans l'antre à travers la couche corticale souvent très amincie. Pour les autres cas, on aura recours au ciseau creux, qui a sur les instruments du genre trépan le grand avantage de ne pas cacher le terrain opératoire et de permettre d'éviter la blessure de parties importantes; en outre, avec le trépan, les parois du canal osseux se bouchent facilement par les éclats de l'os, ce qui n'a pas lieu avec le ciseau creux[1].

L'opération peut rencontrer des *difficultés* plus ou moins grandes. Ainsi il peut exister une sclérose de l'apophyse ou une grande épaisseur du diploé, de sorte qu'un canal de 2 centimètres n'atteint pas encore l'antre. Dans ce cas il ne faut pas pousser plus loin l'opération, car on risquerait de blesser le canal de Fallope ou le canal demi-circulaire horizontal; la mort survint une fois de cette façon.

Chez un malade, la blessure de la dure-mère détermina une méningite mortelle. Par contre, la dénudation de cette méninge peut ne pas avoir de conséquences graves, ainsi qu'il résulte d'une observation de Schwartze. En outre, pendant l'ouverture de l'antre, on peut blesser le sinus transverse.

Dans un cas de Schwartze, cette blessure donna lieu à une hémorrhagie abondante, mais elle n'eut pas de conséquences fatales. Chez un autre malade, il se produisit une hémorrhagie abondante, sans lésion apparente des sinus; l'issue fut favorable.

Après l'ouverture de l'apophyse, on pratiquera une *irrigation* avec de l'eau tiède légèrement salée (3/4 pour 100). Le liquide injecté dans la fistule ne trouve pas toujours une issue facile par la trompe d'Eustache dans les premiers jours, aussi, pour éviter que la compression du liquide dans l'oreille moyenne ne produise des accidents, on fera toujours l'injection sous une faible pression. En négligeant cette précaution on peut produire de la céphalalgie, des bourdonnements, des syncopes, d'où peuvent résulter des conséquences graves même pour la vie. Dans un cas de Schwartze, la trompe se trouva subitement oblitérée, probablement par l'introduction d'une esquille. Quelquefois le liquide ne pénètre dans le pharynx par la trompe que le deuxième, le septième et même le huitième jour. Schwartze

[1] Jacoby, qui est un grand partisan de cette opération, vante particulièrement les trépans akidopeirastiques.

a vu une fois la cavité mastoïdienne imperméable jusqu'au vingtième jour après l'opération.

Le malade doit garder le lit pendant huit jours, et il est bon de savoir que, dans la première semaine, il peut se produire une forte hémorrhagie secondaire (cas de Schwartze au cinquième jour).

De plus, pendant des semaines et même des mois il faut appliquer le pansement antiseptique et nettoyer la cavité mastoïdienne par des injections. Un clou de plomb introduit dans le canal osseux empêche les granulations de le fermer. Ce clou possède un manche aplati coudé à angle droit, avec un œillet dans lequel passe un ruban. On ne l'enlève qu'après la disparition de tous les symptômes inflammatoires.

Suivant Schwartze, la *guérison* survient dans les cas très anciens au bout de 9 à 10 mois en moyenne, dans les cas récents au bout de 6 à 7 mois. Sur 50 cas (28 avant, 22 après la vingtième année), les extrêmes ont été pour la guérison une fois un mois, une fois deux ans.

Le *résultat* de l'opération est tel que l'on peut la considérer comme d'une importance vitale; les formes les plus graves de carie occupant la portion mastoïdienne et même la partie pétreuse peuvent être guéries de cette façon; des individus épuisés physiquement et moralement renaissent complètement à la vie; l'opération permet même la guérison d'une phthisie consécutive (Schwartze). Il est intéressant de voir qu'alors même qu'on ne donne pas issue à du pus, et qu'on n'a pu ouvrir l'apophyse, la maladie peut être très favorablement modifiée. Chez un épileptique opéré par Schwartze et Kœppe, les accès s'affaiblirent immédiatement après une perforation sèche de l'apophyse (épilepsie réflexe). Chez les malades de Schwartze, la guérison survint dans 70 pour 100 des cas; dans 10 pour 100 il n'y eut pas d'amélioration, et dans 20 pour 100 la terminaison fut fatale.

VII. — Néoplasmes.

1. **Polypes.** — Voy. page 314.

2. **Ostéomes.** — La néoplasie osseuse est généralement diffuse et donne lieu à l'hypertrophie et l'éburnation de l'os.

La suppuration des cellules mastoïdiennes peut, ainsi que je l'ai constaté sur une préparation de Zuckerkandl, déterminer la formation d'un fin gazon de tissu osseux occupant la surface des parois à la manière des champignons. Sur cette préparation les espaces aériens sont très développés.

Une *exostose* de la grosseur d'une muscade a été observée par Vandervoort (cité par Buck); la tumeur qui provenait de l'apophyse mastoïde était lisse et indolore; elle se développa d'abord lentement, puis s'arrêta.

3. **Carcinome.** Wilde a observé trois cas de carcinome de l'apophyse mastoïde; Rondot en a publié une observation intéressante.

VIII. — Névroses.

1. **Paralysie faciale.** — Le nerf facial, sur un point de son trajet à travers l'apophyse, peut ou bien subir une compression de la part du tissu osseux malade, ou bien participer à une inflammation : d'où paralysie relative ou absolue. Il va sans dire que généralement les filets de la corde du tympan sont atteints en même temps.

2. **Névralgies.** — Dans un cas de fracture du rocher, Weber-Liel constata une grande sensibilité à la pression sur l'apophyse mastoïde sans inflammation appréciable de son revêtement externe : à l'autopsie, l'apophyse ne présentait rien d'anormal.

Chez un de mes malades qui avait travaillé au grand air par une température extrêmement basse, il survint des douleurs très vives au niveau de l'apophyse mastoïde et dans le pavillon à droite, sans altération appréciable de ces parties. La douleur augmentait beaucoup à la pression, de sorte que le malade se réveillait lorsqu'en dormant il s'appuyait sur ce côté. Après une seule application du courant induit, la douleur qui durait depuis plusieurs semaines disparut. Il ne revint plus à la clinique.

3. **Réflexes.** — Türk le premier a observé que les sensations sonores subjectives peuvent se modifier sous l'influence des réflexes ayant leur point de départ au niveau de l'apophyse ; c'est le plus souvent une diminution passagère des bourdonnements, quelquefois au contraire une augmentation sous l'influence d'une pression exercée sur l'apophyse, ainsi que Jacoby l'a observé une fois.

Je rappellerai encore l'épilepsie réflexe due à l'inflammation de l'apophyse et l'action révulsive réflexe due à l'ouverture sèche de l'apophyse.

IX. — Corps étrangers.

Outre les masses purulentes concrètes, les séquestres, les osselets de la caisse tombés dans la cavité mastoïdienne, les projectiles, etc., il peut encore pénétrer jusque dans les cellules mastoïdiennes des corps étrangers venant du conduit et traversant la caisse.

Weinlechner trouva ainsi un caillou si fortement enclavé dans les cellules que même sur la préparation il ne put l'enlever qu'avec la plus grande difficulté.

CHAPITRE VII

OREILLE INTERNE (LABYRINTHE ET NERF ACOUSTIQUE

A. — Anatomie et physiologie.

I. — Anatomie.

1. **Description.** — Le labyrinthe comprend le vestibule, les canaux demi-circulaires, le limaçon et les parties molles renfermées dans ces cavités. On distingue donc un labyrinthe osseux et un labyrinthe membraneux ; ils sont séparés par une liqueur, la *périlymphe*, et les parties membraneuses renferment encore une autre liqueur labyrinthique, l'*endolymphe*.

Suivant toute probabilité, le liquide labyrinthique provient du liquide céphalo-rachidien, ainsi que Hyrtl l'avait le premier soupçonné pour la périlymphe.

Le *vestibule* est constitué par une cavité ovale irrégulière, dont la moitié antérieure étroite présente l'entrée du canal du limaçon, tandis que la moitié postérieure plus large communique par cinq ouvertures avec les canaux demi-circulaires. La paroi externe constitue en même temps une partie de la paroi tympanique interne, et c'est sur elle qu'est creusée la fenêtre ovale.

Sur la paroi interne du vestibule, plancher du méat auditif interne, s'élève une crête, *crête du vestibule*, dont l'extrémité libre, faisant face à la fenêtre ovale, constitue la pyramide du vestibule; en bas, elle se termine par deux branches divergentes. Cette crête sépare deux fossettes, la *fossette hémisphérique*, plus petite, située en avant et en bas, et la *fossette semi-elliptique*, plus grande, située en arrière et en haut ; en outre les deux branches de la crête comprennent une troisième fossette, la *fossette du limaçon* (Reichert).

De la partie postérieure du vestibule part un canal, l'*aqueduc du vestibule*, qui, se portant en haut et en arrière, perfore la capsule osseuse et s'abouche derrière le méat auditif interne, à la face postérieure du rocher, dans un canal revêtu par la dure-mère (Cotugno, Zuckerkandl, Weber-Liel). En outre on trouve dans le vestibule plusieurs groupes de petites ouvertures constituant les *taches acoustiques* et servant au passage du nerf auditif; on distingue quatre taches, la tache criblée supérieure, à l'extrémité supérieure de la crête, la tache criblée moyenne, dans la fossette hémisphérique, une petite tache criblée inférieure, dans la fossette semi-elliptique, et la quatrième tache criblée (Reichert), dans la fossette du limaçon.

Le *vestibule membraneux* offre une configuration correspondant à son enveloppe osseuse; la crête le divise en deux petits sacs, le *saccule* en avant, l'*utricule* en arrière. Entre le vestibule membraneux et le vestibule osseux il n'existe qu'un espace étroit rempli de périlymphe; ces deux cavités (utricule et saccule) sont reliées entre elles par l'aqueduc membraneux du vestibule.

Au niveau des points d'entrée du nerf auditif constituant les taches sont fixées des concrétions arrondies, en partie cristallines, composées de carbonate de chaux, les *otolithes* (otoconies, Breschet); on les voit à l'œil nu et on les reconnaît à leur couleur crayeuse; quelquefois ils nagent librement dans l'endolymphe (Toynbee).

Avec la partie postérieure du vestibule communiquent trois canaux ayant la forme d'un demi-cercle, les *canaux demi-circulaires*, l'un horizontal, les deux autres verticaux; ils sont placés à angle droit les uns par rapport aux autres. Le canal horizontal ou externe se porte en dehors et détermine une saillie sur la paroi tympano-mastoïdienne interne (voy. p. 222). Des deux canaux verticaux, l'un, le plus élevé, coupe transversalement le rocher (canal demi-circulaire supérieur ou antérieur; canal demi-circulaire frontal, Langer), tandis que l'autre situé plus en dedans suit l'axe longitudinal du rocher (canal demi-circulaire inférieur ou postérieur; canal demi-circulaire sagittal, Langer).

Chaque canal demi-circulaire présente dans le vestibule une extrémité renflée, *ampoule*, et une embouchure étroite correspondant à peu près au

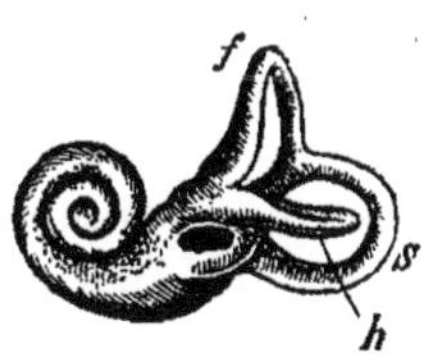

Fig. 70. — Labyrinthe (vestibule, limaçon et canaux demi-circulaires) de l'oreille gauche.
f, canal demi-circulaire frontal (Langer) ou antéro-postérieur; vertical supérieur ou antérieur. — *h*, canal demi-circulaire horizontal ou externe. — *s*, canal demi-circulaire sagittal (Langer) ou transversal; vertical inférieur ou postérieur.

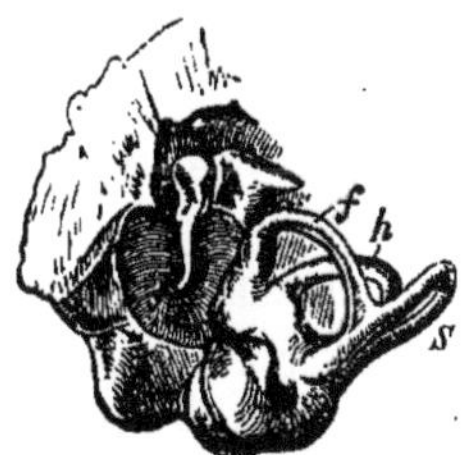

Fig. 71. — Labyrinthe du côté droit. — Canaux demi-circulaires.
f, frontal (antéro-postérieur). — *h*, horizontal. — *s*, sagittal (transversal).

calibre de chaque canal dans toute son étendue. Le canal demi-circulaire horizontal possède une ampoule et une embouchure particulières; les deux canaux demi-circulaires verticaux ont des ampoules distinctes, mais une embouchure terminale commune, leurs arcs descendants étant soudés ensemble.

Par suite, les trois canaux ne communiquent avec le vestibule que par cinq orifices, trois plus grands, les ampoules, et deux plus petits.

Les ampoules des canaux demi-circulaires horizontal et frontal occupent la paroi externe du vestibule, la première étant au-dessous de la seconde; celle du canal sagittal occupe le plancher; les embouchures étroites occupent la paroi interne, celle qui est commune aux deux canaux demi-circulaires verticaux étant située au-dessus de celle du canal horizontal.

Les canaux osseux renferment les *canaux demi-circulaires membraneux* excentriquement placés (Rüdinger) et laissant à la partie interne du canal osseux un espace libre rempli de périlymphe parcouru par des tractus conjonctifs tendus entre les canaux osseux et les canaux membraneux. Le point où les canaux membraneux s'accolent aux canaux osseux est caractérisé, d'après Rüdinger, par l'absence de ces excroissances papillaires qui occupent la paroi interne des canaux membraneux.

Comme les taches acoustiques du vestibule, les canaux demi-circulaires membraneux présentent sur leurs ampoules des zones de terminaison du nerf auditif de forme particulière appelées *crêtes acoustiques;* ce sont des bourrelets jaunâtres semi-lunaires occupant la face concave des ampoules membraneuses. Les ampoules renferment encore des cils raides et élastiques, les *cils auditifs*, qui font saillie dans la cavité de l'ampoule en dépassant le niveau de l'épithélium.

Le *limaçon* ou cochlée consiste en un cylindre enroulé deux fois et demie autour d'un axe et offrant une forme conique. En dedans, les parois du cylindre spiral se soudent entre elles et forment ainsi la *columelle* (modiolus) du limaçon. La columelle est percée de nombreuses ouvertures pour le passage des vaisseaux et des nerfs; en outre dans l'axe longitudinal de la columelle il existe deux canaux, le *canal central* et le *canal spiral*, périphérique. Celui-ci se divise en deux parties, une inférieure renfermant une masse ganglionnaire continue en forme de ruban, et une supérieure qui contient une veine.

A la paroi externe de la columelle on trouve une crête saillante, la *lame spirale osseuse*, qui forme également une spire; en face d'elle on en trouve une seconde plus petite, la *lame spirale accessoire*, dans le 1er tour de spire (inférieur). Les deux lames spirales osseuses forment avec la columelle un angle droit qui devient de plus en plus aigu à mesure que l'on s'élève, de sorte que dans le dernier demi-tour de spire elles sont presque parallèles à la columelle.

Les deux lames spirales osseuses sont reliées par une membrane, la *lame spirale membraneuse*, d'où résulte la division du cylindre cochléaire en deux canaux parallèles. Le canal supérieur communique avec le vestibule et prend le nom de *rampe vestibulaire* (scala vestibuli), l'inférieur se termine au niveau de la membrane de la fenêtre ronde, c'est la *rampe tym-*

panique (scala tympani). Les deux rampes communiquent par l'*hélicotrème* de Breschet, petite cavité située sous la coupole du limaçon.

La largeur des deux rampes varie ; la rampe tympanique est plus large que la rampe vestibulaire dans le tour de spire inférieur, et plus étroite dans le tour de spire supérieur.

Outre ces deux rampes, le limaçon renferme un troisième canal, le *canal cochléaire*, ductus cochlearis, qui se trouve dans la rampe vestibulaire. De la lame spirale en effet part une membrane délicate, *membrane de Reissner*, qui se porte obliquement à travers la rampe vestibulaire et, s'insérant à la paroi cochléaire externe, forme une cavité close, le canal du limaçon, qui est séparé de la rampe vestibulaire en haut par la membrane de Reissner, en bas par la lame spirale, en dehors par la paroi externe du limaçon. Relié en bas au saccule par le *canalis reuniens*, le canal du limaçon parcourt toutes les circonvolutions et se termine en cul-de-sac sous la coupole où il laisse libre l'hélicotrême. Le canal du limaçon est rempli par l'endolymphe, tandis que les deux rampes renferment de la périlymphe.

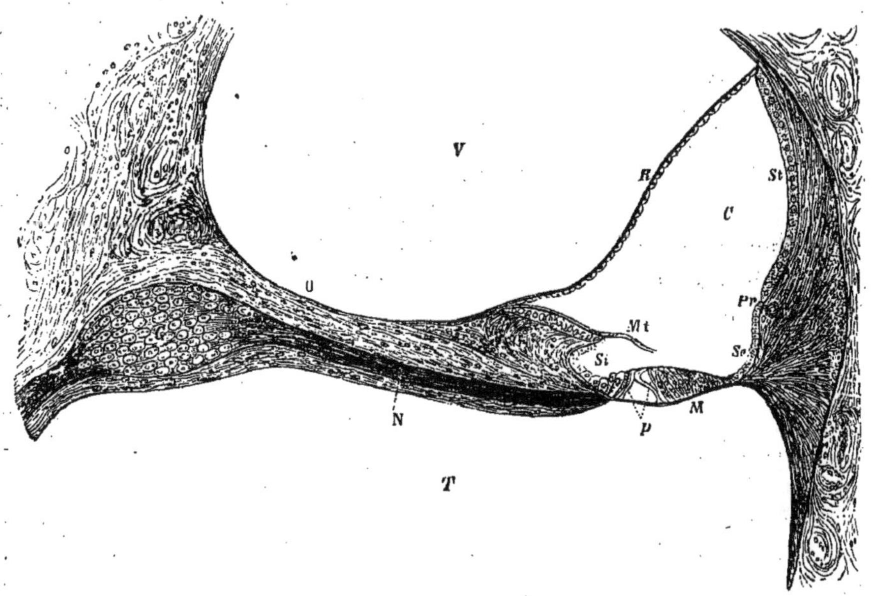

Fig. 72. — Coupe transversale d'un tour de spire du limaçon chez le cobaye (d'après Toldt).

C, canal cochléaire.— *Cr*, crête du vestibule. — *G*, ganglion spiral. — *L*, ligament spiral.— *M*, membrane basilaire supportant l'organe de Corti. — *Mt*, *membrana tectoria* ou de Corti. — *O*, lame spirale osseuse. — *P*, piliers de l'organe de Corti. — *Pr*, proéminence spirale (ligament spiral) avec le *vas proeminens*. — *R*, membrane de Reissner. — *Se*, sillon spiral externe. — *Si*, sillon spiral interne. — *St*, strie vasculaire. — *T*, rampe tympanique.— *V*, rampe vestibulaire. — *N*, faisceau du nerf cochléaire.

Du limaçon part un petit canal qui se rend à la face inférieure du rocher, c'est l'*aqueduc du limaçon ;* il prend naissance dans la rampe tympanique, au-dessus de la crête semi-lunaire, et, comme l'ont démontré les recherches de Weber-Liel, se jette dans l'espace sous-arachnoïdien, qui lui fournit du liquide céphalo-rachidien.

Le *canal cochléaire* renferme les extrémités terminales du nerf cochléaire ; le bord libre de la lame spirale osseuse est bifide (*sillon spiral*) et se termine par deux lèvres, la *lèvre vestibulaire* et la *lèvre tympanique*, dont la supérieure (lèvre vestibulaire) est fortement dentelée. Les dentelures correspondent à des organes particuliers ayant la forme d'un cône renversé, les *dents auditives* (Huschke). La lèvre tympanique se compose de deux lames entre lesquelles passent les filets du nerf cochléaire; ceux-ci traversent la lame spirale qui par suite, vue d'en haut, offre un aspect criblé, ce qui lui a fait donner le nom de *zonula perforata*. Le canal cochléaire renferme deux membranes parallèles dont l'inférieure forme la prolongation de la lèvre tympanique (*membrane basilaire*), tandis que la supérieure constitue un prolongement de la lèvre vestibulaire (*membrane de Corti*). Henle divise la membrane basilaire en une zone externe et une zone interne ; celle-ci renferme les éléments découverts par Corti, qui ont reçu le nom d'*organe de Corti*.

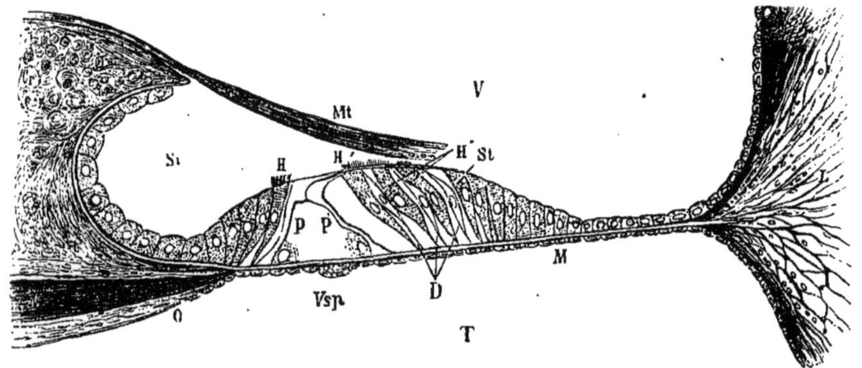

Fig. 75. — Coupe transversale d'un tour de spire du limaçon (d'après Toldt).

Cr, crête spirale. — *D*, cellules de Deiters. — *H*, cellules ciliées internes. — *H'*, cellules ciliées externes. — *L*, ligament spiral. — *M*, membrane basilaire. — *Mt*, *membrana tectoria*. — *N*, faisceau du nerf cochléaire. — *O*, lèvre tympanique de la lame osseuse. — *P*, piliers internes. — *P'*, piliers externes. — *Si*, sillon spiral interne. — *St*, cellules de support de Hensen. — *T*, rampe tympanique. *V*, rampe vestibulaire. — *Vsp*, vaisseau spiral.

Le dessin qui précède présente comme partie essentielle de l'organe Corti les *arcades* (piliers), composés des chevalets (*P*) situés en dedans et des cordes (*P'*) situées en dehors; celles-ci sont plus nombreuses que celles-là; suivant Claudius, il existe environ trois cordes pour deux chevalets.

De chaque côté se trouvent les *cellules de Corti*, appelées encore *cellules ciliées* (*HH'*); en dedans de ces chevalets sont les cellules ciliées internes, en dehors les externes. Dans les interstices des cellules ciliées externes se trouvent les *cellules de Deiters* (*D*). Des extrémités supérieures des cellules ciliées et des cellules de Deiters on voit les *cellules de Claudius* se porter en dehors; les extrémités contiguës des arcs de Corti renferment les cellules basilaires internes et externes.

La membrane basilaire présente au microscope une striation transversale très nette. Au-dessus des éléments supportés par la membrane basilaire se trouve la membrane de Corti servant comme de couvercle à celle-ci.

Vaisseaux. Artères. — Le labyrinthe reçoit du sang artériel en partie de l'artère auditive interne, branche de l'artère basilaire, en partie des rameaux communicants de la caisse (voy. p. 232). L'artère auditive interne se rend avec le nerf auditif dans le méat auditif interne sur le plancher duquel elle se divise en artère vestibulaire et artère cochléaire, la première fournissant au vestibule et aux canaux demi-circulaires, la seconde formant dans le limaçon de nombreuses anastomoses; la branche principale parcourt le canal central du limaçon.

Veines. — Le sang veineux du labyrinthe est repris par les veines vestibulaire et cochléaire qui le portent à la veine auditive interne; celle-ci se jette dans le sinus pétreux supérieur.

Selon Weber-Liel, l'aqueduc du limaçon ne contient pas, comme on l'admet généralement, un ramuscule veineux, mais du golfe de la veine jugulaire interne ou du sinus pétreux inférieur part une petite veine qui se rend à l'aqueduc du limaçon, passe dans un orifice osseux situé à sa partie antérieure et se rend, à travers un petit canal particulier distant d'un millimètre environ de l'aqueduc, à la rampe tympanique dans laquelle elle se jette tout au voisinage de l'orifice du canal cochléaire.

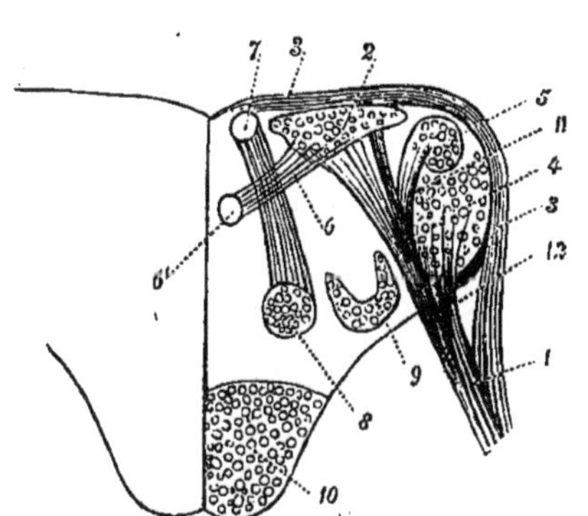

Fig. 74. — Schéma de l'entrée du nerf auditif dans le bulbe.

1, nerf auditif. — 2, noyau du nerf. — 3, stries acoustiques. — 4, corps restiforme. — 5, *funiculus cuneatus et gracilis*. — 6, entrée du nerf dans son noyau. — 6', coupe du cordon du nerf auditif. — 7, coupe du facial. — 8, noyau du facial. — 9, portion sensorielle du *lemniscus*, corps frangé de l'olive. — 10, pyramide. — 11, filets du nerf auditif se rendant au *funiculus cuneatus et gracilis* (et au cervelet). — 12, filets du nerf auditif se rendant au corps restiforme (et au cervelet).

Les *lymphatiques* du labyrinthe sont encore inconnus.

Nerfs. — Le labyrinthe est innervé par le nerf auditif. L'origine de ce nerf, ainsi que ses relations avec les différentes parties des centres nerveux, sont encore en grande partie entourées d'obscurité. Ainsi qu'il résulte de ce schéma donné par Huguenin[1] (fig. 74), le cordon de l'auditif pénètre dans le bulbe à la partie tout à fait inférieure de la protubérance; à ce niveau il émet des filets se rendant aux stries acoustiques (3), lesquels contournent le corps restiforme (4) et traversent transversalement le plancher du quatrième ventri-

[1] Emprunté à un mémoire de Brunner dans *Arch. für Aug. u. Ohrenbh.* (II, 1, 1871, p. 89).

cule, pour disparaître une fois arrivés à la ligne médiane; quelquefois, à peine arrivés au bord de ce ventricule, ils s'enfoncent dans la profondeur du bulbe. Suivant Meynert, ces filets proviennent du pédoncule cérébelleux opposé par des fibres arquées pénétrant obliquement dans la profondeur; du tronc principal du nerf auditif se détache un autre faisceau de fibres qui gagne le noyau du nerf (2); 3° il émet ensuite des fibres se rendant au *funiculus cuneatus et gracilis* (5) sensitif); au corps restiforme (4) moteur), et au noyau auditif accessoire de Stilling (noyau auditif antérieur), petit ganglion situé dans le cervelet, au voisinage du corps restiforme.

Comme *noyaux de l'auditif*, points de terminaison du nerf jusqu'ici découverts dans le bulbe, on décrit trois amas ganglionnaires différents; ce sont : 1° l'amas de cellules le plus externe, partiellement accolé au corps restiforme. Il est situé en dehors du point où l'acoustique pénètre dans le bulbe et a reçu le nom de noyau antérieur. Dans sa partie supérieure, on peut suivre la portion intermédiaire de Wrisberg souvent réunie à l'auditif; 2° le noyau interne de l'auditif qui se trouve dans le quatrième ventricule; 3° le noyau externe situé en dehors du noyau interne auquel il est probablement relié; il occupe le segment interne du pédoncule cérébelleux (*funiculus cuneatus et gracilis*).

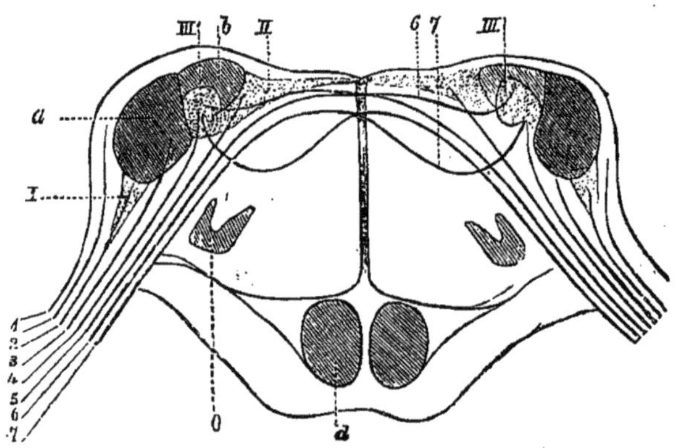

Fig. 75. — Schéma de la division de l'auditif dans le bulbe.

I, noyau antérieur. — II, noyau interne. — III, noyau externe de l'auditif. — *a*, corps restiforme. — *b*, segment interne du pédoncule cérébelleux (*funiculus cuneatus et gracilis*). — *d*, pédoncule cérébral. — *v*, racine ascendante du trijumeau. — 1, racine externe ou supérieure de l'auditif. — 2, racine provenant du noyau antérieur, nerf intermédiaire de Wrisberg. — 3, racine venant du corps restiforme. — 4, racine venant du noyau externe. — 5, racine venant du noyau interne. — 6 et 7, racines entre-croisées de Meynert provenant du noyau externe du côté opposé.

Au schéma représentant la division de l'auditif dans le bulbe j'en ajoute un second, également d'Huguenin, qui permettra de mieux s'orienter[1].

Dans sa *portion périphérique*, le nerf auditif est accompagné par le facial

[1] *Pathologie générale du système nerveux*, 1re partie, 1873, p. 179.

et le nerf de Wrisberg; à la base du méat auditif interne, il se divise en nerf du vestibule et nerf du limaçon.

Le *nerf du vestibule* se renfle un peu en abandonnant le tronc de l'auditif et forme l'intumescence gangliforme de Scarpa. Puis il se divise en trois branches, la *branche supérieure* qui, traversant la lame criblée supérieure sur le plancher du méat auditif interne, se rend à l'utricule ainsi qu'aux ampoules des canaux demi-circulaires vertical supérieur et horizontal; les filets terminaux sont en connexion avec l'épithélium particulier à ces organes. La *branche moyenne* traverse la tache criblée moyenne et se rend au saccule; la *branche inférieure* gagne l'ampoule du canal demi-circulaire vertical inférieur à travers un canalicule osseux particulier.

Le *nerf du limaçon* passe à travers la partie interne du méat auditif interne pour pénétrer dans la base de la cochlée et émet en outre un rameau pour le saccule (*petit nerf sacculaire*). Quant à la branche principale du nerf cochléaire, elle se rend au sommet du limaçon en parcourant son axe. De la columelle, les filets nerveux irradient en éventail dans la lame spinale osseuse où ils forment un enchevêtrement semé de cellules ganglionnaires (*zone ganglionnaire*). Ce plexus occupe le segment inférieur du canal spiral de la columelle (voy. plus haut). De la zone ganglionnaire, les filets nerveux abandonnent la lame osseuse et pénètrent à travers la zone perforée dans la rampe moyenne pour se terminer dans l'organe de Corti (voy. fig. 72 et 73).

2. **Développement.** — Le nerf auditif provient de la masse encéphalique postérieure sous la forme d'un renflement plein, tandis que le *labyrinthe* résulte d'une invagination ampullaire de l'ectoderme. La vésicule labyrinthique s'isole plus tard et reste creuse (par opposition avec la vésicule oculaire primitive). Le feuillet moyen du blastoderme (mésoderme) fournit les enveloppes membraneuses et les enveloppes externes primitivement cartilagineuses, puis osseuses, du labyrinthe. La vésicule labyrinthique en s'isolant offre un aspect piriforme et se divise en une partie inférieure arrondie (le *vestibule*) et une partie supérieure allongée (*recessus labyrinthi*) qui se transformera en aqueduc du vestibule. Plus tard, par l'invagination des parois apparaissent les canaux demi-circulaires et le canal du limaçon (*ductus cochlearis*, *canalis cochleæ*, Reissner) que relie à la cavité du vestibule un canal (*canalis reuniens*, Hensen) qui existe aussi chez l'adulte. Dans le vestibule se trouvent deux espaces distincts, l'utricule, situé en arrière, dans lequel s'abouchent les canaux demi-circulaires, et le saccule, situé en avant, relié au canal cochléaire par le *canalis reuniens* déjà mentionné. L'utricule et le saccule sont mis en communication, d'après Bœttcher, par l'extrémité bifurquée du canal cochléaire, la branche de communication du saccule étant plus large que celle de l'utricule (Kölliker).

Par suite d'un travail de résorption dans le tissu conjonctif qui entoure la cavité labyrinthique primitive, on voit apparaître les cavités du futur labyrinthe osseux, c'est-à-dire les canaux demi-circulaires osseux, la cavité du vestibule osseux, et les deux rampes du limaçon.

Le *limaçon* présente déjà dans la huitième semaine un tour de spire complet et ses deux tours et demi dans la onzième semaine environ. Chez l'homme, on aperçoit nettement les dents dans le limaçon au quatrième mois. Comme l'a démontré le premier Kölliker, les parties situées autour des terminaisons nerveuses dans le limaçon se forment aux dépens de l'épithélium épaissi de la paroi tympanique du canal cochléaire, y compris les fibres de Corti que l'on voit apparaître chez l'homme au cinquième mois de la vie fœtale aux dépens de cellules épithéliales allongées. *L'ossification* du labyrinthe cartilagineux se fait d'après Vrolik successivement : 1° sur le premier tour de spire et dans la région du promontoire; 2° sur le pont reliant le méat auditif interne à l'hiatus du canal de Fallope; 3° au niveau de la branche commune des deux canaux demi-circulaires verticaux; 4° sur le limaçon.

II. — Physiologie.

La fonction du *vestibule* n'est pas encore établie d'une façon certaine. Helmholtz admettait que l'excitation des nerfs vestibulaires présidait à la perception des bruits, tandis que le limaçon constituait l'organe de perception des ondes sonores rhythmées; mais il a lui-même abandonné récemment cette théorie. S. Exner a en effet démontré que, pendant la perception des bruits, nous distinguons leur place dans l'échelle musicale, et que par conséquent les bruits doivent être perçus par l'appareil qui distingue la hauteur des sons.

Les *otolithes*, une fois mis en mouvement par le liquide labyrinthique, se déplacent plus lentement que la lymphe par suite de leur pesanteur spécifique et déterminent une irritation mécanique prolongée sur les terminaisons nerveuses du labyrinthe membraneux.

Comme le remarque Erhard, cette irritation semble être nécessaire aux cils auditifs; du moins les écrevisses, qui perdent leurs otolithes en changeant de peau, prennent toujours une autre petite pierre qui leur servira de nouvel otolithe.

Flourens a démontré le premier que les *canaux demi-circulaires* doivent être considérés comme *organes de l'équilibre*. La *section* du *canal membraneux horizontal* produit un mouvement rapide de la tête d'un côté à l'autre suivant une direction horizontale, avec oscillations simultanées des yeux; en même temps, l'animal (on expérimente ordinairement sur les pigeons) tend à tourner autour de son axe vertical. La section du canal inférieur vertical (*antéro-postérieur*) donne lieu à des mouvements de la tête en avant et en arrière avec propulsion en arrière. La blessure du canal supérieur vertical (*transversal*) détermine des mouvements de la tête en avant et en arrière avec propulsion en avant. Les sections multiples produisent des perturbations mixtes dans les mouvements.

La lésion des canaux osseux n'a pas d'influence sur l'équilibre; celui-ci n'est troublé qu'après la blessure des canaux membraneux.

Des recherches de Breuer il résulte qu'en touchant légèrement chez le pigeon les canaux demi-circulaires auparavant mis à nu on produit un mouvement brusque de la tête vers l'ampoule du même canal[1].

Les observations de Flourens, Goltz et autres auteurs, démontrent que dans le cas de section unilatérale des canaux membraneux le rétablissement progressif des mouvements normaux est possible, tandis qu'il est toujours incomplet quand la lésion est bilatérale.

Il n'est pas vrai que ces phénomènes soient dus à une action exercée sur l'ouïe, et Flourens faisait déjà observer que chez les animaux opérés l'ouïe restait intacte[2], tandis que la destruction du limaçon anéantissait l'audition sans qu'on pût remarquer le moindre trouble dans la coordination des mouvements. Il ne s'agit pas là non plus d'une perception consciente, puisque, comme l'avait déjà démontré Flourens, l'ablation des hémisphères cérébraux reste sans influence sur ces troubles de coordination. Vulpian et Brown-Séquard admettent qu'ils sont de nature réflexe, mais cette explication ne peut s'appliquer à des animaux qui, après la guérison complète de leur blessure, présentent encore des troubles de l'équilibre. Ce qui est certain, c'est qu'il y a une modification dans les impressions sensorielles qui agissent sur les organes centraux de la coordination.

Brown-Séquard et Goltz ont vu survenir aussi des troubles de l'équilibre après la section du nerf acoustique dans le crâne. Outre Flourens, Goltz, Mach, Breuer, Brown-Séquard et Cyon principalement admettent que la fonction des canaux demi-circulaires consiste à maintenir l'équilibre; voici de quelle façon on peut s'expliquer cette fonction : les impressions particulières qui prennent naissance dans les canaux demi-circulaires résultent des variations de pression de l'endolymphe; celle-ci est en repos lorsque la tête est immobile, tandis que quand elle se déplace la pression atteint son maximum dans l'ampoule à ce moment la plus inférieure. Par suite, lorsque la tête est inclinée latéralement, la plus grande variation de pression se fera dans le canal horizontal, le liquide s'échappant de l'ampoule du côté vers lequel la tête se déplace; l'ampoule correspondante du côté opposé se trouve soumise au même moment à une pression plus forte par suite de l'irruption de l'endolymphe. Par ces variations de pression, nous pouvons juger de la position de notre tête. Comme il existe trois canaux perpendiculaires les uns sur les autres, nous pourrons avoir conscience d'une position quelconque de notre tête.

[1] Le docteur Breuer a eu l'obligeance de faire cette expérience devant moi.

[2] Cela est encore démontré par le cas de Moos, dans lequel, chez un individu qui avait toujours bien entendu, on trouva à l'autopsie les canaux demi-circulaires représentés par quatre petits moignons.

Quand les hémisphères ne sont pas enlevés, toute perturbation apportée dans la perception ampullaire détermine, outre des troubles de coordination, une sensation de vertige. Dans ses expériences sur la section des canaux demi-circulaires, Czermak a observé aussi le vertige.

Le *limaçon* doit être considéré comme l'*organe de l'audition*. L'excitation des filets terminaux du nerf cochléaire a lieu par l'intermédiaire du liquide labyrinthique dans lequel se trouvent plongées les parties molles de la rampe.

Le liquide labyrinthique est principalement ébranlé par les oscillations de l'air qui mettent d'abord en mouvement la base de l'étrier dans la fenêtre ovale et aussi la membrane ronde (*transmission aérienne*); une petite partie seulement des ondes de condensation et de raréfaction pénètre par les os jusqu'au labyrinthe en tournant l'appareil conducteur du son (*transmission osseuse*).

Il faut cependant remarquer que, lorsqu'on applique une source sonore sur les os du crâne, la transmission osseuse n'est pas seule en jeu; l'air renfermé dans la caisse entre aussi en vibration et, à l'état normal, transmet ses mouvements aux fenêtres du labyrinthe.

D'après Helmholtz, le rôle mécanique de l'appareil de transmission pendant l'audition par l'air est de transformer les mouvements d'une grande amplitude et de faible intensité en mouvements de faible amplitude et de grande intensité.

Toutes les fois que l'étrier s'enfonce vers le vestibule, le liquide labyrinthique fuit, la cloison membraneuse du limaçon, d'après Helmholtz, étant vraisemblablement pressée vers la rampe tympanique. A son tour le liquide de la rampe tympanique refoule la membrane ronde du côté de la caisse ou s'échappe peut-être en partie par l'aqueduc du limaçon.

Il en résulte que la membrane ronde, à chaque enfoncement de l'étrier dans le vestibule, sort de la fenêtre ronde dans la caisse, et s'enfonce au contraire dans la rampe tympanique pendant les mouvements de l'étrier en dehors. Suivant le système d'ondes qui agit sur l'appareil conducteur, la rapidité avec laquelle le liquide labyrinthique est refoulé en dedans ou en dehors varie; elle augmente quand le son devient plus aigu et diminue quand il devient plus grave.

D'après l'*hypothèse d'Helmholtz sur la fonction de la membrane basilaire*, cette membrane doit être considérée comme un système de cordes juxtaposées qui suivant leur longueur ou leur tension entrent en vibration sous l'influence de certains sons, ces vibrations excitant les filets du nerf cochléaire qui les innervent. D'après les recherches de Hensen et Hasse, l'accord des différentes parties de la membrane basilaire pour certains sons est dû à ses différences de largeur; elle présente sa plus grande étroitesse à son point d'origine (portion vestibulaire) et devient de plus en plus large jusqu'à la coupole du limaçon; par suite les parties inférieures serviraient à la perception des sons graves et les parties supérieures à celle des sons élevés.

Chaque son fait vibrer un nombre déterminé de fibres sans que cependant les fibres voisines gardent un repos absolu; c'est ce qui explique d'après Helmholtz cette particularité qu'une gamme ascendante continue détermine dans notre oreille une sensation également continue et non successive, ainsi que cela devrait avoir lieu, si chaque partie de la membrane basilaire vibrait isolément. Il faut encore observer qu'en général un son renferme un certain nombre d'harmoniques et par suite excite simultanément les différents groupes de fibres correspondant à ces sons. « L'accord se décompose en ses différentes notes, et chaque note en ses différents harmoniques » (Helmholtz). Tout son produit donc dans notre oreille des vibrations pendulaires correspondant au son fondamental et aux harmoniques; mais une oreille non musicale ne perçoit qu'un son unique.

J'ajouterai au point de vue de la perception auditive, que par suite de mes observations, la perception est irréguliere pour les sons de faible intensité et qu'elle peut même devenir momentanément nulle lorsque la source sonore agit d'une façon prolongée. Cette particularité est analogue à ce phénomène d'optique observé par Helmholtz qui consiste dans la disparition et la réapparition d'impressions lumineuses de faible intensité.

L'existence d'une perception sonore prolongée, analogue aux perceptions lumineuses prolongées, n'a pas été démontrée jusqu'ici avec certitude.

Il ne faut pas confondre avec une perception sonore prolongée proprement dite la sensation subjective éveillée pour un temps plus ou moins long par la perception d'un son et due à l'excitation cérébrale. Ce phénomène est quelquefois très marqué et se manifeste, par exemple, par la perception subjective du tic tac de la montre, de bruits ou de mélodies pendant plusieurs heures même. Il n'est pas rare de voir l'intensité de ces sensations subjectives varier notablement; ces variations sont analogues à l'apparition et à la disparition des impressions lumineuses.

Centres auditifs. — Nous n'avons étudié jusqu'ici que la fonction des filets périphériques du nerf de l'ouïe dans le labyrinthe; il nous reste à rechercher l'importance physiologique des fibres centrales du nerf dans leur connexion avec les différentes parties des centres nerveux.

Le nerf auditif émergeant de ses noyaux est en connexion avec le *centre réflexe* de la moelle allongée. C'est ce qui explique, comme le remarque Benedict, le tressaillement pendant les bruits, et le déplacement de la tête vers la source sonore avec mouvements simultanés de l'appareil musculaire qui occupe l'entrée du conduit auditif. On sait l'importance considérable qui revient à l'oreille au point de vue de l'impulsion motrice.

Les différentes racines de l'acoustique ont probablement chacune une fonction différente, ce qui expliquerait suivant Benedict que dans certains cas pathologiques l'ouïe reste intacte pour les sons inarticulés, tandis qu'elle est défectueuse pour les sons rhythmés, de sorte que les bruits sont bien entendus et la parole ne l'est pas ; il est encore probable que l'association des sons articulés avec telle ou telle idée n'existe pas et qu'il faut l'acquérir graduellement.

Comme l'ont démontré Clarke et Meynert, le nerf auditif est relié par l'intermédiaire du corps strié au cervelet qui constitue l'organe central de la conservation de l'équilibre. A ce point de vue, comme le remarque Ferrier[1], la concordance entre les phénomènes résultant de la blessure des canaux demi-circulaires et ceux que produisent la destruction ou l'ablation de certaines parties du cervelet est très remarquable. La blessure du canal supérieur vertical produit un trouble de l'équilibre d'arrière en avant autour d'un axe horizontal, absolument comme la destruction du *vermis superior* dans sa partie antérieure. De même les phénomènes résultant de la blessure du canal demi-circulaire inférieur vertical (mouvement en arrière) concordent avec ceux que produit la blessure de la partie postérieure du lobe du cervelet, et enfin les mouvements latéraux ou giratoires dus à l'irritation ou à la blessure du canal horizontal concordent avec ceux des lobes latéraux du cervelet. Enfin le vomissement observé par Czermak à la suite de la section des canaux demi-circulaires est très fréquent dans les affections du cervelet.

Sur la foi d'observations cliniques et de recherches expérimentales, on a admis dans ces derniers temps l'existence d'un *centre acoustique sensoriel ;* on comprend toute l'importance de cette découverte, si elle se confirme, car elle explique bien des phénomènes de pathologie auriculaire restés jusqu'à présent obscurs.

Wernicke a conclu le premier de ses autopsies, et Ferrier a démontré expérimentalement qu'en un point de la convexité du cerveau, dans la circonvolution temporale supérieure, existe le centre sensoriel du nerf auditif[2].

La substance corticale de ce lobe, auquel Meynert attribue des fonctions sensorielles, est rangée par Betz dans les zones corticales sensorielles.

Wernicke regarde la première circonvolution temporale comme le centre des images sonores, comme le siège de la mémoire des sons ; sa lésion a pour conséquence une « aphasie sensorielle », un trouble très considérable de la parole désigné par Kussmaul sous le nom de *surdité des mots* (Worttaubheit). L'irritation de la première circonvolution temporale produit, selon Ferrier, la rétraction et le redressement rapides du pavillon de l'oreille opposée, l'ouverture considérable des paupières, la dilatation des pupilles ainsi que la rotation de la tête et des yeux du côté opposé. Ferrier

[1] *Les fonctions du cerveau*, trad. française, 1879.
[2] Kahler et Pick, *Contrib. à l'anatomie pathologique du système nerveux central* (Extrait du *Prager Vierteljahrschrift*, vol. 141 et 142. Leipzig, 1879), donnent toute la bibliographie relative à ce sujet ; voy. aussi Ferrier.

a obtenu les mêmes résultats sur les chats, les chiens, les lapins et le chacal. L'anéantissement du sens de l'ouïe a toujours lieu dans l'oreille opposée au côté opéré (confirmé par Luciani et Tamburini). Les expériences faites ultérieurement par Munk sur des chiens ont aussi montré qu'il survenait une véritable « surdité intellectuelle » (Seelentaubheit) quand le lobe temporal était extirpé jusqu'auprès de sa face inférieure. Munk démontra en outre que sur des chiens dont il avait détruit l'oreille le lobe temporal, centre sensoriel, avait un volume plus petit qu'à l'ordinaire, tandis que le lobe occipital avait subi un développement exagéré. Il constata en outre ce fait intéressant que, chez un chien sur lequel il avait extirpé les lobes temporaux, la surdité intellectuelle disparut graduellement dans l'espace d'un mois. Suivant Munk, ces faits prouvent que la sphère auditive est plus étendue. L'observation clinique a démontré également que la surdité des mots pouvait disparaître.

Relativement au *nerf intermédiaire de Wrisberg*, qui pénètre dans le méat auditif interne avec le facial et l'acoustique, j'ai déjà dit qu'il possède des *filets vaso-moteurs*, comme les expériences de Cl. Bernard l'ont mis hors de doute; par suite il faut admettre que ce nerf amène des filets vasomoteurs au labyrinthe.

L'*excitation réflexe du nerf auditif* et des centres acoustiques se produit souvent par l'intermédiaire du trijumeau. Ainsi on observe l'apparition de sensations sonores subjectives par des frottements exercés sur le tragus (p. 75), par les irritations dans le conduit auditif (p. 96), dans le nez (p. 208), et l'apparition de surdité et de bourdonnements à la suite d'une névralgie du trijumeau (voy. plus bas).

B. — PATHOLOGIE DE L'OREILLE INTERNE, DU NERF AUDITIF ET DES CENTRES ACOUSTIQUES.

Labyrinthe

I. — Anomalies.

1. Anomalies de développement. *a. Par défaut.* — L'*absence complète du labyrinthe* et du nerf auditif a été observée par Michel, l'état rudimentaire du labyrinthe par Montain (rapporté par Saissy) et par Schwartze. Moos a vu une fois la capacité du labyrinthe diminuée.

Hyrtl a constaté l'absence de l'*aqueduc du vestibule*. Le même auteur a vu sur une préparation les *canaux demi-circulaires* remplacés par de petites excavations du vestibule; leur absence a été mentionnée en outre par Cock, Bochdalek, Mürer, Schwartze, entre autres auteurs. Toynbee décrit des préparations où les canaux membraneux manquaient en totalité ou en partie, ou bien se terminaient en cul-de-sac, les canaux osseux étant conservés. Claudius rapporte que chez les hémiacéphales il a toujours trouvé les canaux demi-circulaires confluents et les tours de spire du limaçon incomplets. Buhl et Hubrich font observer que les canaux demi-circulaires incomplets ne se rencontrent que dans un labyrinthe dont le limaçon a subi un arrêt de développement, tandis qu'un limaçon anormal coïncide souvent avec des canaux demi-circulaires normaux.

Ces auteurs rapportent plusieurs cas d'arrêt de développement du *limaçon*, qui tantôt présente une faible courbure, tantôt des tours de spire incomplets. Hyrtl, puis Voltolini (chez un hémiacéphale), ont vu le limaçon constitué par une vésicule, c'est-à-dire arrêté à son premier stade de développement.

b. Par excès. — Hyrtl rapporte un cas où l'*aqueduc du vestibule* était double; Buhl et Hubrich ont vu le *limaçon* présenter 3 tours de spire au lieu de 2 1/2.

2. **Anomalies de dimension.** — Moos, Schwartze et Magnus ont vu la cavité du *vestibule* rétrécie par une saillie osseuse provenant de la fenêtre ovale.

Bochdalek et Hyrtl ont constaté un rétrécissement des *canaux demi-circulaires*, Toynbee les a vus oblitérés en un point, Ilg en a vu la lumière remplie par une masse osseuse.

Hyrtl décrit un cas de dilatation colossale de l'*aqueduc du vestibule* qui présentait une embouchure semblable aux canaux demi-circulaires ; Dalrymple et Mondini ont fait des observations du même genre. Dalrymple a observé en outre une dilatation considérable de l'*aqueduc du limaçon* se terminant en cul-de-sac du côté de la rampe tympanique.

3. **Anomalies de connexion.** — L'absence complète des fenêtres du labyrinthe ou de l'une d'entre elles a été mentionnée par Cock, Hyrtl et Zuckerkandl (voy. p. 344) ; dans une observation rapportée par Hyrtl, la fenêtre ronde s'ouvrait dans le vestibule au lieu du limaçon. Il en était de même dans un cas de Dardel. Voltolini a vu le *canal cochléaire* fermé par une membrane perforée en son milieu. Moos a constaté un rétrécissement osseux entre le vestibule et le limaçon.

4. **Otolithes.** — On peut les trouver en quantité moindre qu'à l'ordinaire ou en très petit nombre (Voltolini) ; dans d'autres cas plus fréquents, ils peuvent être innombrables et ils remplissent quelquefois complètement le labyrinthe membraneux.

Voltolini a vu chez un individu qui avait été atteint de carie le vestibule rempli par une masse blanchâtre composée de tissu conjonctif épaissi, de vaisseaux sanguins et d'otolithes en quantité innombrable.

Pappenheim, Lucae, Voltolini, Moos et d'autres auteurs ont trouvé une grande quantité d'otolithes dans les canaux demi-circulaires.

Suivant Moos, l'augmentation des otolithes dans les cas de carie pourrait dépendre d'une transformation calcaire.

Chez un phthisique qui n'avait jamais été sourd, Weber-Liel a trouvé un otolithe d'une grosseur extraordinaire.

5. **Anomalies de consistance.** — Ainsi que Krombholz l'a vu une fois, la capsule osseuse du labyrinthe peut offrir une résistance moindre par suite d'insuffisance de son tissu osseux; inversement elle peut offrir une résistance excessive par éburnation, comme Bochdalek l'a vu pour les canaux demi-circulaires.

II. — Solutions de continuité.

Elles résultent de traumatismes ou d'ulcérations.

1. **Traumatismes.** — Les traumatismes du labyrinthe sont dus soit à une cause nocive agissant directement, soit à un fort ébranlement. Comme lésion directe, il faut mentionner une fracture du rocher passant par le labyrinthe (voy. sur l'écoulement de sérosité, p. 240), dans des cas plus rares la pénétration de corps étrangers (projectiles, instruments, etc.) de dehors en dedans.

Les ébranlements, agissant comme cause indirecte, résultent d'une chute, d'un coup, etc., et peuvent produire des solutions de continuité du labyrinthe osseux ou du labyrinthe membraneux.

2. **Ulcérations.**—Les solutions de continuité de la capsule labyrinthique résultant de lésions ulcéreuses sont particulièrement fréquentes au niveau des fenêtres et sur le canal demi-circulaire vertical ou sur l'horizontal[1]. Outre la carie et la nécrose du labyrinthe osseux, les affections suppuratives du voisinage, en se propageant le long des tractus conjonctifs, des vaisseaux et des nerfs, peuvent déterminer la destruction des parties molles dans le labyrinthe; une tympanite aiguë peut produire l'ouverture des fenêtres du vestibule.

Les *symptômes de la perforation brusque d'une fenêtre labyrinthique* consistent d'après Bœters en un violent vertige avec nausées et vomissements; ces symptômes peuvent encore se produire pendant une irrigation dans le cas où il existe une communication anormale de la caisse et du labyrinthe, quand l'eau pénètre dans l'oreille interne (cas de Schwartze).

Tandis que la carie et la nécrose s'étendent plus fréquemment de la caisse à la paroi labyrinthique et au conduit demi-circulaire horizontal (un cas de Toynbee), la perforation de cette paroi est extrêmement rare du vestibule vers la caisse.

Burckhardt-Merian en a publié un exemple; il s'agissait d'un sarcome de la dure-mère qui avait pénétré dans le vestibule et s'étendant plus loin avait perforé la paroi tympanique interne; au niveau de la perforation on trouvait des excroissances polypeuses qui faisaient saillie dans la caisse.

[1] Le canal demi-circulaire supérieur vertical, comme le dit Zuckerkandl, et comme je l'ai constaté moi-même sur une préparation, offre quelquefois une déhiscence qui le fait communiquer avec la cavité crânienne, le temporal étant du reste parfaitement normal.

III. — Anémie, Hyperémie, Hémorrhagie.

1. **Anémie.** — L'anémie du labyrinthe succède au rétrécissement ou à l'oblitération de l'artère auditive interne ou de l'artère basilaire. Dans un cas de surdité brusque, Friedreich trouva une embolie de l'artère basilaire. On ignore à quel degré le labyrinthe participe à une anémie générale.

2. **Hyperémie.** — Elle peut être partielle ou totale et reconnaît des causes générales ou locales. Parmi les maladies générales qui la provoquent il faut citer en premier lieu la fièvre typhoïde et la scarlatine.

Dans un cas de dothiénentérie, Passavant constata l'hyperémie du tour de spire inférieur du limaçon. — Schwartze, dans cette maladie, constata à maintes reprises une hyperémie étendue du labyrinthe; il rappelle que dès 1813 Marcus appelait l'attention sur cette lésion dans la fièvre typhoïde.

Les autres causes sont : les troubles circulatoires dans les maladies des poumons et du cœur, l'obstacle à l'écoulement du sang veineux de la tête dû à des tumeurs du cou (scrofule, etc.), à la strangulation, etc. Le labyrinthe doit être également le siège d'une hyperémie passive dans le cas d'oblitération des vaisseaux veineux qui servent à l'écoulement d'une partie du sang du labyrinthe (thrombose du sinus pétreux supérieur ou inférieur, de la jugulaire interne, etc.).

Schwartze mentionne encore l'hyperémie due à des troubles de l'innervation vaso-motrice chez les hystériques. Par contre, d'après ses recherches anatomiques, il considère que l'hyperémie consécutive aux inflammations de l'oreille moyenne, qu'Hinton regarde comme fréquente, est tout à fait exceptionnelle, même dans les tympanites aiguës les plus intenses.

3. **Hémorrhagie.** — Elles succèdent aux traumatismes produisant une solution de continuité et à toutes les causes de congestion.

Relativement aux traumatismes, il faut remarquer qu'une cause en apparence insignifiante peut donner lieu à des symptômes qui permettent de conclure à un épanchement hémorrhagique dans le labyrinthe et même dans les centres auditifs : ainsi un de mes malades était devenu absolument sourd d'une oreille à la suite d'un éternument.

Ces hémorrhagies sont notablement favorisées par un état pathologique antérieur des parois des vaisseaux.

Moos rappelle que Toynbee a observé une hémorrhagie labyrinthique congénitale; il a vu aussi la goutte, la fièvre typhoïde, la scarlatine, la rougeole et les oreillons donner lieu à des hémorrhagies de l'oreille interne.

Passavant et Politzer ont trouvé de petites ecchymoses dans le vestibule chez des individus morts de fièvre typhoïde, Lucae dans les canaux demi-circulaires après labyrinthite suppurée, Heller dans les canaux demi-circulaires et le limaçon dans le cas de méningite cérébro-spinale, etc.

Comme résidu de l'hémorrhagie antérieure, on trouve assez fréquemment dans le labyrinthe, l'oreille étant d'ailleurs normale, des amas de pigment; Voltolini a publié une observation du même genre.

Symptômes. — C'est à un épanchement de sang dans le labyrinthe ou dans les centres auditifs qu'il faut vraisemblablement rapporter cet ensemble de symptômes (vertige, nausées, bourdonnements et surdité) qui surviennent brusquement, sans cause appréciable, chez les adultes principalement (Ménière).

IV. — Inflammation du labyrinthe.

Ces inflammations n'ont été jusqu'ici étudiées avec soin que dans un petit nombre de cas. La labyrinthite est aiguë ou chronique. La *labyrinthite aiguë* offre plusieurs degrés d'intensité; tantôt elle détermine rapidement la production d'un exsudat séro-sanguinolent, tantôt elle revêt la forme suppurative; elle peut être encore primitive ou consécutive.

D'après Voltolini, la labyrinthite primitive aiguë n'est pas rare chez les enfants (voy. plus bas).

La labyrinthite consécutive peut résulter d'une fissure de la capsule osseuse, et dans ce cas l'inflammation peut se propager jusqu'à la cavité crânienne.

Dans deux cas de Politzer et Voltolini terminés par la mort, à la suite d'une chute sur la tête, il survint une perte de connaissance, des vomissements, du vertige et des bourdonnements avec surdité absolue. L'autopsie démontra l'existence d'un exsudat purulent et hémorrhagique dans le labyrinthe, avec méningite basilaire suppurée consécutive.

La propagation de l'inflammation du labyrinthe à la cavité crânienne n'est nullement constante, le pus peut se concréter dans le labyrinthe et même se limiter par une membrane dans le méat auditif interne du côté de la cavité encéphalique (cas de Wendt).

Une déchirure des parties molles du labyrinthe ainsi qu'un épanchement hémorrhagique peuvent entraîner une inflammation consécutive des parties restées intactes. Quelquefois la cause de l'inflammation consécutive de l'oreille interne réside dans une violente inflammation et surtout dans la carie et la nécrose de la caisse du tympan.

Il y a alors très vraisemblablement imbibition séreuse du labyrinthe (Schwartze), et, s'il se fait une labyrinthite suppurée, le pus passe dans l'oreille interne, après rupture de la capsule osseuse ou de l'une des fenêtres.

Dans un cas de ce genre où le limaçon renfermait du pus, Lucae trouva la membrane de Corti épaissie; les fibres de Corti et les dents étaient conservées, le malade avait perçu encore la montre appliquée sur le crâne. Chez un malade de Gruber dont le canal demi-circulaire vertical supérieur, ainsi que le démontra l'autopsie, était ouvert, la montre était encore entendue à une distance de deux pieds.

De la cavité crânienne il est exceptionnel de voir une inflammation se propager au labyrinthe.

Heller et Lucea ont trouvé du pus dans le labyrinthe chez des individus morts de méningite cérébro-spinale; suivant Heller, le pus avait dû suivre le tronc du nerf auditif.

L'inflammation consécutive de l'oreille interne peut aussi être due à des troubles vaso-moteurs résultant des maladies du système nerveux central.

L'existence de la *labyrinthite chronique* est prouvée par un certain nombre d'altérations occupant principalement le labyrinthe membraneux. Ainsi Voltolini a vu chez un sourd-muet le labyrinthe membraneux épaissi; Moos a constaté l'épaississement de la lame spirale, puis des détritus granuleux, une infiltration cellulaire et une vascularisation plus grande du labyrinthe membraneux; Schwartze a trouvé dans le vestibule un bloc d'un gris rosé composé de tissu conjonctif jeune; Weber-Liel a vu les canaux demi-circulaires membraneux notablement épaissis et béants. Moos a trouvé une fois le vestibule et les canaux membraneux calcifiés par place, etc.

Quelle signification faut-il attribuer aux *corpuscules amylacés* et aux otolithes que l'on rencontre quelquefois en quantité extraordinaire dans le labyrinthe membraneux? C'est ce qu'il est impossible de dire actuellement. Ces corpuscules ont été trouvés par Lucae dans les canaux demi-circulaires, par Weber-Liel dans le limaçon; une fois Voltolini a vu sur la lame spirale trois globules à couches concentriques, sur lesquels l'acide sulfurique n'avait aucune action.

V. — Carie et nécrose.

La *carie* du labyrinthe accompagne la carie des parties voisines de l'oreille interne.

Il ne semble pas qu'on ait jusqu'ici observé la carie isolée du labyrinthe; les canaux osseux demi-circulaires présentent quelquefois des lacunes, mais, comme on ne constate aucune trace d'inflammation, il faut les considérer comme des déhiscences; du moins on ne peut les attribuer à la carie.

La *nécrose* au contraire est assez souvent indépendante. La carie du labyrinthe reconnaît souvent comme *cause* une tympanite aiguë qui peut se propager facilement à la capsule labyrinthique par suite de la communication qui existe entre les cavités tympanique et mastoïdienne d'une part, et d'autre part le tissu spongieux qui entoure cette capsule (voy. page 434). La nécrose du labyrinthe peut être totale (observé suivant Wilde par Crampton pour la première fois) ou partielle. Il est aussi fréquent de voir la nécrose limitée au limaçon dont l'élimination a été fréquemment observée (voy. plus bas); par contre celle des canaux demi-circulaires seuls semble être extrêmement rare.

Malgré le voisinage de la base du crâne, la propagation de la nécrose à la cavité crânienne n'est nullement constante: aussi la mort en est-elle rarement la conséquence.

Le séquestre passe de l'oreille interne dans la caisse par la paroi labyrinthique et de là dans le conduit auditif ou dans la cavité mastoïdienne. Schwartze rapporte que Niemetschke (de Prague) a vu le labyrinthe nécrosé s'éliminer par le nez.

Par suite des rapports intimes du labyrinthe avec le facial, ce nerf peut être compris dans l'inflammation ; il est encore exposé à être blessé mécaniquement pendant l'élimination du limaçon. On comprend donc que l'élimination du limaçon s'accompagne régulièrement d'une parésie ou d'une paralysie faciale qui peut être passagère, si elle résulte d'une compression du nerf, et définitive, si elle est due à sa destruction totale ou partielle.

Symptômes. — Parmi les autres symptômes, il faut mentionner la surdité résultant de la destruction du labyrinthe membraneux et les troubles de l'équilibre résultant d'une lésion des canaux membraneux demi-circulaires. Ce symptôme n'est pourtant pas constant, ainsi qu'il résulte de deux observations de Gruber et de Guye, dans lesquelles les canaux demi-circulaires étaient nécrosés sans qu'il existât de vertige ; l'ouïe était également conservée.

Sur le cadavre, la nécrose commençante du labyrinthe se reconnaît à la blancheur du tissu malade nettement séparé des parties saines par une ligne de démarcation (Schwartze).

Parmi les autres cas de nécrose du labyrinthe mentionnés dans la littérature médicale, citons encore les suivants : Shaw observa la nécrose d'une grande partie du rocher ; le séquestre comprenait le méat auditif interne et le labyrinthe ; la paralysie faciale resta permanente (dans le cas de Crampton cité plus haut, au contraire, elle ne fut que passagère). — De Troeltsch mentionne une observation d'Agnew, dans laquelle tout le labyrinthe était nécrosé. — Voltolini rapporte un cas d'élimination du labyrinthe avec le conduit auditif chez un enfant de sept ans qui survécut. — Delstanche fils rapporte également un exemple d'élimination de l'oreille interne. — Il faut rapprocher de ces cas l'observation déjà mentionnée de Scotti, dans laquelle, après élimination d'une partie des canaux demi-circulaires, du limaçon et du sommet du rocher avec le méat auditif interne, il survint une anesthésie du nerf auditif et une paralysie du facial et du trijumeau. — Dennert mentionne l'élimination du vestibule, du limaçon et d'une partie des canaux demi-circulaires ; le malade survécut. — Toynbee rapporte un cas d'élimination du vestibule et de la cochlée, un cas d'élimination du vestibule et des canaux demi-circulaires ; Spencer rapporte un cas d'élimination du limaçon et d'une partie des canaux demi-circulaires. — De Troeltsch trouva sur le cadavre la cochlée et l'un des canaux demi-circulaires nécrosés et déjà nettement délimités du tissu osseux voisin. — L'élimination du limaçon seul a été observée par Parreidt, Boeck, Cassels, Gruber et Lucae. — Dans un cas observé par Ménière, le limaçon nécrosé fut enlevé par une irrigation. — Toynbee et Boeke trouvèrent e limaçon au milieu d'un polype qu'ils venaient d'extraire.

VI. — Néoplasmes.

Autant que nous sachions, le labyrinthe est rarement atteint primitivement par les néoplasmes, il l'est en général consécutivement. J'ai déjà mentionné une *tumeur conjonctive* trouvée par Schwartze dans le vestibule. Voltolini a observé une *tumeur fibro-musculaire* siégeant sur la coupole du limaçon. Moos et Burckhardt-Merian ont trouvé des *ostéophytes* et des *exostoses* dans le vestibule. Suivant Bœttcher, les *cholesteatomes* peuvent prendre leur point de départ dans l'épithelium de l'aqueduc du vestibule. Schütz a observé la *tuberculose* de l'oreille interne chez le cochon.

Nerf auditif.

I. — Rameaux périphériques et tronc du nerf auditif.

I. — Anomalies.

1. **Anomalies de développement.** — L'*absence* du nerf auditif a été observée par Michel (voy. page 384); Valsalva et Hyrtl ont vu manquer les branches terminales, c'est-à-dire les nerfs vestibulaire et cochléaire.

2. **Anomalies d'épaisseur. Atrophie.** — Le nerf auditif peut être d'une grande minceur par suite du passage de la plupart de ses fibres dans le facial. Ainsi Bochdalek a vu le nerf auditif droit dans le méat auditif interne abandonner le tiers de ses fibres au facial (voy. Lincke).

L'*atrophie* du nerf résulte tantôt de sa compression, tantôt de la disparition de ses artères. Enfin il peut s'atrophier à la suite d'une lésion de ses noyaux d'origine ou de son organe terminal, le labyrinthe.

Un exemple très intéressant de *compression* due à un sarcome provenant de la protubérance et qui avait pénétré dans le méat auditif interne a été observé par Bœttcher. L'examen très complet du canal cochléaire pratiqué par cet auteur lui fit constater l'absence totale de fibres nerveuses; les bâtonnets et les cordes étaient parfaitement conservés, ainsi que les cellules externes, la membrane basilaire et la membrane réticulée, tandis que les cellules auditives externes et internes étaient atrophiées. Moos cite une préparation de Politzer dans laquelle un carcinome de la selle turcique avait produit la dilatation du méat auditif interne deux fois plus large qu'à l'état normal et l'atrophie du nerf; le malade avait été complètement sourd. — Schwartze, chez un enfant de deux ans, trouva le facial et l'acoustique comprimés par une tumeur tuberculeuse de la dure-mère de la grosseur d'un œuf de pigeon. — Virchow décrit une paralysie de l'acoustique et du facial due à un psammome de la dure-mère. J'ai observé un malade extrêmement sourd qui souffrait d'une névralgie violente du trijumeau; à l'autopsie, on trouva une tumeur fibro-plastique qui prenait son point de départ dans la gaîne du trijumeau, au niveau de la fossette du ganglion de Gasser, et qui avait aplati le tronc du nerf auditif dans le méat auditif interne.

Comme exemple de *nutrition insuffisante*, Schwartze mentionne les épanchements sanguins dans le méat auditif interne, et la périostite de cette partie de l'os, lesquels compriment le nerf; des cas très probants ont été observés par Sœmmering, Toynbee, Zeissl et Hinton (citation de Schwartze). Gull et Ogle (voy. de Trœltsch), Griesinger, ont vu un anévrysme de l'artère basilaire produire l'oblitération des artères du nerf auditif et consécutivement son atrophie.

Quant aux *affections des centres nerveux* qui peuvent entraîner l'atrophie du nerf auditif, il faut mentionner avant tout les lésions du bulbe et du cervelet (voy. plus bas).

Erb admet l'atrophie du nerf auditif due à l'ataxie locomotrice; les recherches de Lucae ne confirment pas cette opinion.

Cette atrophie a été souvent constatée chez les *sourds-muets* (cas de Hyrtl, Voltolini, etc.). Elle n'est nullement constante d'ailleurs (Voltolini) ; suivant Arnold et Moos, une surdité absolue de longue durée n'est pas nécessairement suivie d'altération du labyrinthe et du nerf auditif.

Dans un cas d'ankylose bilatérale de l'étrier, Schwartze ne trouva qu'une dégénérescence unilatérale du nerf auditif; il en conclut qu'il s'agissait alors d'une inflammation ou d'une dégénérescence des fibres du nerf auditif par lésion des centres d'origine du nerf.

3. **Anomalies de consistance.** — Ackermann et Rosenthal (citation de Lincke) mentionnent la *consistance* exagérée du nerf auditif qui formait un cordon dur.

Le *ramollissement* s'observe dans les inflammations du nerf auditif.

II. — Solutions de continuité.

Elles peuvent se produire tantôt brusquement, comme dans les traumatismes, tantôt peu à peu, comme dans les inflammations et les néoplasmes.

Brückner a vu une tumeur encéphalique qui avait tiraillé et rompu le tronc du nerf auditif; Voltolini rapporte une autopsie dans laquelle un sarcome ayant pénétré dans le méat auidtif interne avait complètement divisé le tronc du nerf auditif; cependant, on trouvait encore des fibres nerveuses à double contour au delà du sarcome.

III. — Hyperémie et hémorrhagie.

L'inflammation du nerf auditif provoque l'hyperémie du névrilème, et peut même entraîner une hémorrhagie.

IV. — Inflammation.

Le nerf auditif enflammé est rouge, tuméfié, ramolli, infiltré de pus et plus tard en dégénérescence. Tantôt il est le siège d'une névrite ascendante ayant son point de départ dans le labyrinthe, tantôt il participe à une inflammation occupant la cavité crânienne. C'est alors surtout la méningite simple et la méningite cérébro-spinale qui peuvent produire une névrite acoustique ou comprimer le nerf par l'exsudat (cas de Schwartze). L'inflammation est quelquefois absolument limitée au nerf auditif, et le nerf facial peut rester complètement intact, malgré l'existence d'une méningite basilaire (Heller, Knapp).

V. — Néoplasmes.

Lévêque-Lasource (voy. Lincke) a trouvé un *fibrome* dans le méat auditif interne d'une personne sourde, et Gruber une dégénérescence fibreuse de la gaîne du facial et de l'acoustique. — Sandifort (cité par Moos) a trouvé un petit corps dur cartilagineux au point où le nerf auditif quitte le bulbe. — Fœrster a trouvé un *sarcome* sur le nerf auditif gauche s'étendant jusque dans le méat auditif interne ; d'autres cas de sarcome sont mentionnés par Voltolini et Moos.

Dans le cas de Moos, le nerf auditif servait de pédicule à la tumeur; la lame spirale membraneuse n'était conservée qu'à moitié, les parties délicates en dégénérescence graisseuse, les dents normales, la membrane basilaire sans striation transversale (comparez avec le cas de Bœttcher mentionné plus haut).

Selon Virchow, c'est le nerf auditif qui de tous les nerfs crâniens est le plus souvent atteint par les néoplasmes.

Des *concrétions calcaires* peuvent siéger sur le nerf ou entre ses fibres. Moos a trouvé du phosphate de chaux dans l'épaisseur du nerf auditif, Bœttcher du carbonate de chaux dans le névrilème et dans le périoste du méat auditif interne.

VI. — Anomalies de structure.

La *dégénérescence graisseuse* du nerf a déjà été mentionnée ailleurs ; Meissner, Fœrster, Valtolini, Lucae, Politzer, Hubrich et autres auteurs ont trouvé des *corpuscules amylacés* dans des nerfs atrophiés ou même complètement sains. — Les *amas de pigment* dans le tissu de l'acoustique peuvent être si considérables qu'ils dissocient les fibres nerveuses (cas de Moos).

Lésions du nerf auditif par augmentation prolongée de la pression intra-auriculaire.

Aux états pathologiques du nerf auditif dejà étudiés il faut ajouter les lésions secondaires qui résultent d'une maladie de l'oreille moyenne. Nous avons déjà parlé de l'hyperémie avec imbibition séreuse du labyrinthe dans les inflammations considérables de la caisse.

La pression exercée par la base de l'étrier sur le liquide labyrinthique, quand la chaîne des osselets et la membrane sont refoulées en dedans, peut provoquer peu à peu des altérations permanentes dans l'oreille. C'est ce qui explique la diminution de la perception par les os et par l'air, et quand la sensibilité du nerf finit par s'éteindre, la diminution des bruits est proportionnelle à l'augmentation de la surdité.

Le nerf auditif offre une résistance variable aux pressions qu'il subit, de sorte que des influences égales le lèsent inégalement. Il faut aussi remarquer que le nerf acoustique pouvant, comme le remarque Schwartze, s'adapter à une certaine pression, une compression brusque produira des troubles de l'ouïe plus considérables qu'une compression lente, égale ou plus forte. De même pour l'ouïe, l'augmentation de la pression intra-oculaire peut produire la cécité en quelques secondes, si elle est brusque (compression digitale, par exemple), tandis qu'une compression plus forte, mais progressive, est quelquefois supportée d'une façon surprenante (dans le glaucome, par exemple). Il est vrai que les conditions sont un peu différentes ; le liquide du globe oculaire est complètement enkysté, tandis que celui du labyrinthe peut s'échapper par les deux aqueducs.

II. — PARTIES CENTRALES DU NERF ET CENTRES AUDITIFS.

Un grand nombre d'affections du système nerveux central peuvent retentir sur le nerf auditif et les centres acoustiques. Nous avons déjà étudié les tumeurs intra-crâniennes qui compriment le nerf tout entier. Quant aux *tumeurs cérébrales* occupant les différents points de l'encéphale, elles donnent rarement lieu en général à des troubles de l'ouïe ; d'après Lebert même, ce serait tout à fait exceptionnel.

Comme le mentionne Schwartze, on trouve, d'après les estimations de Calmeil, des troubles de l'audition dans 1/9 des cas de tumeurs cérébrales en général ; Ladame a observé les proportions suivantes : 7 fois sur 77 cas de tumeurs du cervelet, 3 fois sur 27 tumeurs du lobe moyen ; 27 tumeurs du lobe antérieur, 14 du lobe postérieur et 4 du 4e ventricule, ne s'accompagnaient d'aucune anomalie du côté de l'oreille.

Quand il existe des troubles de l'ouïe, il faut toujours bien rechercher s'il s'agit en réalité d'une lésion acoustique centrale, ou bien s'il n'existe pas en même temps des altérations dans l'appareil de transmission des sons : ainsi Schwartze dit avoir trouvé une ankylose de l'étrier associée à des tumeurs cérébrales et souvent à l'atrophie du cerveau.

Quant aux troubles de l'audition consécutifs à l'*apoplexie*, Moos dit qu'on les observe surtout dans l'hémi-atrophie de la protubérance ; de même pour les tumeurs, ce sont celles de la protubérance qui en sont surtout la cause ; par contre, d'après Moos, la surdité est rare comme reliquat d'une apoplexie antérieure, et alors elle n'est ordinairement pas complète.

J'ai pu étudier et autopsier deux individus ayant succombé à l'*hydrocéphalie aiguë*, et j'ai constaté que dans cette maladie il peut survenir par accès et d'une façon passagère tantôt la surdité, tantôt la cécité, le malade ayant d'ailleurs toute sa connaissance (répondant bien, par exemple, à toutes les questions). Dans les deux cas, le tissu du nerf auditif n'était pas altéré. La surdité passagère (survenant plusieurs fois par jour), ainsi que la cécité, résultait certainement d'un œdème fugace des centres auditifs et optiques.

Il reste à étudier un certain nombre de troubles de l'ouïe produits par des lésions du système nerveux central, sans qu'un examen attentif fasse reconnaître une altération des filets du nerf ou des centres auditifs. C'est ainsi que parfois la *fièvre typhoïde* et la *scarlatine* donnent lieu à la surdité avec sensations subjectives de l'ouïe, l'oreille et les centres nerveux paraissant être dans un état normal. — L'autopsie de *sourds-muets* peut être aussi complètement négative.

Des individus en puissance de *syphilis* sont quelquefois atteints de troubles considérables de l'ouïe due à une cause occasionnelle très légère. Dans l'*anémie* et la *chlorose*, on voit survenir souvent de la surdité et des bruits qui doivent dépendre en partie d'une anémie du centre nerveux. — Certains *médicaments*, la quinine, l'acide salicylique, la morphine, le tabac, etc., peuvent produire des bruits très intenses avec surdité; ils disparaissent en général très rapidement après la suspension du médicament, mais peuvent cependant persister, après l'administration de la quinine, par exemple.

Chez certains individus, une dose relativement faible de salicylate de soude (4 à 6 grammes par jour) produit une surdité considérable avec bourdonnements, quelquefois associée à des phénomènes cérébraux, comme je l'ai observé plusieurs fois.

Schneider (1838) a observé une surdité totale survenue à la suite d'un violent *refroidissement* chez un enfant de quinze ans qui avait été fortement mouillé ayant très chaud; il en résulta des douleurs dans la nuque et de la surdi-mutité avec perte de connaissance; au bout de quatre jours il recouvra l'ouïe et la parole; après un nouveau refroidissement, de tous ces symptômes il ne reparut que la surdité, qui disparut pendant un traitement électrique et une application de vésicatoires.

Ziemssen vit succéder à une *frayeur* une anesthésie acoustique totale avec paralysie faciale du côté droit. Il survint une attaque apoplectique avec perte de connaissance pendant quatre jours; la guérison eut lieu au bout de 5 mois.

J'ai actuellement en traitement un malade atteint de paralysie faciale gauche avec surdité considérable et bourdonnements continus. La maladie est survenue il y a 3 mois, à la suite de violentes douleurs de tête du côté gauche. Tous ces symptômes sont actuellement très atténués. — Dans un cas de Moos, il survint une surdité complète une fois pendant un *catarrhe pharyngé* aigu, une autre fois à la suite de rhumatismes.

On a souvent observé des troubles de l'ouïe dus à un *coup de soleil*. Wendt rapporte un exemple de surdité complète avec bourdonnements survenu la nuit à la suite d'un bain de pied.

Les *troubles réflexes* de l'ouïe sont produits surtout par l'intermédiaire du trijumeau, comme on l'a déjà dit.

L'*hystérie*, bien plus fréquemment que les causes précédentes, produit des troubles de l'ouïe qui présentent souvent des variations considérables d'intensité.

Scanzoni a vu maintes fois l'application de sangsues au col utérin produire une excitation générale de la circulation avec surdité toute passagère. — Morland rapporte l'histoire de deux malades dont les grossesses se terminaient régulièrement par une fausse couche. Pendant la gestation elles entendaient toujours parfaitement, tandis qu'après la fausse couche l'ouïe devenait dure d'une façon permanente (voy. p. 218 un cas de surdité avec bourdonnements que j'ai observé pendant la menstruation). Il n'est pas très rare de voir une surdité s'accroissant d'une façon définitive avec chaque période puerpérale.

Transfert. Le phénomène de « transfert » a été observé d'abord par la commission de la Société de biologie de Paris chez les hystériques, puis étudié de plus près par Charcot ; il offre un très grand intérêt.

Dans les anesthésies, paralysies, contractures unilatérales, on réussit quelquefois à l'aide de certains excitants (aimants, différents métaux, etc.) à faire passer les symptômes d'un côté du corps à l'autre, de telle sorte qu'un malade atteint, par exemple, d'anesthésie acoustique ou optique du côté droit, entend et voit de ce côté après une application un peu prolongée de l'aimant, tandis qu'il est sourd et aveugle à gauche.

Comme le prouve un cas que j'ai observé, le phénomène de transfert peut se répéter après une seule application de l'excitant une deuxième et une troisième fois à de courts intervalles, mais avec une intensité de plus en plus faible.

Il s'agissait d'une hystérique que M. le professeur Rosenthal avait bien voulu me permettre d'étudier. Elle offrait à gauche une anesthésie totale de tous les organes des sens ; à droite il existait une hyperesthésie de la vue et de l'ouïe. Après l'application d'un petit aimant pendant six minutes à 1 ou 2^{mm} de l'apophyse mastoïde, le transfert se produisit, l'anesthésie passant de gauche à droite et l'hyperesthésie de droite à gauche ; la malade entendait et voyait alors à gauche, tandis qu'elle était sourde et aveugle à droite. Le phénomène disparut au bout de six à dix minutes et se reproduisit, comme je pus le constater presque tous les jours où je répétais l'expérience, sans nouvelle excitation une seconde et une troisième fois. Comme l'aimant, le nitrite d'amyle ou une excitation cérébrale (un mouvement de joie, la vue d'une tête de mort) peuvent produire le transfert.

Les *lésions du quatrième ventricule* produisent quelquefois, mais nullement toujours, une lésion du nerf auditif. Ladame, sur quatre cas de tumeurs du plancher, n'a pas constaté une seule fois des troubles de l'ouïe. L'*absence des stries acoustiques* dans le quatrième ventricule n'a pas non plus d'importance particulière pour la fonction de l'ouïe, ce que J. Müller avait déjà noté. Comme il résulte de la description des filets contournant le corps restiforme (p. 376 et fig. 74, 3), ces filets s'enfoncent quelquefois dans la substance nerveuse à peine arrivés au bord du plancher et ne forment pas alors de stries acoustiques.

Les *affections bulbaires*, par la lésion des racines acoustiques qui proviennent de la moelle allongée, peuvent donner lieu à de la surdité et à des bruits.

Lucae rapporte un cas de surdité dans lequel on trouva à l'autopsie une dégénérescence grise du bulbe. — Chez un de mes malades âgé de 64 ans et atteint de paralysie ascendante, il survenait sans perte de connaissance et par accès une parésie très passagère des extrémités inférieures, avec fourmillements dans le bras droit, aphasie et dureté de l'ouïe; un bourdonnement intense se prolongeait encore plusieurs heures après l'attaque.

Moos fait observer qu'une maladie de la moelle allongée peut entraîner simultanément une lésion du nerf auditif et du trijumeau.

Affaiblissement sénile du nerf auditif. — Elle se manifeste, entre autres, par une diminution de la perception pour les sources sonores appliquées sur les os du crâne ; ainsi il n'est pas rare de voir entre cinquante et soixante ans le tic tac de la montre n'être plus entendu ou ne plus l'être que très faiblement par les os du crâne. Il est difficile de décider si cette particularité est aussi due à une modification de la transmission osseuse par altération sénile du tissu osseux. Selon Knapp, la comparaison des jeunes gens et des vieillards au point de vue de l'acuïté auditive donne des différences bien plus notables qu'au point de vue de l'acuïté visuelle.

III. — LÉSION DU CENTRE ACOUSTIQUE SENSORIEL.

Un très grand intérêt s'attache aux cas de surdité des mots consécutifs à des lésions (ramollissement, atrophie, destruction, etc.) de la première circonvolution temporale (voy. p. 583). Ces faits ont été constatés récemment par Wernicke, puis par Gogol, Broadbent, Kussmaul, Kahler, Pick et autres auteurs. Comme le démontre une série de faits cliniques avec autopsie, la surdité des mots due à une lésion du lobe temporal peut disparaître ultérieurement.

Suivant Kahler et Pick, cette suppression passagère est due à des troubles momentanées de la circulation collatérale dans le cas d'embolie d'un rameau de l'artère sylvienne (cause la plus fréquente de l'aphasie), troubles circulatoires qui suppriment la fonction de la zone de perception des sons, ou bien à une lésion légère et transitoire du lobe temporal, ou à ce que la fonction abolie d'un côté s'effectue de l'autre. En faveur de cette dernière hypothèse, il existe un cas d'hypertrophie du côté opposé chez un hémiplégique (Luys).

Ainsi s'expliquent encore ces lésions du lobe temporal observées souvent sans troubles de l'ouïe ; la surdité des mots avait pu exister au début et disparaître plus tard.

Il existe un cas très intéressant à ce point de vue observé par Avonde[1] et

[1] *Sur l'aphasie.* Rouen, 1865, p. 18.

cité par Kahler et Pick. Trois jours après un traumatisme, un homme ne répond que par des mouvements des paupières; le lendemain, il entend, mais ne comprend pas la parole (par exemple, il tire la langue quand on lui demande comment il va) ; trois jours après il peut répondre, « malgré une surdité considérable ». A l'autopsie faite le douzième jour, on trouva de chaque côté une destruction totale de la moitié antérieure des lobes frontal et pariétal. Périer a constaté aussi après une chute le rétablissement de l'ouïe qui, pendant quelques jours, avait été très diminuée; à l'autopsie faite le dixième jour, on trouva deux foyers de ramollissement dans les parties moyenne et antérieure de la deuxième circonvolution temporale gauche.

Comme le font observer Kahler et Pick, les cas jusqu'ici constatés de surdité des mots se rapportent presque toujours à une affection du lobe temporal gauche (qui sert principalement, Broca, Hughlings Jackson, Ferrier), tandis qu'une lésion du lobe temporal droit peut exister sans surdité des mots (deux cas de Charcot).

Il faut encore mentionner un cas de surdité des mots sans lésion du lobe temporal (Finkelburg) ; il existait un ramollissement de la substance blanche depuis le noyau lenticulaire jusque dans l'insula avec destruction de l'avant-mur et ramollissement partiel de la deuxième et de la troisième circonvolution frontale. Le rapport intime de l'avant-mur avec le lobe temporal (Meynert) permet d'admettre dans ce cas aussi une lésion du lobe temporal.

IV. — LÉSIONS TRAUMATIQUES DU NERF AUDITIF ET DES CENTRES ACOUSTIQUES.

a. Nerf auditif. — Ce nerf peut, par suite d'un ébranlement, subir une altération qui se manifeste par une diminution de l'ouïe et par des sensations subjectives. Cet ébranlement résulte de fortes secousses d'oscillations considérables ou de l'augmentation brusque de la pression intra-auriculaire pendant la condensation de l'air dans l'oreille externe et moyenne (voy. p. 127).

Dans certains de ces cas, on ne peut dire si les troubles de l'audition sont dus à un épanchement sanguin intra-labyrinthique ou simplement à l'irritation vive des filets terminaux du nerf auditif dans les cas de vertige et de bourdonnements survenant pendant la toux, l'éternument, les coups sur la tête ou la compression de l'air dans l'oreille externe et moyenne. Ces symptômes seront plutôt rapportés à un simple ébranlement des rameaux périphériques du nerf quand ils se manifestent après un violent choc sonore.

Quelquefois, même dans ce dernier cas, on ne peut dire s'il ne se produit pas un spasme réflexe du muscle du marteau qui détermine en partie la surdité et les bruits (voy. p. 330).

Les artilleurs, ainsi que les tireurs à la cible, perçoivent très souvent un bruit musical dans l'oreille, surtout dans la gauche, qui est plus exposée à l'explosion que la droite, ainsi que le fait remarquer justement Toynbee.

Cette action sur l'oreille est bien marquée dans des conditions favorables de résonnance, comme quand on tire à la cible dans des espaces clos. Des bruits de même intensité exercent sur le nerf une action très variable suivant qu'ils surprennent ou non l'oreille. Indépendamment des causes psychiques qui entrent ici en jeu, une oreille préparée à un bruit en sera moins affectée parce que, grâce à la contraction spontanée du muscle du marteau, la mobilité de l'appareil de transmission est diminuée et la pression intra-auriculaire augmentée, ce qui prévient les mouvements trop considérables du liquide labyrinthique et par suite un trop grand ébranlement du nerf.

b. Centres acoustiques. — Un traumatisme agissant sur la voûte du crâne, ainsi qu'un simple ébranlement de la tête, produisent souvent, comme le prouvent les expériences de Duret[1], des hémorrhagies à la base du crâne, dans le bulbe, à la convexité de l'encéphale, etc., avec lésions consécutives du cerveau et de la moelle allongée. Au cas où les traumatismes atteignent les centres acoustiques, on peut voir apparaître des troubles auditifs immédiatement après ou bien au bout de quelque temps, si les lésions sont secondaires, l'organe de l'ouïe pouvant n'offrir aucune altération.

Je crois pouvoir ranger parmi les traumatismes des centres auditifs un cas que j'ai observé. Après un coup léger sur la moitié droite du front, il survint des troubles passagers de l'équilibre sans aucune altération du côté de l'oreille. Au bout d'une semaine, pendant la nuit, il se produisit des deux côtés une surdité totale permanente.

Symptômes subjectifs dans les affections du nerf et des centres acoustiques.

Les symptômes dans les lésions du labyrinthe, du nerf auditif et des centres acoustiques, consistent en anomalies de l'audition, en sensations sonores subjectives, en troubles de l'équilibre et quelquefois en nausées ou vomissements. Ces symptômes peuvent apparaître isolement ou ensemble.

I. — Troubles de l'audition.

Les anomalies de l'audition peuvent être congénitales (voy. plus bas) ou acquises. Elles sont partielles ou complètes et consistent en altérations quantitatives ou qualitatives de la perception. Quant à leur mode d'apparition, elles sont ou intermittentes et inégales ou bien permanentes.

1. **Anomalies d'intensité.** — La perception des sons est diminuée ou augmentée.

[1] *Études expérimentales et cliniques sur les traumatismes cérébraux.* Paris, 1878.

a. Anesthésie acoustique. — L'anesthésie acoustique est complète ou incomplète. Elle existe aussi bien pour la transmission aérienne que pour la transmission osseuse, du diapason, par exemple. Elle est quelquefois *partielle* et n'existe alors que pour les sensations auditives d'une certaine nature, par exemple, pour les bruits ou pour certains sons; il n'est pas rare de voir des individus atteints de surdité entendre les sons musicaux beaucoup mieux que la parole et les bruits. Une autre fois, au contraire, les bruits sont assez bien entendus, tandis que la voix l'est très mal ou inversement.

Ainsi un malade en traitement pour une tympanite suppurée avec polypes ne pouvait entendre le bruit intense d'un appareil d'induction, tandis qu'il entendait très bien à une distance de quatre pas des mots prononcés à voix moyennement haute. La maladie de la caisse ne pouvait expliquer ce symptôme d'une façon satisfaisante; il devait être dû à une anomalie de l'organe de perception.

Chez les individus complètement sourds il ne faut pas confondre avec la perception réelle des bruits une exaltation du tact qui leur permet de sentir les oscillations de l'air ébranlé, mais nullement les bruits.

Surdité partielle des sons. — Un des phénomènes les plus intéressants est la suppression de certains sons ou de toute une série de sons dans la perception, ainsi que la diminution de « l'étendue de l'ouïe » (Knapp).

Une malade étudiée par Magnus entendait bien les sons graves, puis il existait une lacune du fa_5 (f') au si_4 (h''); dans l'octave allant de l'ut_4 à l'ut_5, trois notes n'étaient pas entendues; puis venait une série de sons normalement perçus, puis enfin les sons les plus élevés n'étaient pas entendus.

Helmholtz (citation de Moos) a constaté un défaut de perception tantôt pour les sons élevés, tantôt pour les sons graves. Moos a observé une fois une surdité complète pour les sons graves et Schwartze une surdité complète pour les sons élevés (après un coup de feu). Le premier genre peut être appelé surdité du registre de basse (Basstaubheit) et le second surdité du registre de soprano (Discanttaubheit). Knapp relate une série de cas dans lesquels il existait une surdité pour un seul groupe de sons.

Il faut encore mentionner la réduction de l'étendue de l'ouïe pour les sons élevés; elle est principalement marquée chez les vieillards, de telle sorte qu'ils n'entendent plus, par exemple, le chant du grillon. — Lucae a relaté dernièrement des observations de lésions labyrinthiques (avec autopsie) dans lesquelles, les sons musicaux graves étant toujours bien entendus, les sons élevés ne l'étaient plus.

L'*explication de la surdité partielle* réside, du moins pour un grand nombre de cas, dans cette hypothèse que les différentes parties de la membrane basilaire sont accordées à un certain son. On admet alors qu'une lésion partielle des organes acoustiques terminaux ou des filets nerveux qui se rendent dans une partie déterminée de l'organe de Corti entraîne une lacune dans l'échelle des sons perçus en ne transmettant point l'impression du son qui influence précisément cette partie du canal cochléaire.

Il ne faut pas confondre les lacunes de perception avec certaines anomalies de l'appareil de transmission qui augmentent la perception des sons graves ou des sons aigus; ces anomalies s'observent, par exemple, dans les cas où, à la suite d'une perforation, la tension de la membrane et de la chaîne des osselets est modifiée.

On ignore encore aujourd'hui comment la *lésion d'une racine isolée du nerf auditif* ou des centres acoustiques peut entraîner la perte de l'ouïe pour les sons inarticulés, la perception restant intacte pour les ondes sonores rhythmiques comme la parole et la musique (voy. p. 382). Par contre, pour la *surdité des mots* on a déjà réuni des documents d'une grande valeur (voy. p. 383). Dans un cas de lésion des circonvolutions temporales, on a observé aussi une surdité sensorielle pour la musique associée à une surdité des mots (Kahler et Pick).

b. Hyperesthésie acoustique. — Elle se manifeste par une sensation désagréable et même douloureuse, ordinairement plus marquée pour certains sons, ou certains bruits. Ce n'est qu'exceptionnellement que l'on observe isolément une augmentation notable de la perception de la voix ou des bruits.

Moos rapporte un cas de lésion cérébrale grave avec altération du nerf auditif, qui fut précédée d'une hyperesthésie acoustique considérable; la malade entendait des mots prononcés à voix basse d'un étage à l'autre. — Je connais un homme très nerveux qui, au début d'une affection fébrile et sous l'influence d'une excitation morale vive, entend distinctement une conversation à l'étage supérieur. Je rappellerai aussi l'hyperesthésie qui se produit quelquefois quand le malade sort du sommeil chloroformique (voy. p. 350). Knapp parle d'un homme qui, à la suite d'un coup de soleil, fut atteint d'une hyperesthésie acoustique qui fit bientôt place à une surdité complète. Chez un malade atteint de méningite, il exista une hyperesthésie acoustique pendant trois semaines; elle fut remplacée par une surdité complète à droite, incomplète à gauche. Chez une malade de Morland, dont les grossesses se terminaient habituellement par des fausses couches, chaque grossesse s'accompagnait d'hyperesthésie acoustique.

D'après Kœppe, il existe à certaines périodes du sommeil une hyperesthésie du nerf auditif. Politzer a constaté une hyperesthésie acoustique pour certains sons, principalement chez des individus très excitables. L'hyperesthésie peut en outre être produite ou être exagérée par les fatigues, l'insomnie, etc. On sait que dans la migraine et l'hystérie le nerf auditif est souvent irrité. Les affections de l'organe de l'ouïe, l'hyperémie, par exemple, peuvent déterminer une hyperesthésie acoustique qui s'observe entre autres fréquemment au début des affections de la caisse. Troeltsch appelle l'attention sur la sensibilité très vive du nerf après la suppression d'un obstacle à la transmission des sons : ainsi après l'ablation d'un bouchon de cérumen cette hyperesthésie peut durer plusieurs jours.

L'hyperesthésie pour les sons intenses accompagne quelquefois une surdité considérable (et même, d'après Politzer, une surdité totale), ce qui rend complètement impossible l'emploi du cornet acoustique.

Une espèce particulière d'hyperesthésie acoustique consiste dans la *perception prolongée* d'un son. Les sons semblent quelquefois continuer à se produire pendant des heures.

Ainsi une femme que je traitais pour un catarrhe chronique de la caisse entendait pendant plusieurs heures un air qu'on avait joué au piano.

Il n'est pas rare de voir le tic tac de la montre être encore entendu plusieurs secondes après son éloignement; une de mes malades l'entendait encore pendant plusieurs minutes.

Il est une forme très curieuse d'hyperesthésie acoustique dans laquelle un son ou un mot, souvent le dernier mot d'une phrase, est entendu deux fois coup sur coup.

Il ne faut pas confondre avec ces formes d'hyperesthésie acoustique ce que Brenner appelle *excitabilité galvanique facile du nerf auditif*. On sait, dit Brenner, que, quand il existe un obstacle à la transmission des sons, le nerf est très faiblement ébranlé et, de même que le nerf optique dans l'obscurité, étant privé d'excitations, il se trouve dans un état de susceptibilité qui se manifeste par une réaction exagérée au courant électrique.

L'hyperesthésie acoustique due à une trop grande excitabilité du nerf n'a rien de commun avec les cas où, par suite d'anomalies de tension dans l'appareil de transmission, certains sons se propagent au labyrinthe avec une plus grande intensité qu'à l'ordinaire; de même il ne faut pas rapporter l'hyperacousie résultant d'un trouble fonctionnel du muscle de l'étrier à une irritabilité du nerf auditif, car elle est due à une plus grande excitation des filets terminaux du nerf (voy. p. 332).

2. **Anomalies qualitatives.** — L'organe percepteur du son peut être comme désaccordé (*paracousie*, audition fausse), la perception par l'oreille malade ne correspondant pas au son engendré. Quand cette anomalie est unilatérale ou bilatérale, mais à un degré différent, la paracousie peut se manifester par une perception double, c'est-à-dire que, tandis que la bonne oreille entend le son à sa hauteur réelle, l'oreille malade l'entend plus haut ou plus bas (paracousie double ou diplacousie binauriculaire, Knapp). Le pseudo-son peut différer du vrai de quelques vibrations ou même de plusieurs notes en plus ou en moins.

Ces phénomènes de dissonance étaient déjà connus des anciens auteurs, Sauvages, Itard, Gumpert (cité par Bressler). Dans le cas de Gumpert, la différence variait de la tierce à l'octave. Wittich a étudié sur lui-même ce phénomène de dissonance. A la suite d'une otite moyenne suppurée, son oreille malade entendait le diapason un demi-ton plus haut (par l'air et par les os) que l'oreille saine; s'il appliquait sur sa tête deux diapasons différant entre eux d'un demi-ton, Wittich n'entendait qu'un son; il en était de même quand le diapason le plus élevé était devant l'oreille saine et le plus grave devant l'oreille malade. Un malade de Moos, après une inspiration de chloroforme, entendait toutes les notes à partir du la_3 (a^1), avec leur tierce; Gruber rapporte un cas analogue. Chez un malade de Knapp, après une douche nasale, les sons du diapason étaient entendus dans l'oreille malade deux tons plus bas que dans l'oreille saine; le même phénomène se produisait pour les notes moyennes et supérieures du piano; plus tard la dissonance diminua jusqu'à n'être plus que d'un demi-ton. Swan Burnett rapporte une observation curieuse : Un musicien entendait le la_2 dans l'oreille droite comme un si_2, c'est-à-dire un ton plus haut; plus on s'élevait ensuite dans l'échelle des sons, plus la différence s'atténuait et elle finissait par disparaître à la cinquième octave; de plus, en faisant l'expérience avec divers instruments, on constatait que la différence était d'autant moins marquée que les harmoniques étaient plus nombreux dans les notes : ainsi pour le violon riche en harmoniques il ne se manifestait aucune paracousie. Dix ans auparavant, le même malade avait remarqué également une paracousie dans son oreille droite, mais le pseudo-son n'était pas, comme maintenant, plus élevé, mais plus grave de 3/8 à un 1/2 ton. Bien que le malade fût musicien, il n'avait pas remarqué tout de suite cette anomalie; il ne l'avait découverte que par hasard.

Wittich et Knapp ont donné une *explication de la paracousie* (paracusis duplicata) en se basant sur l'hypothèse d'Helmholtz, qui admet que la membrane basilaire est accordée pour les différents sons. On admet donc qu'un certain son, dans des conditions normales, met en vibration dans les deux oreilles des fibres transversales qui se correspondent et qui déterminent ensemble la sensation de ce son. Si, par contre, dit Knapp, la membrane basilaire d'un côté est plus tendue, elle doit être nécessairement accordée plus haut, de sorte qu'une corde, c'est-à-dire une série de fibres transversales qui donnaient 300 vibrations par seconde, par exemple, en donneront maintenant 350 dans le même temps.

« Supposons que 300 vibrations par seconde correspondent à la note ut et 350 à la note mi. Si cette dernière note est produite sur un instrument quelconque, elle mettra en vibration toutes les cordes accordées à 350 vibrations par seconde. Dans l'oreille saine cette corde sera la fibre de Corti correspondant à la note mi, mais dans l'oreille malade les 350 vibrations par seconde sont produites maintenant par une fibre qui auparavant n'en donnait que 300 et qui par conséquent est en relation avec un filet du nerf auditif transmettant au cerveau une impression correspondante, c'est-à-dire la note ut. Aussi cette oreille percevra la note ut en même temps que l'oreille saine percevra la note mi. »

La situation est inverse dans les cas où le pseudo-son paraît plus élevé.

Si, par exemple, l'oreille saine entend la note ut (avec 300 vibrations), et l'oreille malade la note ré (avec 325), il faut que les fibres accordées à l'état sain à 325 vibrations soient assez relâchées pour ne plus exécuter que 300 vibrations par seconde. Un son de 300 vibrations mettra en mouvement dans les deux oreilles cette partie de la membrane accordée à 300 vibrations par seconde : donc, tandis que l'oreille saine entend la note exacte ut, dans l'oreille malade l'excitation porte sur les fibres qui donnent la sensation de la note ré (voy. Knapp, *Archiv für Aug. u. Ohr.* Vol. I, deuxième partie, p. 97, 1870).

Quant au cas particulier de Swan Burnett, dans lequel la dissonance s'atténuait avec l'accroissement du nombre des harmoniques, il prouve suivant Burnett que dans l'oreille malade un certain nombre d'harmoniques correspondait à la perception de l'oreille saine, renforçaient la sensation du son normal et par suite étouffaient plus ou moins le pseudo-son ; un phénomène analogue se produit pour les doubles images dans le strabisme.

La paracousie qui résulte du désaccord de l'appareil percepteur des sons est complètement distincte de ces modifications de l'appareil de transmission favorisant la propagation d'un ou de plusieurs sons qui par suite prédominent ; c'est ce qui a lieu pour les sons élevés quand la tension de la membrane tympanique s'exagère. Ce qui prouve qu'il ne s'agit pas ici d'une affection du nerf ou du labyrinthe, c'est le résultat de l'examen alternatif de l'ouïe par les os et par l'air : dans beaucoup de cas où le diapason placé alternativement devant les deux oreilles est entendu notablement plus haut ou plus bas dans l'oreille malade, on ne constate aucune différence quand il est appliqué sur la tête. Les ondes sonores étant alors transmises directement au nerf, ce phénomène n'est évidemment dû qu'à une anomalie de l'appareil de transmission.

Un cas observé par Wolf peut en servir d'exemple : après une détonation, l'oreille gauche entendait le diapason par la voie aérienne à la quinte, tandis que par la voie osseuse il n'existait aucune différence entre les deux côtés. Wolf admit avec raison une altération de l'appareil de transmission et non de l'appareil de perception.

Cette dernière anomalie est du reste loin d'être rare.

II. — Sensations sonores subjectives.

On appelle *sensations subjectives de l'ouïe* les bruits auriculaires dépendant d'une irritation du nerf auditif, sans source sonore appréciable. Par suite les sensations produites par un bruit engendré dans l'oreille ou dans les parties voisines ne doivent pas être considérées comme des sensations subjectives ; on leur donne plus exactement le nom de bruits entotiques. J'en parlerai d'abord afin de pouvoir faire le diagnostic différentiel.

Les **bruits entotiques** peuvent avoir leur point de départ dans l'oreille externe et moyenne ou dans les vaisseaux de la caisse et du voisinage. Cette classe comprend les bruits produits par des corps étrangers qui frottent sur les parois du conduit ou de la membrane. D'après J. Müller, une colonne d'air fermée dans le conduit peut résonner et produire des sensations sonores. Gruber suppose que les cellules aériennes qu'il a découvertes dans la paroi externe du canal carotidien peuvent donner lieu à des phénomènes de résonnance. Le décollement des deux lèvres de la trompe pendant la déglutition, les contractions cloniques des muscles tubaires, principalement du tenseur du voile, déterminent aussi des bruits entotiques (voy. p. 219); ces bruits se produisent encore au moment d'une douche d'air quand l'exsudat est projeté sous forme de bulles, lorsque deux surfaces muqueuses se décollent (parois de la trompe, face interne de la membrane tympanique et paroi tympanique interne), lorsque des brides ou la membrane tympanique se rompent; dans ce dernier cas, le malade ressent quelquefois une détonation violente dans l'oreille.

Les sensations entotiques de l'ouïe dépendent très souvent de bruits vasculaires; Boudet croit possible la propagation du bruit de diable dans la jugulaire interne jusqu'à son extrémité supérieure dans la fossette jugulaire; ces bruits ainsi produits se suspendent brusquement par la compression de cette veine. D'après Moos, il se peut qu'une fossette jugulaire énormément dilatée détermine des bruits sanguins dans ce vaisseau: l'embouchure du sinus transverse dans le golfe de la veine jugulaire est en effet très étroite: aussi, quand le courant a une certaine force, il peut se produire un bruit de souffle; cette rapidité étant très variable, les bruits le seront également (Moos). Rayer (citation de Troeltsch) put arrêter un bruit auriculaire perceptible à distance par la compression du rameau mastoïdien de l'artère auriculaire postérieure. Hyrtl a trouvé plusieurs fois l'artère stapédienne très large, ce qui pouvait déterminer des bruits pulsatiles. Selon Kessel, une forte hyperémie des vaisseaux du manche peut donner lieu à des vibrations du marteau: ces vibrations doivent disparaître par la pression des deux maxillaires l'un contre l'autre, ce qui produit une compression de l'artère tympanique dans la scissure de Glaser. Chimani guérit un bourdonnement continu en opérant un anévrysme cirsoïde qui se prolongeait dans le conduit auditif (voy. p. 83). Les bruits auriculaires surviennent quelquefois dans les lésions cardiaques, les maladies des parois vasculaires et l'hyperémie active ou passive des vaisseaux sanguins. Les battements de la carotide produisent, comme on sait, un bruit pulsatile souvent perceptible à distance; chez une malade atteinte de goître exophthalmique, j'entendais les pulsations avec une intensité considérable.

Troeltsch dit que les rétrécissements du canal carotidien pourraient produire facilement des bruits vasculaires. Comme je m'en suis assuré sur quelques préparations, on trouve parfois en un point du canal carotidien un rétrécissement considérable.

Il serait possible enfin que des modifications dans la tension de l'appareil conducteur des sons permissent d'entendre des bruits ordinairement non perceptibles.

Étiologie des **sensations sonores subjectives.** — Celles qui sont dues à une irritation du nerf acoustique résultent tantôt d'une lésion de l'appareil de transmission, tantôt d'une maladie du nerf lui-même.

La première catégorie comprend toutes les altérations de l'oreille externe et de l'oreille moyenne qui produisent une *augmentation de la pression intrala-byrinthique* ; ce sont entre autres : une pression exercée de dehors en dedans sur la membrane tympanique et la chaîne des osselets; un enfoncement de la membrane par raréfaction de l'air dans la caisse avec contracture du muscle du marteau, qui peut aussi se produire par action réflexe (dans la myringite, Lincke, pendant les bruits violents, Brunner). Les autres causes sont : les adhérences intra-tympaniques, l'accolement d'un exsudat aux fenêtres du labyrinthe, et une rétraction considérable du tendon du muscle de l'étrier (voy. p. 351) ; relativement aux affections de la caisse, on peut dire d'une façon générale que les sensations subjectives de l'ouïe sont ordinairement moins fréquentes et moins intenses quand il existe une perforation de la membrane que dans les lésions qui ne s'accompagnent pas de perforation.

Les filets terminaux du nerf sont en outre soumis à des irritations entraînant des bourdonnements par les *lésions du limaçon*, les mouvements violents du liquide labyrinthique et les bruits intenses.

L'irritation directe du *tronc et des parties centrales du nerf* est due à l'anémie et à l'hyperémie du nerf auditif, à sa compression par des tumeurs, à des inflammations intra-crâniennes, à son excitation galvanique, etc. ; il faut mentionner particulièrement les affections syphilitiques dans lesquelles il survient quelquefois des bruits auriculaires très intenses.

Les *bourdonnements réflexes* peuvent avoir leur point d'origine dans les différentes parties du corps. Ils sont souvent dus à l'irritation du trijumeau (frôlement du tragus (p. 75), dentalgie (Schwartze), névralgie trifaciale (Valleix), inflammation du conduit auditif (Benedict, Politzer), glaucome aigu (Wolf), affection du pharynx nasal (p. 208). Comme causes de bourdonnements réflexes, on pourrait encore citer le refroidissement des pieds (Troeltsch), une pression exercée sur l'apophyse mastoïde (Türck) et les névroses du plexus cervical (Weber-Liel).

Chez une de mes malades, qui présentait des troubles de l'équilibre après une paracentèse dans l'oreille droite, le bruit auriculaire violent et continu sauta de l'oreille droite dans l'oreille gauche jusque-là intacte où il persista pendant une heure pour revenir de nouveau à droite (Transfert ?).

Sensations sonores subjectives intermittentes et continues. — Les sensations subjectives *intermittentes* de l'ouïe ou bien offrent un type absolument irrégulier, ou bien apparaissent à des époques fixes, comme il arrive quelquefois dans l'otite intermittente (voy. p. 329).

Un de mes malades ressentait toutes les nuits, à 2 heures du matin, des bourdonnements violents qui duraient quelques heures, puis disparaissaient complètement; de semblables observations ne sont pas très rares.

Ces bruits intermittents ne doivent pas être confondus avec les sensations sonores subjectives qui, augmentant ou diminuant suivant l'intensité du catarrhe, sont souvent très marquées le matin.

Les sensations subjectives *continues* tantôt succèdent aux précédentes, tantôt apparaissent brusquement sous forme de bruits persistants. Quand elles succèdent à des bruits intermittents, on voit ceux-ci revenir par accès de plus en plus prolongés avec intervalles de plus en plus courts, jusqu'à ce qu'enfin il ne se produise plus de repos, mais seulement des variations d'intensité.

Les bruits continus sont pris souvent à tort pour des bruits intermittents. C'est ce qui arrive quand ils sont couverts par d'autres bruits et principalement par les bruits extérieurs pendant le jour; on ne les perçoit alors que quand ceux-ci s'apaisent, c'est-à-dire pendant la nuit. Pour s'assurer si les bruits sont intermittents ou continus, il faut soustraire l'oreille aux influences sonores extérieures, ce que l'on obtient de la façon la plus simple en bouchant le conduit. Il faut cependant faire remarquer que cette manœuvre peut donner lieu à des erreurs, les pulsations des artères du doigt, les frottements du doigt sur les parois de l'oreille externe, l'augmentation de la pression intra-auriculaire par condensation de l'air du conduit pouvant, chacune pour sa part, donner naissance à des bruits.

C'est ici le lieu de parler d'une observation faite par Politzer. Politzer a vu que dans le cas de surdité unilatérale, si l'on bouche l'oreille saine, il se produit un bourdonnement dans l'oreille malade. Je crois que, dans un grand nombre de ces cas du moins, ce n'est pas l'obturation de l'oreille saine qui donne réellement lieu à des bruits subjectifs dans l'oreille malade; sa fermeture permet simplement au malade de percevoir nettement des bruits déjà existants. L'oreille saine étant bouchée, les sons ne sont perçus que par l'oreille sourde, c'est-à-dire d'une façon affaiblie, et le malade se trouve ainsi dans un milieu tranquille; il perçoit alors les bruits subjectifs de l'oreille sourde qui d'habitude sont couverts par les bruits extérieurs agissant sur l'oreille saine.

Les bruits subjectifs varient notablement sous le rapport de leur nature, de leur force et de leur localisation.

Nature des bruits subjectifs. Les malades donnent de leurs bruits les descriptions les plus variées : c'est tantôt un chant, un sifflement, une sonnerie, une note particulière souvent aiguë, plus rarement très grave, tantôt un bouillonnement, un bourdonnement, un ronron, des pulsations, etc. Quelquefois il existe simultanément plusieurs espèces de bruits dans une oreille, trois, quatre et plus.

Wolf attribue les bruits de bouillonnement, de bruissement, à l'irritation de cordes voisines dans le haut de la membrane basilaire, c'est-à-dire accordées aux sons aigus, tandis que les sifflements, les bruits de sonnerie, de cloches, sont dus, d'après cet auteur, à l'irritation isolée des différentes cordes.

Pour Brunner, les sonneries aiguës dépendent le plus souvent d'une irritation des filets du nerf auditif; elles sont aussi produites, comme on le sait, par l'excitation galvanique du nerf; ces sonneries formeraient un groupe distinct avec les sons musicaux, les bruits de cloche, de chaudière, tandis que les bruits proprement dits (ronflements, bruissements) sont ordinairement des bruits entotiques.

Chez la malade au transfert, dont nous avons parlé page 406, le retour de l'ouïe se manifestait toujours par un ronflement grave « encore plus grave qu'un bourdon ». Dans ce cas particulier, les bruits subjectifs étaient indubitablement dus à une excitation des centres acoustiques.

Quelquefois les malades croient entendre la voix humaine; il s'agit alors d'hallucinations de l'ouïe qui constituent un symptôme de maladie mentale; parfois c'est une mélodie tout entière qu'entendent les malades (Brunner).

L'*intensité* des bruits varie depuis un bourdonnement à peine perceptible jusqu'à des bruits si terribles que le malade ne peut se livrer à aucun travail intellectuel; il perd le sommeil, devient hypochondriaque et peut même être porté au suicide; cela n'étonnera personne quand on saura que les bourdonnements d'oreille peuvent dominer le vacarme le plus étourdissant, les chutes d'eau les plus bruyantes, le fortissimo des plus puissants orchestres.

Exceptionnellement les malades décrivent leurs sensations sonores comme agréables (Cas de Trœltsch).

Une de mes malades me disait écouter toujours avec plaisir les « belles mélodies » qu'elle entendait dans son oreille.

Les bruits varient très souvent d'intensité, par suite des modifications de l'état catarrhal de la caisse, ou des affections centrales qui en sont la cause. C'est ainsi que les bourdonnements dus au catarrhe de la caisse s'aggravent notablement par les temps humides, pendant les rhumes ou à certaines heures du jour, principalement le matin.

Bien que les lésions de la caisse restent fixes, les bruits peuvent varier dans de grandes limites et, malgré la persistance d'une position vicieuse de l'appareil de transmission, s'affaiblir graduellement et même disparaître complètement. Cela prouve que les filets du nerf auditif offrent une résistance variable, et qu'ils peuvent s'accoutumer peu à peu à une certaine compression (Schwartze); peut être aussi y a-t-il alors échappement du liquide labyrinthique (voy. p. 393).

Ainsi un malade me disait qu' « un son grave particulier » détermine toujours dans son oreille la sensation subjective d'un bourdonnement qui dure quelquefois des jours entiers; ce bourdonnement devient insupportable par le roulement d'une voiture et surtout par le hurlement du vent dans la chemimée. — Moos parle d'un malade atteint d'un bourdonnement qui s'exagérait par le bruit de la rue et principalement par le roulement des voitures.

Czerny a observé sur lui-même que les sensations sonores subjectives s'exagéraient sous l'influence des sons d'une hauteur correspondante. L'exagération des bruits par le piano ou d'autres sources sonores n'est nullement rare.

Le *siège* des sensations sonores subjectives est reporté par le malade tantôt dans la tête, tantôt au dehors. Il s'agit là d'une interprétation variable. Le nerf acoustique étant habitué à reporter au dehors toutes ses perceptions, il en sera de même pour les sensations pathologiques et, au début du moins, tous les bruits seront rapportés à une source sonore objective située à l'extérieur ; puis, instruits par l'expérience, par des erreurs répétées, par le hasard même, les malades découvrent la vraie cause de ces sensations, ils voient qu'elles prennent naissance en eux-mêmes et de ce jour ils perçoivent les bruits dans l'oreille ou dans la tête.

Ces observations, déjà faites par de Troeltsch et Politzer, je les ai confirmées sur moi-même ; un été, pendant plusieurs nuits, j'entendis un chant de grillon très-intense que je considérai comme réel jusqu'au jour où par hasard je le reconnus pour un bruit subjectif ; dès ce moment, il ne me sembla plus venir du dehors, il me parut avoir son siége dans ma tête.

Il n'en est pas toujours ainsi : on voit assez souvent des malades qui rapportent leurs bourdonnements au dehors, quoiqu'ils connaissent très bien la cause de leurs sensations.

Quant à la *localisation* des bruits, les déclarations des malades varient notablement. Tantôt ils les sentent dans l'oreille elle-même, tantôt dans le front ou l'occiput, tantôt dans toute la tête, etc.

La diffusion plus ou moins grande des bourdonnements dépend quelquefois de la lésion de l'oreille. Par exemple, dans le cas de catarrhe intra-tympanique à marche progressive, les bruits qui semblent d'abord venir de l'extérieur sont entendus plus tard dans l'oreille, puis s'étendent de là à toute la tête ; quand l'état de l'oreille s'améliore, la zone de diffusion se limite de plus en plus ; plus tard le bruit n'est plus entendu que dans l'oreille, puis il s'en éloigne et semble provenir d'un point situé à une distance de plus en plus grande pour disparaître enfin.

Signification. Les sensations sonores subjectives ont une grande valeur pratique ; outre leur influence considérable sur l'état intellectuel et moral du malade, elles permettent de conclure à l'existence d'une lésion de l'organe de l'ouïe. On constate en effet que les bruits ne sont que très rarement le seul symptôme d'un état anormal du nerf auditif, et qu'ils s'accompagnent régulièrement tôt ou tard de surdité.

Le *rapport des bruits avec la surdité* est très variable. Ils peuvent apparaître en même temps, ou bien l'un de ces symptômes précède l'autre, quelquefois de plusieurs années. Leur intensité est aussi très inégale : un violent bourdonnement peut accompagner une surdité légère, tandis qu'un individu très sourd peut n'être jamais tourmenté par des bourdonnements. Comme on l'a déjà vu, il existe quelquefois une surdité totale sans trace de bourdonnements, ou bien les bourdonnements disparaissent avec l'établissement d'une surdité absolue, ce qui indique alors une anesthésie complète du nerf auditif.

Chez la malade au transfert dont nous avons parlé plus haut, avant l'apparition de l'anesthésie acoustique à droite, les bruits intenses (bourdonnements) qu'elle perçoit disparaissent complètement. — Une autre femme également hystérique, chaque fois qu'elle essaie de lire, d'écrire, etc., est prise de violentes douleurs occipitales qui s'étendent progressivement à toute la tête. La malade, qui est atteinte de violents bruits continus à droite, remarque que pendant l'accès de névralgie la surdité s'accroît considérablement, tandis que les bruits diminuent. Pendant l'accés la malade est totalement sourde à droite, et il n'y a plus trace des bruits si pénibles qu'elle percevait auparavant. Il existe alors une anesthésie acoustique complète.

Si dans ce cas il survient une amélioration, si, par exemple, le traitement modifie la position éminemment vicieuse de l'appareil de transmission des ondes sonores, le bourdonnement atténué pourra reprendre avec plus d'intensité, et le malade encore sourd n'appréciera pas autant que le médecin ce symptôme d'amélioration (dû probablement à une diminution de la pression labyrinthique); il faudra faire un nouveau pas en avant pour que l'amélioration de l'ouïe se manifeste. Quand il y a *combinaison de plusieurs bruits*, il y a souvent prédominance de l'un d'eux, ou bien, s'il y a aggravation, elle pourra porter isolément sur l'un d'entre eux.

Diagnostic des sensations sonores subjectives. Dans certains cas on peut déterminer directement si les bruits sont des bruits *entotiques* ou *subjectifs*.

Nous avons vu que l'on pouvait reconnaître objectivement le décollement des parois de la trompe, ainsi que les râles et les bruits vasculaires dans la caisse. D'après Politzer, les bruits vasculaires pulsatiles s'accompagnent quelquefois de pulsations du reflet lumineux sur la membrane hyperémiée intacte. Lorsque les bruits disparaissent par compression de la veine jugulaire, de la carotide ou d'autres petites artères (voy. plus haut), on peut admettre que les bruits sont entotiques.

Il faut cependant remarquer que, principalement quand on exerce une compression prolongée, il survient dans la circulation des modifications qui peuvent agir sur les parties centrales du nerf acoustique. Nous ne rapporterons donc avec grande vraisemblance les sensations sonores à des bruits vasculaires que s'ils disparaissent immédiatement après la compression et non au bout d'un certain temps.

Détermination de la cause des sensations sonores subjectives. Il est souvent difficile de décider si, dans les affections de la caisse, elles sont dues à une irritation des filets du nerf auditif ou à une lésion profonde du labyrinthe et du nerf auditif. Ces lésions surviennent souvent à la suite de maladies graves et anciennes de la caisse qui peuvent aussi donner lieu par elles-mêmes à des bourdonnements. On pourra conclure à une lésion du nerf du limaçon dans tous les cas où l'exploration avec différents diapasons indiquera une diminution de la perception osseuse.

Les sensations sonores dues à une lésion tympanique offrent ordinairement des variations considérables d'intensité; on constate alors facilement qu'elles dépendent de l'état de la caisse. Les bruits déterminés par des corps étrangers disparaissent ordinairement dès qu'ils sont enlevés; quelquefois cependant ils ne cessent qu'au bout d'un certain temps, preuve qu'il existe déjà des altérations consécutives dans l'oreille qui, malgré la suppression brusque de la cause, ne peuvent disparaître que lentement.

Les bourdonnements violents et subits dépendent généralement d'une lésion du limaçon ou d'une affection centrale, bien qu'ils puissent accompagner aussi les altérations brusques de l'appareil de transmission, dans les épanchements intra-tympaniques, par exemple.

Les sensations sonores subjectives qui dépendent d'un état mental particulier et d'affections nerveuses résultent d'une irritation centrale du nerf acoustique.

Quand le malade entend des voix, on doit craindre un dérangement intellectuel; des gens sains d'esprit, il est vrai, prétendent aussi entendre des voix, des mots, des phrases entières; ils se croient interpellés, etc. Il est difficile de dire s'il s'agit alors d'une illusion des sens ou d'une erreur d'interprétation; du moins on observe aussi ce phénomène chez des malades atteints de surdité sans bourdonnements qui croient que chaque bruit est une parole prononcée.

Par contre, chez les malades qui entendent toujours des injures, ainsi qu'il arrive dans une variété du délire des persécutions, et chez ceux qui croient toujours entendre un certain mot ou une certaine phrase, il y a bien certainement vésanie; ces perceptions subjectives résultent d'une hallucination de l'ouïe.

Les *hallucinations de l'ouïe* peuvent se compliquer de lésions de l'appareil de transmission et être exagérées par elles. J'ai vu une domestique qui entendait toujours toutes ses pensées formulées à haute voix, ce qui la jetait dans une grande anxiété; l'extraction d'un bouchon de cérumen diminua notablement ces hallucinations; je ne l'ai malheureusement pas revue.

Des observations de ce genre faites d'abord par L. Meyer (citation de Schwartze), puis par Köppe et Schwartze, font désirer que l'on étudie de plus près l'influence des maladies de l'oreille sur les hallucinations de l'ouïe chez les aliénés. Trœltsch relate une observation de L. Meyer qui présente sous ce rapport un très grand intérêt : un mélancolique qui croyait entendre le cri d'un enfant fut délivré de ses hallucinations par l'ablation d'un bouchon de cérumen et guérit rapidement.

Le *pronostic* dépend de la cause et varie naturellement suivant l'état de l'ouïe et du système nerveux. En général les bruits continus sont d'un pronostic plus fâcheux que les bruits intermittents. Lorsque, dans le courant d'une affection de la caisse, les bruits intermittents se transforment en bruits continus, on peut en conclure que la lésion s'aggrave. Le pronostic est d'autant plus sérieux qu'ils sont plus anciens et plus intenses. Il y a d'ailleurs des exceptions à cette règle.

Traitement. — Le traitement causal doit être dirigé contre les maladies du nez et du pharynx, du système nerveux central, des différents segments de l'oreille, contre l'état général, les affections constitutionnelles, etc. Quant au traitement dirigé spécialement contre les bruits, son effet est en général passager ou nul. Ce traitement comprend : les badigeonnages du conduit, quand la peau est sèche, avec la glycérine, la graisse ; l'introduction dans l'oreille de l'huile d'hyosciamine, de chloroforme et de teinture d'opium simple à parties égales sur de l'ouate (on évitera avec soin de toucher la membrane) ; les pulvérisations de quelques gouttes de glycérine par la trompe dans la caisse (Kramer), de vapeurs de chloroforme (voy. p. 276), d'une solution de morphine (0,2 pour 5 d'eau de laurier-cerise) ; les frictions de la région auriculaire avec les liqueurs narcotiques ou éthérées déjà mentionnées ; les injections sous-cutanées de morphine ou de nitrate de strychnine, ce dernier médicament à la dose de 1, 2, 3 milligrammes chaque fois, 3 fois par semaine; les émissions sanguines à l'apophyse mastoïde (quand il y a hyperémie); les raréfactions de l'air dans le conduit (de Troeltsch), une forte insufflation du méat auditif (Weil); une pression exercée sur l'apophyse mastoïde ; enfin l'administration interne de teinture d'arnica (3 à 15 gouttes, 3 fois par jour, Wilde), d'atropine (0,03 à 0,06 par jour) ou de teinture de Fowler (2,5, 10 gouttes par jour).

Voltolini obtint une guérison complète de bruits auditifs par la teinture arsenicale de Fowler (2 à 3 gouttes), et Lucae par l'application répétée de la sangsue d'Horteloup.

Hinton recommande le chlorhydrate d'ammoniaque à la dose de 1gr,50 3 fois par jour. On obtient quelquefois des effets favorables avec l'électricité, en général seulement quand les bruits sont dus à une affection centrale, puis avec le bromure de potassium ou de sodium, la quinine et quelquefois aussi le nitrite d'amyle (Michael, Weber-Liel, Burnett).

Le bromure de potassium n'agit ordinairement qu'à la dose de 5 grammes par jour ; il faut quelquefois monter rapidement à 8 et 10 grammes, quelquefois plus, et s'y maintenir pendant plusieurs semaines.

Si le malade ne supporte pas le bromure de potassium (on doit toujours l'administrer en grande dilution) ou bien s'il survient une acné bromique intense, on choisira le bromure de sodium plus doux à dose un peu plus forte. Suivant M. Rosenthal, on arrête ou on modère l'éruption d'acné en éliminant rapidement le sel assimilé à l'aide des diurétiques (par exemple, un demi à 1 gramme de nitrate de potasse par jour).

Le bromure n'est nullement un médicament infaillible, mais il m'a souvent donné d'excellents résultats principalement dans les formes purement nerveuses des bruits, et dans certains cas de surdité due à une affection centrale.

III. — Troubles de l'équilibre et vomissements.

Les troubles de l'équilibre, les nausées et les vomissements, symptômes très fréquents dansles affections primitives et secondaires du labyrinthe, ainsi que dans les maladies du système nerveux central, ont été étudiés déjà à plusieurs reprises dans cet ouvrage. Ainsi qu'il a été expliqué dans la partie physiologique de ce chapitre, ces symptômes ont leur point de départ dans les canaux demi-circulaires ou dans le cervelet.

Schmidekam a observé sur lui-même que sous l'influence d'un son intense de sirène il éprouvait du vertige, des nausées, et entendait un bruit musical dans l'oreille.

Les troubles de l'équilibre surviennent souvent brusquement et avec une telle violence que les malades tombent comme frappés d'apoplexie ou ne peuvent se tenir debout qu'avec l'aide de personnes étrangères.

Un malade atteint de catarrhe chronique des caisses me racontait que dans les premières années de sa maladie son corps éprouvait des oscillations brusques et prolongées tellement violentes, que la personne qui le soutenait manquait souvent d'être entraînée avec lui.

Les troubles de l'équilibre sont le plus souvent très passagers, mais ils peuvent durer des jours entiers. Certains malades ont pendant longtemps une démarche incertaine. Les enfants tombent par terre avec une remarquable fréquence, etc. Quelquefois on observe une sorte de mouvement de manège, les troubles de l'équilibre ayant lieu suivant une direction déterminée.

Dans un cas de végétation polypeuse dans la région de la fenêtre ovale à droite, toutes les fois que je la touchais légèrement avec une sonde, il se produisait une espèce de mouvement de projection à gauche et en bas, c'est-à-dire vers le côté sain. La malade n'éprouvait à ce moment aucune douleur, mais seulement un embarras de la tête. Une malade atteinte de catarrhe chronique des deux caisses, chaque fois que l'on insufflait de l'air dans l'oreille gauche par le cathéter, offrait une parésie très passagère des deux extrémités inférieures avec une espèce de mouvement de projection en arrière et à gauche, c'est-à-dire vers le côté alors en traitement. Dans une série de cas observés par Guye, les troubles de l'équilibre se produisaient toujours vers le côté malade.

Les vertiges surviennent tous les jours et même plusieurs fois par jour, dans d'autres cas à plusieurs jours, plusieurs semaines et plusieurs mois d'intervalle ; on peut même observer le type intermittent. Il n'est pas rare de voir les troubles de l'équilibre même très considérables disparaître complètement avec l'augmentation de la surdité, ou avec l'apparition d'une surdité complète.

Relativement à l'apparition des troubles de l'équilibre consécutivement aux maladies de l'oreille, disons que plus l'action sur les canaux demi-circulaires est rapide, plus l'exagération de la pression labyrinthique est brusque (lésions inflammatoires aiguës des canaux demi-circulaires, grands épanchements subits dans la caisse, par exemple), et plus le vertige sera intense; au contraire, quand l'inflammation du labyrinthe suit une marche chronique, quand la pression auriculaire augmente lentement, l'équilibre peut se conserver.

Comme on l'a déjà vu, l'élimination des canaux demi-circulaires elle-même ne s'accompagne pas nécessairement de troubles de l'équilibre. Ce fait ne prouve nullement que les canaux demi-circulaires ne soient pas l'organe de l'équilibre; mais on sait qu'un organe peut, jusqu'à une certaine limite, résister à des causes nocives agissant lentement et qu'à la rigueur il peut être suppléé par celui du côté opposé ou par certaines de ses parties comme dans le cerveau. Cela pourrait expliquer qu'une absence bilatérale des canaux demi-circulaires ne s'accompagne pas nécessairement de troubles de l'équilibre.

Apparition simultanée des troubles de l'ouïe, de l'équilibre et des nausées. — Les symptômes que nous venons d'étudier sont rarement isolés dans les affections du labyrinthe, ils apparaissent plus généralement simultanément; quelquefois l'un d'entre eux occupe le premier plan. L'apparition brusque d'une surdité totale ou complète avec nausées, vomissements et troubles de l'équilibre, peut se faire sous la *forme apoplectique;* autrefois on rapportait cet ensemble symptomatique à une affection du cerveau ou de ses enveloppes et jamais à une lésion du labyrinthe ou du nerf auditif. La relation de ce syndrome avec une affection labyrinthique a été d'abord constatée par Ménière, d'où le nom de *symptômes de Ménière*[1]. Knapp a adopté l'expression de surdité apoplectiforme.

Le tableau morbide décrit par Ménière est le suivant: Tout d'un coup, sans cause appréciable, il survient un violent vertige avec vomissements, bourdonnements et surdité totale ou partielle; quelquefois le malade tombe comme foudroyé sans perdre cependant connaissance. Ces symptômes alarmants peuvent disparaître en quelques minutes, tandis que dans d'autres cas ils durent jusqu'à plusieurs jours de suite. Après cette attaque, il subsiste encore pendant quelque temps un trouble marqué de l'équilibre, lequel finit par disparaître peu à peu; par contre la perte de l'ouïe uni- ou bilatérale est définitive. Ces attaques se renouvellent à des intervalles plus ou moins longs et transforment peu à peu l'affaiblissement de l'ouïe en surdité complète. Quand le malade est définitivement sourd, il ne se produit plus d'attaques et la surdité reste seule pour attester la maladie.

Comme l'avait déjà observé Ménière, chaque attaque peut être précédée d'un bourdonnement, et Charcot parle aussi d'un sifflement constituant pour le syndrome de Ménière une espèce d'*aura*.

[1] Expression plus exacte que celle de maladie de Ménière qu'on lui donne encore généralement chez nous. (*Note du traducteur.*)

La *surdité* peut être *partielle* et ne porter que sur certains sons ou une série de sons, ainsi que cela résulte de plusieurs observations de Knapp. Le syndrome de Ménière ne conduit pas toujours d'ailleurs à la surdité complète et il peut disparaître sans rien laisser après lui; quelquefois la surdité brusque se produit sans les autres symptômes : vertige, bourdonnements, vomissements.

Le syndrome de Ménière affecte quelquefois une forme intermittente et apparaît à intervalles plus ou moins grands (Charcot).

En voici quelques exemples: Une de mes malades était prise chaque matin de nausées avec bourdonnements, surdité et oscillations si violentes du corps qu'elle était obligée de rester étendue jusqu'à onze heures du matin, moment où se terminait l'attaque. — Un garçon de douze ans éprouvait depuis deux ans de violents accès de vomissements avec bourdonnements, surdité et troubles de l'équilibre. Les accès revenaient régulièrement tous les deux jours à neuf heures du matin et ne disparaissaient qu'au bout de douze à dix-huit heures; en dehors des accès, l'enfant se trouvait très bien, tandis que pendant les accès il ne pouvait quitter son lit. Chose surprenante, ces symptômes disparurent pendant six jours après la première application de la douche d'air par le procédé de Politzer, puis ils se reproduisirent une fois, mais le soir, pour disparaître de nouveau pendant les semaines suivantes. Depuis lors, je n'ai pas revu l'enfant. — Un autre exemple concerne une femme syphilitique dont l'oreille externe et moyenne était complètement saine des deux côtés. Tous les jours cette malade était prise à trois heures et demie de l'après-midi de violents bourdonnements d'oreille avec surdité et vertige; l'attaque durait jusqu'à sept à huit heures du soir pour disparaître alors complètement.

Causes du syndrome de Ménière. — C'est toujours le signe d'une *lésion du nerf auditif*, qu'elle soit primitive ou secondaire.

L'expérience démontre que dans la plupart de ces cas il succède à un état pathologique de l'oreille externe ou de l'oreille moyenne. Comme le fait observer Politzer, son apparition, quoique brusque, chez un individu dont l'oreille est normale, n'est nullement la preuve certaine d'une affection labyrinthique primitive, car il peut avoir été produit par un épanchement intra-tympanique rapide et abondant.

On possède un certain nombre d'observations permettant d'admettre comme cause de ces symptômes une *lésion isolée des différentes branches du nerf auditif*, soit du nerf cochléaire, soit des nerfs ampullaires, ou des différents centres du nerf. Par contre, l'apparition de tous les symptômes de Ménière résulte certainement souvent d'une affection du nerf tout entier ou de ses terminaisons dans le labyrinthe. La preuve du reste en a été d'abord fournie par Bonnafont, Politzer, Voltolini. Dans les trois cas de ces auteurs, une fracture du rocher avait entraîné une suppuration du labyrinthe et des méninges.

Selon Woakes, ces symptômes peuvent aussi résulter d'une *lésion du ganglion cervical inférieur du sympathique;* ce ganglion en effet tient sous sa dépendance l'artère vertébrale et avec elle les vaisseaux du labyrinthe tandis qu'il est relié d'autre part au pneumogastrique.

S'il survient un affaiblissement du ganglion cervical inférieur, par son action sur le labyrinthe et le nerf auditif, il se produirait de la surdité, des bourdonnements et du vertige, et par son action sur le pneumogastrique, des nausées et des vomissements. Woakes admet que le ganglion est relâché par la quinine, le tabac, etc., excité, au contraire, par l'acide bromhydrique.

Méningite cérébro-spinale, comme cause de surdité, de vomissements et de perte de l'équilibre. — Sous le nom d'inflammation primitive du labyrinthe, Voltolini décrit une maladie survenant principalement chez les enfants, se manifestant par une fièvre violente, de la céphalalgie, des vomissements, et conduisant au coma généralement en peu de temps, en vingt-quatre heures. J'ai vu un enfant chez qui, au début de la maladie, le coma avait duré quarante heures, et un autre cinq jours.

Les symptômes rétrogradent au bout de plusieurs jours, sauf la surdité totale ou partielle que l'on constate aussitôt ou peu de temps après l'accès. Quand l'enfant essaye de se lever, son corps oscille violemment, de sorte qu'il ne peut marcher sans soutien pendant des mois. Plus tard, ce symptôme disparaît aussi, et seule la surdité le plus souvent bilatérale reste permanente.

L'attaque peut être précédée, ainsi que je m'en suis assuré une fois, par du vertige survenant pendant plusieurs jours; chez un enfant, l'attaque fut suivie de vomissements fréquents pendant un an et demi.

Il s'agit de savoir si cet ensemble morbide dépend d'une inflammation labyrinthique primitive (Voltolini) ou d'une affection cérébrale et surtout méningée. Suivant Voltolini, l'absence d'autres paralysies nerveuses, principalement du facial, qui accompagne l'acoustique, doit faire repousser l'idée d'une lésion du tronc du nerf auditif. Il serait, dit-il, incroyable que dans tous les cas observés jusqu'ici l'exsudat méningitique n'ait altéré que le nerf auditif, et non simultanément le facial; il est aussi impossible de placer le siège du mal dans le bulbe, les noyaux des différents nerfs y étant très rapprochés les uns des autres et même mal délimités : un exsudat ne pourrait atteindre isolément les origines seules de l'auditif; enfin la guérison constamment observée en pareil cas est peu en faveur d'une méningite.

Remarquons cependant qu'il n'est pas absolument certain que l'issue soit toujours favorable quant à la vie, et le médecin auriste n'observant en général le malade qu'après la terminaison de l'attaque, il se peut qu'un certain nombre d'enfants succombent. De plus, l'expérience a démontré maintes fois que la méningite cérébro-spinale épidémique, principalement dans le jeune âge, ne se termine nullement toujours par la mort, mais qu'il survint une guérison partielle ou complète; dans le premier cas, on voit le malade se rétablir avec de l'amaurose, avec de l'amaurose et une surdité totale, ou bien seulement avec une surdité totale.

J'emprunte ce qui suit à un travail d'ensemble dû à Moos: Salomo parle d'une épidémie qui atteignit cent quarante et un individus et qui chez beaucoup d'enfants entraîna une surdité passagère ou permanente. Frentzel, Wunderlich et Baerwinkel ont rapporté des observations intéressantes de cette maladie. Mende sur cent quatre cas a vu survenir quatre-vingt-six fois la guérison, deux fois seulement avec surdité. Hirsch se borne à mentionner que la méningite cérébro-spinale, quand elle guérit, laisse souvent le malade sourd. Niemeyer, dans cette maladie, a vu très souvent l'ouïe notablement affaiblie ou totalement perdue. Moos l'a vue treize fois suivie de surdité absolue.

La surdité relative ou absolue due à la méningite cérébro-spinale pourrait résulter aussi de la propagation de la suppuration du nerf auditif au labyrinthe. Cela serait facile, comme le remarque Moos, quand le nerf est englobé par l'exsudat (Cas de Moos et Luschka). En effet, Heller et Lucae ont trouvé le labyrinthe rempli de pus, dans la méningite cérébro-spinale. L'affaiblissement de l'ouïe dans cette maladie peut aussi résulter d'une tympanite purulente consécutive, sans altération du nerf auditif et du labyrinthe (Observ. de Klebs).

Enfin il faut encore faire remarquer, relativement à la surdité bilatérale, que la méningite cérébro-spinale quelquefois détermine une cécité bilatérale, laquelle, comme la surdité survenant dans d'autres cas, peut disparaître peu à peu.

Il résulte de tout cela que la labyrinthite aiguë de Voltolini est très vraisemblablement une méningite cérébro-spinale, du moins devons-nous nous en tenir à cette explication, jusqu'à ce qu'une autopsie nous en apprenne davantage. Quoi qu'il en soit, c'est à Voltolini que revient le mérite d'avoir appelé l'attention sur la fréquence de ces cas d'une si grande importance pratique.

Diagnostic des affections périphériques et centrales du nerf auditif.

On doit rechercher si les symptômes indiquent une lésion périphérique ou centrale du nerf, et si l'affection du labyrinthe est primitive ou consécutive.

Étant donné ce que j'ai déjà dit plus haut à propos des différents symptômes, je ne mentionnerai ici que certains points très importants pour le diagnostic.

L'affaiblissement de l'ouïe, même très considérable, par exemple, quand la voix n'est plus entendue, peut être très bien causé par des lésions de l'oreille externe et moyenne sans altération du labyrinthe.

Pour les altérations de l'appareil de transmission, on a déjà vu que l'état normal de la membrane tympanique, du conduit et des bruits d'auscultation, ne nous autorise nullement à rapporter la surdité à une affection labyrinthique. En effet, il peut exister, par exemple, des altérations considérables du côté des fenêtres que l'on ne reconnaît pas à l'inspection. Par contre, la surdité partielle des sons, dans laquelle certaines notes ne sont pas perçues, indique une lésion du limaçon (Knapp), car elle ne peut s'expliquer par une affection de l'oreille moyenne.

La diminution de la perception osseuse est un bon signe différentiel entre un affaiblissement de l'ouïe et un obstacle à l'accès des ondes sonores[1].

Tandis que le diapason, quand la lésion occupe l'oreille moyenne et externe, est entendu plus fortement du côté malade, c'est le contraire qui a lieu quand elle siège dans le nerf cochléaire. Cette recherche est délicate, et on fera bien d'y employer plusieurs diapasons que l'on placera en différents points de la tête. L'examen sera répété plusieurs fois à certains intervalles, et le diagnostic résultera d'un certain nombre d'explorations concordantes.

Les bruits subjectifs doivent être considérés comme résultant d'une irritation des filets du nerf. Par contre, les troubles de l'équilibre, les nausées et les vomissements, peuvent aussi bien dépendre d'une affection du cervelet que d'une lésion des canaux demi-circulaires, et pour établir un diagnostic différentiel il faudra recourir à l'appréciation des autres symptômes concomitants.

Les troubles de l'équilibre avec nausées et vomissements sont plutôt dus à une *lésion du cervelet*, si le malade offre une démarche ataxique et titube comme un homme ivre, en présentant quelquefois des mouvements de manège vers le côté malade, avec tendance à la chute quand les yeux sont fermés. Une particularité caractéristique des affections du cervelet, suivant Rosenthal, c'est que les malades ne marchent pas notablement mieux quand ils sont soutenus, tandis que le moindre soutien rend la démarche des tabétiques bien plus sûre. L'individu atteint d'une lésion du cervelet se tient et marche les jambes écartées, les orteils et la portion moyenne du pied s'élevant et s'abaissant régulièrement, de telle sorte que le pied repose sur le sol, tantôt par l'extrémité antérieure, tantôt par le talon, tantôt par la plante tout entière.

Ces malades se plaignent encore d'un engourdissement dans les extrémités inférieures, principalement dans la plante des pieds; le tact est en même temps notablement affaibli ou complètement perdu, tandis que la peau conserve sa sensibilité à la douleur et à la température. Les autres symptômes d'une lésion du cervelet sont : le trouble de la parole, le nystag-

[1] Rappelons qu'entre 40 et 50 ans la montre commence à ne plus être perçue par les os du crâne : c'est donc un symptôme qui n'a de valeur qu'au-dessous de cet âge, à moins que, la surdité étant unilatérale, l'oreille saine entende bien la montre par les os. (*Note du traducteur.*)

[2] H. Nothnagel, ***Diagnostic topographique des affections du cervau***, 1879, p. 59.

mus[1], la déviation des yeux ou l'impossibilité de les porter au-dessus du plan horizontal (paralysie du nerf droit supérieur), la contraction pupillaire du même côté et l'amblyopie avec névrite optique. Au point de vue du diagnostic, il faut encore noter une douleur par moment très violente dans la nuque, ainsi qu'une très grande sensibilité à la pression.

Au contraire, le vertige avec nausées et vomissements, associé au bourdonnement et à la surdité, doit être rapporté à une *lésion des nerfs ampullaires*, principalement quand il accompagne une affection auriculaire déjà existante et quand il ne se combine pas avec d'autres symptômes cérébelleux.

Cependant même alors il faut toujours savoir qu'il peut se produire un réflexe de l'oreille sur le cervelet; du moins, dans plusieurs maladies de l'oreille on observe quelquefois des symptômes cérébelleux, dans la tympanite suppurée, par exemple. Ces symptômes, il est vrai, sont alors intermittents et toujours dans un rapport évident avec l'état de l'organe de l'ouïe : aussi doit-on les considérer comme des phénomènes *réflexes* et non comme une affection indépendante du cervelet.

Sur la valeur de la surdité sensorielle, surdité des mots, surdité de la musique, comme symptômes d'une lésion du lobe temporal, voir p. 582 et 597.

Comme celui d'une affection labyrinthique en général, le *diagnostic différentiel entre une affection primitive et une affection consécutive du labyrinthe* peut être très difficile et même impossible.

La lésion labyrinthique est plutôt secondaire lorsqu'il existe des altérations notables dans la caisse, tandis que les symptômes de surdité, etc., s'accompagnant d'un état normal de l'oreille moyenne, résultent plutôt d'une affection labyrinthique primitive. Mais on a déjà vu combien sous ce rapport les résultats de l'inspection oculaire et de l'auscultation sont incertains.

Le diagnostic d'une affection labyrinthique primitive n'est certain que quand les symptômes nausées, vomissements, vertiges, surdité, bourdonnements, surviennent tout à coup sans que l'examen pratiqué peu de temps après le début de l'accès fassent reconnaître la moindre lésion de l'oreille externe et de l'oreille moyenne.

Mais, si l'examen n'est pratiqué qu'au bout d'un certain temps, on ne peut plus faire qu'un diagnostic de probabilité, car, comme le remarque Politzer, une inflammation exsudative peut avoir déjà disparu et le trouble fonctionnel considérable que l'on constate peut être dû à un état pathologique des osselets et des fenêtres. Enfin il faut encore penser qu'une lésion du nerf ou du labyrinthe peut survenir dans le cours d'une maladie de l'oreille moyenne ou externe, mais d'une façon indépendante.

[1] D'après des nouvelles recherches de Schwahn sur des lapins, le strabisme dépend d'une affection de la moelle allongée et non d'une lésion du cervelet.

Pronostic.

Le *pronostic des différentes affections de l'appareil percepteur du son* se ressent naturellement de l'incertitude du diagnostic et par suite il ne peut être établi avec quelque sûreté qu'après une période prolongée d'observation. En général, la surdité et les sensations sonores subjectives intermittentes ou d'intensité variable comportent un meilleur pronostic que les bruits continus et de force constante. Il faut cependant dire aussi que les symptômes de Ménière même intermittents peuvent annoncer une surdité incurable. Une surdité congénitale ou héréditaire comporte en général un pronostic très grave; il en est de même quand le diapason placé sur le sommet de la tête n'est pas entendu. Cependant, dans quelques cas de lésions considérables de la caisse, ce phénomène ne dépend que d'une imbibition séreuse consécutive du labyrinthe ou d'une augmentation excessive de la tension intra-auriculaire, c'est-à-dire d'un état qui peut disparaître complètement avec les causes qui l'ont produit.

Les symptômes de Ménière sont assez souvent aussi susceptibles de régression quand ils sont dus à l'hystérie, à la congestion cérébrale, aux syphilômes, etc.; il en est de même pour les bruits et la surdité produits par certains médicaments.

La surdité apoplectiforme n'entraîne pas toujours un pronostic fâcheux, tous les symptômes disparaissant quelquefois d'une façon définitive; il se produit peut-être alors dans le labyrinthe (ou même dans les centres acoustiques) un épanchement séro-sanguinolent après la résorption duquel l'oreille revient à son état normal. D'autres fois, par contre, cet exsudat peut entraîner une destruction des parties molles dans le canal du limaçon ou des centres acoustiques, et par suite une surdité incurable. L'observation prolongée et le résultat négatif du traitement éclaireront alors le médecin.

Nous devons toujours avoir à la pensée l'incertitude du diagnostic, et par suite du pronostic, dans les affections de l'appareil percepteur des sons; l'appréciation de chaque cas devant déterminer notre règle de conduite au point de vue du traitement, ce n'est que devant un pronostic tout à fait mauvais que le praticien peut renoncer à une intervention, tandis qu'il doit toujours proposer un essai dans les nombreux cas où il est mal fixé. C'est précisément dans les affections du nerf que nous ignorons le plus souvent la cause des symptômes observés, et dans des cas qui semblent désespérés on obtient quelquefois des résultats surprenants. Bien que dans d'autres cas, malheureusement beaucoup plus nombreux, on n'obtienne aucun résultat soit passager, soit permanent, les exemples de guérison doivent toujours nous engager à tenter un essai, et à ne pas nous laisser aller à un pessimisme exagéré.

Traitement.

Le traitement doit être dirigé contre la cause de la lésion et contre l'état du nerf.

Outre le traitement des lésions de l'oreille externe et moyenne, on combattra énergiquement les affections générales (chlorose, syphilis, etc.) et les affections nerveuses (affections idiopathiques, surexcitation du système nerveux, influence de certains médicaments, etc.). On mettra le nerf à l'abri des excitations quand il est hyperesthésié ; les individus nerveux se trouveront bien d'un séjour à la campagne, sur les hauteurs, les hystériques d'une cure modérée d'eau froide, des bains de mer.

Quant au traitement local, j'ai déjà indiqué (p. 412) une série de médicaments qui agissent quelquefois favorablement sur les sensations subjectives de l'ouïe. Il faut encore mentionner l'iodure de potassium à la dose de 1 à 2 grammes par jour, le badigeonnage de l'apophyse mastoïde avec teinture d'iode et de noix de galle ãa, ou avec du collodion iodoformé. On les pratique une ou deux fois par jour, jusqu'à produire la rougeur de la peau; après sa disparition, on recommence pendant cinq à six semaines. Le nitrate de strychnine en injection sous-cutanée (p. 412) à la dose de 0gr,001 0gr,002 trois fois par semaine aurait de bons effets suivant quelques auteurs ; Hagen le recommande particulièrement.

Le nitrite d'amyle, essayé d'abord par Michael contre les bourdonnements, m'a donné une guérison définitive dans un cas de surdité quinique. — Schwartze a observé un malade qui, à la suite d'hémicrânie gauche très violente, fut atteint de contractions musculaires dans les deux bras, d'amblyopie progressive et de surdité complète ; il guérit complètement en trois jours à la suite de l'application d'une sangsue d'Horteloup au niveau de la tempe gauche.

Le meilleur traitement local d'une lésion acoustique est l'électricité, et surtout le courant galvanique.

Action du courant constant sur le nerf acoustique. — Brenner est le premier qui ait fait des recherches très étendues concernant l'action du courant constant sur le nerf auditif, et c'est grâce à lui que le traitement électrique du nerf auditif est entré dans une voie scientifique.

Comme ce traitement réclame une connaissance précise de la réaction du nerf acoustique au galvanisme, il nous faut étudier d'abord l'action de l'électricité sur ce nerf.

La loi de la réaction galvanique du nerf a été découverte par Brenner. Si l'on applique la cathode (pôle—) au tragus et l'anode (pôle+) en un point indifférent du corps à une certaine distance du tragus (côté opposé du cou ou dos de la main), la fermeture d'un courant d'une certaine intensité (FC)[1] produit dans l'oreille armée une sensation sonore (S')[2], qui se

[1] Fermeture du circuit cathodal (c'est-à-dire la cathode étant à l'oreille). (*Note du traducteur.*)

[2] Brenner a démontré que la sensation sonore galvanique résulte d'une irritation directe

prolonge un certain temps pendant le passage du courant (DC)[1], et finit par disparaître (S >); à l'ouverture du circuit (OC)[2], soit dans sa continuité, soit par l'éloignement d'une électrode, il ne se produit rien (—). Si au contraire c'est l'anode qui est au tragus et la cathode sur le dos de la main, par la fermeture du circuit (FA)[3], il ne se produit rien dans l'oreille armée (—) ni pendant la durée du courant (DA = —)[4], tandis qu'à l'ouverture du circuit (OA)[5] il se produit une sensation sonore faible (s). La *formule de réaction* du nerf à l'état sain, la « formule normale », est donc suivant Brenner la suivante :

FC = S′
DC = S >
OC = —
FA = —
DA = —
OA = s

Les sensations subjectives de l'ouïe (S′, S, s) consistent en bourdonnements quand l'excitation du nerf est légère, et en perceptions sonores quand elle est vive ; le son perçu augmente d'intensité avec le courant.

Pour rechercher la formule de réaction du nerf, on place la cathode au tragus, l'anode en un point indifférent du corps, et l'on fait la FC avec un petit nombre d'éléments, trois, par exemple ; s'il ne se produit encore aucune réaction, on augmente le nombre des éléments (4, 6, 8) jusqu'à produire une sensation sonore, avec douze éléments, par exemple ; c'est ce que Brenner désigne sous le nom d' « *excitabilité primitive du nerf* » (EI).

Si l'on diminue le nombre des éléments, le nerf réagit encore à un courant qui n'aurait pu rien produire avant la « catélectrotonisation » du nerf ; on peut, par exemple, descendre de douze à huit éléments. La limite inférieure de cette réaction est désignée par Brenner sous le nom d' « *excitabilité secondaire du nerf* » (EII).

Si de plus, au lieu de faire une simple fermeture cathodale, on renverse le courant avec le commutateur de l'anode à la cathode, manœuvre qui en additionnant les excitations dues à OA (s) et à FC (S′) produit l'excitation la plus puissante du nerf, on peut déterminer une sensation sonore avec un nombre d'éléments encore plus faible que dans l'EII. Si, par exemple, on descend de huit à six éléments, et qu'on laisse agir alors l'anode un certain temps sur le nerf, puis qu'on renverse brusquement sur la cathode, on produit encore une excitation avec ces six éléments ; le

du nerf et non d'une action réflexe par l'intermédiaire du trijumeau. Elle n'est pas due non plus à la contraction des muscles intrinsèques : ainsi, dans un cas où par la ténotomie du muscle de l'étrier j'avais isolé cet osselet, le courant galvanique déterminait encore des sensations très nettes.

[1] Durée du courant cathodal. (*Note du traducteur.*)

[2] Ouverture du circuit cathodal. (*id.*)

[3] Fermeture du circuit anodal. (*id.*)

[4] Durée du courant anodal. (*id.*)

[5] Ouverture du circuit anodal. (*id.*)

nombre minimum des éléments nécessaires pour produire cette réaction constitue d'après Brenner l' « *excitabilité tertiaire du nerf* » (EIII).

Pendant l'excitation galvanique de l'oreille armée, il se produit quelquefois dans l'autre une formule de réaction inverse. Cette « *formule paradoxale* », comme l'ont fait remarquer Erb et Benedict, n'a rien de paradoxal; elle est simplement la preuve que l'oreille non armée se trouve toujours sous l'influence de l'autre électrode; lorsque l'anode est à l'oreille droite, par exemple, l'oreille gauche est sous l'influence de la cathode et inversement. Par suite, quand une oreille seule est armée, il se produit quelquefois simultanément les formules de réaction suivantes dans les deux oreilles :

X (oreille armée).	Y (oreille non armée).
FA = —	FC = S′
DA = —	DC = S >
OA = s	OC = —
FC = S′	FA = —
DC = S >	DA = —
OC = —	OA = s

Le *développement de la formule de réaction* du nerf rencontre des *obstacles* sérieux, assez souvent même insurmontables. La cause en est en partie dans des phénomènes accessoires très désagréables qui peuvent se produire pendant l'excitation galvanique.

Ces *phénomènes accessoires* sont les suivants :

1. *Douleur* : elle est d'autant plus intense que l'électrode a moins de surface : aussi faut-il en employer de très larges (voy. p. 36). Pendant l'action de l'anode, le malade ressent une douleur sourde dans l'oreille, laquelle lui semble bouchée ; par FC il se produit un élancement violent dans l'oreille, par DC une brûlure, et l'oreille lui semble ouverte en dehors.

2. *Contraction de la face*, principalement des muscles orbiculaires des paupières, zygomatique, sourcilier, frontal, occipital, et quelquefois des muscles de l'oreille; il survient aussi de violents mouvements de mastication. C'est par FC que les contractions musculaires sont le plus marquées et elles durent plusieurs secondes; il se produit des contractions courtes très faibles par FA, passagères par OA; leur fréquence diminue dans l'ordre suivant : FC, FA, OA, OC ; c'est par OC que les contractions sont le plus difficiles à déterminer.

3. *Phénomènes lumineux.*

4. *Vertige.* Après la douleur, c'est le phénomène accessoire le plus important qui survienne pendant l'excitation du nerf, et il peut même, dans certains cas, empêcher de trouver la formule de réaction. Le vertige est surtout marqué lorsqu'on place les électrodes en deux points symétriques des deux moitiés de la tête, et il est d'autant plus faible qu'elles occupent une ligne plus parallèle à l'axe longitudinal du corps. La perte d'équilibre a toujours lieu vers l'anode. Le vertige s'accompagne quelque-

fois de *vomissements* ou de nausées qui durent un certain temps. Il peut persister plusieurs heures.

Chez une de mes malades, bien que les électrodes eussent la position la plus défavorable à la production des troubles de l'équilibre, étant l'une au-dessus de l'autre (tragus et côté correspondant du cou), deux élements Siemens-Halske produisirent une projection si violente vers l'anode que la malade tomba de son siège et pendant une minute fut atteinte de fortes scoillations latérales du corps. — Chez une autre malade, il survenait régulièrement du vertige, dès que l'une ou l'autre des électrodes passait sur l'arcade zygomatique, la seconde étant placée à la nuque ; par contre, il ne s'en produisait pas, si l'électrode était placée à 1/2 centimètre au-dessus de cette arcade.

Comme autres phénomènes il faut mentionner :

5. Des *mouvements de déglutition* pendant l'ouverture et la fermeture du circuit.

6. Un *flux salivaire* (excitation de la corde du tympan).

7. *De la toux*, principalement pendant la fermeture du circuit.

8. Des *sensations gustatives* quand la cathode est à l'oreille, jamais quand l'anode y est placée. Cette sensation peut durer des heures et même des journées entières.

9. Des *fourmillements* sur le bord correspondant de la langue.

Les recherches de Brenner sur des individus atteints de maladies d'oreille démontrent que la réaction galvanique dépend beaucoup de l'état de l'oreille externe et moyenne. Ainsi l'obturation du conduit auditif constitue souvent pour le courant galvanique un obstacle insurmontable ; par contre, la réaction acoustique est beaucoup plus facile quand la membrane est perforée. Cette résistance est la cause la plus fréquente des difficultés que l'on éprouve à déterminer la formule de réaction, car la torpeur du nerf est en général très rare; par suite de la petite quantité de son qui lui parvient dans les maladies de l'appareil de transmission, il se trouve au contraire, d'après Brenner, dans un état de repos qui le rend facilement excitable (*hyperesthésie acoustique*, au sens de Brenner).

L'*hyperesthésie simple* se manifeste par une longue durée de la réaction : ainsi, par exemple, la sensation sonore se prolonge plus longtemps par DC qu'à l'état normal, et même elle peut ne plus s'éteindre pendant DC (∞). Un autre signe de l'hyperesthésie simple consiste dans le développement facile de la réaction galvanique : c'est ainsi que parfois elle se produit quand l'électrode n'est pas appliquée au tragus, mais à une certaine distance variable suivant l'intensité de l'hyperesthésie. Enfin cette distance et la durée de EII et EIII sont aussi en rapport direct avec l'hyperesthésie acoustique.

Une autre espèce d'*hyperesthésie* s'accompagne d'une *modification qualitative de la formule de réaction ;* le plus souvent, à côté de la réaction précédente il se produit encore une sensation sonore par FA et DA ; quelquefois la formule est inverse et on a : FC —, DC —, OC s, FA S', DAS >, OA —.

Brenner distingue encore une *hyperesthésie* avec production facile de la *formule paradoxale* dans l'oreille non armée; celle-ci peut même apparaître, ainsi que je m'en suis assuré une fois, lorsque la deuxième électrode est appliquée immédiatement au-dessous du tragus de l'oreille armée, ce qui prouve que même avec cette disposition des électrodes le courant pénètre dans le cerveau. Brenner a constaté aussi dans certains cas l'apparition croisée de la formule paradoxale, c'est-à-dire la production de la réaction galvanique dans l'autre oreille. non armée.

Quant aux *sensations subjectives de l'ouïe*, les observations de Brenner donnent les résultats suivants : Des différents bruits que l'oreille rapporte au dehors, dans l'oreille ou dans la tête, le traitement galvanique n'a d'action que sur les premiers ; par OA le bruit est le plus souvent augmenté de force; FC et DC augmentent la hauteur d'une sensation sonore subjective permanente : dans d'autres cas, un bruit auriculaire sera, il est vrai, arrêté par FA et DA, mais par contre peu renforcé par FC et DC. C'est surtout en renversant le courant de la cathode à l'anode que les bruits s'atténuent le plus; quelquefois FA, DA et OC n'ont aucune action sur les sensations auditives, tandis que FC, DC et OA les affaiblissent.

La difficulté de l'*excitation galvanique du nerf* qui, ainsi qu'on l'a dit, est très rare, se manifeste par une disparition rapide des sensations produites par le galvanisme, et par un écart très faible entre EI, EII et EIII : il y a toujours alors surdité très notable. La surdité absolue et la disparition de la perception osseuse ne sont nullement un signe de paralysie du nerf; un nerf auditif fonctionnant d'ailleurs très mal peut être très excitable par un courant électrique.

Pour le traitement électrique du nerf auditif, Brenner part de ce principe : « La faculté de réagir normalement à l'excitation électrique est la condition *sine quâ non* de la santé de tout nerf, et par suite du nerf acoustique. » Donc, suivant Brenner, avec le rétablissement de la formule normale de réaction, une partie de l'état morbide disparaît, sans que pour cela, il est vrai, la guérison doive nécessairement en résulter.

Pour le *traitement d'une hyperesthésie simple* avec sensations sonores subjectives, il faut absolument éviter toute excitation galvanique du nerf : aussi on fera agir FA et DA pendant plusieurs minutes sur le nerf, puis, à l'aide du rhéostat indispensable au traitement par la méthode de Brenner, on fera sortir peu à peu le malade du courant pour éviter l'excitation de OA. L'action de la cathode ne doit pas se faire sentir dans ces cas sur le nerf acoustique.

On placera donc le pôle cuivre (+) sur le tragus et le pôle zinc (—) en un point indifférent du corps, et on prendra un certain nombre d'éléments en intercalant le rhéostat mis à 0; on augmente alors la résistance dans la fermeture accessoire pour faire pénétrer peu à peu le courant dans le corps, jusqu'à ce qu'il y passe complètement ; au bout de trois minutes environ, on diminue de nouveau lentement les résistances dans le rhéostat, et le courant sort peu à peu du corps complètement.

Si la formule paradoxale vient à se manifester, Brenner recommande l'emploi d'une anode bifurquée dont une branche s'applique au tragus droit et l'autre au tragus gauche.

La *surdité avec altération qualitative de la formule de réaction* se traite suivant Brenner de la manière suivante : Dans le cas où FA et DA produisent anormalement une sensation sonore, on introduit très lentement l'oreille dans le courant anodal et l'on rompt le circuit en pleine force (OA); si FC doit être renforcé parce qu'il donne une réaction anormalement faible, le courant sera mis en pleine force sur FC, on renversera ensuite de OA en FC. Il faut toujours éviter OC en faisant sortir le malade du circuit : aussi n'est-il pas bon de faire un renversement de OC en FA.

Ce bref resumé de la théorie de Brenner sur la réaction et le traitement galvaniques du nerf auditif a rencontré un certain nombre d'adversaires; tout d'abord Schwartze appelle l'attention sur les cas dans lesquels un nerf sain ne donne pas la formule de réaction de Brenner, et sur ceux dans lesquels le retour à l'état normal d'une formule altérée quantitativement se fait sans la plus légère amélioration de l'ouïe. — Benedict n'accepte pas l'opinion de Brenner sur la réaction normale du nerf et sur la nécessité d'intercaler le nerf auditif dans le courant anodal, et de l'en faire sortir; au contraire, il considère les alternatives voltaïques comme « la meilleure méthode du traitement galvanique local. » Cet auteur pratique donc un certain nombre de renversements de l'anode à la cathode et inversement.

Contre les *lésions de l'oreille d'origine centrale*, Benedict recommande aussi la « galvanisation du sympathique, » un pôle étant placé sous l'articulation temporo-maxillaire au niveau du bord interne du sterno-mastoïdien, l'autre sur la partie inférieure de la carotide primitive. On peut encore ici employer les alternatives voltaïques.

Je pratique le traitement galvanique du nerf auditif avec les différentes méthodes de Benedict et avec celle de Brenner : c'est cette dernière que j'emploie en première ligne dans tous les cas qui me paraissent susceptibles d'un traitement électrique. Je n'ai nullement l'intention de tirer des conclusions générales de mes observations isolées, et je sais très bien qu'on ne pourra porter un jugement sur ce mode de traitement qu'après des recherches nombreuses et précises. Je me bornerai à dire que je dois au traitement électrique du nerf des succès incontestables par la méthode de Brenner et de Benedict. Il ne s'agit pas de ces cas dans lesquels l'amélioration survient dans le cours du traitement sans qu'on puisse le lui attribuer avec certitude; le résultat de chaque séance a été chaque fois noté exactement. Si, comme j'ai pu le constater directement à plusieurs reprises, un malade immédiatement avant la séance n'entend pas le diapason placé sur les os du crâne et l'entend immédiatement après, si, dans un autre cas, un malade atteint de surdité et de bourdonnements ayant été traité sans résultat pendant des mois par les médications les plus variées présente ensuite après un traitement électrique exclusif une amélioration notable, on est bien autorisé à attribuer ce résultat à l'électricité seule. Que le traitement galvanique du nerf ne donne souvent, très souvent même, aucun résultat appréciable, cela est hors de doute; mais la faute en est-elle à l'impuissance de l'électricité, ou bien doit-elle être plutôt attribuée à son emploi tardif, c'est ce qu'il est difficile de décider pour le moment. Toutes les méthodes de traitement et l'électrothérapie comme elles donnent des résultats très variables suivant qu'elles sont appliquées plus ou moins tardivement. Quant à l'aggravation possible de la maladie par le traitement galvanique, il est certain que toute médication agissant sur un organe déterminé produit de bons ou de mauvais effets suivant son mode d'emploi. Ainsi, selon Brenner, OA, FC et DC, ont une action très fâcheuse sur l'hyperesthésie acoustique simple avec bruits subjectifs, tandis que le courant anodal avec exclusion du malade hors du circuit à une action très favorable. Il est vrai que dans certains cas d'hyperesthésie l'amélioration sera précisément produite par le courant cathodal que rejette Brenner, l'anode étant restée sans action, ou bien elle sera due à des alternatives voltaïques (Benedict), la méthode de Brenner n'ayant rien donné. Ces cas prouvent simplement que les lois de Brenner, qui sont certainement basées sur des recherches très précises, trés délicates, très ingénieuses, souffrent parfois des exceptions (voy. p. 424). En somme, le traitement galvanique du nerf mérite d'exciter plus l'intérêt qu'il ne l'a fait jusqu'ici : la doctrine de Brenner n'a été encore étudiée que par quelques médecins, il est vrai, éminents; les uns l'ont acceptée, les autres l'ont combattue. Qu'on l'étudie de tous côtés, qu'on la modifie ou qu'on la rejette après exámen sérieux, mais elle ne mérite pas d'être laissée de côté.

Plus rarement que le courant constant, le *courant d'induction* s'emploie dans les maladies du nerf, tantôt seul, tantôt alternativement avec le courant galvanique (Benedict). Duchenne raconte que souvent dans la surdité hystérique il a obtenu la guérison à l'aide du courant induit.

Chez une de mes malades atteinte de goître exophthalmique, qui souffrait de vertiges avec surdité et bourdonnements, après l'emploi du courant d'induction, une électrode au tragus, l'autre au niveau du ganglion cervical inférieur du sympathique, il survint une amélioration notable des bruits et de la surdité (de 3 à 20 centimètres); chez cette malade, le traitement galvanique n'avait produit qu'une faible amélioration (de 1 à 3 centimètres).

Cette action probablement réflexe du courant induit sur le nerf auditif (voy. aussi p. 415) ne doit pas être confondue avec une diminution de la surdité, des bourdonnements, etc., résultant d'une amélioration de l'état de l'oreille moyenne.

De la surdité congénitale et précoce (surdi-mutité).

La surdité peut être congénitale ou acquise. La *surdité congénitale* dépend soit d'une anomalie du système nerveux ou de l'organe de l'ouïe, soit d'une inflammation de l'oreille pendant la vie intra-utérine; quelquefois encore l'oreille ne présente aucune modification appréciable.

L'hérédité joue le rôle le plus important dans la surdité congénitale; celle-ci peut se transmettre directement des parents aux enfants, ou bien elle saute une ou deux générations. D'après les documents de Wilde concernant les sourds-muets d'Irlande, sur 123 enfants appartenant à 98 ménages sourds-muets, il n'existait qu'un sourd-muet. Un fait remarquable, c'est que, dans une famille, la surdité congénitale peut atteindre exclusivement les garçons ou les filles (Wilde). Wilde parle de familles dans lesquelles régulièrement chaque deuxième ou chaque troisième enfant naissait sourd.

Comme étiologie de la surdité congénitale, il faut faire entrer en ligne de compte la somme des vices de constitution paternels et maternels. C'est principalement ce qui arrive quand les parents sont sous l'influence de diathèses du même genre, par exemple, quand ils descendent d'une même famille dans laquelle il existe une anomalie constitutionnelle.

C'est probablement la raison pour laquelle les enfants nés de parents consanguins sont souvent atteints de scrofule, de tuberculose, d'affections mentales et aussi de surdité; c'est ce qui explique aussi en partie cette particularité, en dehors des circonstances locales, que dans une contrée montagneuse dans laquelle les unions se font entre très proches parents on observe souvent le crétinisme, la surdité, etc.

Ainsi Ménière a fait dans certaines parties du canton de Berne des recherches très concluantes à ce point de vue. Mitchell, sur 45 individus issus de mariages consanguins, n'en a trouvé que 8 qui fussent indemnes; chez les autres, il trouva de la stérilité, des maladies mentales et nerveuses, la tuberculose, l'amaurose, la surdité, etc. Lacassagne rappelle l'observation de Boudin, d'après laquelle chez les nègres du Jowa, dont les unions se font entre très proches parents, la proportion des sourds-muets en 1840 était 91 fois plus forte que dans la population blanche.

Bien qu'il soit hors de doute que la consanguinité est une cause fréquente de surdité congénitale, il n'est nullement certain que ce soit le mariage entre parents qui favorise le développement des affections constitutionnelles et de la surdité; il est plus probable que la cause en est dans l'addition des tendances morbides existant dans l'organisme paternel et dans l'organisme maternel; s'il n'en existe pas, si les époux sont dans un état physique et moral excellent, il n'y a non-seulement aucun danger pour leur descendance, mais encore les conditions n'en sont que meilleures (Lacassagne).

Les statistiques sur la surdi-mutité[1] démontrent qu'en dehors des

[1] S. Schirmer, 5e vol. du *Recensement en Autriche;* Lent, *Statistique de la surdi-mutité du cercle de Cologne*, 1870; puis l'excellent Mémoire de G. Mayer; *De la répartition de la cécité, de la surdi-mutité*, etc., in *Contribution à la statistique du Royaume de Bavière*, 35e fascicule, 1877.

conditions sociales cette infirmité est soumise aux influences telluriques. Ainsi elle est plus fréquente dans les Hautes-Alpes (canton d'Allgau, Berchtesgad) que dans les autres montagnes de Bavière (Mayer). Vraisemblablement la nature de l'eau joue un grand rôle à ce point de vue (Lent, Schirmer). La forme de la chaine du Jura semble peu favorable au développement de la surdi-mutité : ainsi dans les cantons suisses à grandes altitudes, comme Appenzell, Saint-Gall, Glaris, Schwitz et Unterwalden, elle est relativement rare (8 à 15 p. 10 000). Elle est au contraire beaucoup plus fréquente dans les régions les plus élevées des Alpes, Berne (42), Lucerne (44), Wallis (49 p. 10 000). Mayer s'exprime ainsi à ce sujet : « Les pays montagneux sont généralement riches en sourds-muets, mais il n'en est pas nécessairement ainsi ; les plaines et les vallées par contre jouissent ordinairement d'une immunité relative » (p. 90, *loc. cit.*). Le pays plat du nord de l'Allemagne (Poméranie, province de Posen et Prusse orientale) fait exception à cette règle.

La *surdité acquise* est plus fréquente que la surdité congénitale. Les causes en sont les différentes maladies du système nerveux, du labyrinthe ou de l'appareil conducteur du son : la méningite cérébro-spinale, les inflammations du labyrinthe, les maladies générales, scarlatine, fièvre typhoïde. La surdité acquise survient généralement dans le premier âge.

Sur 503 cas, Wilde rapporte que la surdité était survenue 120 fois dans les 3 premières années de la vie, le plus souvent pendant la 2e année ; 109 fois entre la 3e et la 4e année, 76 fois dans la 4e, 38 fois dans la 5e, 36 fois dans la 6e, 32 fois dans la 7e, 21 fois dans la 8e, 11 fois dans la 9e, 15 fois dans la 10e, 33 fois entre la 10e et la 15e, 12 fois après 15 ans.

Fréquence de la surdité congénitale et acquise. — La surdité en général, qu'elle soit congénitale ou acquise, offre, suivant une statistique de Mayer de Munich, une proportion moyenne de 7,4 p. 10000 ; en Europe la proportion est de 7,81 p. 10000 ; la proportion est relativement faible pour la Hollande (335 ; 1199 sourds-muets sur 3 575 080 habitants), puis pour la Belgique (4,39 ; 1 989 sourds-muets sur 4529560 habitants. La proportion en Grande-Bretagne et Irlande est de 5,7 (18152 sourds-muets sur 31 631 212 habitants), en Danemark 6,2 (1156 sourds-muets sur 1 864496 habitants), en France 6,2 (22 610 sourds-muets sur 36102921 habitants)[1], en Espagne 6,9 (10905 sourds-muets sur 15 658 531 habitants), en Italie 7,3 (19 385 sourds-muets sur 26413132 habitants), en Norvège 9,22 (1569 sourds-muets sur 1701 756 habitants), en Autriche (moins la Hongrie) 9,6 (19 701 sourds-muets sur 20394980 habitants, en Allemagne 9,6 (38 489 sourds-muets sur 39 862133 habitants), en Suède 10,2 (4266 sourds-muets sur 4168525

[1] D'après le dernier recensement (1876), le nombre des sourds-muets en Algérie serait de 419 hommes et 218 femmes, en tout 637 individus. Or la population étant de 2 867 626 hab., la proportion serait extrêmement faible (moins de 3 p. 10,000). Mais ce chiffre ayant été fourni par le recensement à domicile, on peut se demander s'il ne se trouve pas d'autres sourds-muets admis par exemple comme indigents dans des hospices, ce qui augmentait un peu la proportion totale (*Note du traducteur*).

habitants), en Hongrie 13,4 (20 699 sourds-muets sur 15 417 327 habitants), en Suisse 24,5 (6544 sourds-muets sur 2 699 147 habitants). En Autriche (Cisleithanie), les proportions sont de 16,2 pour la Haute-Autriche, 27,8 pour Salzbourg, 20,6 pour la Styrie et 44,4 pour la Carinthie; la proportion la plus forte est celle de Zell-am-see dans la province de Salzbourg, et celle de Saint-Veit et de Wolfsberg en Carinthie, qui dépasse 50 p. 10 000: il y a donc un sourd-muet sur 200 habitants.

La surdité se rencontre plus souvent chez les garçons que chez les filles; suivant les calculs de Wilde, pour la surdité congénitale la proportion est de 100 : 74,5 ; au contraire pour la surdité acquise elle est de 93 (garçons), 96 (filles).

Influence de l'ouïe sur la parole. — On sait combien l'audition influe sur l'exercice et l'apprentissage de la parole et sur le timbre de la voix; les individus extrêmement sourds ont ordinairement une prononciation dure, rude et criarde. Cette prononciation est presque caractéristique d'une surdité ancienne et considérable.

Surdi-mutité. — La perte de l'ouïe a des conséquences incalculables chez les enfants qui deviennent sourds dans la première année de leur vie (avant la 5e, la 6e ou la 7e année) ou qui sont atteints de surdité congénitale. Chez les premiers, avec la perte de l'ouïe disparaît le meilleur stimulant et le seul moyen de perfectionnement de langage, et dès lors les enfants désapprennent à parler plus ou moins vite selon leur intelligence et les soins dont ils sont entourés; la parole devient de plus en plus rude et indistincte, et peu à peu la mutité s'associe à la surdité; l'enfant qui était sourd est devenu sourd-muet et retombe au niveau où se trouve tout d'abord un enfant atteint de surdité congénitale.

La parole nécessitant une respiration active et par suite des mouvements énergiques du thorax, la poitrine des sourds-muets est moins développée; elle s'aplatit et ils sont ainsi prédisposés à la tuberculose. Quant au reste, les sourds-muets offrent souvent un développement intellectuel surprenant ainsi qu'une grande vivacité d'allures.

Le *diagnostic de la surdité* est ordinairement très difficile à poser chez les enfants dans la première année de la vie. Il est particulièrement difficile de décider si un enfant au-dessous d'un an est sourd à la voix.

La surdité complète est bien plus rare que la surdité à la parole et, si l'on constate que l'enfant entend certains bruits, le son d'une cloche, etc., cela ne prouve nullement qu'il entende la voix. Même en se bornant à la recherche de la surdité complète, on n'obtient pas toujours de résultats très sûrs, car chez les adultes eux-mêmes il est difficile de décider si des ébranlements sonores intenses produisent une sensation auditive ou seulement une sensation tactile.

En explorant l'ouïe par les bruits ou les sons, on aura soin de détourner l'attention des enfants. A partir de deux ans, on arrive souvent à déterminer avec certitude si le diapason placé sur la tête est ou non entendu.

Ils manifestent de la joie en percevant le son, et, si l'on place le diapason au repos sur leur tête, leur physionomie ne s'éclaire pas.

En examinant les individus sourds à la voix, on reconnaîtra de plus que la surdité pour la parole n'est pas totale et que certains d'entre eux entendent encore les voyelles, plusieurs consonnes et même quelques mots. Ordinairement cette différence dans l'état de l'ouïe se reconnait au mode de prononciation du sourd-muet, qui est d'autant plus douce, plus distincte, que son audition est meilleure.

Traitement et éducation des sourds-muets. — Le *traitement* consiste d'une part à combattre la surdité, s'il est possible, d'autre part à remédier à la mutité. Une tentative thérapeutique contre la surdité n'est indiquée que quand on constate un reste de perception. On cherchera à modifier la lésion de l'appareil conducteur ou à améliorer la perception du nerf auditif. Sous ce rapport, c'est à la galvanisation qu'il faut s'adresser tout d'abord. Comme je m'en suis assuré, le traitement galvanique ramène quelquefois la perception des voyelles. C'est là un résultat bien modeste, cependant il est d'une certaine importance pour l'instruction des sourds-muets et pour l'articulation de la voix.

Toynbee a fait observer qu'on obtient quelquefois de bons résultats de l'emploi méthodique d'un cornet acoustique. Il faut surtout avoir bien soin de faire observer aux personnes qui entourent un enfant sourd-muet que des exercices vocaux, s'il le faut, à l'aide du cornet acoustique, empêchent l'enfant de désapprendre à parler. Combien ne seraient pas devenus muets, si leurs parents les avaient entourés de soins convenables.

Dans l'*éducation* des sourds-muets, il font d'abord s'efforcer de conserver autant que possible les sourds à la vie sociale par l'*enseignement du langage* (par l'éducation à l'aide des lèvres) [1]; un sourd-muet intelligent qui reçoit une éducation convenable peut arriver parfaitement à gagner sa vie.

L'éducation des sourds-muets que l'on donne aujourd'hui dans des établissements spéciaux et qui produit d'excellents résultats nous vient d'Espagne (1570), et Pedro de Ponce en est l'inventeur. Les premiers établissements de sourds-muets ont été fondés à Paris (1760) et à Leipzig (1778).

Actuellement il existe de nombreux établissements de ce genre parfaitement dirigés, mais malheureusement en nombre insuffisant. L'admission des enfants a lieu à un âge déterminé ; ils ne sont pas reçus avant six ou sept ans. Comme les demandes sont hors de proportion avec les places disponibles, l'enfant doit souvent attendre longtemps et, bien qu'on le fasse inscrire à un âge encore admis par les règlements, il est déjà trop tard. Aussi est-il bon de le faire inscrire de très bonne heure. Les établissements publics prennent aussi des élèves externes, et même le sourd-muet peut recevoir d'un professeur une éducation spéciale dans sa famille.

[1] Récemment Benedict a vanté l'éducation des sourds-muets pour les adultes devenus sourds. La durée de l'éducation est généralement courte et ne dépasse pas quelques semaines.

TABLEAU DES SOURDS-MUETS ET DES ÉTABLISSEMENTS DE SOURDS-MUETS EN AUTRICHE (CEILEITHANIE)[1].

PAYS.	NOMBRE DES HABITANTS.	SOURDS-MUETS.			ÉTABLISSEMENTS D'ÉDUCATION.	NOMBRE DES ÉLÈVES.	SOURDS-MUETS NON PLACÉS.
		HOMMES.	FEMMES.	TOTAL.			
Basse-Autriche	1,951,251	844	589	1,433	*Vienne :* 1. Etabl. I. et Royal. . . 120 élèves. 2. Etabl. particulier israélite. 109 3. Et. particul. du Dr Lehfeld. 15 *Saint-Pœlten :* Etabl. diocésain. . 50	294	1,159
Haute-Autriche	731,579	542	446	988	*Linz :* Etablissement public. . . . 87	87	901
Salzbourg	151,416	165	158	323	Pas d'établissement	—	323
Styrie	1,131,300	1,346	1,082	2,428	*Graz :* Institut régional. 82	82	2,346
Carinthie	336,400	488	409	897	*Klagenfurt :* Etabliss. privé. . . . 14	14	883
Carniole	465,273	188	163	351	Pas d'établissement	—	351
Trieste et son territoire	123,098	51	27	78	Pas d'établissement	—	78
Gœrz et Gradisca	204,076	125	81	206	*Gœrz :* Et. de Gœrz et de l'Istrie . 91	91	115
Istrie	234,905	97	67	164	Pas d'établissement	—	164
Tyrol	776,283	329	279	608	*Hall :* Etablissement régional. . . 35 *Trente :* Etabliss. épiscopal. . . . 35	70	538
Vorarlberg	102,624	51	26	57	Pas d'établissement	--	57
Bohême	5,106,069	2,248	1,740	3,988	*Prague :* Etabl. particulier . . . . 132 *Budweis :* Etabl. diocésain . . . . 81 *Leitmeritz :* Etabl. particulier . . 26	259	3,749
Moravie	1,997,897	1,066	896	1,962	*Brünn :* Etablissement public. . . 80	80	1,882
Silésie	511,581	358	233	571	Pas d'établissement	—	571
Galicie	5,418,016	3,238	2,378	5,616	*Lemberg :* Etabl. particulier . . . 66	66	5,550
Bukovine	511,964	395	250	645	Pas d'établissement	—	645
Dalmatie	442,796	116	101	217	Pas d'établissement	—	217

ANNEXE

EXAMEN DE L'ORGANE DE L'OUÏE AU POINT DE VUE MÉDICO-LÉGAL ET DES ASSURANCES

A. — Examen médico-légal.

Code pénal autrichien.

D'après l'article 134, il y a encore meurtre lorsque la mort est simplement due à la constitution particulière du blessé... à des circonstances fortuites... à des causes incidentes accidentelles, mais déterminées par l'acte lui-même.

L'article 152 dit qu'il y a lésion corporelle grave quand l'acte a entraîné une perturbation dans la santé ou une incapacité de travail de plus de vingt jours. Suivant Herbst (*Manuel du Code pénal autrichien*), cela ne signifie pas qu'il y a lésion corporelle grave si la guérison n'est pas complète en vingt jours, mais par perturbation de la santé il faut entendre un trouble de l'état général ou un obstacle apporté à l'exercice de la profession. L'incapacité professionnelle n'est pas l'équivalent d'incapacité de travail, mais on applique le maximum de la peine (5 à 10 ans de reclusion)[1] « lorsque le blessé est encore apte au travail, mais non à ce genre de travail auquel il s'est destiné et qu'il a toujours pratiqué (*art.* 156). »

L'article 411 dit : « Les blessures corporelles volontaires et celles qui surviennent dans les rixes, quand elles ne constituent pas une action coupable spécialement visée par la loi (*art.* 152 et 153), constituent un délit lorsqu'elles ont laissé au moins des traces visibles. »

Code pénal allemand.

Art. 224. (Tribunaux régionaux). Si les blessures entraînent la mutilation, la perte de la vue d'un côté ou des deux, la perte de l'ouïe, etc., ou bien si le blessé reste défiguré pour toujours, atteint de maladie mentale, de paralysie, de consomption, le coupable sera condamné à la maison de force pour cinq ans au plus ou à un an de prison au moins.

Art. 226. (Cour d'assises). Si les blessures ont entraîné la mort, la peine sera au moins de trois ans de prison ou de maison de force.

Art. 231. Dans tous les cas de blessures corporelles, outre la peine prononcée, le coupable pourra, à la demande du blessé, être condamné à des dommages-intérêts pouvan aller jusqu'à 6000 marks.

Code pénal français.

Art. 309. Sera puni de la réclusion tout individu qui volontairement aura fait des blessures ou porté des coups, s'il est résulté de ces sortes de violences une maladie ou une incapacité de travail personnel pendant plus de vingt jours. Si les coups portés ou les

[1] Dans le Code pénal autrichien, le mot *Kerker* comprend à la fois la reclusion et les travaux forcés (*Note du trad.*).

blessures faites volontairement, mais sans intention de donner la mort, l'ont pourtant occasionnée, le coupable sera puni de la peine des travaux forcés à temps.

Art. 311. Lorsque les blessures ou les coups n'auront occasionné aucune maladie ou incapacité de travail personnel de l'espèce mentionnée à l'article 309, le coupable sera puni d'un emprisonnement de six jours à deux ans et d'une amende de 16 francs à 200 francs, ou de l'une de ces deux peines seulement.]

I. — Étude médico-légale sur les traumatismes de l'organe de l'ouïe.

1. — Lésions traumatiques de l'oreille par variations dans la pression atmosphérique et par ébranlements.

Ces causes sont certainement les plus fréquentes. Elles comprennent la condensation brusque de l'air, les coups sur l'oreille, les violents chocs sonores (détonations, cris, etc.), la propagation d'un ébranlement du crâne au rocher (heurt, coups), les secousses (chute, saut, etc.).

Les traumatismes ainsi produits peuvent atteindre isolément ou simultanément la membrane, la caisse et le labyrinthe, ou le nerf acoustique.

a. Membrane tympanique. — *Rupture* (voy. p. 146). — La membrane peut être rompue par une onde de condensation brusque (coup sur l'oreille[1], immersion brusque) arrivant à la membrane par le conduit ou par la caisse (douche d'air), ou par des oscillations violentes. Les ébranlements peuvent quelquefois entraîner la déchirure de ses vaisseaux.

La production de la rupture est soumise à certaines conditions en dehors de la résistance de la membrane. Ainsi, malgré la force du soufflet, elle pourra rester intacte si la main n'a pas fermé complètement le conduit auditif, tandis qu'un léger coup peut la rompre si le méat est hermétiquement fermé. De plus, il n'est pas indifférent que l'oreille soit ou non surprise. Dans le premier cas, ainsi que le remarque Toynbee, la contraction involontaire du muscle du marteau tend fortement la membrane et diminue notablement ses oscillations; elle se trouve alors dans des conditions plus favorables pour supporter l'ébranlement. On voit donc que dans de certaines conditions l'ébranlement n'a pas besoin d'être considérable pour amener la rupture de la membrane (voy. p. 146 et 148).

Les *symptômes subjectifs* ont été étudiés pages 147 et suivantes.

Les *symptômes objectifs* d'une rupture récente ne sont pas toujours assez caractéristiques pour affirmer avec certitude qu'une solution de continuité est traumatique.

En général, on peut dire qu'une perforation est très probablement traumatique lorsqu'elle est entourée d'une zone d'injection, le reste de la membrane conservant son aspect normal, ou bien lorsqu'à travers la mem-

[1] Comme les soufflets sont généralement appliqués avec la main droite, c'est l'oreille gauche qui sera blessée si l'agresseur est devant sa victime, et l'oreille droite, s'il est derrière.

brane perforée et enflammée on aperçoit la muqueuse pâle. Pour Politzer, ce qui caractérise le traumatisme c'est que, dans les premiers jours qui suivent la rupture, l'air passe facilement et sans râles dans l'oreille par le procédé de Valsalva, ce qui indique l'intégrité de l'oreille moyenne ; par contre une trompe peu perméable et des râles prouvent l'existence d'un état pathologique antérieur. Ces symptômes doivent être notés avec soin parce que (en admettant toujours que l'examen soit pratiqué de bonne heure) ils prouvent que la blessure a atteint un organe déjà malade.

Il en est tout autrement au contraire lorsque le plaignant ne se soumet à l'examen qu'au bout d'un certain temps. Dans ce cas, surtout s'il s'est écoulé plusieurs semaines, ou bien la perforation est déjà fermée, ou bien l'inflammation s'est étendue à la caisse qui est atteinte de suppuration. On ne peut plus alors distinguer si l'otite moyenne a succédé à la perforation, ou si au contraire la perforation est une conséquence de l'otite moyenne. Quelquefois, à un examen tardif, on trouve encore des signes qui doivent faire considérer la perforation comme ancienne, par exemple lorsque les bords en sont calcifiés ou calleux ; car il faut deux à trois semaines pour que cette transformation s'accomplisse. Cette interprétation est presque absolument justifiée lorsque l'on trouve aussi une calcification sur l'oreille non atteinte par le traumatisme. Les perforations réniformes, c'est-à-dire celles dans lesquelles le manche du marteau fait saillie, sont ordinairement des perforations anciennes ; cependant il se peut que des perforations n'ayant que quelques jours présentent cette forme, ainsi que je l'ai constaté une fois.

La *marche* d'une rupture de la membrane, indépendamment des particularités individuelles, dépend de la grandeur de la lacune, de la propagation de l'inflammation à la caisse et du plus ou moins de négligence du blessé pour son état. Les fissures ou les petites perforations arrondies placées dans des conditions favorables guérissent en quelques jours ou quelques semaines avec restitution complète de l'ouïe. Dans les cas défavorables au contraire, il survient une réaction vive qui passe de la membrane à la caisse où elle détermine une inflammation suppurative. Même alors la maladie peut disparaître après des semaines et des mois et la guérison survenir.

Une autre fois au contraire, l'inflammation se propagera aux organes d'importance vitale qni entourent la caisse et la maladie se terminera par la mort.

Ainsi Lucæ et Gruber ont chacun observé un cas dans lequel un soufflet avait produit la rupture de la membrane ; il en résulta une tympanite purulente avec méningite suppurée suivie de mort.

Ces cas sont, il est vrai, très rares, mais ils invitent à une grande réserve dans l'appréciation d'une rupture qui d'abord semble insignifiante.

La réaction inflammatoire sur la membrane peut entraîner l'agrandissement de plus en plus grand de la membrane qui se trouve finalement presque totalement détruite. La destruction totale d'emblée est exceptionnelle ; Schalle a vu une fois la membrane projetée en totalité dans la caisse par un soufflet. Cela n'empêche pas d'ailleurs qu'elle ne soit remplacée par une membrane de nouvelle formation (voy. p. 154) ; d'autres fois la perforation persistera après la disparition de tous les phénomènes inflammatoires.

Une rupture de la membrane pourra donc avoir une des *terminaisons* suivantes : 1° réparation complète sans cicatrice ; 2° cicatrice ; 3° persistance de la perforation qui reste stationnaire, diminue ou augmente de largeur. La *guérison complète* s'accompagne souvent d'une *restitutio ad integrum*, c'est-à-dire que le traumatisme ne laisse pas d'affaiblissement de l'ouïe. Quand il se fait une *cicatrice*, surtout petite, le résultat peut être aussi favorable que quand la guérison se fait sans cicatrice, mais il peut en résulter des troubles de l'ouïe et des sensations subjectives, si la cicatrice relâchée pèse sur des parties d'une grande importance acoustique (par exemple, des cicatrices du quart postéro-supérieur de la membane sur la branche verticale de l'enclume et l'étrier). Cet état peut d'ailleurs se modifier chirurgicalement. Une *lacune persistante* de la membrane est une terminaison moins favorable, car elle expose à des récidives de suppuration de la caisse. Il faut en excepter les cas où avec l'arrêt de la suppuration la muqueuse se transforme en tissu dermoïde (Schwartze).

Rapport médico-légal. — De tout cela, il résulte que le médecin doit être extrêmement réservé dans son rapport, car on a vu combien il est difficile de décider si la rupture a été ou non produite par un traumatisme (voy. p. 148). La période de temps pendant laquelle on peut répondre à cette question est généralement très courte, et déjà au bout de trois jours il peut s'être produit dans la caisse des altérations susceptibles d'interprétations diverses.

Comme le remarque Schalle, il faut dire alors avec Casper : « L'examen ne fait rien découvrir qui permette d'affirmer ou de nier que la lésion de l'oreille est due à la cause alléguée. »

Il en est de même quand les témoins affirment que le prétendu blessé avait l'oreille très fine avant le traumatisme et sans trace d'otorrhée. Quant à l'ouïe, l'expérience prouve qu'une surdité unilatérale considérable n'est souvent découverte que par hasard, auparavant l'individu étant considéré comme entendant très bien des deux oreilles, non seulement par son entourage, mais par lui-même. Quant à l'otorrhée, elle passe souvent inaperçue et peut être facilement cachée ; on trouve des individus atteints d'écoulement purulent de l'oreille, qui nient énergiquement avoir jamais eu de l'otorrhée. Il faut toujours avoir ces faits présents à l'esprit quand il s'agit d'un examen judiciaire, et savoir que le plaignant cache volontiers une otopathie ancienne, ignorée de son entourage, pour faire condamner sévèrement l'accusé et en tirer de forts dommages-intérêts.

Pour déterminer si la *blessure* est *grave ou légère*, il faut souvent observer le malade pendant quelque temps, les conséquences d'une rupture récente ne pouvant être prévues. Une blessure considérable au moment de l'examen peut guérir complètement, tandis qu'une autre d'abord insignifiante entraîne une lésion auriculaire incurable et même mortelle. Une *rupture* de la membrane peut être en général considérée comme *légère*, quand il n'existe pas de diminution de la perception osseuse (voy. plus bas), quand il ne survient pas d'inflammation consécutive de la caisse et quand la membrane se ferme en peu de temps. Elle doit au contraire être considérée comme *grave* au moment de l'examen, quand la perte de substance est considérable ou quand il existe une inflammation suppurative de toute la membrane et de la caisse, ou bien encore quand le traumatisme se complique d'une diminution de la perception pour les différents diapasons appliqués sur les os du crâne (voy. p. 41).

Hémorrhagies. — Une hémorrhagie traumatique de la membrane (voy. p. 164) est superficielle ou interstitielle. Ainsi Zaufal, à la suite d'un coup porté sur l'apophyse mastoïde, une autre fois à la suite d'une chute dans l'eau, a constaté des hémorrhagies tympaniques interlamellaires. Les douches d'air dans la caisse peuvent produire de ces hémorrhagies; et, comme j'ai pu m'en assurer une fois, la membrane paraît alors quelquefois criblée d'épanchements.

Ces hémorrhagies disparaissent en général rapidement ; exceptionnellement cependant, elles peuvent déterminer une myringite qui pourra devenir le point de départ d'une tympanite.

b. Caisse. *Hémorrhagies.* — Les ébranlements de la caisse y produisent quelquefois un épanchement brusque de sang et dans quelques cas une inflammation consécutive. Pour rompre un vaisseau tympanique, le traumatisme n'a souvent pas besoin d'être très considérable ; ainsi cet accident peut survenir à la suite d'un éternuement violent.

Les *symptômes subjectifs* dépendent de la quantité de sang épanché ; quelquefois il se produit de vives *douleurs*, souvent seulement une sensation de *pression* dans l'oreille, par une *surdité* plus ou moins considérable (avec perception osseuse conservée ou même augmentée) et des *bourdonnements*.

Quant aux *symptômes objectifs* et à la *marche*, voy. p. 244.

Inflammations consécutives aux hémorrhagies (voy. p. 329).

Il faudrait encore parler des *hémorrhagies* de l'oreille moyenne et externe *chez les pendus*. Ainsi qu'il résulte d'un certain nombre d'autopsies intéressantes d'Hofmann, il se fait quelquefois chez les pendus des hémorrhagies sous-épithéliales plus ou moins considérables dans le conduit auditif, la membrane tympanique et la muqueuse de la caisse. Dans un cas rapporté par Hofmann, l'hémorrhagie due à la pendaison provenait de l'oreille externe ; la membrane n'était pas perforée.

c. Labyrinthe et nerf auditif. — Par un fort ébranlement du labyrinthe, le nerf peut subir d'une façon passagère ou durable un affaiblissement ou une abolition complète de ses fonctions. La lésion atteint le nerf avec d'autres parties de l'oreille, la membrane tympanique par exemple ; ou bien l'appareil de transmission est absolument intact, et la maladie est limitée au labyrinthe ; une anesthésie définitive du nerf peut même se produire sans la moindre altération de l'oreille moyenne et externe.

Les *causes* d'une lésion du nerf par ébranlement ou compression de l'air sont les mêmes que pour la rupture de la membrane ; par conséquent, un coup sur l'oreille ou sur le crâne, un violent ébranlement sonore, une condensation brusque de l'air dans la caisse qui augmente notablement la pression intralabyrinthique, une chute sur la tête, etc., peuvent blesser le nerf auditif. Le traumatisme n'a pas besoin d'être considérable et, comme pour la membrane, si l'oreille est surprise, son action sera plus considérable que si le muscle du marteau a eu le temps de se contracter, et en tendant la membrane de prévenir les oscillations du liquide labyrinthique.

Les *symptômes subjectifs* d'une lésion traumatique du nerf consistent dans des sensations sonores subjectives survenant aussitôt, dans de la surdité (nerf cochléaire), puis dans du vertige, des nausées et des vomissements (appareil vestibulaire des canaux demi-circulaires). Plus fréquemments on observe des sensations sonores continues et de la surdité (avec diminution de la perception osseuse pour les différents diapasons appliqués sur le crâne). Comme il a été dit page 400, la lésion ne porte quelquefois que sur un certain groupe de filets du nerf.

Ces altérations du labyrinthe ne se révèlent pas par les *symptômes objectifs*, et le *résultat complètement négatif* de l'examen est même caractéristique d'une lésion exclusive du nerf auditif.

Le *diagnostic* repose donc principalement, comme on le voit, sur les résultats obtenus à l'aide du diapason (voy. p. 41).

On sera en outre autorisé à admettre une lésion du labyrinthe, si tout à coup, après un traumatisme par exemple, on constate cet ensemble symptomatique comprenant la surdité totale ou partielle, des sensations subjectives de l'ouïe, du vertige et des vomissements.

Ajoutons que parmi les sensations subjectives de l'ouïe, seuls les bruits continus peuvent être rapportés à une lésion du labyrinthe, les bruits intermittents n'ayant rien de caractéristique ; les premiers même ne dépendent quelquefois que d'un spasme réflexe du muscle du marteau (Brunner) qui disparaît au bout d'un certain temps (voy. p. 330).

Le *pronostic* d'une affection labyrinthique est en général sérieux et la guérison définitive rare, du moins dans les formes graves de la maladie. Plus souvent il subsiste un affaiblissement de l'ouïe, ou bien la surdité d'abord partielle devient peu à peu totale.

La *constatation médico-légale* d'une affection labyrinthique est souvent une des tâches les plus difficiles qui incombent au médecin légiste. L'impossibilité de démontrer directement la lésion labyrinthique, et la nécessité de s'en rapporter aux déclarations d'un plaignant qui cherche à obtenir une indemnité pécuniaire, doivent engager le médecin à ne se prononcer qu'avec la plus grande réserve et à soupçonner toujours une simulation ou des exagérations.

Si l'on a à examiner un individu qui se plaint de surdité avec bourdonnements continus survenus d'après lui après un traumatisme, il faut avant tout rechercher s'il n'existe pas d'altérations de l'appareil de transmission auxquelles on puisse rapporter en totalité ou en partie les symptômes allégués. Si par exemple le traumatisme date de 15 jours, et si la membrane est épaissie, calcifiée, atrophiée, cicatricielle ou très déprimée, on sait à n'en pas douter que l'oreille était auparavant malade. Cela ne veut cependant pas dire que la surdité eût le même degré avant le traumatisme qu'au moment de l'examen. On sait en effet que les changements d'aspect de la membrane ne sont nullement en rapport constant avec l'état de l'ouïe et que des altérations très avancées peuvent s'accompagner d'une audition surprenante. Le résultat de l'examen n'exclut donc pas un traumatisme du labyrinthe ou du nerf; il démontre seulement que l'état de l'oreille au moment du traumatisme n'était nullement normal, et que la surdité et les bruits peuvent dépendre aussi de la lésion de la caisse. L'examen de l'autre oreille que le malade ne prétend pas avoir été blessée peut être d'un grand secours, comme il résulte du cas suivant : un individu se plaignait de surdité dans l'oreille droite, la gauche ayant conservé selon lui sa finesse ordinaire. L'examen de l'ouïe pratiqué, le malade ayant les yeux fermés, me fit reconnaître que la diminution de l'audition était égale de chaque côté (il y avait un catarrhe chronique des deux caisses); certainement on ne pouvait décider si l'audition avait été meilleure à droite qu'à gauche avant le traumatisme, toutefois l'examen était jusqu'à un certain point à la décharge de l'accusé.

Quant à la perception osseuse pour les différents diapasons (voy. plus haut), Zaufal pose avec raison ce principe général que les résultats de l'examen, lorsqu'ils concordent avec notre théorie sur la transmission osseuse, doivent entrer en ligne de compte, « mais que dans les cas où nous obtenons un résultat négatif ou contradictoire avec notre théorie, nous devons bien nous garder, dans l'intérêt de l'équité, d'en tirer des conclusions défavorables à l'accusé ». Donc si le plaignant entend le diapason placé sur le crâne dans l'oreille lésée aussi bien ou mieux que dans l'autre, nous ne conclurons pas à un ébranlement labyrinthique, du moins notable[1];

[1] Comme le traumatisme du labyrinthe est quelquefois partiel et limité à certains sons, il faut, ainsi qu'on l'a dit souvent, pratiquer l'examen avec différents diapasons. Le médecin ne doit pas oublier qu'avec un diapason on n'explore que les filets du nerf cochléaire excités pas le son fondamental et les harmoniques de ce diapason. Comme les lésions portent bien plus fréquemment sur le limaçon tout entier, tous les diapasons donnent généralement le même résultat, et on peut employer indifféremment l'un ou l'autre pour l'exa-

mais si le plaignant affirme ne pas entendre ou entendre faiblement le diapason dans l'oreille malade, on ne peut en conclure qu'il existe une affection labyrinthique ; il faut que le médecin commence une série d'expériences pour contrôler les dires du malade et recherche bien si des contradictions dans ses réponses ne peuvent pas faire soupçonner une simulation ou une exagération.

Méthodes pour reconnaître la surdité simulée.

1. Voici un procédé très simple pour le diagnostic de la surdité simulée **unilatérale**. On bouche bien l'oreille saine et on place le diapason en vibration sur la tête ; si le malade affirme ne l'entendre dans aucune oreille, c'est un simulateur, car il doit l'entendre dans l'oreille saine. Chimani emploie cette méthode avec succès pour le recrutement. On peut la modifier de la façon suivante : lorsque l'individu soupçonné de simulation dit ne pas entendre les sons du diapason appliqué sur différents points de la tête, on place l'instrument sur le crâne, et l'on demande s'il est entendu en manifestant une certaine incrédulité ; il arrive alors souvent que le simulateur un peu troublé n'ose pas pousser trop loin la simulation et déclare l'entendre très légèrement dans l'oreille malade. Cette oreille est alors bouchée, et le médecin place le diapason sur le même côté de la tête qu'auparavant, en paraissant n'avoir plus de défiance. Le simulateur, partant de cette idée vulgaire qu'une oreille bouchée n'entend pas, nie alors toute perception dans cette oreille qui devrait au contraire entendre encore plus fortement qu'auparavant.

2. Si l'on n'arrive à aucun résultat à l'aide du diapason, le malade alléguant une surdité totale, il faut recourir à l'exploration par la voix. Une des méthodes les plus simples en ce genre est la suivante : après avoir constaté que l'audition est normale dans l'oreille que le malade avoue bonne, on la bouche et ainsi fermée on la soumet à l'exploration par la voix. Si l'individu prétend ne pas entendre les mots à quelques pieds ou même à quelques pouces de distance, on peut admettre la simulation, car une bonne oreille n'est jamais rendue très sourde par le simple bouchage, elle peut même percevoir encore la voix murmurée à la distance de quelques pieds.

3. On peut encore dévoiler de la manière suivante la simulation d'une surdité incomplète : on recherche la distance à la quelle l'individu perçoit encore distinctement les paroles prononcées, et à laquelle il les répète exactement. On lui fait alors fermer les yeux et le médecin change à son insu la distance à laquelle il lui parle : tandis qu'un vrai sourd ne comprend rien à une distance supérieure à la limite obtenue précédemment, le simulateur s'embarrasse dans des contradictions évidentes ; il prétend ne pas entendre quand on parle près de son oreille, tandis qu'il répète des

men. Mais il n'en est pas ainsi pour tous les cas et il se pourrait qu'un médecin, explorant avec un diapason donnant l'ut, ne trouve pas d'affection labyrinthique, et qu'un second médecin en découvre une avec un diapason donnant le mi.

mots prononcés à une très grande distance. Il faut bien se rappeler pour ce mode d'examen que l'on n'est autorisé à soupçonner la simulation que quand ces contradictions se produisent pour un même mot. L'affaiblissement de l'ouïe est plus ou moins marqué suivant les mots, et en général ce sont les nombres qui sont perçus le plus distinctement. Un vrai sourd qui, par exemple, n'entend le mot *poule* qu'à la distance de cinq pieds, entendra peut être le mot *sept* prononcé aussi faiblement à une distance de dix pieds, etc. Mais si pourtant un individu prétend entendre le mot *poule* à dix pieds de distance, puis plus tard ne pas l'entendre à cinq pieds, bien qu'articulé avec la même force, et si l'on constate cette particularité pour plusieurs autres mots, on est en droit d'admettre la simulation.

4. Un autre procédé indiqué par Teuber est employé également pour le recrutement :

L'individu soupçonné de simulation reçoit dans chaque oreille l'extrémité d'un tuyau de caoutchouc qui se continue par un tube métallique ; des deux tuyaux de caoutchouc partent deux tubes latéraux aboutissant à l'oreille de deux témoins placés près du simulateur supposé. Les deux tubes principaux (métalliques) traversent le mur de la chambre et pénètrent dans une seconde pièce où se trouve le médecin. Si celui-ci parle dans l'un des tuyaux, les ondes sonores pénétreront dans une oreille du malade, la droite par exemple, et en même temps dans celle d'un témoin, tandis que le second témoin n'entend rien puisqu'il n'est relié qu'à l'oreille gauche du malade. Teuber, dans ses recherches sur des individus dont l'ouïe était normale, a vu qu'en prononçant rapidement des mots alternativement dans l'un et dans l'autre tuyau, on fatiguait très vite l'individu en expérience qui devenait incapable de dire dans quelle oreille on lui parlait. C'est ce qui se produit aussi pour les simulateurs ; il leur arrive souvent de répéter un mot qui a été prononcé dans l'oreille prétendue sourde. Cependant Lucæ croit que ce procédé permet à un simulateur très habile de tromper le médecin; mais qu'il ne peut jamais faire tort à un individu atteint véritablement de surdité unilatérale.

5. Un procédé analogue a été indiqué par L. Müller : on prononce dans l'oreille saine, à travers un tube ou un cornet de papier, différents mots aussi bas et aussi vite que la personne en expérience peut les répéter ; puis un second examinateur fait la même manœuvre du côté de l'oreille prétendue sourde ; le simulateur ne répète pas. Le premier examinateur recommence alors à parler comme précédemment dans l'oreille saine ; le simulateur répète ; puis tout à coup le deuxième examinateur se met à parler bas et vite dans l'oreille prétendue sourde. Un individu réellement atteint de surdité unilatérale répète sans difficulté les mots prononcés dans l'oreille saine, tandis que le simulateur est complètement ahuri ; même avec beaucoup d'habitude, il ne parvient pas à discerner les mots prononcés à droite et à gauche, et à ne répéter que ceux qui ont été dits dans la bonne oreille.

6. Preusse applique le téléphone au diagnostic de la surdité unilatérale; en se basant sur une propriété de l'oreille découverte par Purkinjé, d'après laquelle la sensation auditive réunie en image acoustique est toujours rapportée dans l'occiput lorsque deux téléphones appliqués aux oreilles sont compris dans un circuit galvanique. Dès que dans le cas de surdité unilatérale la sensation sonore est rapportée dans l'occiput, il y a simulation, suivant Preusse; en outre, en excluant rapidement du circuit tantôt l'un, tantôt l'autre téléphone, on obtient des résultats en contradiction avec une véritable surdité unilatérale.

La première de ces méthodes a encore besoin d'être soumise à un contrôle approfondi.

7. Coggin emploie le stéthoscope binauriculaire pour la recherche de la surdité unilatérale simulée. L'expérience prouve que, quand les branches du stéthoscope sont hermétiquement fermées, il ne parvient plus d'ondes sonores à l'oreille. Coggin introduisit une fois dans l'oreille saine une des branches bouchée intérieurement et l'autre non bouchée dans l'oreille prétendue sourde; l'individu répéta tous les mots. Coggin ferma alors l'oreille saine en appuyant fortement sur le tragus et parla encore dans l'oreille prétendue sourde par la branche libre du stéthoscope; l'individu prétendit alors ne rien entendre.

8. La surdité **bilatérale** simulée est en général plus facile à découvrir par une observation prolongée qu'une surdité unilatérale. Les procédés qui consistent à explorer l'audition par la voix au sortir du sommeil naturel ou chloroformique, auxquels on a quelquefois recours, ne sont qu'exceptionnellement nécessaires.

Ainsi on imagine souvent des ruses très simples qui donnent d'excellents résultats :

Par exemple, Wilde rapporte que des individus prétendus sourds répondent assez souvent quand on leur demande depuis combien de temps ils le sont. — Un conscrit semblait totalement sourd, lorsqu'un membre du conseil de revision lui dit qu'étant mauvais pour le service il pouvait se retirer. Le simulateur tout joyeux fit ses préparatifs pour quitter la salle. — Burkhardt-Merian dit qu'en Suisse on emploie souvent avec succès le procédé suivant pour le recrutement : tandis que le médecin examine le simulateur avec attention, on parle de lui dans une autre partie de la salle dans des termes très blessants; la rougeur de la colère ou les changements de la physionomie indiquent qu'il a entendu, etc., etc.

Rapport sur un affaiblissement permanent de l'ouïe. — Le tribunal veut souvent savoir si l'ouïe du blessé restera affaiblie et si cet affaiblissement sera léger ou considérable ; or il faut savoir qu'on ne peut souvent pas donner de réponse précise au premier examen et que cette réponse n'est possible qu'après étude de la marche ultérieure de la maladie. Le médecin devra donc demander un délai plus ou moins long pour le traitement et l'étude du cas, délai au bout duquel seulement il sera en état de se prononcer d'une façon définitive.

d. Système nerveux central. — Les ébranlements de la tête, par exemple un coup sur la voûte crânienne, peuvent agir sur les parties de l'encéphale qui ont une grande influence sur l'oreille comme centres acoustiques. Je sais bien que ce sont là jusqu'à présent des hypothèses, mais les belles expériences de Duret sur la production des hémorrhagies par ébranlement nerveux dans les centres (principalement à la base du cerveau et dans le bulbe) ; nous autorisent à admettre, du moins pour quelques cas de lésions traumatiques de l'oreille, la possibilité d'une lésion centrale. Il faut attacher d'autant plus d'importance à ces lésions, surtout au point de vue médico-légal, que les conséquences d'un traumatisme des centres nerveux n'apparaissent souvent que tardivement, et un coup sur la tête qui ne semble d'abord avoir aucune gravité peut au bout de quelques jours devenir la cause d'une surdité définitive.

Un cas de ce genre a été rapporté page 399.

2. Blessure de l'organe de l'ouïe par corps contondants.

a. Pavillon. — Le pavillon peut être le siège d'un épanchement sanguin (othématome traumatique) par pression, choc, écrasement, etc,, ou bien être atteint d'inflammation consécutive. Celle-ci, comme le démontre un cas d'othématome traumatique observé par Trautmann, peut s'étendre aux parties profondes de l'oreille (conduit auditif, caisse).

La *marche* dépendra donc de la maladie consécutive. Après la disparition de tous les phénomènes inflammatoires, le pavillon reprend son aspect normal ou bien subit une déformation, des cassures, par exemple.

En appréciant la difformité qui en résulte, le médecin recherchera si elle est facile à masquer et devra en tenir compte (Hofmann).

b. Parois osseuses du temporal. — La blessure contuse du *conduit auditif osseux* (voy. p. 94) est le plus fréquemment due à des coups ou une chute sur la tête. La blessure est tantôt limitée au canal osseux tantôt elle consiste en une fracture du crâne s'étendant au conduit auditif.

La *gravité* de ces fractures dépend naturellement de la marche des phénomènes inflammatoires consécutifs et de la lésion simultanée d'autres organes d'importance vitale, le cerveau principalement. Les blessures même graves ne sont pas toujours incompatibles avec la vie ; c'est ce que démontre un cas de Roser (p. 94) dans lequel le malade guérit.

Parois osseuses de la caisse et du labyrinthe. — Comme le conduit auditif osseux, la capsule osseuse de la caisse et du labyrinthe peut être atteinte par une fissure s'étendant de la base ou de la voûte du crâne au temporal ; ou bien certaines de ses parties peuvent en être détachées. Quelquefois la fracture s'étend de la base du crâne à la capsule labyrinthique, à la voûte de la caisse jusqu'au conduit osseux. La blessure est tantôt limitée au côté sur lequel le traumatisme a d'abord porté, tantôt se propage au côté opposé (contre-coup), tantôt occupe en même temps les deux côtés. Pour les *symptômes objectifs* et la *terminaison* voy. page 240.

Rapport médico-légal. Naturellement nous n'avons à nous occuper que des cas dans lesquels la lésion traumatique est restée limitée à l'oreille, ou dans lesquels la fracture du crâne est guérie.

Le médecin légiste devra porter son attention sur les conséquences de la blessure (inflammation de l'oreille externe, de la membrane, de la caisse); il explorera le nerf auditif en se conformant aux préceptes déjà formulés. On comprendra toute l'importance d'une observation prolongée dans les fractures du crâne, en lisant l'observation de Schroter rapportée page 241, dans laquelle l'ouïe totalement perdue était revenue au bout de dix semaines. Inversement, une fracture du crâne peut rester latente au début et ne donner lieu à des altérations consécutives que plus tard.

3. — Blessures de l'organe de l'ouïe par piqûre, section ou déchirure.

a. Pavillon. — La solution de continuité est totale ou partielle, quelquefois le pavillon entier est séparé de la tête. Cette blessure ne donnant pas lieu à une diminution notable de l'ouïe, il ne s'agit que d'une déformation de la face (voy. plus haut). Il faut d'alleurs savoir qu'un pavillon détaché, coupé ou déchiré, peut reprendre parfaitement au moignon. La guérison survient quelquefois alors que la partie détachée n'est réappliquée qu'au bout de quelques heures. Ainsi John[1], quatre heures après la blessure, rapprocha par trois sutures les bords d'un pavillon, sauf le lobule, et obtint une guérison complète.

Si la blessure était suivie d'une inflammation de l'oreille externe et moyenne, l'appréciation du cas dépendrait de la marche ultérieure de la maladie.

b. Membrane tympanique[2]. — Il faut distinguer dans les piqûres de la membrane celles qui sont pénétrantes et celles qui n'intéressent pas toutes les couches. Un corps étranger enfoncé dans le conduit jusqu'à la membrane en rencontre ordinairement la partie la plus voisine du méat, c'est-à-dire la moitié supérieure (voy. p. 148).

Suivant la nature du corps étranger et de la violence, la perte de substance varie depuis un petit trou jusqu'à la destruction quelquefois totale de la membrane.

La *marche* dépend en général des dimensions de la plaie, de la forme de ses bords et de la conduite du malade et du médecin. La marche la plus favorable est généralement celle des lésions superficielles ou des blessures dues à des instruments aigus et non souillés. Quant aux destructions étendues, celles qui guérissent le plus vite sont celles dans lesquelles un lam-

[1] *Canstatt's Jahresbericht*, 1841, IIe vol.
[2] Les solutions de continuité chirurgicales ne seront pas traitées ici.

beau de la membrane renversé dans la caisse se redresse peu à peu. Les bords dentelés irréguliers constituent une particularité défavorable, car la réaction est alors ordinairement très vive et entraîne la fonte des lambeaux et l'agrandissement de la plaie avec tympanite suppurée consécutive.

Quant au *pronostic*, on se rapportera à ce qui a été dit plus haut sur les ruptures de la membrane.

La rapport médico-légal se fera avec toutes les précautions indiquées à propos des ruptures de la membrane. Des bords irréguliers, une excoriation ou un épanchement sanguin linéaire s'étendant de la paroi supérieure du conduit à la membrane, prouvent certainement l'existence d'une lésion traumatique. Il ne faut pas oublier que la forme de la plaie ne peut donner aucune indication relative à la forme du corps vulnérant. L'expérience prouve en effet qu'un corps anguleux irrégulier ou un instrument tranchant peut produire une perforatiou arrondie. La cause en est dans la rétraction des fibres radiées qui ont été coupées. On trouve, il est vrai, aussi des perforation angulaires frangées ou à lambeaux, et quelquefois le renversement de la plaie indique le côté par lequel la violence a porté; ainsi les bords sont souvent renversés en dedans quand le traumatisme est venu du dehors. Quand il y a suppuration consécutive, on fera, ainsi qu'on l'a déjà dit, entrer en ligne de compte les circonstances qui ont pu ultérieurement influencer défavorablement la lésion, les fatigues, les irritations de la plaie, un traitement intempestif, etc.

c. Osselets de l'ouïe. — Les traumatismes dont nous venons de parler peuvent atteindre les osselets en même temps que la membrane, et principalement le marteau qui lui est directement uni (fractures, désarticulation, arrachement, etc). Dans son rapport, le médecin aura à apprécier l'inflammation résultant de la blessure et les troubles fonctionnels de l'ouïe. Son affaiblissement n'est pas toujours notable alors même que le marteau et l'enclume, ont été arrachés et après ce traumatisme elle peut être conservée à un degré surprenant. Par contre la blessure de la base de l'étrier a déjà par elle-même une très haute gravité par suite de l'ouverture du labyrinthe (voy. d'ailleurs p. 437).

d. Caisse et labyrinthe. — Les objets piquants peuvent pénétrer dans les parois osseuses de la caisse et du labyrinthe et blesser ainsi les organes importants situés dans son voisinage. Il peut en résulter principalement une hémorrhagie mortelle (carotide, jugulaire interne, sinus), une méningite, une encéphalite, une destruction de l'organe de Corti, une tympanite suppurée.

4. — Blessures par coup de feu.

L'organe de l'ouïe peut être blessé seulement dans ses parties externes par frôlement, ou bien la plaie est pénétrante.

L'importance d'une lésion de l'oreille par coup de feu, indépendamment des lésions simultanées d'autres organes, dépend d'une part de la blessure des parties d'une grande importance acoustique, d'autre part des inflammations qui peuvent en résulter.

C'est ainsi qu'un coup de feu prenant l'oreille en écharpe peut déterminer une lésion mortelle (cas de Moos), tandis qu'une blessure pénétrante peut avoir une issue relativement favorable. — Buck, chez un malade qui se plaignait de surdité et de bourdements, enleva une balle qui occupait le conduit auditif depuis dix ans ; la guérison s'ensuivit. — Moos trouva une fois la trompe obstruée par une balle.

L'*appréciation médico-légale* des blessures par coup de feu se fera d'après les mêmes principes que pour les autres blessures de l'oreille.

5. — Blessure par corps étrangers.

Nous avons déjà mentionné les traumatismes de l'oreille externe, de la membrane tympanique et de la caisse par coup de feu, par piqûre ou par déchirure. Il nous reste à parler des corps étrangers qui irritent l'oreille par leur seule présence.

L'irritation que les corps étrangers produisent sur les parties avoisinantes dépend en grande partie de leur nature et de la pression qu'ils exercent sur elles. Par suite, la présence d'un objet anguleux, irrégulier, fortement enfoncé dans le conduit, pourra donner lieu à une réaction violente, tandis qu'un objet à surface lisse et le remplissant incomplètement ne produira pas la moindre douleur et pourra y séjourner sans révéler sa présence.

a. Le *conduit auditif* est naturellement le plus exposé aux blessures par corps étrangers. Outre les solutions de continuité, il faut mentionner comme conséquences l'otite externe, la propagation de l'inflammation à d'autres segments de l'oreille et l'atrophie par compression. Les symptômes des corps étrangers du conduit ont été décrits pages 120 et suivantes.

b. Sur la *membrane tympanique,* il se produit des perforations allant jusqu'à la destruction complète, une inflammation ou une distension de la membrane par compression.

c. Le corps étranger produit dans la *caisse* la blessure des parties molles et une inflammation qui peut se terminer par la mort.

Dans l'*appréciation médico-légale* d'une blessure de l'oreille par corps étranger, le médecin aura à discerner les lésions dues au corps étranger lui-même et celles qui résultent de tentatives malheureuses d'extraction pratiquées avant son examen (voy. p. 121).

6. — Blessures par action chimique ou thermique.

Des substances corrosives ou des liquides bouillants versés dans l'oreille peuvent produire des destructions superficielles ou profondes des parties molles de l'oreille moyenne ou de l'oreille externe; la brûlure ou la cautérisation donnent lieu à une réaction inflammatoire considérable et au rétrécissement cicatriciel du conduit.

L'examen médico-légal doit porter sur le degré de la lésion et sur les phénomènes inflammatoires qu'elle a produits.

II. — Influence de certaines affections de l'oreille sur les actes répréhensibles.

Il me reste à discuter une question médico-légale très importante : certaines affections auriculaires ont-elles ou non de l'influence sur la production des actes répréhensibles?

Pour décider cette question, il faut appeler la clinique à notre aide et lui demander si les affections auriculaires donnent lieu à des troubles moraux et intellectuels et à des affections nerveuses. Or un grand nombre d'observations permettent de donner une réponse affirmative (voy. p. 121 et 266).

Moos en rapporte une très remarquable et très concluante : un homme atteint de catarrhe tubaire chronique, du reste parfaitement sain et très vigoureux, éprouvait des bourdonnements intermittents et des maux de tête survenant pas accès ; pendant ces accès, son humeur s'altérait à ce point qu'il priait sa femme de ne rien lui dire de désagréable et d'éloigner les enfants, car « il ne pouvait répondre de rien dans ces moments ». C'était d'ailleurs un très bon ouvrier, d'un caractère tranquille et d'un excellente réputation. Il guérit par un traitement purement local.

Un jeune homme que je traitais pour une otite moyenne suppurée, et que l'on m'avait dépeint comme très bon et d'un tempérament calme, éprouvait de temps en temps une sensation de pression avec douleurs modérées dans les oreilles. Pendant les accès, il devenait ordinairement très excitable et entrait dans des accès de fureur. Aussitôt que les symptômes auriculaires avaient disparu, le malade redevenait tranquille.

B. — Examen de l'oreille au point de vue des contrats d'assurance.

Il faut faire une distinction bien nette entre l'assurance sur la vie et l'assurance sur la santé.

I. — Assurance sur la vie.

La règle générale dont il ne faut jamais se départir, c'est que l'assurance sur la vie doit être refusée à toute personne atteinte d'inflammation suppurative de l'oreille. Étant données toutes les conséquences que peut entraîner l'otorrhée, l'affirmation de ce principe est capitale. Comme on l'a déjà vu ailleurs, le danger des inflammations de l'oreille ne réside pas seulement dans la propagation aux organes voisins, mais encore et peut-être pour une plus grande part dans la possibilité d'une affection générale. Dans l'intérêt de la compagnie, le médecin ne doit pas perdre de vue que les individus atteints d'otorrhée chronique ont en moyenne une vie plus courte que les autres (de Trœltsch). Outre l'otite suppurée simple, les polypes, la carie et la nécrose, il faut encore que le médecin dans son rapport fasse entrer en ligne de compte tous les états de l'oreille qui peuvent causer une inflammation, ou empêcher l'écoulement du pus s'il survenait plus tard une otorrhée : d'une part, l'eczéma du conduit, l'eczéma latent du méat, la perforation permanente de la membrane qui favorise les récidives, les exsudats intratympaniques, ainsi que les lésions pharyngiennes invétérées; d'autre part, les rétrécissements ou l'oblitération du conduit auditif qui, dans le cas de suppuration, feraient obstacle à l'écoulement du pus.

La congestion intense de la membrane tympanique, surtout avec tuméfaction; la rougeur, le gonflement et la sensibilité à la pression de l'apophyse doivent faire soupçonner une violente inflammation de l'oreille moyenne, ce qui constitue toujours une contre-indication de l'assurance. Enfin, une tendance notoire aux inflammations de l'oreille externe ou moyenne mérite la plus grande attention, même dans les cas où l'exploration ne révèle aucun reliquat d'inflammation antérieure. Quoique des individus de ce genre ne puissent être exclus de l'assurance sur la vie, il serait peut-être bon d'exiger d'eux une prime plus forte.

II. — **Assurance sur la santé.**

Les affections suppuratives de l'oreille, par suite de leur retentissement sur la santé générale et des altérations profondes qu'elles peuvent entraîner après elles, constituent une cause d''élimintion pour l'individu qui se présente. Il faut aussi rechercher avec soin les affections de l'oreille moyenne et l'affaiblissement du nerf, surtout quand la lésion est bilatérale, ces maladies pouvant entraîner une incapacité professionnelle. Il en résulte que pour l'assurance sur la santé il est nécessaire de procéder à une exploration minutieuse par la voix, la montre et principalement le diapason, tandis que pour l'assurance sur la vie cette exploration a une bien moindre importance. Pour l'assurance sur la santé, le médecin devra rechercher si la surdité est héréditaire et s'enquérir avec soin de la profession de l'individu à assurer. L'expérience démontre en effet que les otopathies héréditaires et toutes les professions dans lesquelles l'organe de l'ouïe est exposé à des ébranlements sonores considérables et prolongés entraînent un pronostic particulièrement défavorable.

FIN

INDEX ALPHABÉTIQUE

A

B

C

M

N

P

R

S

PRINCIPAUX ERRATA

Page 67, 1re ligne d'en bas; *ajoutez :* et Revue Internat. des sc. naturelles du docteur de Lanessan, 1re année, 1, 3 janv. 78.
Page 91, 11e ligne d'en bas, *au lieu de* dilatation, *lisez* 1. Dilatation.
Page 116, 19e ligne d'en haut, *au lieu d'*ascophera *lisez* ascophora.
Page 128, 16e ligne d'en bas et 2e ligne d'en bas *au lieu de* tympanique, *lisez* cartilagineux.
Page 144, 2e ligne d'en bas *au lieu de* solutions, *lisez :* 1. Solutions.
Page 185, 2e ligne d'en bas *au lieu de* Ranber, *lisez :* Rauber.
Page 208, 17e ligne, d'en bas, *au lieu de* subjectifs, *lisez :* objectifs.
Page 231, fig. 63, *au lieu de* Étriers, *lisez :* Étrier.
Page 299, 10e ligne d'en bas, *au lieu de* de, *lisez* : des.
Page 375, 7e ligne d'en bas, *au lieu de* celles-là, *lisez :* Ceux-là.
Page 389, 3e ligne d'en haut, *au lieu de* Lucea, *lisez :* Lucae.
Page 397, *au lieu de* III Lèsion, *lisez :* III Lésions.
Page 404, 13e ligne d'en haut, *au lieu de* correspondait, *lisez :* correspondaient.
Page 420, 1re ligne d'en bas, *au lieu de* augmentait, *lisez :* augmentaient.

567. — Typographie A. Lahure, 9, rue de Fleurus, à Paris.

COURBE AUDITIVE N° I

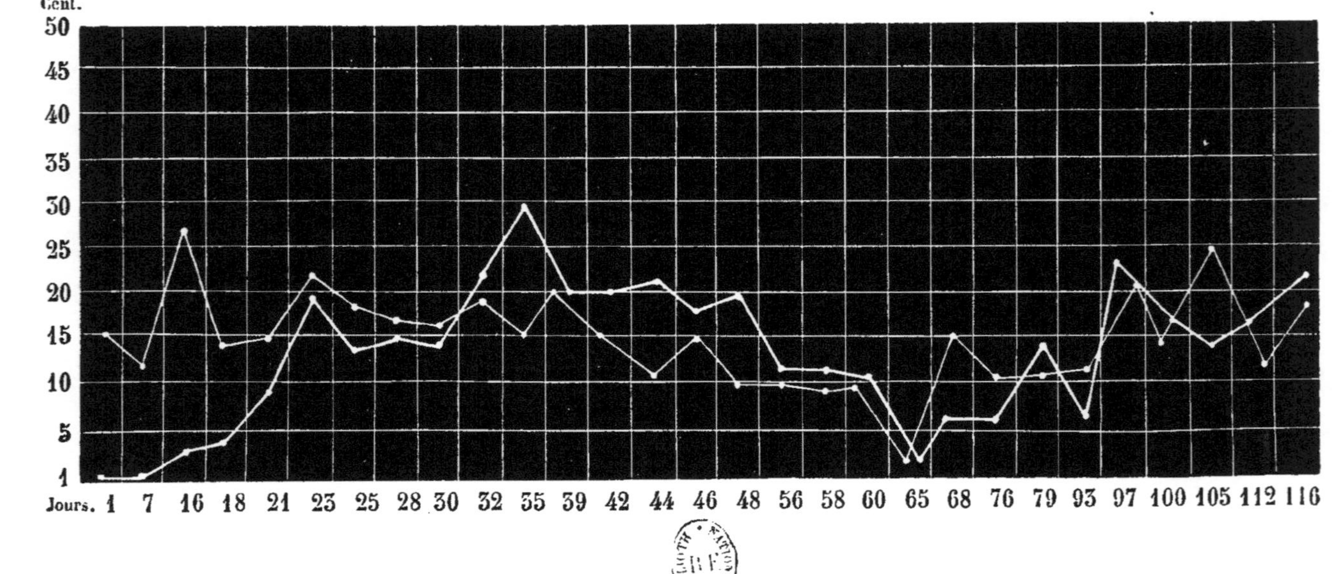

COURBE AUDITIVE N° II

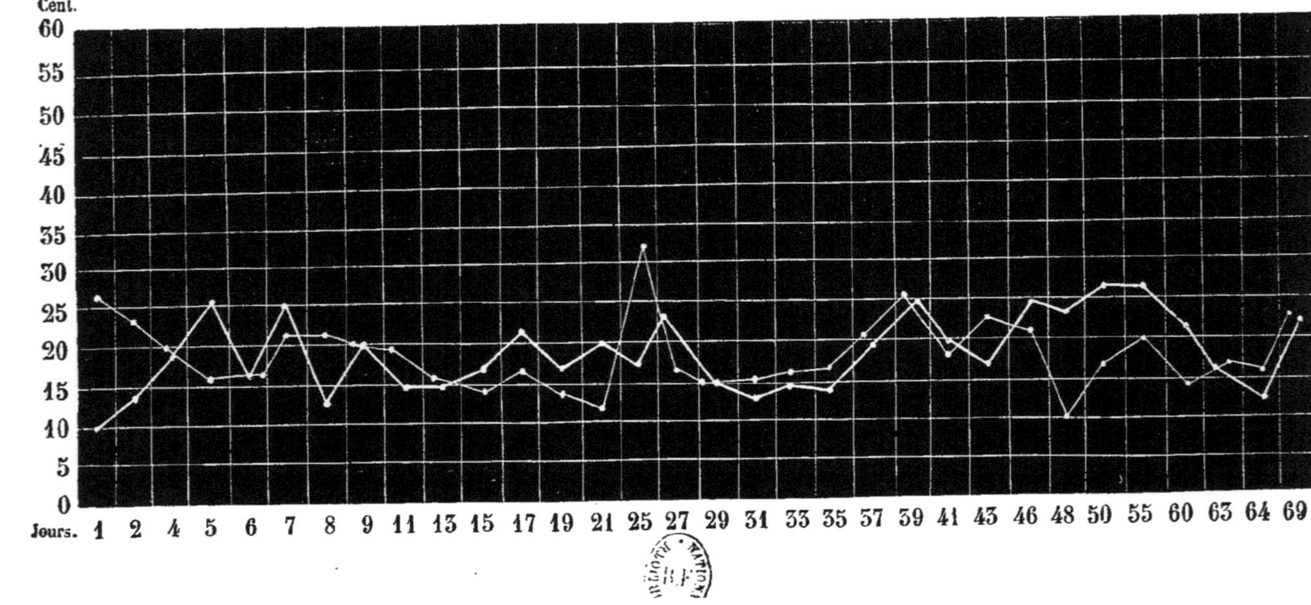

COURBE AUDITIVE N° III

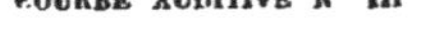

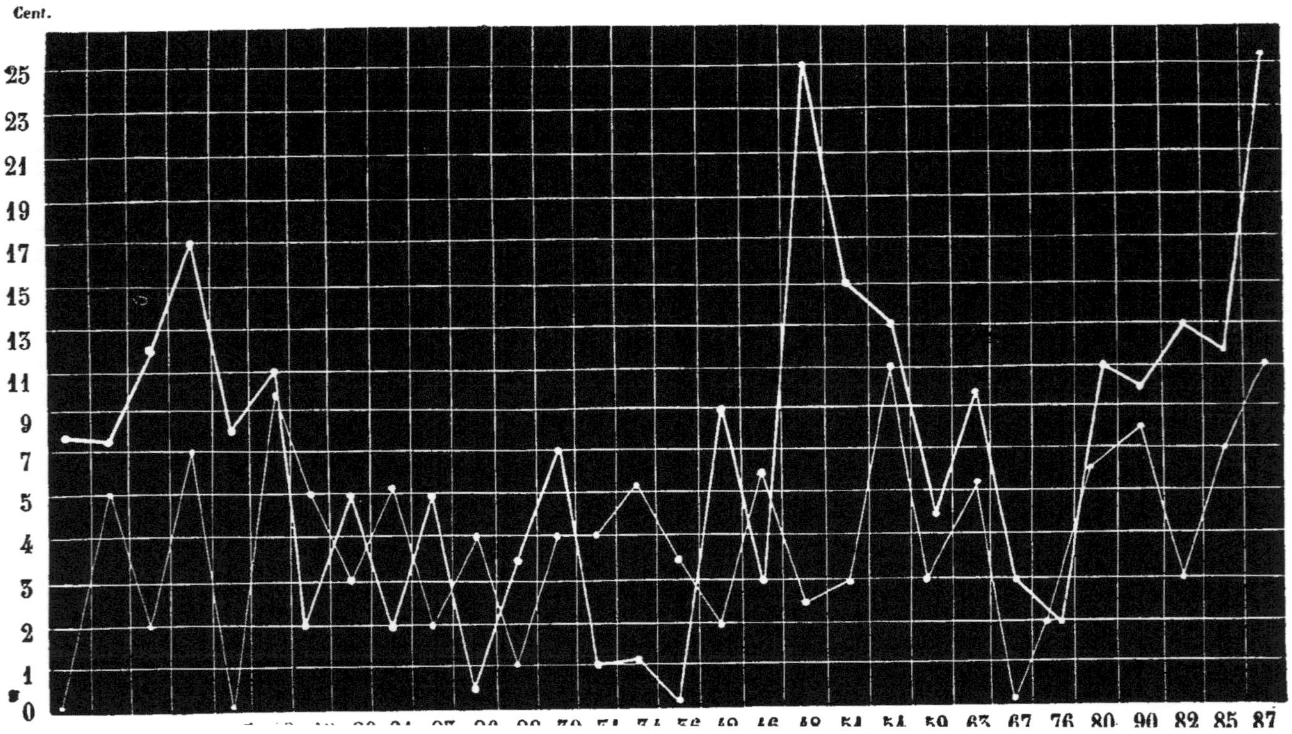

COURBE AUDITIVE N° IV

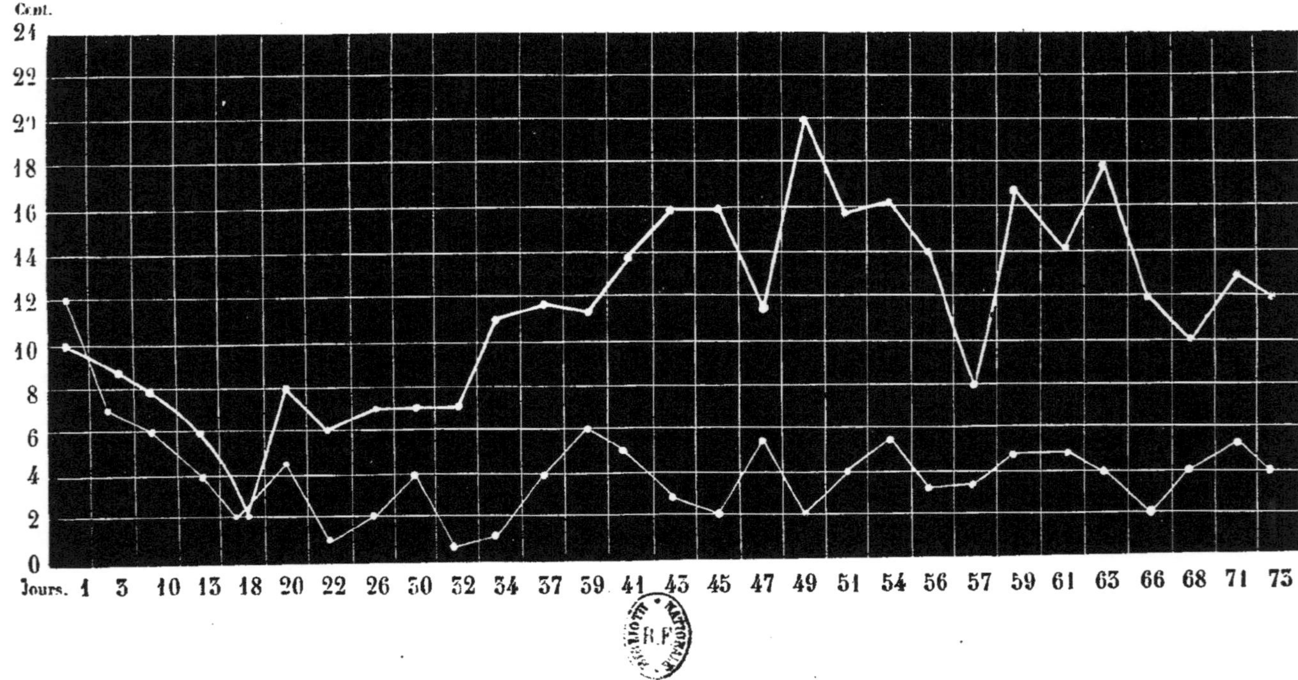

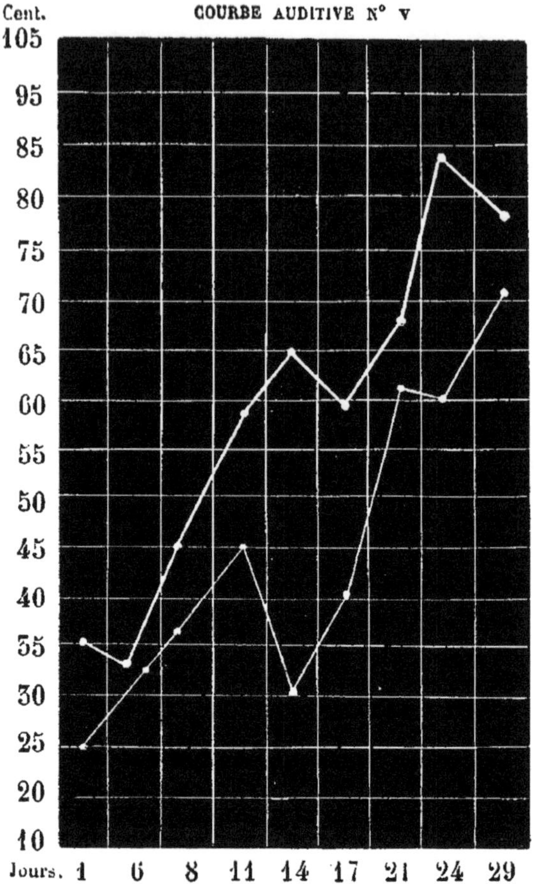
Cent.
COURBE AUDITIVE N° V
105
95
85
80
75
70
65
60
55
50
45
40
35
30
25
20
10
Jours. 1 6 8 11 14 17 21 24 29

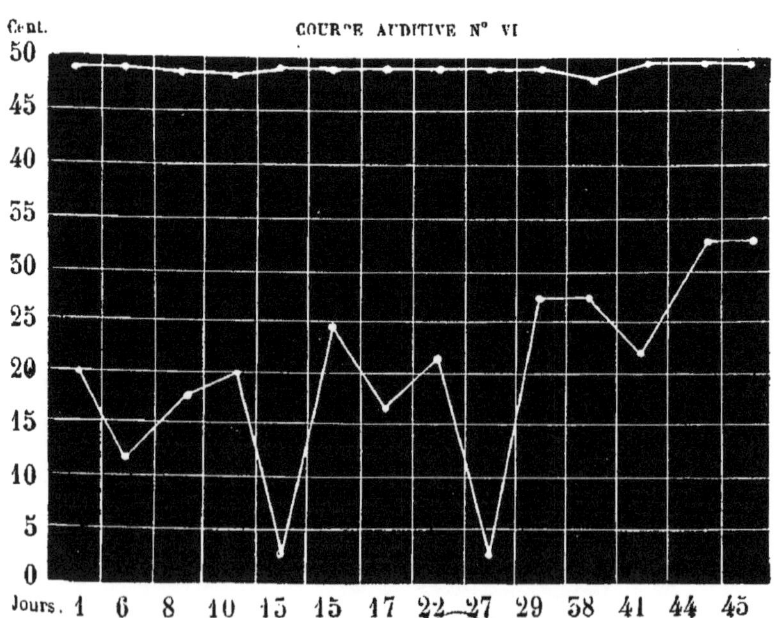
Cent.
50
45
40
35
30
25
20
15
10
5
0
Jours. 1 6 8 10 13 15 17 22 27 29 38 41 44 45

COURBE AUDITIVE N° VII

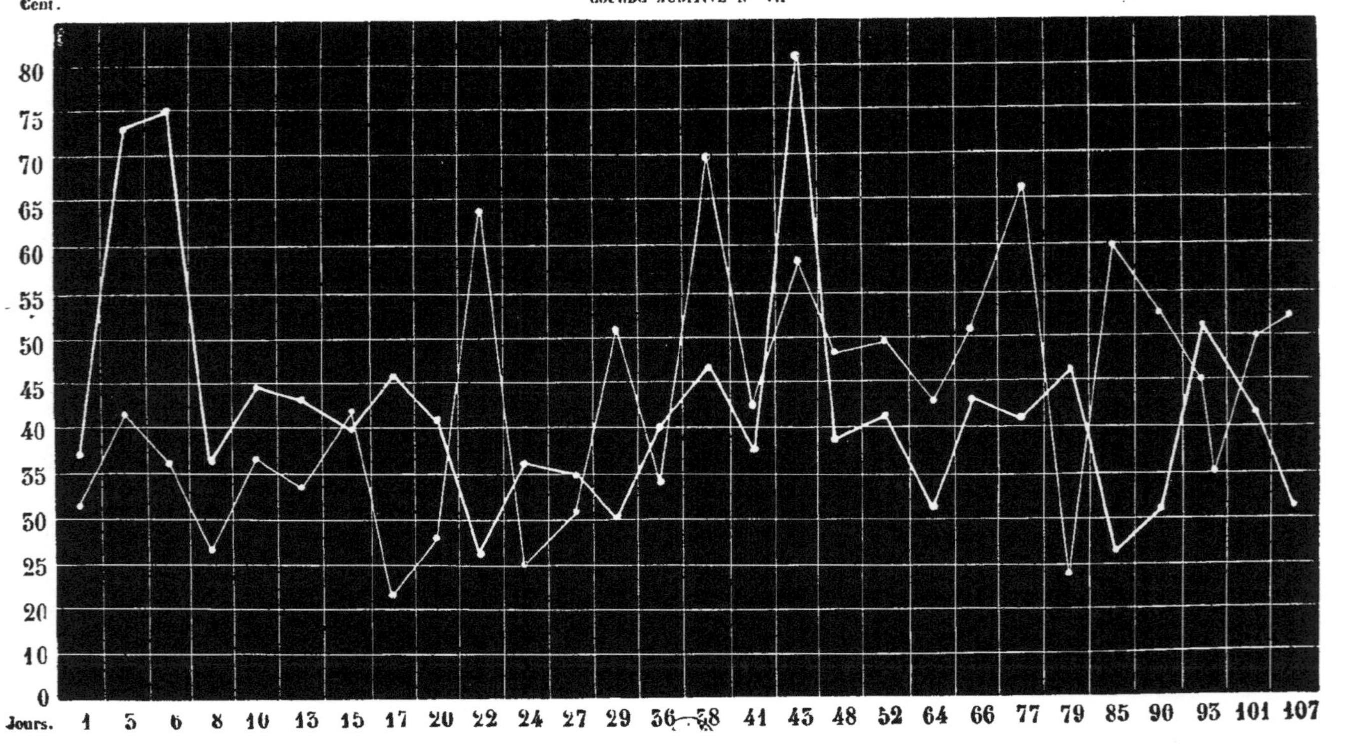

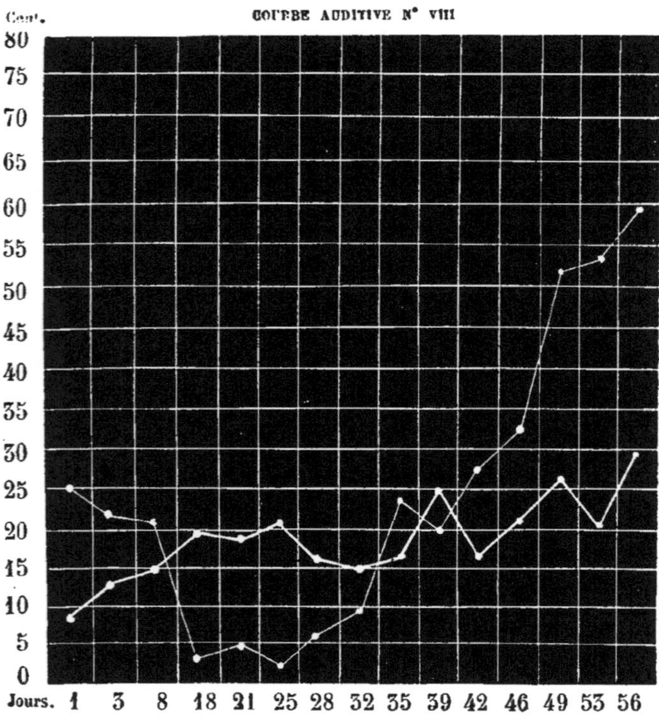
COURBE AUDITIVE N° VIII
Cent.
80
75
70
65
60
55
50
45
40
35
30
25
20
15
10
5
0
Jours. 1 3 8 18 21 25 28 32 35 39 42 46 49 53 56

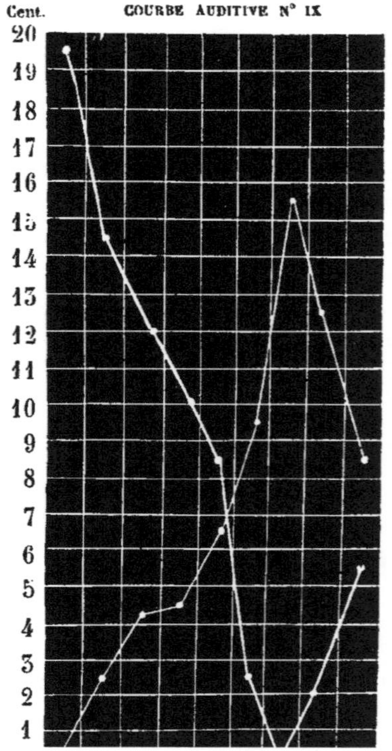
COURBE AUDITIVE N° IX
Cent.
20
19
18
17
16
15
14
13
12
11
10
9
8
7
6
5
4
3
2
1

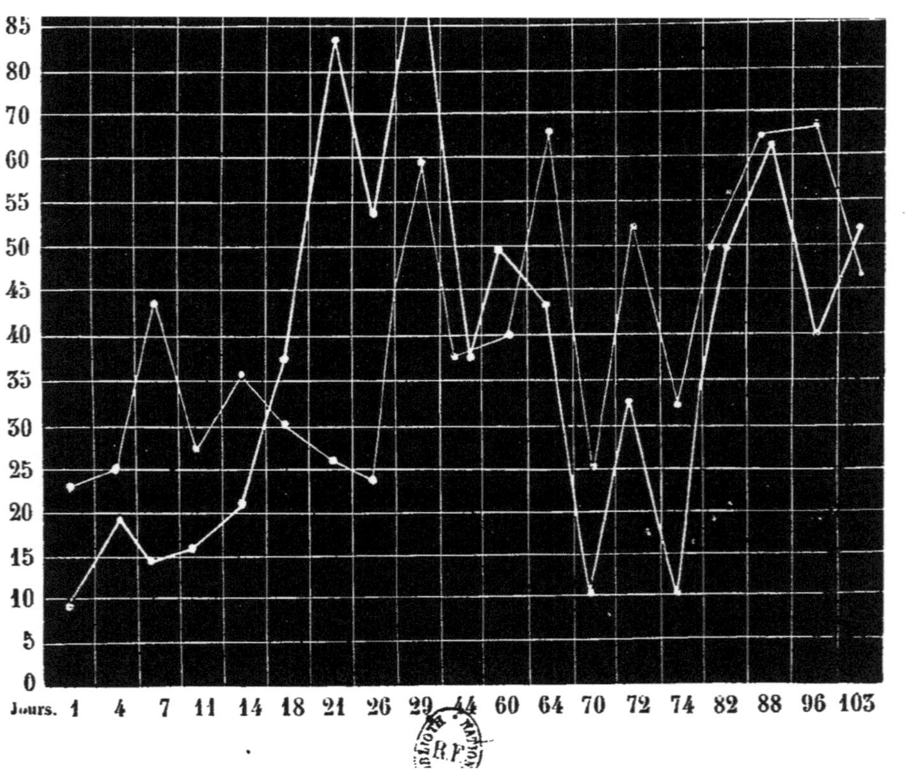
85
80
70
60
55
50
45
40
35
30
25
20
15
10
5
0
Jours. 1 4 7 11 14 18 21 26 29 44 60 64 70 72 74 82 88 96 103

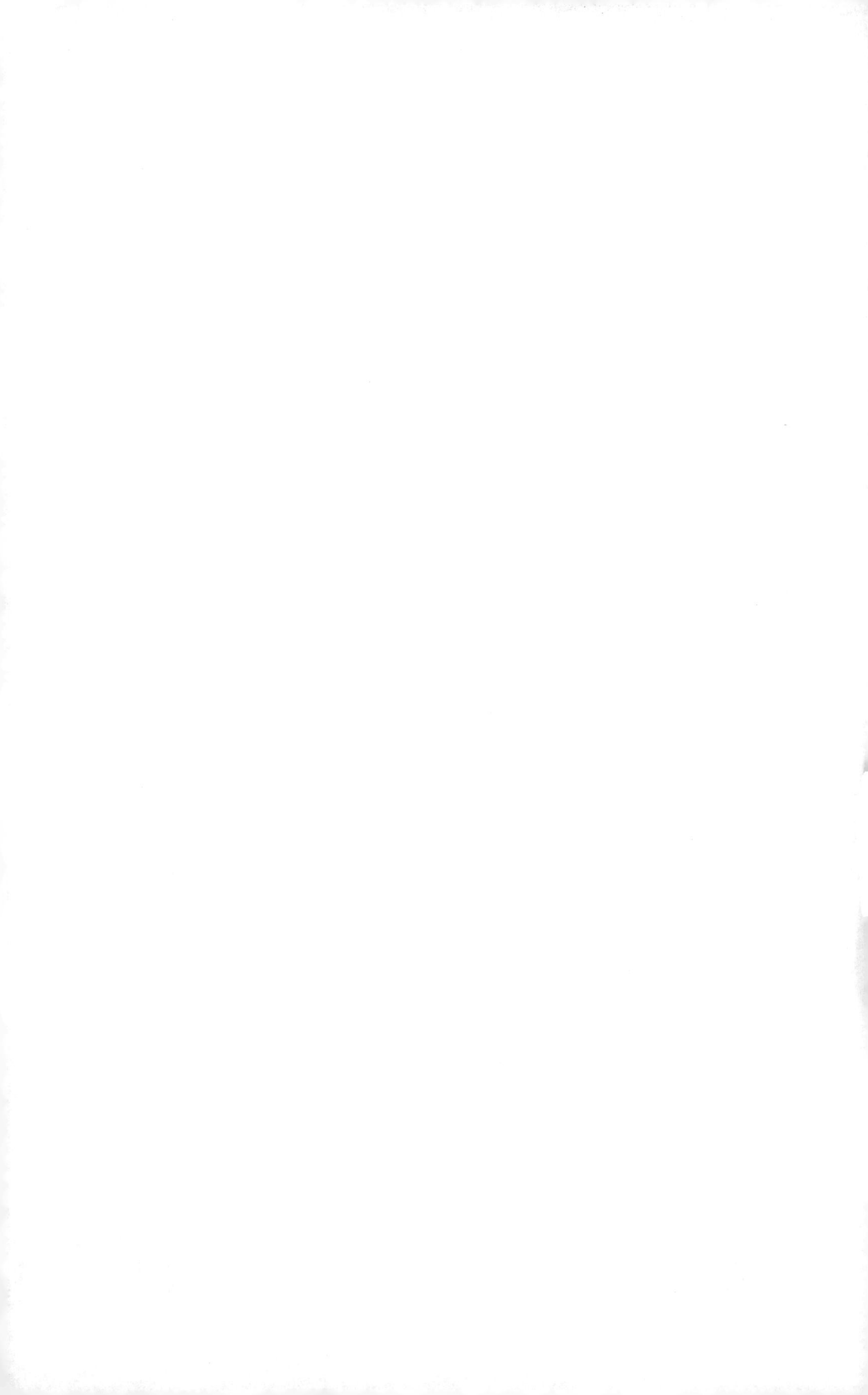

www.ingramcontent.com/pod-product-compliance
Ingram Content Group UK Ltd.
Pitfield, Milton Keynes, MK11 3LW, UK
UKHW020151250726
13967UKWH00002B/993